1 MONTH OF FREE READING

at

www.ForgottenBooks.com

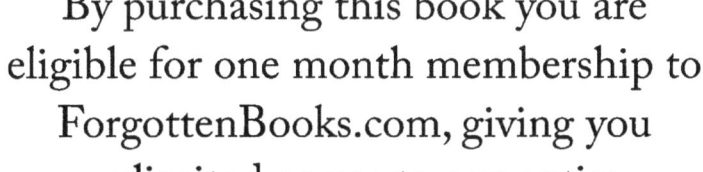

By purchasing this book you are eligible for one month membership to ForgottenBooks.com, giving you unlimited access to our entire collection of over 1,000,000 titles via our web site and mobile apps.

To claim your free month visit: www.forgottenbooks.com/free330630

* Offer is valid for 45 days from date of purchase. Terms and conditions apply.

ISBN 978-0-266-68788-7
PIBN 10330630

This book is a reproduction of an important historical work. Forgotten Books uses state-of-the-art technology to digitally reconstruct the work, preserving the original format whilst repairing imperfections present in the aged copy. In rare cases, an imperfection in the original, such as a blemish or missing page, may be replicated in our edition. We do, however, repair the vast majority of imperfections successfully; any imperfections that remain are intentionally left to preserve the state of such historical works.

Forgotten Books is a registered trademark of FB &c Ltd.
Copyright © 2018 FB &c Ltd.
FB &c Ltd, Dalton House, 60 Windsor Avenue, London, SW19 2RR.
Company number 08720141. Registered in England and Wales.

For support please visit www.forgottenbooks.com

Elfter Jahresbericht

über die

Fortschritte und Leistungen

auf dem

Gebiete der Hygiene.

Jahrgang 1893.

Elfter Jahresbericht

über die

Fortschritte und Leistungen

auf dem

Gebiete der Hygiene.

Jahrgang 1893.

Elfter Jahresbericht

über die

Fortschritte und Leistungen

auf dem

Gebiete der Hygiene.

Jahrgang 1893.

Von

Prof. Dr. J. Uffelmann,
weiland Director des hygienischen Instituts der Universität Rostock.

Herausgegeben und mit Zusätzen versehen
von
Dr. R. Wehmer,
Regierungs- und Medicinalrath zu Coblenz.

Supplement
zur
„Deutschen Vierteljahrsschrift für öffentliche Gesundheitspflege".
Band XXVI.

Braunschweig,
Druck und Verlag von Friedrich Vieweg und Sohn.
1895.

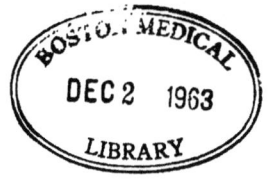

Alle Rechte vorbehalten.

Vorwort.

Der vorliegende elfte „Jahresbericht über die Fortschritte und Leistungen auf dem Gebiete der Hygiene" entstammt zum grössten Theile der Feder des verewigten Professors J. Uffelmann. Als dem Unterzeichneten der ebenso ehren- wie verantwortungsvolle Auftrag zu Theil geworden war, dies Vermächtniss der wissenschaftlichen Lesewelt zugänglich zu machen, um später das Unternehmen selbstständig fortzuführen, musste es von ihm als vornehmste Aufgabe angesehen werden, den dem Werke aufgeprägten eigenen Charakter des Verfassers so sehr als möglich zu erhalten. Dass in der Anordnung des Stoffes Aenderungen nicht vorzunehmen waren, lag auf der Hand. Andererseits glaubte aber der Herausgeber, bei den üblichen zusammenfassenden kritischen Uebersichten als Einleitung der einzelnen Capitel, insoweit sie nicht bereits vorlagen, ebenso wie bei den eigenen Zusätzen möglichste Objectivität wahren und auf eine eigene Kritik, wo solche nicht unbedingt geboten war, lieber verzichten zu sollen.

Leider hatte die Ueberleitung der Arbeit auf den Herausgeber, der durch eine inzwischen erfolgte Versetzung in seine jetzige dienstliche Stelle vielfach der Bearbeitung des Berichtes entzogen war, ein verspätetes Erscheinen desselben zur Folge. Der geneigte Leser wolle dies wohlwollend entschuldigen.

Für die Abfassung des Jahresberichtes über 1894, dessen Erscheinen zur üblichen Zeit geplant ist, bittet der Herausgeber um geneigte Unterstützung der Herren Autoren durch Ueberlassen ihrer Schriften. Auch würde er für etwaige Rathschläge, die auf Aenderungen in der Anordnung oder in der Auswahl des dem Berichte zu Grunde gelegten Materiales hinzielen sollten, besonders dankbar sein.

Coblenz, im April 1895.

R. Wehmer.

Inhaltsverzeichniss.

	Seite
Nachruf auf weiland Prof. Julius Uffelmann	XI
Julius Uffelmann. Von Dr. Fr. Dornblüth	XIII
Einleitung	1
Die Hygiene als Wissenschaft im Allgemeinen und die Verbreitung hygienischen Wissens	4
1. Geschichte der Hygiene	4
2. Lehrbücher der Hygiene und Berichte hygienischen Inhalts	4
3. Unterricht in der Hygiene	12
4. Vorträge und Discussionen	13
5. Ausstellungen	14
Gesundheitsstatistik	14
Zeitschriften, Berichte und Monographieen gesundheitsstatistischen Inhalts	14
Hygienische Topographie. Tropenhygiene	26
Hygienische Topographie	26
Tropenhygiene	28
Sonnenlicht	31
Luft	33
Wasser	36
Hygienische Bedeutung des Wassers	36
Beschaffung guten Wassers	38
Wasserversorgung	42
Wasseruntersuchung	44
Ernährung	46
Praktische Nahrungsmittelkunde	59
Nahrungsmittelgesetze	61
Fleisch	63
Fleischvergiftungen	71
Verwendung beanstandeten Fleisches	72
Milch	74
Käse	92
Eier	93
Caviar	93
Mehl und Brot	94
Genussmittel	97
Kaffee	97
Dulcin	98
Alcoholica	98
Wein	99
Bier	99
Tabak	103

Inhaltsverzeichniss.

	Seite
Gebrauchsgegenstände	104
Tapeten	105
Hautpflege	105
Bäder	108
Kleidung	111
Muskelpflege	116
Sport	116
Boden	117
Wohnungen	118
Ventilation	121
Abkühlung der Binnenräume	122
Heizung	123
Beleuchtung	124
Hygiene der Ortschaften	125
Assanirung von Neapel	126
Bauordnungen	127
Abfuhr	131
Canalisation	137
Verunreinigung und Selbstreinigung der Flüsse	138
Bodenverunreinigung	141
Strassenreinigung	142
Müllbeseitigung	144
Begräbnisswesen	147
Armenpflege	149
Krankenpflege	152
Krankenhäuser	152
Statistisches	152
Krankenhausbauten	153
Reconvalescentenpflege	155
Hülfeleistungen in Unglücksfällen	156
Infectionskrankheiten	156
Aetiologie der Infectionskrankheiten	157
Incubation bei Infectionskrankheiten	159
Bacteriologisches	160
Immunität	162
Antitoxine. Blutserum	163
Desinfection	166
Desinfection durch physikalische Mittel	173
Chemisch wirkende Desinfectionsmittel	176
Seuchengesetz	185
Tuberculose	187
Verbreitung der Tuberculose	189
Influenza	193
Typhus abdominalis	194
Typhusepidemieen	198
Typhus-Prophylaxe	203
Flecktyphus	205
Cholera	206
Bacteriologisches und Experimentelles	206
Choleragift	213
Ausbreitung der Cholera	226
Choleraprophylaxe	234
Rundschreiben des Reichskanzlers, betreffend Maassnahmen gegen die Cholera	237

Inhaltsverzeichniss.

	Seite
Malaria	261
Dysenterie	264
Lepra	266
Drüsentumoren	268
Carcinom	268
Eklampsie	268
Diphtherie	269
Bacteriologie und Pathologie	269
Diagnose der Diphtherie	272
Epidemiologie	273
Diphtherieheilserum	273
Diphtheritis-Prophylaxe	274
Tetanus	275
Pellagra	277
Beri-Beri	277
Pneumonie	278
Pleuritis	278
Pocken und Pockenimpfung	279
Meningitis cerebrospinalis epidemica	281
Wundinfectionskrankheiten	282
Zahncaries	283
Kindbettfieber und seine Verhütung (Hebammenwesen)	283
Geschlechtskrankheiten	286
Epizootieen	290
Allgemeines	290
Milzbrand	293
Wuthkrankheit	293
Rotz	295
Maul- und Klauenseuche	296
Hygiene des Kindes	298
Kindersterblichkeit	298
Physiologie des Kindes	301
Pflege der Kinder	302
Erkrankungen der Kinder	303
Diarrhoe der Kinder	303
Tuberculose im Kindesalter	304
Pflegekinder	304
Schulgesundheitspflege	305
Statistisches und Allgemeines	305
Untersuchung von Schulkindern	306
Schulkrankheiten	309
Schulhaus	315
Schulunterricht	323
Aerztliche Schulaufsicht	328
Schulspiele	331
Handfertigkeitsunterricht in Russland	332
Feriencolonieen	333
Gewerbehygiene	335
Allgemeines	335
Arbeiterwohnhäuser	337
Abdeckerei	341
Beschäftigungsneurosen	343
Bijouteriefabriken	343
Bleiweissfabriken	344
Düngemittelfabriken	345

X Inhaltsverzeichniss.

	Seite
Eisenbahnbedienstete	346
Fabriklüftungen	346
Holzbearbeitung	347
Kartoffel-Stärkesyrup-Fabriken	347
Kohlenstiftarbeiter	347
Lumpenhandel. Fellhandel	348
Pinsel- und Bürstenfabrikation	348
Porzellanarbeiter	349
Schmirgelwerke	353
Rosshaarspinnereien	354
Spiegelbelag	354
Sulfitstofffabrikation	355
Tapeten	359
Textilindustrie	359
Unfallverletzungen	359
Hygiene der Gefangenen	361
Statistisches	361
Hygiene der Reisenden	362
a) Eisenbahnen	362
b) Fussreisende	363
Autorenregister	365
Sachregister	369

Julius Uffelmann †.

Am 17. Februar 1894 wurde der Verfasser dieser Jahresberichte, deren hier vorliegender Band noch zum grössten Theile von ihm vollendet war, einem ebenso arbeitsvollen wie schaffensfreudigem Leben zu früh entrissen.

Julius August Christian Uffelmann, der am 31. Januar 1837 zu Zeven (Hannover) geboren war und in Göttingen erst theologischen und philologischen, dann hier wie in Rostock medicinischen Studien obgelegen hatte, war nach zweijähriger Thätigkeit in Rostock längere Zeit in Hameln praktischer Arzt. Dieser Umstand dürfte nicht zum wenigsten dazu beigetragen haben, wenn der Verstorbene in seinen späteren, umfangreichen Arbeiten so besonders die Bedürfnisse des praktischen Arztes, zumal auf dem Gebiete der Kinderheilkunde, berücksichtigte. 1876 habilitirte er sich als Privatdocent in Rostock, wurde 1879 ausserordentlicher Professor der Medicin, 1883 Director des hygienischen Instituts daselbst, 1893 ordentlicher Honorarprofessor; auch war er Mitglied der Grossherzogl. Mecklenburgischen Medicinal-Commission.

Abgesehen von seiner Lehrthätigkeit, bei der er zahlreiche Schüler zu werthvolleren, wissenschaftlichen Leistungen anregte, hat er selbst in rastlosem Fleisse eine umfangreiche Reihe gehaltvoller, wissenschaftlicher Arbeiten, besonders auf dem Gebiete der Hygiene, der Kinderheilkunde und Ernährungsphysiologie veröffentlicht. Abgesehen von zahlreichen Einzelpublicationen und Referaten in wissenschaftlichen Zeitschriften seien folgende seiner Bücher hier genannt:

1865: Anatomisch-chirurgische Studien und Beiträge zur Lehre von den Knochen jugendlicher Individuen.

1877: Die Diät in den akut-fieberhaften Krankheiten.

1878: Darstellung des auf dem Gebiete der öffentlichen Gesundheitspflege in ausserdeutschen Ländern bis jetzt Geleisteten. (Preisschrift.)
1881: Handbuch der Hygiene des Kindes.
1882: Tisch für Fieberkranke.
1884: Die öffentliche Gesundheitspflege in Italien.
1886: Die Ernährung des gesunden und kranken Menschen (im Verein mit J. Munk).
1889: Hygienische Topographie der Stadt Rostock.
1890: Handbuch der Hygiene.
1891: Manual of the domestic hygiene of the child.
1893: Kurzes Handbuch der Kinderheilkunde.

Neben diesen Werken, von denen verschiedene mehrere Auflagen erlebt haben, gab er von 1883 ab die vorliegenden Jahresberichte heraus, von denen einschliesslich des vorliegenden 11 seiner rastlosen Feder entstammen.

Das Andenken an den unermüdlich fleissigen Forscher und doch so bescheidenen Gelehrten wird in der Wissenschaft immerdar fortleben!

Julius Uffelmann.

Von Dr. Fr. Dornblüth in Rostock.

Der Verfasser der bisher erschienenen Jahresberichte über die Fortschritte und Leistungen auf dem Gebiete der Hygiene, Professor Dr. Julius Uffelmann in Rostock, ist nach kurzer Krankheit am 17. Februar 1894 verstorben. Am 31. Januar 1837 zu Kloster Zeven in Hannover geboren, besuchte er das Gymnasium zu Verden und bezog die Universität Göttingen, um Philologie und Theologie zu studiren. Bald wandte er sich jedoch der Medicin zu, in deren Studium Henle als Anatom und Physiolog, Hasse als Patholog und Kliniker, Baum als Chirurg, seine vorzüglichsten Lehrer waren. Nachdem er 1861 zum Dr. medic. promovirt war und sein Staatsexamen abgelegt hatte, wurde er Assistent bei Professor Th. Thierfelder, dann Director des Krankenhauses und Leiter der inneren Klinik an der Universität Rostock. Diese Stellung hatte er zwei Jahre lang inne und liess sich dann als praktischer Arzt in Hameln nieder, wo er etwa zwölf Jahre lang eine umfängliche Thätigkeit sowohl in der Stadt, wie weitum in der Umgebung ausübte. In dieser ärztlichen Praxis wurde ihm mehr und mehr die hohe Wichtigkeit der Gesundheitspflege offenbar, so dass er, theilweise vielleicht durch die seine Körperkräfte aufs Aeusserste in Anspruch nehmenden Anstrengungen der Landpraxis veranlasst, sich entschloss, diese Praxis aufzugeben und an der Universität Rostock, dem Geburtsorte seiner Frau, als Docent der Hygiene sich niederzulassen. Seine Habilitation erfolgte daselbst im Jahre 1876.

Als Schriftsteller auf hygienischem Gebiete trat er zuerst im Jahre 1878 an die Oeffentlichkeit. Der Ausschuss des Deutschen Vereins für öffentliche Gesundheitspflege hatte einen Preis von 1000 Mark ausgeschrieben für die beste „Darstellung des bis jetzt in ausserdeutschen Ländern auf dem Gebiete der öffentlichen Gesundheitspflege

Geleisteten". Die eingegangenen zwei Arbeiten erschienen gleich vorzüglich, so dass der Ausschuss beschloss, jeder die Hälfte des Preises zuzuerkennen. Die eine war von dem damaligen Privatdocenten Dr. Jul. Uffelmann, der sie „nebst einer vergleichenden Darstellung des in Deutschland Geleisteten" im Jahre 1878 bei G. Reimer in Berlin veröffentlichte. In rascher Folge erschienen dann zahlreiche kleinere (in medicinischen Zeitschriften) und grössere selbstständige Arbeiten, so das „Handbuch der Hygiene des Kindes" 1881, „Tisch für Fieberkranke" 1882, „Ernährung des gesunden und kranken Menschen" (in Verbindung mit J. Munk) 1886, zweite Auflage 1891, „Handbuch der Hygiene" 1889, „Handbuch der Kinderheilkunde" 1893, und seit 1883 der „Jahresbericht über die Fortschritte und Leistungen auf dem Gebiete der Hygiene", lauter Arbeiten, die von dem erstaunlichen Fleisse ihres Verfassers ein rühmliches Zeugniss ablegten. In Verbindung mit dem Schreiber dieser Zeilen gründete er im Jahre 1878 in Rostock einen Verein für öffentliche Gesundheitspflege, der mit Energie gesundheitliche Schäden in der alten Seestadt aufdeckte, die Mittel zur Besserung angab und gegen Gleichgültigkeit und Widerstand ihre Durchführung erstrebte und in vielen bedeutenden Punkten erreichte. Die rasche Durchführung der städtischen Canalisation, die Erbauung neuer Wasserwerke, gesundheitsgemässer Schulhäuser und eines allen neuen Anforderungen entsprechenden Schlachthofes u. a. m. sind nicht zum geringsten Theile den Anregungen dieses Vereins zu verdanken. In der auf Anregung und unter Redaction von Uffelmann herausgegebenen „Hygienischen Topographie von Rostock", 1889, ist ein Theil dieser Bestrebungen und weiterer Ziele zusammengestellt.

Im Jahre 1879 wurde er ausserordentlicher Professor, 1883 Director des neuerrichteten hygienischen Instituts, über dessen Arbeiten, vorzugsweise Wasser- und Luftuntersuchungen, schulhygienische und bacteriologische Arbeiten, er vielfache Veröffentlichungen in fachwissenschaftlichen Zeitschriften hat erscheinen lassen. Auf Antrag des Rostocker Vereins für öffentliche Gesundheitspflege wurde er vom Grossherzoglichen Ministerium in Schwerin zum Besuch der Hygienischen Ausstellung nach London geschickt, besuchte auch die gleichartige Ausstellung in Brüssel und machte mehrfach wissenschaftliche Reisen nach Frankreich und Italien, um dortige sanitäre Anstalten, namentlich die Seebäder, kennen zu lernen, was er theils durch Veröffentlichungen, theils als Vorstandsmitglied für Heilstätten an den deutschen Seeküsten nutzbar zu machen suchte. Auch studirte er im Institut Pasteur in Paris die Schutzimpfungen und wiederholte bei Koch in Berlin die bacteriologischen Untersuchungsmethoden.

Als Docent hatte Uffelmann in den ersten Jahren neben der Hygiene auch Kinderkrankheiten gelesen; da sein Wunsch nach einem Kinderkrankenhause oder wenigstens einer Abtheilung für Kinderkrankheiten im Rostocker Krankenhause nicht in Erfüllung ging, wandte er sich mehr und mehr ausschliesslich der Hygiene zu, besonders nachdem er als Mitglied in das Grossherzogl. Medicinal-Collegium, eine Art wissenschaftliche Deputation, eingetreten war, wo er die hygienischen Erachten zu bearbeiten hatte. Wie viel er an den Schutzmaassregeln gegen die 1892 von Hamburg her drohende Cholera und später an den in Folge davon in Stadt und Land angeordneten sanitären Maassregeln Theil hatte, entzieht sich unserer Kenntniss. Eine Anweisung zur Schulhygiene in den Landschulen des Domaniums — auf die Schulen im ritterschaftlichen Gebiete, die ebenso wie ihre auf Kündigung angestellten Lehrer lediglich von den Gutsherren abhängen, erstreckte sich der Einfluss der mecklenburgischen Landesregierung nicht — ist von Uffelmann verfasst.

Seine amtliche und schriftstellerische Thätigkeit nahm Uffelmann mit der Zeit so in Anspruch, dass für Vereinsthätigkeit in ärztlichen und hygienischen Vereinen nichts übrig blieb. Dazu kam eine vermuthlich durch Ueberarbeitung gesteigerte Reizbarkeit und Nervosität, die ihn dem wissenschaftlichen, collegialen und geselligen Verkehr fast ganz entfremdete und wohl auch seine Kräfte so untergraben hat, dass den nur Siebenundfünfzigjährigen nach kurzer Krankheit der Tod hinwegraffen konnte. Dieser Ueberarbeitung mag es auch vorzugsweise zuzuschreiben sein, dass seine Veröffentlichungen bisweilen die mit Objectivität sehr wohl vereinbare Kritik einerseits, und eine scharfe, kurz zusammenfassende Darstellung in einem gewissen Grade vermissen liessen. Immerhin bleibt ihm der Ruhm, für das Fortschreiten der wissenschaftlichen Hygiene wie für die Verbreitung hygienischer Anschauungen und Kenntnisse mit unermüdetem Eifer und bedeutendem Erfolge thätig gewesen zu sein.

Einleitung.

Der „Jahresbericht über die Fortschritte und Leistungen auf dem Gebiete der Hygiene für 1893" hat ebenso zahlreiche und ebenso werthvolle Arbeiten zu besprechen, wie derjenige für 1892. Die meisten derselben beschäftigen sich mit einem Thema der Aetiologie und Prophylaxis infectiöser Krankheiten. Eingehende Berücksichtigung fanden wiederum die Aetiologie der Tuberculose, namentlich die Frage ihrer Vererbung, die Aetiologie des Unterleibstyphus, der Diphtheritis, der Dysenterie und der asiatischen Cholera, welche auch anno 1893 in Europa herrschte, Deutschland jedoch erfreulicher Weise weniger heimsuchte, als anno 1892. Die Arbeiten, welche die letztbezeichnete Krankheit behandeln, sind ungemein zahlreich und zum nicht geringen Theile von grossem Interesse. Mit grösstem Eifer wurde ferner die Frage der natürlichen Immunität und der Immunisirung weiter bearbeitet, auch mancherlei Aufklärung über die vielen noch dunklen Punkte dieser Frage gebracht. Ebenso befassten sich nicht wenige Arbeiten mit den Toxinen und den Antitoxinen, sowie mit dem Heilserum, freilich ohne zunächst wesentlich Neues zu liefern.

Beachtenswerthe Abhandlungen erschienen ausserdem über die Kleidung, das Wasser, die Luft, die Lehre von der Ernährung und vom Stoffwechsel, insbesondere über die Frage des Eiweissbedarfs, über die Ernährung der Kinder, über Wohnungshygiene und Hauskrankheiten, über Themata der Desinfectionslehre, speciell über die Wirksamkeit einzelner neuer Desinfectionsmittel, über Armen- und Armenkrankenpflege, über Schul- und Berufskrankheiten, insbesondere über die Wirkung gewisser in Gewerbebetrieben sich entwickelnden Gase und Dämpfe.

Was die praktischen Leistungen des Jahres 1893 anbetrifft, so liegen sie, wie in früheren Jahren, vorzugsweise auf dem Gebiete der Hygiene der Wohnungen und Ortschaften, namentlich auf demjenigen einer besseren Wasserversorgung, für welche im Hinblick auf das Drohen der Cholera asiatica thatsächlich recht Viel geschehen ist, in Herstellung von Apparaten zur Reinigung des Wassers und zur Beschaffung keimfreien Wassers, sodann in sanitärer Verbesserung von Schulen, Armenhäusern, Fabriken und in grösserer Sicherung des Arbeiters gegen Gefahren in seinem Berufe. — Von den curativen Impfungen scheint diejenige gegen asiatische Cholera sich nicht zu bewähren. Günstiger lauten die Berichte über Behandlung von Tetanus. Ueber die Erfolge der Wuthschutzimpfung lauten die Berichte der zahlreichen für sie eingerichteten Institute andauernd in hohem Grade günstig.

Auf dem Gebiete der sanitären Gesetzgebung hat auch das Jahr 1893 manches Beachtenswerthe gebracht, wie aus der nachfolgenden kurzen Aufzählung sich ergeben wird:

Für das Deutsche Reich erschienen im Jahre 1893 eine Bekanntmachung, betreffend Einrichtung und Betrieb zur Anfertigung von Zündhölzern unter Verwendung von weissem Phosphor, eine andere Bekanntmachung, betreffend Einrichtung und Betrieb der Bleifarben- und Bleizuckerfabriken, eine dritte, betreffend Einrichtung und Betrieb der zur Anfertigung von Cigarren bestimmten Anlagen, ein Schreiben über sanitäre Einrichtung von Irrenanstalten, Siechenhäusern, Arbeitshäusern, Gefangenen- und Strafanstalten, ferner ein Schreiben, betreffend Maassnahmen gegen Cholera, und endlich ein Schreiben, betreffend gesundheitspolizeiliche Controle der einen deutschen Hafen anlaufenden Seeschiffe; für Preussen ein Erlass über Concessionirung von Krankenanstalten, über Verwendung von Eis aus verseuchten Gewässern, über Schutzmaassregeln gegen Cholera, über Berichterstattung bei Cholera-Erkrankungen (telegraphische Anmeldung), ein Erlass, betreffend Herstellung von Centralheizungs- und Lüftungsanlagen; für Bayern eine Bekanntmachung, betreffend Anzeigepflicht bei Cholera, ein Erlass über Maassregeln gegen Cholera; für Sachsen eine Verordnung, betreffend den Verkauf von Fleisch und Fett kranker Thiere, eine Verordnung, betreffend die Einführung einer neuen Hebammenordnung, zwei Erlasse, betreffend Maassnahmen gegen Cholera; für Hessen ein Gesetz über Beaufsichtigung von Miethswohnungen und Schlafstellen; für Mecklenburg-Schwerin eine Verfügung, betreffend Desinfectionseinrichtungen für Dorfschaften und ein Rundschreiben, betreffend Verbesserung der Wasserversorgung und Abflussverhältnisse in Landstädten und Flecken, eine Verordnung über Arbeitercasernen und ähnliche Räumlichkeiten, sowie ein Erlass über Ermittelung und Anzeige von Choleraerkrankungen; für Schaumburg-Lippe eine Verordnung über Leichen- und Begräbnisswesen (1892 erlassen); für die meisten anderen Staaten Deutschlands Verordnungen, betreffend Abwehr von Cholera.

Oesterreich erhielt im Jahre 1893 eine Verordnung (für Tirol und Vorarlberg) über Maassnahmen gegen Infectionskrankheiten, ein Rundschreiben über Bestellung von Sanitätswächtern in sämmtlichen Gemeinden, Verfügungen über die Regelung der Ausfuhr von Vieh, Erlasse über den Vertrieb von Geheimmitteln (Haarfärbemitteln), Verfügungen über Abwehr der Cholera, Ungarn ebensolche Verfügungen gegen Cholera und bei anderen gegen gemeingefährliche Krankheiten, von denen eine sich gleichfalls auf die Einschleppung der Cholera, die zweite auf Diphtheritis, die dritte auf epidemische Krankheiten überhaupt bezieht.

Für England erschienen in demselben Jahre mehrere Regulative über Bekämpfung von Cholera, ein Gesetzentwurf (von Dilke) über die Achtstunden-Arbeit in Gewerbebetrieben, für London „bye-laws" zur „public health act" 1891, betreffend Beseitigung unreiner Abgänge.

Frankreich erhielt 1893 ein beachtenswerthes Gesetz über unentgeltliche Krankenpflege, ein Gesetz über die Zusammensetzung der Gesundheitsausschüsse, ein anderes über die Arbeit von Kindern, jugendlichen Personen und Frauen in gewerblichen Unternehmungen (2. November 1892); Belgien ebenfalls ein Gesetz über die Arbeit von Frauen, jugendlichen Personen und Kindern in gewerblichen Betrieben, eine Abänderung der Verordnung über Abdeckerei-Betrieb vom Jahre 1890, mehrere Verfügungen über Cholera; die Niederlande ein Gesetz, betreffend Abänderung desjenigen vom Jahre 1877 zur Abwehr der Verseuchung durch Schiffe, welche auf dem Seewege ankommen, Rumänien ein Impfgesetz, die Schweiz eine Anleitung zur Desinfection bei Cholera und eine Verordnung, betreffend Abwehr derselben.

Für die Vereinigten Staaten von Nordamerika erschienen 1893 Ergänzungsbestimmungen zu der Verordnung von 1891, betreffend die sanitäre Controle der Schlachtthiere und des Fleisches, ein Gesetz über Abwehr ansteckender Krankheiten, und eine Verordnung über Desinfection der Gepäcksstücke, welche aus cholerainficirten Häfen oder Plätzen nach Nordamerika kommen; für die Türkei ein *Règlement applicable aux navires etc.* vom 23. Mai 1893; für Aegypten der Erlass, betreffend die Umgestaltung des Seesanitätsdienstes und Quarantäneverfahrens im Suezcanal (vom 19. Juni 1893); für Australien (Queensland) eine *„Leprosy Act"* (1892), die für „Neu-Süd-Wales" schon 1890 erlassen worden war; für Neu-Seeland die *Dacry Industry Act* (1892).

Die Hygiene als Wissenschaft im Allgemeinen und die Verbreitung hygienischen Wissens.

1. Geschichte der Hygiene.

Im „Handbuch der Hygiene" von Dr. Th. Weyl bespricht C. Finkelnburg die geschichtliche Entwickelung und die Organisation der öffentlichen Gesundheitspflege in den Culturstaaten, und zwar zunächst die Gesundheitspflege bei den Aegyptern, Israeliten, Griechen und Römern, den Einfluss des Christenthums, die Volksseuchen im Mittelalter, die Hygiene der Neuzeit, die Medicinalverfassung von Preussen, Bayern, Sachsen, Baden, vom Deutschen Reich, Oesterreich-Ungarn, Italien, Frankreich, England, die Abwehr der Wanderseuchen, die internationalen Maassregeln gegen dieselben vom Erlass der Sanitätsconvention des Jahres 1851 bis zur internationalen Sanitätsconferenz von Dresden 1893. Den Schluss bildet ein leider etwas unvollständiges Literaturverzeichniss und ein kurzes Sachregister.

Hergt bringt eine Geschichte der Choleraepidemieen des südlichen Frankreich von 1834 und 1835 (Coblenz 1893).

Heyn lieferte ein auch für die Geschichte der Hygiene nicht uninteressantes Werk: Der Westerwald und seine Bewohner 1893. Theil II desselben schildert die Wohnhäuser, deren Einrichtung, Ausstattung und die Ernährung der Bewohner von der ältesten Zeit bis zur Gegenwart.

Wohlwill (Jahrbuch der Hamburger wissenschaftlichen Anstalten vom 10. Februar 1893) schildert uns Hamburg während der Pestjahre 1712 bis 1714, und zwar im ersten Theile seines 118 Seiten umfassenden Werkes die politischen Zustände Hamburgs während der damaligen Zeit, im zweiten Theile die Schutz- und Abwehrmaassnahmen, welche damals gegen die Bubonenpest ergriffen wurden (4 bis 6 Pestärzte, 12 Pestchirurgen, 40 Pestträger, 120 Pestwärterinnen, 2 Pesthebammen).

2. Lehrbücher der Hygiene und Berichte hygienischen Inhalts.

Von Lehr- und Handbüchern der Hygiene erschien im Jahre 1893 zunächst die zweite Abtheilung des Kirchner'schen Werkes über Militär-Gesundheitspflege. Diese Abtheilung setzt die Besprechung des in der ersten abgebrochenen Capitels über Infectionskrankheiten fort, erörtert die Verhütung und Bekämpfung derselben, die Desinfectionsmittel und ihre Anwendung, verbreitet sich über einzelne Infectionskrankheiten, die von besonderem Belange sind, und handelt dann über die Kleidung des Soldaten, seine Ausrüstung, die Hautpflege. — In dritter vermehrter Auflage kam Flügge's trefflicher „Grundriss der Hygiene heraus" (Januar 1894). Ueber ihn wird der nächste Jahresbericht ausführlicher referiren. — Sodann erschien das Handbuch der Hygiene, herausgegeben von Dr. Th. Weyl (G. Fischer, Jena), in einigen Abtheilungen. Nach dem Prospecte soll es etwa 10 Bände im Umfange von 200 bis 250 Druckbogen enthalten. Als Disposition ist folgende angegeben:

I. Band, 1. Abtheilung:
    Organisation der öffentlichen Gesundheitspflege in den Culturstaaten (Prof. Finkelnburg).
    Boden (Prof. von Fodor).
    Kleidung (Prof. Kratschmer).
    Klima (Prof. Assmann).
    Klimatologie und Tropenhygiene (Dr. Schellong).

2. Abtheilung:
    Trinkwasser und Trinkwasserversorgung:
    a) Wasserversorgung, technische Kapitel (Oberingenieur Oesten).
    b) Bacteriologie des Trinkwassers (Prof. Löffler).
    c) Chemische Untersuchung des Trinkwassers (Director Dr. Sendtner).
    d) Beurtheilung des Trinkwassers (die unter b und c genannten Autoren).

II. Band: Städtereinigung.

1. Abtheilung:
    Einleitung: Die Nothwendigkeit der Städtereinigung und ihre Erfolge (Prof. Blasius).
    Abfuhrsysteme (Prof. Blasius).
    Schwemmcanalisation (Prof. Büsing).
    Rieselfelder:
    a) Anlage, Bewirthschaftung und wirthschaftliche Ergebnisse (Georg H. Gerson).
    b) Vermeintliche Gefahren für die öffentliche Gesundheit (der Herausgeber).
    Landwirthschaftliche Verwerthung der Fäcalien.
    Flussverunreinigung (der Herausgeber).
    Strassenhygiene, d. i. Strassenpflasterung, -reinigung und -besprengung, sowie Beseitigung der festen Abfälle (Bauinspector E. Richter).

2. Abtheilung:
    Leichenwesen einschliesslich der Feuerbestattung (Medicinalrath Wernich).
    Abdeckereiwesen (Medicinalassessor Wehmer).

III. Band: Nahrungsmittel und Ernährung.

1. Abtheilung:
    Einzelernährung (Privatdocent J. Munk).
    Alkoholismus (Oberarzt Dr. Leppmann).
    Fleischschau (Director Dr. Hertwig).

2. Abtheilung:
    Nahrungs- und Genussmittel (Prof. Stutzer).
    Gebrauchsgegenstände, Emaillen, Farben (der Herausgeber).

IV. Band: Allgemeine Bau-(Wohnungs-)Hygiene.
    Einleitung: Einfluss der Wohnung auf die Gesundheit.
    1) Eigentliche Wohnungshygiene:

a) Bauplatz, Baumaterialien, Anlage von Landhäusern, Miethscasernen, Arbeiterwohnhäusern und billigen Wohnungen überhaupt. Gesetzliche Maassnahmen zur Begünstigung gemeinnütziger Baugesellschaften (Docent Chr. Nussbaum).
b) Stadtbaupläne, Bauordnungen, behördliche Maassnahmen gegen ungesunde Wohnungen (Baurath Stübben).
2) Heizung und Ventilation (städt. Ingenieur Schmidt).
3) Beleuchtung (Prof. Weber).

V. Band: Specielle Bauhygiene [Theil A].
1. Abtheilung:
Krankenhäuser.
a) Aerztliche Ansprüche an Krankenhäuser (vacat).
b) Bau der Krankenhäuser (Bauinspector Zekeli).
c) Verwaltung der Krankenhäuser (Director Merke).
Aerztliche Ansprüche an militärische Bauten: Militärlazarethe u. s. w. (Oberstabsarzt Villaret).
2. Abtheilung:
Gefängnisshygiene (Geheimrath Dr. Baer).

VI. Band: Specielle Bauhygiene [Theil B].
Markthallen und Viehhöfe (Baurath Osthoff).
Volksbäder (Bauinspector R. Schultze).
Unterkünfte für Obdachlose, Wärmehallen.
Theaterhygiene.
Schiffshygiene.
Eisenbahnhygiene (Sanitätsrath Braehmer).

VII. Band, 1. Abtheilung:
Oeffentlicher Kinderschutz (Privatdocent Dr. H. Neumann).
2. Abtheilung:
Schulhygiene (Oberrealschulprofessor L. Burgerstein und Ministerialrath Netolitzki).

VIII. Band: Gewerbehygiene.
Allgemeiner Theil:
Medicinalstatistische Einleitung (Reg.- und Medicinalrath Roth).
Maschinelle Einrichtungen gegen Unfälle (Prof. Kraft).
Hygienische Fürsorge für männliche Arbeiter.
Hygienische Fürsorge für Arbeiterinnen und deren Kinder (Dr. Agnes Bluhm).

IX. Band: Aetiologie und Prophylaxe der Infectionskrankheiten.
Bacteriologie und Epidemiologie (Weichselbaum).
Immunität und Schutzimpfung (Emmerich).
Desinfection und Prophylaxe (Der Herausgeber).

X. Band: Ergänzungsband.

Eine ungemein vollständige Uebersicht über die Literatur, betr. die Hygiene im Herzogthum Braunschweig, lieferte R. Blasius (Ver. f. Naturw. zu Braunschweig VII). Diese Literatur bezieht sich auf Verordnungen, Gesetze, städtische Statute, Regulative und Publicationen sanitären Inhalts und geht vom Jahre 1529 bis zum Juni 1893.

Baumert's „Lehrbuch der gerichtlichen Medicin" (Fr. Vieweg & Sohn in Braunschweig, 1893) enthält auch für den Hygieniker belangreiche Capitel, so dasjenige über Kohlenoxyd, Leuchtgas und Wassergas, Kohlensäure, Schwefelwasserstoff und schweflige Säure; die Bekanntmachung über Untersuchung von Farben, Gespinnsten und Geweben auf Arsen und Zinn; die Anleitung für solche Untersuchung; den Wortlaut des Gesetzes über Verwendung gesundheitsschädlicher Farben, über den Verkehr mit blei- und zinkhaltigen Gegenständen; die wichtigsten Bestimmungen für gerichtlich-chemische Sachverständige; Vorbemerkungen über organische Gifte und ihre Wirkung; allgemeine Charakteristik und Nachweis von Bitterstoffen und Alkaloiden, Nachweis von Oxalsäure, Pikrinsäure, Dinitrokresol, Corallin etc., spectroskopische und mikroskopische Untersuchungen.

Auch Kobert's „Lehrbuch der Intoxicationen" (Stuttgart 1893) muss hier erwähnt werden. — Das recht bedeutende Lehrbuch enthält im allgemeinen Theile Generelles über Intoxicationen, sowie über deren Nachweis; im speciellen Theile eine Besprechung der Stoffe, welche schwere anatomische Veränderungen der Organe veranlassen; der Blutgifte und der Gifte, welche tödtlich wirken können, ohne schwere anatomische Veränderungen veranlasst zu haben. Ein Anhang bespricht die giftigen Stoffwechselproducte. Erörtert wird dann die Frage, woraus diese Producte sich bilden, erörtert die Frage der giftigen eiweissartigen Substanzen, des Giftigwerdens an sich unschädlicher Lebensmittel, die Frage der Autointoxication, die chemische Classification der wichtigsten Stoffwechselproducte, u. a. der Fettsäuren, der Amine, des Cholins, des Guanidins, der Nucleïnbasen, der aromatischen Substanzen, der schwefelhaltigen Substanzen, der Ptomaïne und endlich die Gruppe der eiweissartigen Gifte.

Das Werk: „Hygienische Untersuchungen, vom Niederrh. Verein für öffentl. Gesundheitspflege M. von Pettenkofer gewidmet" (Bonn 1893), enthält folgende Aufsätze:

1. Bibliographisch Einleitendes (Emmerich).
2. Die epidemische Genickstarre in den Provinzen Rheinland und Westphalen u. s. w. (Leichtenstern).
3. Socialer Seuchenboden (Finkelnburg).
4. Untersuchungen über den Bacteriengehalt des Rheinwassers (Stutzer und Knoblauch).
5. Bedeutung der Rheinvegetation für die Selbstreinigung des Rheines (Schenck).
6. Dauer der Lebensfähigkeit und Methode des Nachweises von Cholerabacterien in Canal-, Fluss- und Trinkwasser (Stutzer und Burri).
7. Frage der Entstehung und Verbreitung der Tuberculose (L. Pfeiffer).

Ebenfalls M. von Pettenkofer gewidmet war das sein Bild enthaltende 3. Heft des Jahrganges 1893 dieser Vierteljahrsschrift, das als Einleitung aus Lehmann's (Würzburg) Feder einen Aufsatz über „Max von Pettenkofer und seine Verdienste um die wissenschaftliche und praktische Hygiene", und von E. Roth (Belgard, jetzt Oppeln) seine Würdigung als populärer Schriftsteller enthält. — Die weiteren Aufsätze seiner Freunde und Schüler über verschiedene hygienische Gegenstände werden später erörtert werden.

Von A. Eulenburg's Realencyklopädie der gesammten Heilkunde erschienen im Berichtsjahre (Wien und Leipzig) die ersten Lieferungen der 3. gänzlich umgearbeiteten Auflage. Die 1. Auflage war vor zehn, die 2. vor drei Jahren beendet worden. An dem hervorragenden Werke, das auch die Hygiene in reichem Maasse berücksichtigt, betheiligen sich mit dem Herausgeber 128 Mitarbeiter, welche zum grössten Theile zu den besten Schriftstellern in ihrem betreffenden Gebiete zu rechnen sind.

Endlich sei hier eines Werkes gedacht, das zwar nicht in den engeren Rahmen der Hygiene hineingehört, aber wegen seiner mannigfachen Beziehungen zu derselben, wie wegen seines bedeutenden Materiales angeführt werden muss: Es ist die Geschichte der medicinischen Wissenschaft von August Hirsch, der fast gleichzeitig mit dem Erscheinen dieses Buches einem an hochbedeutenden Studien und Erfahrungen wie hervorragenden Leistungen reichen Leben entrissen wurde (Bd. 22 d. Gesch. d. Wissensch. in Deutschland, herausgeg. d. d. histor. Commission d. k. Akademie der Wissensch. München u. Leipzig 1893). Die Geschichte ist in drei Perioden eingetheilt; die erste, einleitende, beschäftigt sich mit der Heilkunde im Alterthume und Mittelalter, die zweite mit der Heilkunde im Beginn der neueren Zeit (16. bis 18. Jahrhundert), die dritte mit der ersten Hälfte des 19. Jahrhunderts. Die knappe, übersichtliche und dabei doch gemeinverständlich gehaltene Darstellung wird besonders gefördert durch die zusammenfassenden Uebersichten zu Beginn und Ende eines jeden Jahrhunderts und die Beziehungen auf die allgemeinen Ereignisse der einzelnen Zeitperioden.

Von Berichten der Sanitätsbehörden und Sanitätsbeamten, sowie der Vereine für öffentliche Gesundheitspflege erschienen im Jahre 1893:

Verhandlungen der deutschen Gesellschaft für öffentliche Gesundheitspflege in Berlin 1893.
Sanitätsbericht über die königl. preussische Armee u. s. w., 1892.

Ferner erschienen General-Sanitätsberichte pro 1889/91 der preussischen Regierungs- und Medicinalräthe, bezw. Geheimen Medicinalräthe:

Peters über den Regierungsbezirk Bromberg.
Weiss über den Regierungsbezirk Düsseldorf.
Wolff über den Regierungsbezirk Breslau.
Passauer über den Regierungsbezirk Gumbinnen.
Schmidtmann über den Regierungsbezirk Oppeln.
Katerbau über den Regierungsbezirk Stettin.
Weiss über den Regierungsbezirk Cassel.
Becker über den Regierungsbezirk Hannover.
von Haselberg über den Regierungsbezirk Stralsund.
Trost über den Regierungsbezirk Aachen.
Frh. von Massenbach über den Regierungsbezirk Coblenz.
Schwartz über den Regierungsbezirk Trier.
Nath über den Regierungsbezirk Königsberg.
Géronne über den Regierungsbezirk Posen.
Schwarz über den Regierungsbezirk Köln.
Roth über den Regierungsbezirk Cöslin.
Bohde über den Regierungsbezirk Stade.
Kanzow über den Regierungsbezirk Potsdam.
Wolff über den Regierungsbezirk Merseburg.
Wiebecke über den Regierungsbezirk Frankfurt a. O.
Hölker über den Regierungsbezirk Münster.
Quittel über den Regierungsbezirk Aurich.

Berichte.

Pfeiffer über den Regierungsbezirk Wiesbaden.
Rapmund über den Regierungsbezirk Minden.
Pippow über den Regierungsbezirk Erfurt.
Bitter über den Regierungsbezirk Osnabrück.
Bockendahl über den Regierungsbezirk Schleswig-Holstein.
Wernich und Wehmer über den Stadtkreis Berlin.
(Letzterer erschien als der erste der Berichte im Buchhandel.)

Leider ist es nicht möglich, auf das überaus reiche, besonders statistische und sanitätspolizeiliche Material dieser Berichte, die eine wahre Fundgrube für die verschiedensten Zweige der praktischen Gesundheitspflege bilden, näher einzugehen, ohne den Umfang dieses Jahresberichtes über Gebühr zu vergrössern. — Ferner seien erwähnt:

v. Kerschensteiner: Generalbericht über die Sanitätsverwaltung im Königreich Bayern, unter Mitwirkung von Nep. Zwickh. XXII. Band pro 1890.
Bericht über die Gesundheitsverhältnisse und Gesundheitsanstalten in Nürnberg. Vom dortigen Verein für öffentl. Gesundheitspflege. Jahrgang 1892.
Krieger: Jahrbuch der Medicinalverwaltung in Elsass-Lothringen, VI, 1893.
24. Jahresbericht des Landesmedicinalcollegiums im Königreich Sachsen.
10. Jahresbericht der Sanitätsbehörde von Bremen pro 1890 bis 1892.
Schöfl: 11. Sanitätsbericht des Landessanitätsrathes für Mähren pro 1891. Brünn.
Bohata: Sanitätsbericht von Görz-Gradisca und Istrien pro 1885 bis 1890. Triest.
Prix: Verwaltungsbericht über die Reichshauptstadt Wien pro 1892.
Cantor: Jahresbericht des Olmützer Stadtphysicats pro 1892.
Zahoř: Jahresbericht des Stadtphysicats von Prag pro 1890.
F. Schmidt: Das schweizerische Gesundheitswesen anno 1890. Bern 1893.
Jahresbericht des Sanitätsdepartements von Basel-Stadt pro 1892.
Jahresbericht der städtischen Sanitätscommission von Bern pro 1892.
Amtlicher Medicinalbericht des Cantons Zürich pro 1892.
Jahresbericht über die Verwaltung des Medicinalwesens und über die öffentliche Gesundheitspflege des Cantons St. Gallen pro 1892.
Le bureau de salubrité de Genève, V. année.
La santé publique dans le canton de Neuchâtel en 1892 par Guillaume.
Transcations of the Sanitary Institute. XIII, London.
Annual report of the Local Government Board of England pro 1892.
Annual report of the Local Government Board of Scotland pro 1892.
Annual report of the Local Government Board of Ireland pro 1892.
Annual report of the society of medical officers in England for 1892.
Annual report of the port of London health committee for 1892.
Annual report of the health of Liverpool pro 1892.
Annual report of the health of Bristol for 1892.
Report on the sanit. administr. of Punjab for 1891.
Annual report of the sanitary commissioner for Bengal, 1892.
Annual report of the sanitary commissioner of Hyderabad for 1891.
Annual report of the sanitary commissioner for the central provinces of India, 1892.
Annual report on the police administration of Calcutta for 1891. Calcutta 1893.
Report of the health officer of Calcutta for 1891. Calcutta 1893.
Annual report of the national board of health pro 1892. Washington 1893.
Annual reports der boards of health der Einzelstaaten von Nordamerika pro 1892 bezw. 1891.

Annual reports der boards of health der Städte von Nordamerika pro 1892 namentlich von Atlanta, Baltimore, Boston, Brooklyn, Chicago, Cincinnati, Kansas, Nashville, New Orleans, New York, Providence, Philadelphia, Richmond, San Francisco, San Louis, Toledo, Worchester pro 1892.
Recueil des travaux du comité consultatif d'hygiène publique de France. Tom. XXII.
Bertin: Étude sur la situation sanitaire de Nantes en 1892. Nantes 1893.
Thibaut: Rapport sur l'état de la salubrité dans le département du Nord en 1892.
Gautrelet: Compte rendu des travaux etc. du département de la Côte d'Or, en 1891.
Vindret: Rapport etc. dans le département de la Haute-Savoie en 1892.
Travaux des conseils d'hygiène publique der Departements: de la Gironde, Somme, Nord, Vosges, Seine et Oise, Loire, Seine inférieure, Bouches du Rhône, Haute-Vienne pro 1891.
Anne: Rapport général sur le service sanitaire dans les Calvados 1887. Bayeux 1892.
Poincaré: Rapport sur le service départemental de l'assistance médicale de Meurthe et Moselle, pendant 1892. Nancy 1893.
Rapport annuel du bureau d'hygiène von Reims pro 1892.
Rapport du directeur sur les opérations du bureau d'hygiène du Havre en 1891.
Bertin-Sans: Rapport général sur les travaux des conseils d'hygiène du département l'Hérault. Année 1892.
Conseil supérieur d'hygiène publique en Belgique. Rapports addressés à M. M. les ministres de l'intérieur et de la justice. Bruxelles 1893.
Barella: Hygiène et salubrité publiques en Belgique en 1861. Bruxelles 1893.
Comptes rendus de la commission centrale des comités de salubrité de l'agglomération bruxelloise pendant 1891. Bruxelles.
Rapport sur les opérations du bureau d'hygiène et sur la salubrité de la ville de Bruxelles pendant l'année 1891. Bruxelles.
Compte rendu des travaux du comité de salubrité de St. Josse ten Noode pro 1892. Bruxelles.
Verslag an den koning van het geneeskundig staatstoezicht in het jaar 1892. Te s'Gravenhage.
Hoff: Forhandlingar det kongelige sunhetskollegiums i aaret 1891.
Aarsberetning angaaende sunhetstilstanden i Kjöbenhavn pro 1892. Kopenhagen.
Medicinal Styrelsens Berättelse von Schweden pro 1891. Stockholm.
Berättelse om allmänna helsotillståndes i Stockholm pro 1892. Stockholm.
Göteborg's Helsovårdsnämds Årsberättelse för 1892.
Beretning om folkemaengden og sunhetstilstanden i Kristiania i aaret 1891. Kristiania.
Feroci: Pisa e la sua provincia pro 1891.
Relazione sanitario-amministrativa dell' ufficio di sanità di Torino pro 1891.
Relazione sanitario intorno alla citta di Bergamo pro 1892.
Consiliul di igiena publica al capitalei Bucuresci pro 1890 (Verf. J. Felix).
Consiliul di igiena publica al urbei Jasi pro 1891.
Rapport general despre igiene publica etc. von Rumänien pa anul 1892 (J. Felix).
Memoria presentada por el consejo de higiene publica al ano 1891. Montevideo 1893.

Der achte Band der „Arbeiten aus dem kaiserlich deutschen Gesundheitsamte" enthält im Schlusshefte folgende Aufsätze:

1. Ohlmüller: Gutachten, betr. die Wasserversorgung der Stadt Magdeburg.
2. Kiessling: Ein dem Choleravibrio ähnlicher Kommabacillus.
3. Kurth: Bacteriologische Untersuchungen über Maul- und Klauenseuche.
4. Friedrich: Beiträge zum Verhalten der Cholerabacterien auf Nahrungs- und Genussmitteln.
5. Petri und Maassen: Weitere Beiträge zur Schwefelwasserstoffbildung aërober Bacterien und über Mercaptanbildung derselben.
6. Moritz: Beobachtungen und Versuche, betreffend die Reblaus und deren Verhütung.
7. Petri: Gutachten, betr. das Leitungswasser der Stadt Bernburg.
8. Sell: Beiträge zur Brotfrage.
9. Polenske: Ueber Fettbestimmung in verschiedenen Mehlsorten und dem hieraus gebackenen Brote.
10. Polenske: Chemische Untersuchung einiger neuerdings in dem Handel vorkommender Conservirungsmittel für Fleisch- und Fleischwaaren.

Die „*Annali dell' istituto d'igiene experimentale della Università de Roma*" 1893, enthalten folgende Aufsätze:
1. Sanfelice: Ueber Modificationen, welche einige aërobe Bacterien bei Gegenwart von Sauerstoff erleiden.
2. Sanfelice und Oreffice: Ueber zwei Wasserleitungen der Stadt Rom.
3. Rossi Doria: Beitrag zur Aetiologie der Sommercholera der Kinder.
4. De Giaga: Beitrag zur Kenntniss der Aetiologie des Pellaxra.
5. Montefasco: Wirkung niederer Temperatur auf die Virulenz der Cholerabacterien.
6. Manfredi: Ueber die Ernährung der niederen Classen in Neapel.
7. Roncali: Ueber die Wirkung des Tetanusvirus in Verbindung mit den Stoffwechselsproducten einiger pathogenen und nichtpathogenen Mikroben.
8. Marantonio: Beitrag zur Biologie des Soorpilzes.
9. Roster: Ueber das die Brunnen speisende Grundwasser der Ebene von Florenz.
10. Roster: Die Kohlensäure des Bodens.
11. Procaccini: Ueber den Einfluss des Lichtes auf Abwässer.
12. Palermo: Ueber den Einfluss des Lichtes auf die Virulenz des Cholerabacillus.
13. Agro: Ueber die pathogenen Beziehungen zwischen dem Typhusbacillus und dem B. coli commune.
14. Bernabeo: Ueber die Selbstvertheidigung des Organismus gegen die Infectionserreger.
15. Lenti: Ueber den Einfluss des Alkohols, des Glycerins und Oeles (Olive) auf die Wirkung der Desinfectionsmittel.
16. Panfili: Ueber die Steigerung der bactericiden Wirkung der Sublimatlösung durch Säuren und Chlornatrium.
17. Montefasco: Die Milch zu Neapel.
18. Tiberio: Chemisch-bacteriologisch-mikroskopische Prüfung zweier Kindermehle.
19. Lenti: Ueber Virulenz etc. des Cholerabacillus verschiedener Herkunft.
20. Terni: Diagnose des Typhusbacillus.
21. Alessi und Arata: Untersuchungen und Beobachtungen über die Milch in Rom.

22. Sanfelice: Einfluss physikalisch-chemischer Agentien auf pathogene Anaëroben des Bodens.
23. Sanfelice: Ueber die Luft einiger bewohnter Räume.

Von neuen „Zeitschriften hygienischen Inhalts" seien hier erwähnt:

Fortschritte der Gesundheitspflege. Jahrgang 1893.
Egészségügyi Ertesito, herausgegeben zu Budapest (als amtliches Organ für Sanitätswesen des Ministeriums des Innern) von Dr. Kornel Preysz. 1893.
Revista de la sociedad medica argentina. 1893.
Annales del departamento nacional de higiene. Buenos Aires 1893.

Veröffentlichungen aus dem Gebiete des Militär-Sanitätswesens. Herausgegeben von der Medicinal-Abtheilung des königlich preussischen Kriegsministeriums:

1. Heft. Historische Untersuchungen über das Einheilen und Wandern von Gewehrkugeln von Stabsarzt Prof. Dr. A. Köhler. — 2. Heft. Ueber die kriegschirurgische Bedeutung der neuen Geschosse von Geh. Ober-Med.-Rath Prof. Dr. von Bardeleben. — 3. Heft. Ueber Feldflaschen und Kochgeschirre aus Aluminium, bearbeitet von Stabsarzt Dr. Plagge und Chemiker G. Lebbin. — 4. Heft. Epidemische Erkrankungen an acutem Exanthem mit typhösem Charakter in der Garnison Cosel von Oberstabsarzt Dr. Schulte. 1893. — 5. Heft. Aus dem hygienisch-chemischen Laboratorium im Königlichen Friedrichs-Wilhelms-Institut zu Berlin. Die Methoden der Fleischconservirung von Stabsarzt Dr. Plagge und Unterarzt Dr. Trapp. 1893. — 6. Heft. Ueber Verbrennung des Mundes, Schlundes und des Magens. Behandlung der Verbrennung und ihrer Folgezustände von Stabsarzt Dr. Thiele. 1893.

3. Unterricht in der Hygiene.

Zur Gründung eines Hygiene-Museums in München hat der dortige polytechnische Verein einen Aufruf erlassen. Dieses Museum soll eine periodisch wechselnde und eine bleibende Abtheilung erhalten. In ersterer wird der Besucher die neuesten und besten gesundheits-technischen Erfindungen und Verbesserungen, in der bleibenden Abtheilung dagegen solche Einrichtungen antreffen, welche wegen ihrer Zweckmässigkeit voraussichtlich lange in Gebrauch bleiben. Die periodisch wechselnde Abtheilung soll enthalten:

Einrichtungen für die Zubereitung der Nahrungsmittel, zur Conservirung derselben, Gegenstände für die erste Pflege der Neugeborenen und für die Pflege der Kinder überhaupt, Gegenstände, Pläne und Modelle, welche den Unterricht in Schule und Haus betreffen, welche sich auf die Uebung des Körpers beziehen, Verbesserungen auf dem Gebiete der Hautpflege und Bekleidung, Baumaterialien, Musteranlagen von Wohnhäusern Heizungs-, Lüftungs-, Beleuchtungseinrichtungen, Hausdrainage und Closetanlagen, ferner Krankenbetten, Krankenstühle, Tragbahren, Utensilien für die Krankenpflege, Desinfectionsmittel, endlich Druckluft- und Elektricitätsanlagen in ihrer Anwendung zu Zwecken der Hygiene.

Die Gesellschaft der Gewerbetreibenden in Frankreich wird in Paris ein Museum für Unglücksfälle und Verhütung derselben bei der Arbeit gründen. Dasselbe soll nicht bloss die vornehmsten Werke über gewerbliche Hygiene, sondern auch die Vorkehrungen und Apparate zur Verhütung der Unfälle den Besuchern vorführen.

An den hygienischen Instituten der Universitäten Breslau, Königsberg, Kiel, Berlin und Marburg werden für **Verwaltungsbeamte vierzehntägige hygienische Curse** eingerichtet, die, soweit sich ein Bedürfniss dazu ergiebt und die nächstgelegenen Aufgaben der Anstalten es gestatten, von Zeit zu Zeit wiederholt werden sollen. Als Ziel wird erstrebt, den Theilnehmern durch Vorträge und Demonstrationen einen Einblick in die ihren Wirkungskreis berührenden Theile der Hygiene (also u. A. Wasserversorgung, Wohnungshygiene, Canalisation, Volksernährung, Desinfection etc.) zu verschaffen. Für diesen Zweck sind die Sammlungen der Institute, sowie besonders die sanitären Einrichtungen der Lehrorte und ihrer Umgebung in möglichst ausgedehntem Maasse nutzbar gemacht worden. Es wird sich des Näheren um den Unterricht in folgenden Capiteln handeln:

1. Allgemeine Aufgaben der Hygiene. Statistik, Krankheitsursachen, Mikroparasiten.
2. Boden und Wasser, Wasserversorgung.
3. Wohnungshygiene, gesundheitsschädliche Bestandtheile der Luft, Ventilation, Heizung, Schulbauten, Spitäler, Isolirbaracken, Arbeiterwohnungen, Gefängnisse.
4. Beseitigung der Abfallsstoffe, Canalisation, Berieselung, Kläranlagen, Abfuhrsysteme.
5. Volksernährung, Kost in öffentlichen Anstalten, Alhoholismus, Fälschung der Nahrungsmittel, Fleischbeschau, Marktpolizei.
6. Das Wichtigste der Gewerbehygiene.
7. Begräbnisswesen.
8. Verhütung übertragbarer Krankheiten; Desinfection.

4. Vorträge und Discussionen.

Auf der **Jahresversammlung des Deutschen Vereins für öffentliche Gesundheitspflege zu Würzburg** (Mai 1893) wurde discutirt:

1. Ueber die unterschiedliche Behandlung der Bauordnungen für das Innere, die Aussenbezirke und die Umgebung der Städte (Ref. Adickes, Corref. Baumeister).
2. Reformen auf dem Gebiete der Brotbereitung (Ref. Lehmann).
3. Die Grundsätze richtiger Ernährung und die Mittel, ihnen bei der ärmeren Bevölkerung Geltung zu verschaffen (Ref. Pfeiffer, Corref. Kalle).
4. Vorbeugungsmaassregeln gegen Wasservergeudung (Ref. Kümmel).
5. Die Verwendung des wegen seines Aussehens oder in gesundheitlicher Hinsicht zu beanstandenden Fleisches, einschliesslich der Cadaver getödteter oder gefallener Thiere (Ref. Lydtin).

Auf der „Versammlung deutscher Naturforscher" zu Nürnberg 1893 sprach u. A. von Strümpell über die Alkoholfrage vom ärztlichen Standpunkte aus; F. Hueppe über die Ursache der Gährungen und Infectionskrankheiten und deren Beziehungen zum Causalproblem und zur Energetik.

Sonst sei erwähnt ein Vortrag von Quincke über Amöben-Enteritis, von Dehio über Lepra, von Nourney über Immunität mit Berücksichtigung des Tuberculins, von **Schinzinger** über das Antisepticum Loretin, von **K. Koch** (Nürnberg) über das Vorkommen von Actinomycose in Nürnberg und Umgebung.

Auf dem **12. Congress für innere Medicin zu Wiesbaden** wurde die **Cholera** (Ref. **Rumpf**-Hamburg und **Gaffky**-Giessen) eingehend erörtert. **Emmerich** (München) sprach über Herstellung, Conservirung und Verwerthung des Immuntoxinproteïns (Immunproteïdins) zur Schutzimpfung und Heilung bei Infektionskrankheiten.

Der **Preussische Medicinalbeamten-Verein** beschäftigte sich in seiner Frühjahrssitzung mit dem anscheinend inzwischen zurückgezogenen **Entwurf eines deutschen Reichsgesetzes, betr. die Bekämpfung gemeingefährlicher Krankheiten** (Ref. **Rapmund**-Minden).

5. Ausstellungen.

Im Anschluss an die internationale Ausstellung in **Chicago** wurde dort ein **internationaler Wohlfahrtscongress** im Juni abgehalten, dessen Verhandlungen zum Theil über das eigentliche Gebiet der Hygiene hinausgingen.

Dagegen wurde der für den Herbst in **Rom** geplante **internationale Congress** auf das Frühjahr 1894 der Choleragefahr wegen verschoben.

Von **hygienischen Ausstellungen** sei besonders die Ausstellung in **Chicago** hervorgehoben, auf der die vom Deutschen Reichsgesundheitsamte, wie die von der Preuss. Medicinalabtheilung des Kriegsministeriums wohl die bedeutendsten in ihrer Art waren.

Gesundheitsstatistik.

Zeitschriften, Berichte und Monographieen gesundheitsstatistischen Inhalts.

Gesundheitsstatistisches Material lieferten zunächst die auf S. 8 bis 10 aufgezählten Berichte der Sanitätsbehörden und Sanitätsbeamten, ausserdem aber noch die folgenden Schriften:

Die Veröffentlichungen des kaiserl. deutschen Gesundheitsamtes. 1893.
Die Arbeiten aus dem kaiserl. deutschen Gesundheitsamte. (Med.-statist. Mittheilungen aus demselben. 1893.)
Das statistische Jahrbuch für das Deutsche Reich pro 1892/93.
Zeitschrift des königl. preussischen statistischen Büreaus pro 1893.
Jahrbuch für Nationalökonomie, 1893.
Statistische Mittheilungen über Elsass-Lothringen. 23. Heft.
Mittheilungen der grossherzogl. hess. Centralstelle für Landesstatistik pro 1893.
Mitth. des statist. Amtes der Stadt **München**. 1893.
Statist. Mitth. über das Grossherzogthum Baden. Jahrgang 1893.
Medicinische Statistik des Hamburgischen Staates. XVIII. 1893.
Medicinisch-statistischer Jahresbericht der Stadt **Stuttgart** pro 1892.
Statistik der Stadt **Würzburg** von Dr. Röder pro 1890 und 1891.
Statistische Mittheilungen über den Civilstand der Stadt **Frankfurt a. M.** pro 1892.

Beitrag zur Statistik der Stadt Frankfurt a. M. 1893. 2. Heft. Bewegung der Bevölkerung anno 1891.
Der Bevölkerungswechsel in der Stadt Leipzig anno 1891.
Die hygien. Verhältnisse der Stadt Pola von A. Plumert.
Gesundheit und Gesundheitspflege in Magdeburg, 1891 bis 1893, von Rosenthal.
Jahresbericht über den Gesundheitszustand in Kopenhagen von Chr. Tryde.
Der Gesundheitszustand der Städte des Herzogthums Braunschweig pro 1890/91, von Blasius.
Breslauer Statistik, 1893.
Sterblichkeitsstatistik von 53 Städten der Provinzen Westphalen, Rheinland und Hessen-Nassau pro 1893, im Centralblatt für allgemeine Gesundheitspflege. Jahrgang 1893.
Oesterr. Statistik. Jahrgang 1893.
Statistisches Jahrbuch der Stadt Wien pro 1891, mit dem besonderen Abschnitte „Gesundheitswesen".
Die Zeitschrift: Das österreichische Sanitätswesen. Jahrgang 1893.
Statistisches Handbuch der Freistadt Aussig, 1893.
Statistik des Sanitätswesens der im Reichsrath vertretenen Königreiche und Länder. Wien 1893.
Kleczynski: Statist. Miasta Krakowa etc. Krakow 1892.
A statisztikai hivatal heti kimutatassi. Budapest 1893.
Statisztikai harfüzetek. Budapest 1893.
Magyar statisztikai evkönyv. Budapest 1893.
Statistik des statistischen Büreaus des eidgenössischen Departements des Innern. Bern 1893.
Statistische Mittheilungen des Cantons Basel-Stadt pro 1892.
Wochenbulletin über die Geburten und Sterbefälle in den grösseren Ortschaften der Schweiz pro 1893. Bern.
Annual report of the registrar general of England pro 1893.
Annual report of the registrar general of Scotland pro 1893.
Annual report of the registrar general of Ireland pro 1893.
Annual summary of births, deaths and causes of death in London and other great towns of England. Jahrgang 1892.
Journal of the statistical society of London pro 1892.
Report on the mortality and vital statistics of the United States of America. 1893.
Canada mortuary statistics of the principal cities and Towns for 1891.
Annuaire statistique de la France. 1893.
Statistique sanitaire des villes de France.
Statistique de la ville de Paris. 1893.
Mordret, Étude sur la démographie etc. de la Sarthe. Le Mans 1893.
Annuaire statistique de la ville de Nancy. 1893.
Bulletin hebdomadaire statist., démograph. et médic. comparé, publié par le service d'hygiène de la ville de Bruxelles. 1893.
Statistique du mouvement de l'état civil du royaume de Belgique pro 1893.
Statistik Danmarks udgived of statist. bureau. 1893.
Bidrag til Sveriges officiela statistik pro 1892.
Norges off. statistik i aaret 1891.
Sammendrag af de norske byers epid. lister. Maanedlig oversigt 1893.
Bidrag till Finlands off. statistik pro 1891. VI. Befolkningsstatistik.
Annali di statistica. Roma 1893.
Annuario statistico di Roma. Tomo VII.
Pagliani: Circa i fatti principali riguardanti l'igiene e la sanità pubblica del regno. Roma 1893.
Bollettino sanitario: Direzione della sanità pubblica in der Gazz. ufficiale. Roma 1893.

Statistiek van den loop der bevolkiug van Nederland over 1891. s'Gravenhage.
Boletins mensaes da mortalidad de cidade do Rio de Janeiro pro 1892.
Bulletin de l'institut international de statistique. Jahrgang 1892.

Ferner seien folgende Arbeiten angeführt:

J. A. Baines: Vertheilung und Bewegung der Bevölkerung in Indien. (J. Roy, Statist. Soc. (London) LVI, S. 1.)

A. Geissler: Die Bewegung der Bevölkerung im Königreiche Sachsen während des Jahres 1890. (Ztschr. d. k. sächs. statist. Bureaus (Dresden) XXXVIII, S. 1.)

E. G. Janeway: Gefahren für die öffentliche Gesundheit in New York durch die Uebervölkerung. (Med. Rec. (New York) XLIV, S. 565.)

G. Lagneau, Paris: Demographische Mittheilungen über die städtische Bevölkerung. (Ann. d'hyg. (Paris) XXX, S. 485.)

J. Lax: Die Bewegung der Bevölkerung in Frankreich während des Jahres 1891. (J. Soc. de stastist. de Paris XXXIV, S. 52.)

G. B. Longstaff: Abnahme der ländlichen Bevölkerung. (Journ. of the Roy. Statist. Soc. (London) LVI, S. 380.)

G. Merkel: Statistische Mittheilungen über die Bewegung der Bevölkerung Nürnbergs im Jahre 1892. (Jahresbericht über 1892.)

H. Silbergleit: Der Stand der Bevölkerung Magdeburgs und ihre Sterblichkeit 1891. (Verhandl. des Vereins f. öffentl. Gesundheitspflege in Magdeburg XIX bis XX.)

A. Spiess: Uebersicht des Standes und der Bewegung der Bevölkerung der Stadt Frankfurt a. M. im Jahre 1892. (Jahresbericht über Frankfurt a. M. XXXVI.)

Zwei Arbeiten A. Würzburg's: Ueber die Bevölkerungsvorgänge in deutschen Orten mit 15000 und mehr Einwohnern a) in den Jahren 1888 und 1889, b) im Jahre 1891.

Die „Veröffentlichungen des K. Gesundheitsamtes pro 1893" bringen auf S. 316 folgende Zusammenstellung über die Sterblichkeit der deutschen Städte mit 15000 und mehr Einwohnern während des Jahres 1892:

Die Gesammtsterblichkeit war . . . . 23·6 pro Mille
Die Sterblichkeit an Blattern . . . . 45 Personen
„   „   „ Masern . . . . 0·3 pro Mille
„   „   „ Scharlach . . . . 0·2 „   „
„   „   „ Diphtheritis . . . . 1·0 „   „
„   „   „ Unterleibstyphus . . . . 0·2 „   „
„   „   „ Flecktyphus . . . . 20 Personen
„   „   „ Lungenschwindsucht . . . . 2·7 pro Mille
„   „   „ acuten Respirationskrankheiten . . 2·8 „   „
„   „   „ acuten Verdauungskrankheiten . . . 2·9 „   „
„   „   „ Brechdurchfall . . . . 1·7 „   „
„   „   „ der Säuglinge . . . . 24·3 Proc.

Nach dem „Statistischen Jahrbuch des Deutschen Reiches" für das Jahr 1893 ist die Bevölkerung der sämmtlichen deutschen Staaten am 1. December 1890 49428470 gewesen. Die durchschnittliche Zunahme betrug pro Jahr:

von 1871/75 . . . . 1·00 Proc.
„   1875/80 . . . . 1·14 „
„   1881/85 . . . . 0·70 „
„   1885/90 . . . . 1·07 „

Am 1. December 1890 zählte man 24 230 832 männliche Personen, 25 197 638 weibliche Personen oder 100 männliche auf 104 weibliche Personen.

Auf 1 qkm kamen 91·5 Einwohner, in Preussen 86·0 Einwohner, in Sachsen 233·6 Einwohner.

Von der Bevölkerung waren 60 Proc. ledig, 33·9 Proc. verheirathet, 6·1 Proc. verwittwet.

Im Jahre 1891 war in Deutschland

die Geburtsziffer . . . . 38·24 pro Mille
die Sterbeziffer . . . . 24·66 „ „
die Heirathsziffer . . . . . . 8·03 „ „

Von den Geborenen waren die Knaben in erheblicher Mehrzahl; ihr Verhältniss zu den Mädchen stellte sich 106·2 : 100.

In Preussen starben anno 1891 im Ganzen 23·0 pro Mille der Bevölkerung, und zwar 24·2 pro Mille der männlichen Bevölkerung und 21·8 pro Mille der weiblichen Bevölkerung.

An Blattern gingen zu Grunde . . . . . 36 Personen,
durch Blitzschlag . . . . 176 „
an Scharlach . . . . 1·64 : 10 000 Einwohner,
„ Masern und Rötheln . . . . 2·04 „ „
„ Diphtheritis . . . . 12·05 „ „
„ Keuchhusten . . . . 4·28 „ „
„ Typhus . . . . 2·00 „ „
„ Dysenterie . . . . 0·27 „ „
„ Cholera nostras . . . . 6·32 „ „
„ Diarrhoe der Kinder . . . . 5·34 „ „
„ Rheumatismus acutus . . . . 0·52 „ „
„ Scrophulose und Rhachitis . . . . . . 0·92 „ „
„ Schwindsucht . . . . 26·72 „ „
„ Krebs . . . . 4·50 „ „
„ Pneumonie und Pleuritis . . . . 15·65 „ „
durch Selbstmord . . . . 2·07 „ „
durch Verunglücken . . . . 3·66 „ „

Nach dem „K. Preuss. statistischen Bureau" wurden anno 1892 in Preussen 245 447 Ehen geschlossen gegen 245 906 anno 1891; 1 106 503 Kinder geboren gegen 1 138 163 anno 1891; 752 055 Sterbefälle angemeldet gegen 728 463 anno 1891.

Die Zunahme der Bevölkerung betrug anno 1892 also 391 849 Personen gegen 448 746 anno 1891.

In Bayern (Generalbericht pro 1890) war anno 1890 die Geburtsziffer 34·9 pro Mille, die Sterbeziffer 27·3 pro Mille, die Säuglingssterblichkeit 27·4 Proc.

In Würzburg (J. Röder, Med. Statistik für das Jahr 1890 und 1891, Würzburg 1893) war anno 1891 die Geburtsziffer 29·2 pro Mille, die Sterbeziffer 23·8 pro Mille, die Säuglingssterblichkeit 19·2 Proc.

Von den Säuglingssterbefällen waren 6·75 Proc. durch Diarrhoe, 4·5 Proc. durch Lebensschwäche, 4·1 Proc. durch acute Athmungskrankheiten, 1·05 durch Abzehrung veranlasst.

18 Gesundheitsstatistik: Württemberg, Baden, Hessen, Braunschweig.

In Württemberg war anno 1891 die Geburtsziffer (einschliesslich der 2365 Todtgeborenen) 35·59 pro Mille, die Sterbeziffer 24·55 pro Mille, die Säuglingssterblichkeit 25·5 Proc.

In Baden (Grossherzogthum) war im Jahre 1891 die Geburtsziffer 33·4, die Sterbeziffer 22·8 pro Mille.

Von den Gestorbenen waren 66·4 Proc. in ärztlicher Behandlung gewesen.

Es starben

an Pocken . . . . — Personen,
„ Masern . . . . 631 „
„ Scharlach . . . . 130 „
„ Diphtheritis . . . . . . 961 „
„ Unterleibstyphus . . . . 183 „
im Wochenbett . . . . . . 163 „

In Baden (Grossherzogthum) war im Jahre 1892 die Sterbeziffer 22·1 pro Mille. Von 36 594 Gestorbenen standen 11 720 im Säuglingsalter und waren

454 an Masern,
94 „ Scharlach,
1706 „ Diphtherie,
328 „ Keuchhusten,
163 „ Typhus,
134 „ Kindbettfieber

zu Grunde gegangen.

In Hessen (Grossherzogthum) war im Jahre 1892 die Sterbeziffer 22·1 pro Mille. Von 22 188 Gestorbenen standen 5709 im Säuglingsalter und waren

109 an Masern,
15 „ Scharlach,
195 „ Diphtherie,
29 „ Keuchhusten,
35 „ Typhus,
20 „ Kindbettfieber,
15 „ Rose,
472 „ Schwindsucht,
383 „ acuten Respirationskrankheiten

zu Grunde gegangen.

In Braunschweig (Herzogthum) war im Jahre 1892 die Sterbeziffer der städtischen Bevölkerung 24·9 pro Mille.

In Berlin (Statistisches Jahrbuch der Stadt Berlin für das Jahr 1889 und 1890) standen von den 1 575 013 Einwohnern, welche es am 1. December 1890 hatte, im Alter von 0 bis 5 Jahren 164 370 Personen, im Alter von 5 bis 10 Jahren 136 446 Personen, im Alter von 70 bis 75 Jahren 15 090 Personen.

Die Geburtsziffer war anno 1889 34·01 pro Mille, 1890 32·76 pro Mille. Die Sterbeziffer „   „ 1889 23·00 „   „ 1890 21·51 „   „

Von 1000 Säuglingen wurden anno 1890 ernährt:

507·3 mit Muttermilch,
22·2 „ Ammenmilch,
15·5 „ Mutter- und Thiermilch,

Gesundheitsstatistik: Berlin, Charlottenburg, Hamburg, Bremen.

422·9 mit Thiermilch allein,
0·5 „ Muttermilch und Surrogaten,
2·8 „ Thiermilch und Surrogaten,
9·0 „ Surrogaten allein.

Von den Säuglingen starben . . . . 25·08 Proc.
„ „ Ammenmilchsäuglingen . . . . 5·64 „
„ „ Muttermilchsäuglingen . . . . 7·23 „
„ „ nur mit Thiermilch ernährten . . . . 43·99 „
„ „ „ „ Surrogaten „ . . . . 56·30 „
„ „ „ „ Brust- und Thiermilch ernährten . . 54·42 „

Im Jahre 1891 war in Berlin (6. Jahresbericht von Wernich und R. Wehmer) bei 1 623 581 Einwohnern die Geburtsziffer 32·10 pro Mille, die Sterbeziffer 20·85 pro Mille.

Von 100 Verstorbenen befanden sich im 1. Lebensjahre 38·70, im Alter von 1 bis 5 Jahren 11·61.

An Pocken starben in den Jahren 1889, 1890 und 1891 nur 12 Personen, an Unterleibstyphus im Jahre 1891 138 Personen, an Diphtheritis 1057 Personen.

In dem benachbarten Charlottenburg, bei 85 314 Einwohnern, war anno 1891 die Geburtsziffer 36·21 pro Mille, die Sterbeziffer 19·82 pro Mille.

Von Säuglingen starben in den Jahren 1889, 1890 und 1891 in Berlin insgesammt 39 546 Säuglinge, und zwar

an Lebensschwäche und Atrophie . . 8 754 oder 22·1 Proc.
„ Respirationskrankheiten . . . . . . 5 081 „ 12·8 „
„ Verdauungskrankheiten . . . . . . 15 482 „ 39·1 „
„ Nervenkrankheiten . . . . 5 686 „ 14·4 „
„ Infectionskrankheiten . . . . 1 811 „ 4·6 „

Im Hamburgischen Staate war im Jahre 1892 die

Geburtsziffer . . . . . . 36·8 pro Mille,
Sterbeziffer . . . . . . 39·8 „ „ (Cholera)
Sterbeziffer der Säuglinge . 29·7 Proc.

der Lebendgeborenen.

An Blattern   erkrankten . . . .   28 Personen und starben   3
„ Scharlach   „   1989   „   „   „   148
„ Masern   „   7024   „   „   „   510
„ Keuchhusten   „   1907   „·   „   „   241
„ Typhus   „   2097   „   „   „   200
„ Kopfgenickkrampf „   5   „   „   „   5
„ Cholera asiatica „   16956   „   „   „   8605

In Bremen (10. Jahresbericht der Sanitätsbehörde von Bremen) war die Sterbeziffer im Jahre

1890 . . . . . . 19·14 pro Mille,
1891 . . . . . . 20·28 „ „
1892 . . . . . . 19·80 „ „

2*

Gesundheitsstatistik: Bremen, Danzig, Oesterreich.

Die Geburtsziffer im Jahre

 1890 . . . . . . 30·39 pro Mille,
 1891 . . . . . . 31·95 „ „
 1892 . . . . . . 31·72 „ ·„

In der Stadt Bremen (133000 Einwohner) starben im Jahre 1892

 an Masern . . . . 80 Personen,
 „ Scharlach . . . . 9 „
 „ Pocken . . . . — -
 „ Diphtheritis . . . . . . 72 „
 „ Keuchhusten . . . . . . 40 „
 „ Kindbettfieber . . . . . 10 „
 „ Unterleibstyphus . . . . 13 „
 „ Lungenschwindsucht . . 324 „

Liévin (Danziger Zeit. 1892, Nr. 19405) berichtet, dass im Jahre 1891 in Danzig die Mortalität

 25·43 pro Mille ohne die Garnison,
 26·47 „ „ „ „ Ortsfremden
 23·90 „ „ war.

Die Säuglingssterblichkeit war . . . . . 26·99 Proc.,
 die Sterblichkeit der ehelichen Säuglinge . . 22·65 „
 „ „ „ unehelichen „ . . 39·75 „

Es starben in der Stadt (91500 Einw.), in den Vorstädten (ca. 24000 Einw.)

 an Masern . . . . . . 4 Personen, 1 Person,
 „ Scharlach . . . . . . 16 „ 2 Personen,
 „ Diphtheritis . . . . . 60 „ 23 „
 „ Unterleibstyphus . . 22 „ 7 „
 „ Keuchhusten . . . . 12 „ 4 „
 „ Kindbettfieber . . . . 12 „ —
 „ Wundinfectionskrank-
  heiten . . . . . . 24 „ 7 „
 „ Genickstarre . . . . 4 „ 4 „
 „ Lungenschwindsucht . 253 „ 52 „

Von 1000 Stadtbewohnern starben 4,66, von 1000 Vorstadtbewohnern 4,34 an Infectionskrankheiten.

Mit Einrichtung der Canalisation und Wasserleitung hat die Sterblichkeit der Stadt Danzig selbst um 7 pro Mille abgenommen.

In Oesterreich (Oesterr. Statistik, 31. Bd., 4. H.) starben 1889

 12358 Personen an Pocken (!),
 8990 „ „ Masern,
 10453 „ „ Scharlach,
 11531 „ „ Unterleibstyphus,
 28845 „ „ Diphtherie,
 10391 „ „ Ruhr!
 84583 „ „ Lungenschwindsucht,
 102 „ „ Wuthkrankheit.

Im Ganzen hat übrigens in Oesterreich die Sterblichkeit während der letzten 20 Jahre (nach dem „Oesterr. San.-Wesen" 1893, Nr. 52) erheblich abgenommen. Sie betrug in den Jahren 1873 bis 1877 33·3 pro Mille, dagegen in den Jahren 1888 bis 1892 nur 28·4 pro Mille.

Die Sterblichkeit an Infectionskrankheiten betrug 1873 etwa 33 Proc. aller Todesfälle, dagegen 1892 nur 14·7 Proc. derselben.

In den Niederlanden war im Jahre 1890 (nach dem Verslag van de bevindingen en handelingen van het geneeskundig staatstoezicht in het jaar 1890)

    die Geburtsziffer . . . . 33·1 pro Mille,
    „ Sterbeziffer . . . . 20·7 „ „
    „ Säuglingssterbeziffer . . . . 17·1 Proc.
der Lebendgeborenen.
 Es starben
    an Pocken . . . . 1 Person,
    „ Scharlach . . . . 77 Personen,
    „ Masern . . . . 1526 „
    „ Diphtherie . . . . 671 „
    „ Croup . . . . 822 „
    „ Keuchhusten . . . . 1276 „
    „ Malaria . . . . 174 „
    „ Typhus . . . . 579 „
    „ Schwindsucht . . . . 8982 „   (19·9 : 10000)
    „ acuten Respirationskrankheiten 13629 „
    „ Krebs . . . . 3332 „
    „ Diarrhoe . . . . 1607 „
    „ Ruhr . . . . 26 „
    „ Cholera nostras . . . . 86 „
    „ Kindbetterkrankungen . . . . 540 „

In Italien war im Jahre 1891
    die Geburtsziffer . . . . 37·31 : 1000 Einwohner,
    „ Ziffer für Todtgeburten . . 1·46 : 1000 „
    „ „ „ „ . . 3·37 : 100 Geburten,
    „ Sterbeziffer . . . . 26·21 : 1000 Einwohner,
    „ „ für Säuglinge . . 18·40 : 100 Lebendgeborene,
    der Geburtenüberschuss 336812 = 11 : 1000 Einwohner.
(Movimento dello stato civile XXX.)

In demselben Lande gelangten im Jahre 1892 zur Anzeige (Amtliche Zeitung des Königreichs Italien, Rom 1893, 22. März)
    9206 Fälle von Pocken,
    114305 „ „ Masern,
    29447 „ „ Scharlach,
    24254 „ „ Diphtheritis,
    45753 „ „ Unterleibstyphus,
    371 „ „ Flecktyphus,
    3866 „ „ Kindbettfieber,
    2077 „ „ Milzbrand beim Menschen,
    105 „ „ Tollwuth beim Menschen,
    177813 „ „ Influenza.

Bei dieser Statistik ist jedoch zu bemerken, dass reichlich ⅕ der Gemeinden des Landes die Listen nicht eingeschickt hat.

In Mailand (dati statistici dell' amministrazione communale pro 1891) war im Jahre 1891 bei einer Einwohnerzahl von 414575 die Geburtsziffer = 13279 Lebendgeborene, die Sterbeziffer = 11365 oder 26·7 pro Mille.

Gesundheitsstatistik: Dänemark, Norwegen, Schweden.

Es starben

an Blattern	8	Personen,
„ Masern	47	„
„ Unterleibstyphus	259	„
„ Flecktyphus	1	„
„ Scharlach	5	„
„ Puerperalfieber	14	„
„ Pellagra	44	„
„ Pneum. croup.	899	„
„ Lungenschwindsucht	1221	„
„ Diphtheritis	356	„

Von 30 687 durch Schulärzte untersuchten Schulkindern litten

an Scrophulose	697
„ Rhachitis	384
„ Trachom	139
„ Hautaffectionen	221
„ Epilepsie	10
„ Refractionsfehlern des Auges	413

Nach Carlsen (Dods-aargerne i Kongeriget Danmarks Byer i aaret 1891, Kopenhagen 1893) war die Sterblichkeit in den dänischen Städten im Jahre 1891 ca. 22 pro Mille.

Von den in Kopenhagen Verstorbenen waren 11·4 Proc., von den in den anderen Städten Verstorbenen 9·7 Proc. nicht ärztlich behandelt worden.

Nach demselben Autor war im Jahre 1892 die Sterblichkeit in den dänischen Städten 21 pro Mille. Von den in Kopenhagen Gestorbenen waren 11·6 Proc., von den in anderen Städten Gestorbenen 10·7 Proc. nicht ärztlich behandelt worden. Im Jahre 1892 starben

an Blattern	—	Personen,	
„ Masern	34	„	: 100000 Einw.,
„ Scharlach	9	„	: „ „
„ Diphtheritis	91	„	: „ „
„ Croup	46	„	: „ „
„ Keuchhusten	40	„	: „ „
„ Typhus	15	„	: „ „
„ Puerperalfieber	9	„	: „ „
„ Lungentuberculose	209	„	: „ „

Von Norwegen sei erwähnt, dass in Christiania mit 161 151 Einwohnern 1892 die Geburtsziffer 33·5 pro Mille, die Sterbeziffer 19·3 pro Mille betrug.

In den schwedischen Städten starben im Jahre 1891 (Bidrag till Sveriges officiela statistik. K. for år 1891) zusammen 16 579 Personen, unter ihnen 2715 oder 16·4 Proc. an Infectionskrankheiten, und zwar

an Masern	843	Personen,
„ Scharlach	419	„
„ Pocken	0	„
„ Flecktyphus	1	„
„ Unterleibstyphus	168	„
„ Keuchhusten	212	„
„ Influenza	88	„
„ Diphtheritis	365	„
„ Kindbettfieber	55	„

ferner an

"Lungenschwindsucht .... 2247 Personen,
"Syphilis .... 21 "
"Krebs .... 925 "

In Stockholm (Berättelse till K. Medicinalstyrelsen om allmänna helsotillståndeti Stockholm under året 1892, Stockholm 1893) war im Jahre 1892 nach der Statistik von Klas Linroth die Einwohnerzahl 248051, die Sterbeziffer 20·39 pro Mille, die Sterbeziffer der

0 bis 1 jährigen .... 170 pro Mille,
1 " 5 " .... 37·9 " "
5 " 10 " .... 11·2 " "
10 " 15 " .... 3·7 " "
15 " 20 " .... 3·6 " "
20 " 40 " .... 7·2 " "
40 " 60 " .... 17·9 " "
60 " 80 " .... 57·8 " "
mehr als 80 jährigen .... 207·1 " "

Es starben

an Scharlach .... 257 Personen,
" Darmtyphus .... 44 "
" Keuchhusten .... 18 "
" Influenza .... 246 "
" Diphtherie .... 298 "
" Kindbettfieber .... 11 "
" Lungenschwindsucht .... 703 "

In Russland (Bericht des Med. Departements für das Jahr 1890, St. Petersburg 1893) kamen auf 97807000 Einwohner (Finnland nicht mit gerechnet) 4580000 Geburten und 3347000 Sterbefälle, also Ueberschuss 1233000 Personen. Die Geburtsziffer war also etwa 46 pro Mille, die Sterbeziffer 33·5 pro Mille.

Von 22734000 Kranken, die zur Cognition gelangten, litten

an Syphilis .... 732892 Personen,
" Typhus .... 231478 "
" Masern .... 227969 "
" Blattern .... 100891! "
" Diphtheritis .... 126301 "
" Dysenterie .... 218695 "

In Petersburg starben an den Blattern 256, in Warschau 512, in Moskau an Flecktyphus 157 Personen.

Von sonstigen ausländischen Staaten war in

Frankreich (108 Städten) im Jahre 1892 die Sterblichkeit = 24·1 pro Mille,
England (33 ") " " 1892 " " = 20·6 " "
Belgien (81 ") " " 1892 " " = 22·3 " "
Holland (12 ") " " 1892 " " = 21·8 " "
Ungarn (29 ") " " 1892 " " = 31·7 " "

In New-York (Stadt) mit 1680796 Einwohnern war im Jahre 1891 die Geburtsziffer 27·91 pro Mille, die Sterbeziffer 25·97 pro Mille.

Etwa 16 Proc. aller Sterbefälle kamen auf Kinder des ersten Lebensjahres.

Gesundheitsstatistik: New-York, Indien.

Es erkrankten / starben

an Scharlach	7442	1220 Personen,
„ Masern	11980	663 „
„ Diphtheritis	4874	1361 „
„ Abdominaltyphus	1342	384 „
„ Blattern	21	2 „
„ Phthisis	—	5160 „
„ Influenza	—	854 „
„ Pneumonie	—	5818 „
„ Durchfallskrankheiten	—	3587 „

In der Präsidentschaft Bombay (27. Report of the sanitary commissioner for the government of Bombay pro 1890) war im Jahre 1890 die Geburtsziffer 38·97, die Sterbeziffer 28·18 pro Mille.

Es starben

an Cholera	3259	Personen (0·2 pro Mille der Bevölkerung),
„ Pocken	2877	„
„ „Fever"	344897	„
„ Diarrhoe und Dysenterie	36037	„
„ Schlangenbiss	1218	„
„ äusserer Gewalt	5883	„

In Calcutta (Report of the Health Officer for 1890) war im Jahre 1890 die Geburtsziffer 17·0 pro Mille (!), die Geburtsziffer in Waterloo-Street 3·7 pro Mille (!!), die Sterbeziffer 26·5 pro Mille.

Es starben

an Cholera	963	Personen (gegen 2448 im Jahre 1865),
„ „Fever"	4154	„

Im Bezirke Hyderabad (Report of the sanit. commissioner Hyderabad assigned districts for 1891) war im Jahre 1891 die Geburtsziffer 42·8, die Sterbeziffer fast 40·0 pro Mille!

Es starben

an Cholera	7958	Personen oder 2·8 pro Mille,
„ Blattern	34	„
„ „Fever"	49850	„
„ Diarrhoe	22007	„

Vergleicht man die Sterblichkeit der nachstehend erwähnten grossen Städte im Jahre 1892 mit einander, so ergiebt sich folgende Reihe. Es starben von 1000 Einwohnern in

Christiania	19·3
Edinburg	19·4
Berlin	19·6
Kopenhagen	19·9
Amsterdam	20·0
Stockholm	20·0
Dresden	20·6
London	20·6
Brüssel	20·8
Rom	21·2
Paris	22·4

Glasgow . . . . 22·7
Wien . . . . 24·3
Breslau . . . . 25·5
München . . . . 26·0
Dublin . . . . 29·3
Hamburg (Cholera) . . . . 39·7

Selbstverständlich ergeben diese Ziffern für sich kein objectives Bild von der Salubrität der Städte, da sie durch andere Momente, wie Zuzählung grösserer Villenvororte, Vorhandensein einer grossen Zahl jüngerer unverheiratheter Arbeiter u. A. stark beeinflusst werden.

Blinde. In Oesterreich (Oesterr. Sanitätswesen 1893, Nr. 26, S. 44) zählte man am 31. December 1890 19264 Blinde (7·1 auf 10000 Einwohner), nach dem Sanitätsberichte nur 16647. Von letzteren waren untergebracht

in Instituten 668
„ Versorgungsanstalten 582
„ Privatpflege 15397

Blindgeboren waren 14·2 Proc., erblindet in Folge

von Ophthalmia neonatorum . . . . 4·3 Proc.,
„ Blattern . . . . 6·6 „
„ Verletzungen . . . . 8·5 „
„ anderen Krankheiten . . . . 66·5 „

Die meisten Blinden waren in Kärnthen und Dalmatien.

Taubstumme. Ebenfalls in Oesterreich zählte man am 31. December 1890 30876 Taubstumme (12·9 auf 10000 Einwohner). Die Erkrankung war in 74 Proc. angeboren, in 16 Proc. (?) erworben.

Die meisten Taubstummen waren in Salzburg, Steiermark und Kärnthen.

Irre gab es an demselben Tage nach der Volkszählung 36151, Cretins 15671, was zusammen 21·7 Proc. auf 10000 Einwohner macht.

Von Irren und Blödsinnigen waren

in Irrenanstalten . . . . 35·7 Proc.,
„ Versorgungsanstalten . . . . . 12·3 „
„ Privatpflege . . . . 52·0 „

Von 100 Irren kamen

6·5 auf . . . . 0 bis 10jährige,
15·7 „ . . . . 11 „ 20 „
19·2 „ . . . . 21 „ 30 „
19·3 „ . . . . 31 „ 40 „
17·2 „ . . . . 41 „ 50 „
12·2 „ . . . . 51 „ 60 „
6·7 „ . . . . 61 „ 70 „
3·2 „ mehr als . . . . 70 „

Von den Cretins befanden sich 46·2 Proc. im Alter von 11 bis 30 Jahren.

Cretinismus. Hygienische Topographie.

Einem Vortrage von **Wagner** über **Cretinismus** und **Kropf** (Wien. med. Presse 1893, S. 1119) entnehme ich folgende Daten über das Vorkommen dieser Krankheit in Oesterreich. Im Jahre 1889 kamen in Cisleithanien 74 Cretins auf 100 000 Einwohner, und zwar

in Kärnthen . . . . 293 Cretins,
„ Salzburg . . . . 276 „
„ Steiermark . . . . 218 „
„ Dalmatien . . . . 26 „
„ Istrien . . . . 27 „
„ Triest . . . . 0 „

Im Jahre 1890 wurden in Oesterreich 754 066 Mann assentirt. Unter ihnen befanden sich 15 337 oder 23 Proc. mit Kropf behaftet. Auf Steiermark fielen 3046 oder 69 Proc. der hier Assentirten, auf Zara von hier Assentirten (6811) = 0.

Hygienische Topographie. Tropenhygiene.

Hygienische Topographie. Wie eine Beschreibung der österreichischen Garnisonstädte, so wird erfreulicher Weise jetzt auch eine solche der deutschen publicirt. Den Anfang macht diejenige der Garnison Cassel. (Garnisonbeschreibungen vom Standpunkte der Gesundheitspflege aus aufgestellt. Herausgegeben von der medicinischen Abtheilung des Königl. preussischen Kriegsministeriums. Berlin 1893.) Die Beschreibung umfasst im ersten Theile die Stadt, ihre Lage, Umgebung, die geologischen Verhältnisse, das Klima, die Wasserversorgung, Beseitigung der Abfallstoffe, wichtige Anlagen, wie Schlachthaus, Desinfectionsanstalten u. s. w., im zweiten Theile die Garnisonanstalten (Casernen, Kriegsschule, das Arresthaus, die Waschanstalt, das Lazareth, die Bäckerei u. s. w.), und bringt im dritten statistische Mittheilungen über die Civilbevölkerung, sowie über die Garnison. Ausser zwei Karten sind dem trefflichen Werke 56 Tafeln und eine Abbildung hinzugefügt.

Klima. **Lindemann** verbreitet sich in einer kleinen Abhandlung „Das Seeklima" (Leipzig 1893) über die Eigenschaften und physiologischen Wirkungen desselben. Er betont, dass die Seeluft sich durch einen geringeren Gehalt an Keimen und an CO_2, einen höheren Gehalt an O und Ozon und durch Vorhandensein von Kochsalz auszeichnet, dass die Temperaturschwankungen an der See geringer, die Luftströmungen stärker, die Feuchtigkeitsgrade höher und constanter, Bewölkung ebenso wie Insolation intensiver sind, als im Binnenlande, und dass deshalb das Seeklima auf die Haut, die Blutcirculation, die Respiration, den Stoffwechsel, selbst auf Nerven- und Muskelsystem anders einwirkt, als das Binnenlandklima. Es wirkt erregend, doch nicht überall in gleichem Grade, an der Ostsee milder, als an der Nordsee, wo die Winde stärker sind, und ist indicirt bei chronischen Hautleiden, bei Anämie, phthisischem Habitus, Emphysem, chronischem Bronchialkatarrh, Neurasthenie und Scrophulose.

Ueber die Veränderungen des Blutes im Hochgebirge hielt **Egger** einen Vortrag auf dem Congress für innere Medicin zu Wiesbaden

1893 (Wiener med. Presse 1893, S. 1276). Er fand, wie schon Viault, dass im Hochgebirge regelmässig eine Vermehrung der rothen Blutkörperchen stattfindet, und zwar sowohl bei gesunden und kranken Menschen, die ihre Lebensweise und Ernährung nicht verändert hatten, als auch bei Thieren, welche in derselben Weise gefüttert wurden, wie im Tieflande. Diese Veränderung kann also durchaus nicht auf eine Besserung der übrigen Verhältnisse zurückgeführt werden; sie erwies sich bei mehrfachen, mehrere Monate durchgeführten Untersuchungen als eine dauernde. Gleichzeitig mit der Vermehrung der rothen Blutkörperchen zeigte sich auch eine Vermehrung des Hämoglobins. Bei anämischen Individuen stieg die Zahl der rothen Blutkörperchen über die Norm, um alsdann allerdings bei der Rückkehr ins Tiefland zur Norm zurückzugehen.

Köppe berichtete auf demselben Congresse, dass er ebenfalls Blutuntersuchungen im Hochgebirge vornahm, und zwar wurden die rothen Blutkörperchen mittelst des Thoma-Zeiss'schen Apparates gezählt, der Hämoglobingehalt mit Fleischl's Hämometer gemessen, und das Volumen der rothen Blutkörperchen mit Hülfe eines Hämatokrits festgestellt. Die Untersuchungen ergaben im Gebirge eine Vermehrung der Zahl der rothen Blutkörperchen im Cubikmillimeter Blut, eine Verminderung des Hämoglobingehaltes und trotz der Zunahme der Zahl der rothen Blutkörperchen im Cubikmillimeter Blut ein Gleichbleiben ihres Volumens. Vergleichende Untersuchungen haben ergeben, dass im Gebirge ein rascher und ständiger Untergang von rothen Blutscheiben besteht, ferner dass die neu gebildeten Blutkörperchen klein und hämoglobinarm sind, während die grossen und hämoglobinreichen untergehen.

Stintzing erwiderte in der Discussion, dass die von den Beobachtern mitgetheilte bedeutende Vermehrung der rothen Blutkörperchen im Blute von Phthisikern sich nur auf die Aufangsstadien der Krankheit beziehen kann und besonders auf Kranke in Anstalten, da man in Kliniken gewöhnlich bei Phthisikern Anämie und Hydrämie findet; ferner warnt er vor zu weit gehenden Folgerungen aus den Ergebnissen der Untersuchungen mit dem Hämatokrit, da dieses Instrument inconstante Resultate liefert.

A. Magelssen (Wetter und Krankheit, Christiania 1893) beabsichtigt, eine Reihe von Abhandlungen über die Wechselbeziehungen von Witterung und Krankheiten herauszugeben. Die érste dieser Abhandlungen bespricht die Beziehung von Witterung und Scharlach. Nach des Autors Untersuchungen bestätigt die Berechnung der Beobachtungen über die Temperatur der Luft und das Ergebniss der amtlichen Statistik über die Scharlachmortalität in Christiania die schon früher von ihm vorgetragene Ansicht, dass die meteorologischen Factoren diese Mortalität in entscheidendem Maasse beeinflussen. „Die Scharlachmortalitätscurve ist ein Spiegelbild der Temperaturcurve." Magelssen wiederholt dann seine Auffassung, dass es die Witterung ist, welche in erster Linie die Constitution, Disposition und Widerstandskraft der Bevölkerung, wenn auch nicht immer des Individuums beeinflusst.

Schenk (Centralbl. f. Bacteriol. 1893, XIV, Nr. 2 u. 3) erörtert den Mechanismus der Erkältung. Er zeigt, dass die lebenden Mikroorganismen das Bestreben haben, aus der kälteren nach einer wärmeren Stelle sich zu bewegen, und hält es deshalb für sehr wohl möglich, dass beim Eintritte des Menschen in eine kalte Luft die in ihr befindlichen Mikroben dem Menschen, als einem höher temperirten Körper, energisch zuströmen und mit Vorliebe sich an ihm festsetzen. Als erste Bedingung zum Zustandekommen einer Erkältung betrachtet der Autor also eine solche Temperaturdifferenz [1]), welche im Stande ist, eine Strömung der Mikroben zum wärmeren Punkte, eine Thermotaxis, hervorzurufen. Die zweite Bedingung ist die Durchgängigkeit der Haut oder der Schleimhaut für Mikroben oder eine andere Möglichkeit des Eintritts derselben in den Körper. Schenk behauptet auch, dass die Mikroben, welche sich eine Zeit lang in einem Raume mit niedriger Temperatur befanden, und welche dann in einen solchen von höherer Temperatur gelangten, nicht sofort mit voller Energie sich entwickeln und nicht sofort ihre volle Virulenz zeigen, dass aber die Verminderung ihrer Entwickelungsenergie und Virulenz mit der zunehmenden Anpassung an die höhere Temperatur schwindet. (Diese Behauptung ist, wenn sie so allgemein gehalten wird, wohl nicht ganz richtig. Uffelmann.)

Die Incubation nach stattgehabter Erkältung ist abhängig von den biologischen Eigenschaften des betreffenden Mikroorganismus, aber auch von der Dauer der Anpassung an die Temperatur der Umgebung.

Die kurz nach dem Einwirken der Temperaturdifferenz eintretenden Erkältungen hält der Autor für nicht mikroparasitär, die erst einige Zeit nach dem Einwirken der Temperaturdifferenz eintretenden dagegen für mikroparasitär. Die nicht mikroparasitären können durch Modification der Blutvertheilung, durch Nervenwirkung, durch Retention gewisser Ausscheidungsstoffe veranlasst werden.

Tropenhygiene. Eijkman berichtete in einem „Beitrag zur Kenntniss des Stoffwechsels in den Tropen (Virchow's Archiv, Bd. 133, Heft 1) über neuerdings an sieben Europäern und fünf Malaien in Batavia angestellte Untersuchungen über ihren Stoffwechsel und ihre Wärmeregulirung:

Die Europäer waren 28 bis 41 Jahre alt, lebten $4^1/_2$ bis 15, im Mittel 7 Jahre in Indien, hatten ein Durchschnittsgewicht von 65,4 kg, während die Malaien 20 bis 35 Jahre alt waren und ein Durchschnittsgewicht von nur 49,6 kg hatten. Von ersteren hielten fünf täglich drei Mahlzeiten, in denen sie vorzugsweise Reis zu sich nahmen, die beiden anderen genossen lediglich europäische Kost. Die Malaien nahmen täglich drei bis vier Mahlzeiten aus einer Garküche, und diese bestanden in der Hauptsache aus Reis. Die Beschäftigung der Europäer war wenig, diejenige der Malaien etwas mehr anstrengend.

Zur Bestimmung der Nährstoffeinfuhr maassen die Europäer von jeder Speise, welche sie zu sich nahmen, das gleiche Quantum ab. Dasselbe wurde dann auf Trockensubstanz, auf Stickstoff nach Kjeldahl, auf Fett mittelst Soxhlet's Apparat auf Asche durch Glühen untersucht, der Gehalt an Kohlehydraten durch Abzug bestimmt.

---

[1]) Bei einer Differenz von 8 bis 10° C. ist nach Schenk die Thermotaxis der Mikroben bereits eine sehr auffallende.

Die Europäer führten nun täglich im Mittel (auf 65 kg) 99,6 g Eiweiss, 83 g Fett, 264·2 g Kohlehydrate, 20·5 g Salze und 28·5 g Alkohol, sowie 2771 g Wasser ein. Bemerkenswerth ist der hohe Fettgehalt der Tagesration, welcher bei einem der Europäer bezw. auf 140 g stieg. Der Calorienwerth war im Mittel 2470 Cal. brutto und 2349 Cal. netto.

Aus der Untersuchung ihrer Fäces (s. unten) ergab sich, dass von den Nährstoffen resorbirt wurden: 88·2 g Eiweiss, 79·1 g Fett, 256·4 g Kohlehydrate und 17·5 g Salze.

Die Malaien führten täglich im Mittel (auf fast 50 kg) 77·3 g Eiweiss, 30·2 g Fett, 471·9 g Kohlehydrate, 16·3 g Salze ein und resorbirten von diesen Nährstoffen 55·9 g Eiweiss, 25·0 g Fett, 462·0 g Kohlehydrate und 13·2 g Salze. Der Calorienwerth ihrer Nahrung betrug im Mittel 2512 Cal. brutto und 2349 Cal. netto.

Der procentische Antheil der einzelnen resorbirten Nährstoffe in der Calorienzufuhr war bei den

    Europäern 15·4 Eiweiss,   31·3 Fett,   53·3 Kohlehydrate,
    Malaien   9·3 „   9·9 „   80·8 „

Von 100 g Eiweiss der Europäerkost waren 35 g, von 100 g der Malaienkost waren 70 bis 80 g vegetabilischer Natur.

Weiterhin ergaben die Untersuchungen Eijkman's, dass sich eine regulatorische Herabsetzung der Wärmebildung bezw. des Stoffverbrauches bei den europäischen Tropenbewohnern nicht nachweisen liess. Er spricht sich deshalb dahin aus, dass eine reflectorische chemische Wärmeregulirung bei den Tropenbewohnern zum Mindesten nicht in dem Maasse vorhanden ist, als dass man ihr die Bedeutung, wie bei manchen Thierarten, zuzusprechen berechtigt sei.

Die Wasseraufnahme der Europäer in Batavia betrug, wie schon gesagt, im Durchschnitt 2771 g pro Tag; sie producirten ausserdem täglich 297 g Wasser aus den Nährstoffen und schieden aus 1338 g Wasser in flüssiger Form, 1730 g durch Perspiration. Die Malaien nahmen täglich 1982 g Wasser auf, producirten täglich 333 g und schieden aus 738 g in flüssiger Form, 1577 g durch Perspiration.

Berücksichtigt man, dass der Europäer in Europa selbst täglich im Durchschnitt 2954 g Wasser, und von ihnen 1232 g in flüssiger Form, 1722 durch Perspiration ausscheidet, so besteht auch bezüglich dieses Punktes des Körperhaushaltes kein wesentlicher Unterschied zwischen dem Europäer in Europa und in den Tropen.

Eijkman studirte endlich auch die Resorption der Nährstoffe und die Harnausscheidung.

Die Europäer schieden im Mittel täglich aus:

    136 g Koth mit 26·9 g Trockensubstanz,
    136 „ „ „ 11·4 „ Eiweiss,
    136 „ „ „ 4·7 „ Fett,
    136 „ „ „ 7·8 „ Kohlehydrate,
    136 „ „ „ 3·0 „ Asche.

Die Malaien schieden im Mittel täglich aus

185 g Koth mit 35·6 g Trockensubstanz,
185 „ „ „ 17·4 „ Eiweiss,
185 „ „ „   5·2 „ Fett,
185 „ „ „   9·9 „ Kohlehydrate,
185 „ „ „   3·1 „ Asche.

Ferner schieden die Europäer im Mittel täglich aus 1266 ccm Urin von 1019 specif. Gew. und mit 13,446 g Stickstoff (0,2 g auf 1 kg), die Malaien dagegen täglich 612 ccm Urin von 1023 specif. Gew. und mit nicht mehr als 8,499 g Stickstoff (0,17 g auf 1 kg) entsprechend ihrer erheblich geringen Eiweisseinfuhr.

Roewer (Deutsche Medicinal-Zeitung 1893, S. 1129) berichtet über die ärztlichen Ergebnisse der Wissmann'schen Seen-Expedition. Dieselbe wurde im Juli 1892 mit 26 Europäern angetreten, von denen 17 bereits früher in den Tropen gewesen, 9 frisch von Europa gekommen waren. Erstere hatten mehr oder weniger geschwächte Lebensenergie, aber Kenntniss tropischer Lebensweise; letztere waren im Vollbesitz ihrer Kraft, aber unerfahren bezüglich der neuen Verhältnisse. An Malaria wurden während der Expedition alle 26 behandelt. Unter den frisch hinzugekommenen Personen war der grösste momentane Abgang. Je länger aber die Europäer in den Tropen verweilten, desto mehr liefen sie Gefahr, dauernd in ihrer Gesundheit geschädigt zu werden. Einzelne Europäer freilich schienen trotz jahrelangen Aufenthaltes in den Tropen durch Malaria keinen dauernden Schaden an ihrer Gesundheit zu erleiden.

Als perniciöse Form der Malaria beschreibt der Verf. die unter dem Namen „blackwater" bekannte, mit Abgang tintenartigen Urins verbundene Fiebererkrankung.

Der Einfluss äusserer Verhältnisse auf die Entstehung des Malariarecidivs trat deutlich hervor auf dem Marsche der Expedition über das Blantyre-Hochplateau. Nach monatelangem Aufenthalt in den Flussniederungen des Zambesi und Unterschire mussten sie zur Umgehung das 3000 Fuss hohe Blantyre-Plateau überschreiten, wozu die einzelnen, je nach ihrer Verwerthung in der Expedition, auf Tage und Wochen in Anspruch genommen wurden. Bei diesem Marsche war es auffallend, wie alle ohne Ausnahme in dieser Zeit Fieberrückfälle durchzumachen hatten, die zweifelsohne auf den Einfluss des klimatischen Wechsels zurückgeführt werden müssen.

Am Sonnenstich erkrankten zwei, beide zu wiederholten Malen. Bei solchen Individuen ist ganz besonders Fürsorge zu tragen, dass sie sich auch auf die Dauer möglichst wenig der directen Einwirkung der Sonnenstrahlen aussetzen; sie werden immer eine Neigung zum Sonnenstich behalten.

Die Geschlechtskrankheiten bezogen sich auf die Residuen, wie sie gewöhnlich aus den Küstenstädten bei der Durchreise mitgebracht werden. Während der Expeditionszeit im Inneren kamen nur unbedeutende Gonorrhöen zur Behandlung.

Vorübergehende Darmaffectionen wurden bedingt durch das Trinken von Wasser aus einzelnen Gebirgsbächen.

Zur Expedition gehörten anfänglich 238 Mann, später 204 Mann, Sudanesen, Abessinier, Somalis, Suahelis, Araber und Zulus. Die häufigste Krankheit auch dieser Personen war die Malaria, und zwar kam der Procentsatz der Morbidität demjenigen der Europäer ziemlich gleich. An Blattern erkrankten 6 und starben 4. Sehr zahlreich traten Geschwürsbildungen an den Unterschenkeln auf.

Bezüglich der hygienischen Maassnahmen fordert Roewer sorgfältige Auswahl des Personals, rationelle Verpflegung, angemessenen Schutz gegen das Klima und giebt des Näheren an, woran es in dieser Beziehung der Expedition gefehlt habe.

Reyer (Archiv f. Hygiene XVI, Heft 3) hielt es für möglich, dass Europäer in den tropischen Gebieten sich acclimatisiren, wenn die Wohnungen hinreichend gekühlt werden, und wenn zweitens eine Luftfiltration gegen die Malaria-Erreger stattfindet. Dass die erste Bedingung ausführbar ist, hat noch vor einigen Jahren Fr. Galton [1]) nachgewiesen; ob Reinluftwohnungen sich durch das Mittel der Filtration schaffen lassen, steht aber sehr dahin.

Sonnenlicht.

Charrin berichtet (Semaine médicale 1893, Nr. 54) über das Ergebniss seiner Studien bezüglich der Einwirkung vom Sonnenlicht, vom Sauerstoff, von der Feuchtigkeit und von der Temperatur und anderen atmosphärischen Factoren auf Mikroben. Er fand, dass das Sonnenlicht dem Bacillus pyocyaneus auch durch vierstündige Einwirkung noch nicht die Fähigkeit entzieht, Farbstoff zu erzeugen, dass es Milzbrandbacillen und Schweinerothlaufbacillen verhältnissmässig rasch vernichtet, auf Staphylococcen aber, auf den Finkler-Prior'schen Bacillus und den B. prodigiosus viel weniger nachtheilig einwirkt. Weiterhin ermittelte er, dass das Sonnenlicht vorzugsweise die Keime schädigt und dass es Bacterien auf peptonarmen Nährsubstraten mehr beeinträchtigt, als solche auf peptonreichen Nährsubstraten.

Des Autors Feststellungen bezüglich der Einwirkung des Sauerstoffs, der Feuchtigkeit, der Temperatur auf Mikroben enthalten nichts Neues. Seine Angaben über den Einfluss des Oscillirens der kleinsten Partikelchen der Luft, des Luftdrucks und der Elektricität aber sind wenig bestimmt, so dass eine nähere Besprechung erübrigen dürfte.

Raffaele Procacci (Annale dell' istituto d'igiene sperimentale della reale università di Roma III, 4) stellte Untersuchungen über den Einfluss des Sonnenlichtes auf Schmutzwässer an und fand dabei, dass dasselbe in der That keimtödtend wirkt, sogar bis zu einer Tiefe von $1/_2$ m und dass diese Wirkung sogleich stärker bei dem directen, als bei dem diffusen Lichte hervortritt. Wasser, welches der Autor in der Dunkelheit aufbewahrte, zeigte stets eine Zunahme der Zahl der Bacterien. Was der

---

[1]) Siehe den Jahresbericht pro 1887 unter „Tropenhygiene".

Verfasser über die Factoren sagt, welche ausser dem Sonnenlichte die Selbstreinigung des Flusswassers bewirken, enthält nichts Neues.

G. Palermo (Annali dell' istituto d'igiene di Roma III, 4) beobachtete, dass Cholerabacillen, welche er in Bouillon den Sonnenstrahlen aussetzte, selbst nach einer Einwirkung von weniger als drei Stunden nicht getödtet und auch in ihrer Virulenz nicht abgeschwächt waren. Er stellte dabei fest, dass die Meerschweinchen, welche er mit den der Sonne ausgesetzten Culturen intraperitoneal geimpft hatte, bei der Section constant Cholerabacillen in der Bauchhöhle aufwiesen. Von denjenigen Meerschweinchen, welche mit drei Stunden hindurch insolirten Culturen geimpft worden waren, starben einige und blieben einige am Leben, während diejenigen, welche mit $3^1/_2$ bis $4^1/_2$ Stunden insolirten Culturen geimpft waren, sämmtlich am Leben blieben. In den $3^1/_2$ bis $4^1/_2$ Stunden insolirten Culturen waren aber, wie die bacteriologische Untersuchung ergab, noch lebensfähige Cholarabacillen enthalten, und zwar in nicht verminderter Zahl. Palermo schliesst hieraus, dass eine Einwirkung des Sonnenlichtes von drei bis vier Stunden genügt, um die Virulenz der Cholerabacillen aufzuheben. Er ermittelte aber auch, dass dieser Verlust der Virulenz nicht die immunisirende Fähigkeit der insolirten Cultur zur Folge hat. Endlich constatirte er, dass eine sechs- bis siebenstündige Einwirkung des Sonnenlichtes die Fähigkeit der Cholerabacillen, sich zu bewegen, aufzuheben im Stande ist.

H. Buchner (Archiv für Hygiene XVII, S. 177) bespricht den Einfluss des Lichtes auf Bacterien im Zusammenhange mit der Selbstreinigung der Flüsse. Als einzig zureichende Ursache der bei dieser Selbstreinigung eintretenden Verminderung der Bacterienzahl bezeichnet er für die Isar, als einen sehr rasch sich bewegenden Wasserlauf, das Sonnenlicht. Er behauptet dabei, dass dies zwar schon von anderen Autoren, u. a. von Uffelmann, hervorgehoben, aber nicht genügend experimentell erwiesen wurde. Dies ist insofern nicht ganz zutreffend, als vor ihm Beetz in seiner von Uffelmann veranlassten Inauguraldissertation, welche schon im vorigen Jahresberichte besprochen ist, den Einfluss des Sonnenlichtes auf die Verminderung der Bacterienzahl im sich bewegenden Wasser experimentell nachgewiesen hatte. Im Uebrigen beziehen sich Buchner's Versuche auf in Wasser vertheilte Bacterien, auf in Nährgelatine und Nähragar suspendirte Bacterien, auf den Einfluss grösserer Wasserschichten, sowie auf Beobachtungen am fliessenden Wasser. Was er fand, war Folgendes:

Directes Sonnenlicht, namentlich im Sommer, besitzt einen stark desinficirenden Einfluss auf die im Wasser schwebenden Keime; doch auch diffuses Tageslicht wirkt bei längerer Dauer sehr nachhaltig auf dieselben. Selbst bei tieferem Stande der Sonne (im September und November) genügte die Wirkung diffussen Tageslichtes, um B. Azeti, B. pyocyaneus, B. coli zu tödten, während einstündige Einwirkung directen Sonnenlichtes im September den Proteus vernichtete. Bei ziemlich klarem Wasser äusserte sich der Lichteinfluss noch bis 2 m Tiefe als ein vollkommen kräftiger. Die im Wasser suspendirten Partikelchen bilden aber ein wesentliches Hinderniss für das Eindringen der Lichtstrahlen.

Auch elektrisches Bogenlicht vermochte bei achtstündiger Einwirkung die in Agarplatten suspendirten Keime zu tödten. Im Orange, Ultraroth und Ultraviolett blieb dabei die Entwickelung der Typhusbacillen ganz ungehemmt, während der hellste Theil des Spectrums, Grün, Blau und theilweise Violett, wachsthumshemmende und tödtende Wirkung äusserte.

Ferner stellte Buchner (Archiv f. Hygiene XVII, 124) fest, dass das diffuse Tageslicht, in noch viel höherem Grade das directe Sonnenlicht einen zerstörenden Einfluss auf die globulicide und bacterienfeindliche Wirkung des Blutserums ausübt.

Luft.

G. Wolffhügel's Schrift: Zur Lehre vom Luftwechsel (München 1893) hat folgende vier Capitel:
1. Hygiene und Gesundheitstechnik,
2. Aufgaben und Ziele des Luftwechsels,
3. Beurtheilung der Luft bewohnter Räume,
4. Berechnung des Ventilationsbedarfes.

Das erste dieser Capitel betont, dass die Fortschritte in der Hygiene seit der Mitte dieses Jahrhunderts auch auf das Bauwesen ihren Einfluss ausgeübt haben; dass dieser Einfluss bald fördernder, bald hemmender Art gewesen und dass insbesondere das Lüftungswesen von solchem wechselvollen Spiele der Einwirkungen nicht verschont geblieben ist. „Unklarheit hinsichtlich der Ansprüche der Hygiene, Mangel an Einsicht bezüglich der Grenzen des Könnens haben übertriebene Erwartungen und damit Enttäuschungen gezeitigt, für welche Aerzte und Techniker sich gegenseitig verantwortlich machen.

Das zweite Capitel hebt hervor, dass der Luftwechsel lediglich gegen die gasförmigen Verunreinigungen der Luft, und zwar ausschliesslich gegen die anderweitig nicht zu beseitigenden Ausscheidungen von Lunge und Haut der Menschen zu richten sind, ein Satz, der schon 1858 von Pettenkofer ausgesprochen worden sei und, durch die Ergebnisse der bacteriologischen Forschung gestützt, nicht umgestossen werde. Wolffhügel meint, dass man in den Wohnräumen die Mikroparasiten mit Reinlichkeit, nicht mit Ventilation bekämpfen müsse, und dass das Einzige, was man neben der Reinlichkeit zur Vermeidung von Luftinfection zu thun habe, die Verhütung übermässiger Staubaufwirbelung sei, dass die Hygiene deshalb dem Oeffnen von Fenstern und Thüren das Wort nicht reden dürfe, wie seitens mancher Krankenhausärzte geschehe. — Eine kurze Bemerkung ist hierzu wohl erlaubt: Zunächst hat man nach des Referenten Erachten die Aufgabe des Luftwechsels weiter zu fassen, als Wolffhügel mit v. Pettenkofer annimmt. Es sei nur daran erinnert, dass man die Emanationen nass gewordener und im Zimmer trocknender Kleider, beispielsweise der Schulkinder, doch auch durch Ventilation entfernen muss, weil es praktisch nicht erreichbar ist, ihnen allen täglich so saubere Kleidungsstücke zu geben, dass sie unter den angegebenen Verhältnissen nicht üble Riechstoffe in die Luft entsenden. Auch sei an die bei gewissen industriellen Betrieben sich massenhaft entwickelnden schädlichen Gase und Staubarten erinnert. Dass sie durch besondere Ventilationsvorrichtungen beseitigt werden müssen ist doch allgemein anerkannt. Sodann ist Referent der Meinung, dass jede Staubaufwirbelung, nicht bloss die übermässige, die Gefahr der Luftinfection mit sich bringen kann, dass man in bewohnten Räumen die Staubaufwirbelung nicht verhindern kann und dass man deshalb möglichst dahin streben muss, die Ansammlung von Staub fernzuhalten. Endlich dürfte das Oeffnen von Thüren und Fenstern ein geradezu unersetzliches Mittel sein, um die Luft gründlich zu verbessern. Was keine künstliche Ventilationsvorrichtung zu leisten vermag, leistet jene einfache Maassnahme, indem sie mit dem Plus an Kohlensäure und mit den sonstigen Ausscheidungsproducten der Lunge wie der Haut auch den Staub entfernt und völlig frische Luft an die Stelle der schlechten heranschafft. Von welcher Wirkung dies Mittel ist, wird derjenige am besten beurtheilen, der mit praktischer Schulgesundheitspflege sich befasst. Es ist ein himmelweiter Unterschied zwischen der Luft in einem Schulzimmer, welches bloss durch künstliche Ventilationsvorrichtungen, und in einem solchen, welches während aller Pausen durch Oeffnen von Thür und Fenstern, während der Unterrichtszeit aber durch künstliche Ventilationsvorrichtungen gelüftet wird. Im ersteren Falle hält sich der CO_2-Gehalt allergünstigsten Falles dauernd auf 7 bis 8:10 000; im zweiten ist er während eines nicht unerheblichen Theiles der 50 Minuten betragenden Schulstunde nur 4 bis 5:10 000. Vor Allem aber fehlt der Luft im zweiten Falle der grösste Theil des Schulstaubes! (Uffelmann.)

Das zweite Capitel der Schrift Wolffhügel's bespricht nach den eben berührten Ausführungen noch die natürliche und die künstliche Ventilation, die Trennung der Anlagen für Heizung und Ventilation, die Vereinfachung der Ventilationsanlagen im Allgemeinen und derjenigen für Spitäler im Besonderen, weist die Forderung von Vorrichtungen für Unschädlichmachung der Abluft (ehe sie ins Freie gelangt) als unbegründet zurück und richtet an die Aerzte die Mahnung, eine Verwendung luftverderbender Arzneistoffe (Jodoform, Carbolsäure) thunlichst einzuschränken.

Das dritte Capitel tritt dafür ein, die Qualität der Luft bewohnter Räume nach dem Kohlensäuregehalt zu beurtheilen. Der Verfasser tritt der Ansicht entgegen, dass es möglich sei, durch die Bestimmung der organischen Substanz in der Luft einen besseren Maassstab für die Beurtheilung zu gewinnen und glaubt, dass insbesondere die Chamäleonprobe eine directe Ermittelung der organischen Riechstoffe in der Luft nicht sichert. Doch giebt er auch zu, dass die Methode der Bestimmung des Kohlensäuregehaltes zur Feststellung des Räumlichkeitszustandes der Luft und zur Berechnung des Ventilationsbedarfes Unvollkommenheiten und Mängel zeigt, (Für völlig ausreichend zuverlässig erklärt er dabei die Pettenkofer'sche CO_2-Probe, für unzuverlässig die Proben, welche auf Verwendung sog. Taschenapparate beruhen.)

Das vierte Capitel endlich führt dem Leser vor, dass Rietschel's Berechnung des Ventilationsbedarfes nach Maassgabe der Temperatur mit der Pettenkofer'schen Methode der Berechnung nach dem CO_2-Gehalte in Concurrenz getreten ist. Während nach der letzten Methode die pro Kopf und Stunde nöthige Luftmenge (y) aus der Formel $y = \dfrac{k}{p-q}$ berechnet wurde, wird y nach dem Rietschel'schen Vorschlage aus der Formel [1]) $y = \dfrac{W(1 + at)}{0{,}306(t-t_o)}$ ermittelt.

Wolffhügel beleuchtet beide Methoden kritisch, besonders eingehend die Rietschel'sche [2]), deren Vorzüge und Mängel er in objectivster Darlegung erörtert, meint, dass man keine Veranlassung habe, die Pettenkofer'schen zu verlassen und geht zuletzt auf die Verunreinigung der Zimmerluft durch die Beleuchtung ein. Er hebt dabei hervor, dass man zweckmässiger Weise in den Einrichtungen für Beleuchtung den Angriffspunkt für die Maassnahmen zur Sicherung einer guten Beschaffenheit der Luft zu suchen habe. Man könne entweder für die Verbrennungsgase besondere Abzugscanäle einrichten oder nach Rietschel die Beleuchtung möglichst hoch anordnen und die Lüftung nach Zonen trennen, so dass für die Beleuchtungszone besondere Zu- und Abluftcanäle, wie für die Zone hergestellt würden, in welcher die Menschen sich aufhalten. —

Herman (Annales de la société méd. chir. de Liège 1892, Nr. 7) stellte Versuche über die bacterientödtende Wirkung des Ozons an, indem er Colonbacillen, welche an Seidenfäden angetrocknet waren, ozonisirter Luft aussetzte. Es ergab sich, dass diese Bacillen, trotzdem ein Strom kräftig ozonisirter Luft eine Stunde lang auf sie einwirkte, ihre Entwickelungsfähigkeit nicht einbüssten. Der Autor ist, wie Ohlmüller, der Ansicht, dass das Ozon Bacterien zu tödten vermag, wenn die Aufschwemmung derselben gar keine organische Materie enthält. Es kann deshalb in der atmosphärischen Luft, in der es ohnehin meistens nur in geringer Menge vorkommt, eine bacterientödtende Wirkung nicht ausüben.

K. B. Lehmann (Archiv f. Hygiene XVII, 324) theilt seine Studien über die Absorption giftiger Gase und Dämpfe durch den Menschen mit. Diese Studien lehren, dass die Absorption der in Wasser leicht löslichen Gase (Ammoniak, Schwefelwasserstoff, Chlor und Brom) durch den Menschen eine auffallend starke ist, dass kleine Dosen, wenn der Aufenthalt im Raume nur kurze Zeit dauert, vollständig oder fast vollständig absorbirt werden, dass bei steigender Concentration und längerer Einwirkung die procentische Absorption sich verringert (bis auf mindestens 78 bis 86 Proc.) und dass bei der Absorption der genannten Gase unter noch erträglichen Dosen die Nasenschleimhaut die Hauptrolle spielt. Sie lehren ferner, dass die in Wasser schwer löslichen Dämpfe des Schwefelkohlenstoffs viel unvollständiger absorbirt werden, zu wenigstens 65 bis 70 Proc. unabsorbirt in die Ausathmungsluft übergehen.

M. Teich bespricht (Archiv für Hygiene XIX, 38) die Methode der Kohlensäurebestimmung nach Pettersson und Palmquist, schildert an der Hand einer Zeichnung den dazu erforderlichen Apparat,

---

[1]) k die stündlich im Raume erzeugte CO_2, p der Grenzwerth für den CO_2-Gehalt, q der CO_2-Gehalt der Frischluft, W die stündlich abgegebene Wärmemenge, t der Grenzwerth für die Zimmerwärme, t_o die Wärme der Frischluft, a der Ausdehnungscoëfficient der Luft.

[2]) Rietschel selbst hat neuerdings die Berechnung des Ventilationsbedarfes nach dem CO_2-Gehalte für alle Räume empfohlen, in denen zahlreiche Menschen am Tage sich dauernd aufhalten.

welchen in Deutschland Franz Müller zu Bonn anfertigt, und zeigt darauf die Genauigkeit der Methode. Als der Autor dieselbe mit der v. Pettenkofer'schen verglich, fand er eine sehr grosse Uebereinstimmung der Resultate; nur waren die nach der v. Pettenkofer'schen Methode gewonnenen Resultate etwas höher, was mit der nicht ganz vermeidbaren Absorption von CO_2 aus der Luft während des Titrirens in Zusammenhang gebracht wird. Teich rühmt die Handlichkeit des Apparates, die Einfachheit der Füllung und die Schnelligkeit, mit welcher die Bestimmungen auszuführen sind. Für die Luftprobeentnahme ausserhalb des Laboratoriums empfiehlt er aber den Fossek'schen Apparat (Sitzungsberichte der Königl. Akad. d. Wissenschaften 1887, Mai).

B. Schläger (Untersuchungen über den Bacteriengehalt der Canalluft; Dissertation Rostock 1893) untersuchte auf Uffelmann's Veranlassung den Gehalt der Luft in den Rostocker Sielen auf Bacterien. Dies geschah in der Hausrohrleitung, in einer Hauskammer und in einem Sammelcanal durch Aufstellung von Schalen, welche mit Gelatine beschickt waren, theils in der Weise, dass die Sielluft durch Glaswolle aspirirt wurde. Schläger fand regelmässig in der Luft Bacterien, meistens neben Schimmelpilzen, und einmal auf zwei Schalen den Staphylococcus pyogenes albus, einmal den Staphylococcus pyogenes aureus, den auch Uffelmann früher in der Sielluft gefunden hatte. Er schliesst hieraus, dass, wenn überhaupt in der Sielluft Bacterien, auch Eitererreger, vorkommen, es nicht einzusehen ist, warum nicht noch andere pathogene Mikroparasiten, wie diejenigen des Typhus abdominalis, der Diphtherie, in den Canälen, zumal in den zur Aufnahme von Fäcalien dienenden, vorkommen können.

Wasser.

Hygienische Bedeutung des Wassers.

In seinem Aufsatze „Wasserfiltration und Cholera" (Zeitschrift für Hygiene XIV, 393) beginnt R. Koch mit dem Hinweise darauf, dass während der letzten Cholerainvasion (1892/93) das Wasser eine bedeutende Rolle gespielt, und dass insbesondere das verschiedene Auftreten der Seuche in den drei Nachbarstädten Hamburg, Altona und Wandsbek dies bewiesen hat, da sie unmittelbar an einander grenzen, und wesentlich nur durch die Art der Wasserversorgung sich unterscheiden. Wandsbek erhielt filtrirtes Wasser aus einem der Verunreinigung mit Fäcalien kaum ausgesetzten Landsee, Altona filtrirtes Wasser aus der Elbe unterhalb Hamburgs und letztgenannte Stadt unfiltrirtes Wasser aus der Elbe oberhalb derselben. Wandsbek und Altona wurden verhältnissmässig sehr wenig, Hamburg sehr stark heimgesucht. Auf einer Strasse, welche in langer Strecke die Grenze bildet, wurde die Hamburger Seite von Cholera befallen, die Altonaer nicht. Am Hamburger Platz blieb eine Häusergruppe inmitten eines stark heimgesuchten Bezirkes völlig verschont, obwohl sie von Arbeiterfamilien dicht bewohnt war. Diese Häusergruppe gehört zu Hamburg, wird aber von der Stadt Altona mit Wasser versorgt. Thatsachen dieser Art sind von den Anhängern der Bodentheorie, den Localisten,

Wasser. Sandfiltration.

schlechterdings auf plausible Weise nicht zu erklären; ihr Erklärungsversuch, das Hamburger Wasser habe nicht inficirend, nur disponirend gewirkt, muss als völlig verfehlt bezeichnet werden. Die Hamburg-Altonaer Epidemie hat in Wahrheit den Beweis erbracht, dass die Filtration durch Sand, wie sie in Altona geschieht, einen für die Praxis ausreichenden Schutz gegen Cholera verleiht.

Bei der Sandfiltration kommt Alles darauf an, dass, da der Sand nur wenig eliminirend wirkt, an seiner Oberfläche eine Schlammschicht sich bildet. Denn diese ist es recht eigentlich, welche die suspendirten Theilchen aus dem sie passirenden Wasser zurückhält. Die Bildung der Schlammschicht aber vollzieht sich nach dem Gehalte der Rohwasser an lehmigen Bestandtheilen, an Algen in verschieden langer Zeit, mitunter in 8 bis 10 Stunden, mitunter erst in 24 und noch mehr Stunden. Wird die Schlammschicht zu dicht, so muss sie natürlich beseitigt werden. Bei der allmählichen Abtragung darf man aber nicht zu weit abwärts gehen; die Sandschicht soll erfahrungsgemäss mindestens 0·30 m betragen. Ebenso muss dafür Sorge getragen werden, dass die Geschwindigkeit von etwa 100 m in der Stunde für die Bewegung des Wassers in der Sandschicht nicht überschritten wird.

Zur Beurtheilung der ausreichenden Wirkung eines Sandfilters dient die bacteriologische Prüfung des Filtrates. Letzteres darf nicht mehr als 100 entwickelungsfähige Keime in 1 ccm enthalten, gleichviel, wie hoch der Gehalt des Rohwassers an Keimen ist. Die geringsten Störungen des Filtrationsprocesses, Steigerung der Filtrirgeschwindigkeit, Beschädigungen der Schlammschicht haben eine Zunahme der Keime im Filtrate zur Folge. Allerdings hält auch ein gut construirtes, gut behandeltes Sandfilter bei der Filtergeschwindigkeit von nicht mehr als 100 mm pro Stunde nicht alle Keime, nicht einmal alle im Wasser etwa vorhandenen Cholerakeime zurück. Einen absoluten Schutz vermag also das Sandfilter nicht zu geben. Wie schweren Schaden aber eine fehlerhafte Sandfiltration bringen kann, lehrt die Epidemie von Nietleben. Dort wurde in Folge des Strebens, möglichst viel Wasser durch die Sandschicht zu jagen, die Bildung der Schlammschicht verhindert. Schon ³/₄ Stunden nach dem Anlassen des Filters setzte man die Filtration in Gang. In 1 ccm des unfiltrirten Wassers fanden sich ca. 300 000, in 1 ccm des filtrirten ca. 52 000 Keime. — R. Koch schildert weiterhin das Altonaer Wasserwerk und die Störungen in dem Betriebe desselben, bespricht die Wahrscheinlichkeit des Zusammenhanges der Altonaer Typhusepidemieen und der Altonaer Choleraepidemie vom Winter 1893 mit solchen Störungen, zeigt, dass eine Vereisung der Sandoberfläche im Filterbassin thatsächlich vorkommen und die Filtration in bedenklichster Weise stören kann, dass auch die Zeit der sogenannten Wasserblüthe (im Sommer) der Filtration gefährlich wird, da die pflanzlichen Mikroorganismen schleimige Hüllen haben und die Poren der Schlammschicht rasch verstopfen, und stellt dann folgende Forderungen bezüglich der Sandfiltration auf:

1. Um die maximal zulässige Filtrationsgeschwindigkeit von 100 mm pro Stunde nicht zu überschreiten, ist es nöthig, jedes einzelne Filter mit einer Einrichtung zu versehen, mittelst deren die Bewegung des Wassers

im Filter auf eine bestimmte Geschwindigkeit eingestellt und fortlaufend controlirt werden kann.

2. Jedes Filterbassin muss täglich einmal bacteriologisch untersucht werden.

3. Filtrirtes Wasser mit mehr als 100 Keimen pro Cubikcentimeter darf nicht in das Reinwasserreservoir geleitet werden. Das Filter muss deshalb so construirt sein, dass ungenügend gereinigtes Wasser entfernt werden kann, ohne dass es mit dem gut filtrirten sich mischt.

Schliesslich tritt R. Koch sehr warm dafür ein, das Grundwasser mehr, als schon geschehen, zur Wasserversorgung heranzuziehen. Anlagen solcher Art finden sich in Halle, Leipzig, Dresden, Charlottenburg, Norderney, Kiel u. a. Orten. Das Grundwasser gewährt in Bezug auf Infectionsgefahr absolute Sicherheit und sollte deshalb, wenn nicht besondere Gründe dagegen sprechen (zu grosse Härte, zu hoher Gehalt an Chloriden, ungenügende Menge), dem Oberflächenwasser stets vorgezogen werden. Am rationellsten ist die Aufschliessung des Grundwassers durch eiserne Röhrenbrunnen. Kesselbrunnen, mögen sie construirt sein, wie sie wollen, sind in Zukunft nicht mehr zu dulden, wenn sie Verunreinigungen von oben oder von der Seite her ausgesetzt sind, oder wenn nur der Verdacht besteht, dass sie ihnen ausgesetzt sein können. Oft wird es aber möglich sein, Kesselbrunnen so abzuändern, dass jede Gefahr der Verunreinigung ihres Wassers ausgeschlossen erscheint. Dies geschieht, indem man ihren Kessel bis zum höchsten Wasserstande mit Kies füllt, und darüber feinkörnigen Sand bis zum Brunnenrande aufschichtet, nachdem man ein eisernes Pumprohr eingeführt hat. Dann wird der Kesselbrunnen aber ein Röhrenbrunnen und ist ihm sogar noch vorzuziehen, da er mit seinem unteren Theile in eine dem Grundwasser fast keinen Widerstand entgegensetzende Schicht eintaucht.

Beschaffung guten Wassers.

Mehrfache Arbeiten erschienen über Reinigung und Filtrirung kleinerer Wassermengen für den Hausgebrauch und über Koch- bezw. Sterilisirungsapparate zu gleichen Zwecken. Die Apparate entsprangen dem Misstrauen, was manchen Brunnen und Wasserwerken entgegengebracht wurde — es sei u. A. an die Hamburger Wasserversorgung erinnert. Derartige Kochapparate wurden z. B. von W. von Siemens, Rietschel und Henneberg in Berlin, der Deutschen Continental-Gas-Actien-Gesellschaft u. A. hergestellt.

Rubner und Davids (Berliner klinische Wochenschrift 1893, Nr. 36) prüften den Wasserkochapparat von W. von Siemens und fanden dabei Folgendes: Leitungswasser wurde durch den Apparat völlig sterilisirt. Gleich günstig wirkte er beim Kochen sehr bacterienreichen Wassers und beim Kochen von Wasser, welches mit Cholera- und Typhusbacillen inficirt worden war. Das abfliessende Wasser hatte bei einer stündlichen Lieferung von etwa 25 Litern eine Temperatur von 20 bis 22°C., die für Trinkwasser reichlich hoch ist. Das Anheizen erfordert bis zum Beginn des Kochens ca. 200 Liter Gas, das Kochen stündlich 309 Liter. Für

1000 Liter abgekochten Wassers würden bei continuirlichem Betriebe fast zwei Mark Gas verbraucht werden.

Eine Verbesserung des Apparates ist neuerdings dadurch erzielt, dass eine Einrichtung hinzugefügt wurde, durch welche der Zufluss von frischem Wasser selbstthätig geregelt wird. Im Wasserzuleitungsrohre ist ein Absperrventil eingebracht, welches durch ein zweites metallenes Wasserstandsrohr mittelst eines Hebels mit einem im Kochgefässe befindlichen metallenen Schwimmer gelenkig verbunden ist. Beim Kochen des Wassers hebt sich der Schwimmer im Kochgefässe und öffnet das Absperrventil des Zuleitungsrohres; sobald durch neu zufliessendes Wasser der Kochprocess im Kochtopfe geringer wird, senkt sich der Schwimmer wieder und schliesst dabei das Absperrventil.

Das aus dem Kühlapparate in den Kochtopf führende Zuleitungsrohr läuft hier nicht durch das Kochgefäss und öffnet sich nicht am Boden desselben, sondern umläuft das Kochgefäss von aussen und mündet in dieses wieder gegenüber der Abflussöffnung und etwas höher als diese. Der Abfluss des gekochten Wassers ist genau derselbe, wie bei dem ursprünglichen Apparate.

Auch der verbesserte Apparat wurde geprüft und erwies sich dem ursprünglichen bezüglich der Sicherheit der Keimabtödtung völlig gleichwerthig.

Weitere Versuche zeigten, dass vom Apparate, wenn die Erhitzung nur auf 80° stattfand, ein keimfreies Wasser nicht geliefert wurde, dass er aber auch dessen Typhus- und Cholerabacillen vernichtete, während er Fäcesbacterien am Leben liess.

Laser (Centralblatt für Bacteriologie XIV, Nr. 23) beschreibt den Wasserkochapparat der deutschen Continental-Gesellschaft zu Dessau und seine Leistungsfähigkeit.

Derselbe besteht im Wesentlichen aus einem Gasbrenner, Kochkessel und einem unter demselben angeordneten Vorwärmer bezw. Kühler. Das zufliessende Wasser wird in seiner Menge durch einen Ueberlauf geregelt; es gelangt zunächst in den Vorwärmer, wo es nach dem Princip des Gegenstromes fast die ganze Wärme des gekochten Wassers aufnimmt, indem es das von demselben durchflossene Röhrenbündel umspült. Auf diese Weise vorgewärmt, fliesst es durch eine vom Gasbrenner kräftig geheizte Rohrschlange in den Kessel, welcher fünf Liter fasst, wo es schon kochend eintritt und noch zehn Minuten lang kochend erhalten wird, wie in einem Prospect der Fabrik angegeben ist. In den Kochkessel eingesetzte Scheiben bewirken, dass alles Wasser in der That auch zehn Minuten kocht. Dann fliest es durch ein Rohr oben ab und in das Rohrbündel des Vorwärmers, wo es sich durch Abgabe der Wärme an das zufliessende Wasser abkühlt, um dann in der Höhe des Kochkessels abzufliessen.

Der Apparat, welcher aus starkem Kupferblech gefertigt, innen verzinnt und aussen lackirt ist, ruht auf einem schmiedeeisernen Dreifuss und nimmt verhältnissmässig wenig Raum in Anspruch; der Preis für denselben ist 75 Mk.

Nach Laser's Prüfung lässt sich mit dem Apparate nicht sichere Sterilisirung des Wassers, wohl aber durch nur ¼ stündige Thätigkeit desselben Abtödtung der Typhus- und Cholerabacillen, sowie fast aller Wasserbacterien überhaupt erzielen. Doch ist das ablaufende Wasser nicht kühl genug (26⁰ C.); ausserdem muss der Umstand, dass der Apparat bloss für Gasheizung eingerichtet ist, seiner Verbreitung hinderlich sein.

L. Glaser bespricht in seiner „Inauguraldissertation" (Dorpat 1893) Brunnen-Anlagen und Standgefässe für gekochtes Wasser. Was die ersteren betrifft, so vertritt er auf Grund bacteriologischer Untersuchungen einer Reihe Dorpater Brunnen die Ansicht, dass es vor Allem auf die Tiefe ankomme, erst in zweiter Linie dagegen auf die Construction, d. h. auf Einfassung und Eindeckung. (Dies kann unter Umständen zu Missverständnissen Anlass geben. Man hat allemal für undurchlässige Fassung und Deckung, wie dafür zu sorgen, dass der Brunnen aus reinem Grundwasser schöpft. Ref.)

Bezüglich der Standgefässe für gekochtes Wasser sei voraufgeschickt, dass es sich um solche während einer Choleraepidemie handelt. Glaser erwähnt, dass im Jahre 1892 in den russischen Ostseeprovinzen gewöhnliche Holztonnen oder Thongefässe aufgestellt wurden, dass man sie einige Stunden vor Ankunft der Züge mit heissem oder warmem Wasser zu füllen pflegte, dass dasselbe aber, schon weil nicht kühl genug, wenig Beifall fand. Deshalb schlägt er Folgendes vor:

Es muss eine Einrichtung getroffen werden, durch welche dem Publicum ermöglicht wird, das Wasser direct aus den Geschirren, in welchen es gekocht wird, zu entnehmen, wobei natürlich dafür Sorge getragen werden muss, dass das Wasser durch geeignete Vorrichtung sich rasch abkühle und kalt erhalten werde. Zu diesem Zweck empfiehlt es sich, das Standgefäss durch ein Rohr mit dem Kochkessel zu verbinden, damit der Transport des Wassers durch andere Geschirre umgangen werde, das Standgefäss aber nicht aus Holz anzufertigen, sondern aus Kupfer mit doppelten Wandungen, die so weit von einander abstehen, dass dazwischen Eis in genügender Menge untergebracht werden kann, um das Wasser binnen kurzer Zeit abzukühlen. Ausserdem würden die metallenen Gefässe noch den Vorzug haben, leicht sterilisirt werden zu können, falls eine Verunreinigung sich einstellen sollte.

Durch diese Einrichtung, deren Kostenpreis gar nicht so gross ausfallen dürfte, würden alle Uebelstände beseitigt, jede Gefahr einer Infection ausgeschlossen und das Wasser dem Publicum kalt und erfrischend dargeboten werden.

M. Teich prüfte das Verfahren von V. und A. Babes zur Gewinnung keimfreien Wassers (Archiv für Hygiene XIX, 62). Dasselbe besteht darin, die schwebenden Stoffe und mit ihnen die Keime durch Erzeugung von Niederschlägen mittelst Alaun zu entfernen. Er constatirte, dass dies Verfahren nur ausnahmsweise keimfreies Wasser liefert, dass die Verminderung der Bacterienzahl nur kurze Zeit anhält, dass Typhusbacillen durch dasselbe nicht geschädigt und keineswegs mit Sicherheit aus dem Wasser vollzählig entfernt, Cholerabacillen jedoch langsam ausgefällt und langsam (erst in mehr als 24 Stunden) getödtet werden, dass das Verfahren im Uebrigen hinsichtlich der chemischen Veränderung sanitär ganz unbedenklich ist.

M. Kirchner (Untersuchungen über die Brauchbarkeit der Berkefeld-Filter, Zeitschr. f. Hygiene XIV, 299) kam bei seiner Prüfung des Berkefeld'schen Kieselguhrfilters zu folgendem Ergebniss:
1. Es giebt ein zuverlässig keimfreies Filtrat nur für kurze Zeit.
2. Es hält pathogene Bacterien nicht länger zurück als nicht pathogene.
3. Dasselbe empfiehlt sich vom praktischen Standpunkte aus nicht zur Anwendung im Grossen, da seine Leistungsfähigkeit schnell abnimmt und nur durch häufig wiederholte, umständliche und bei der Brüchigkeit des Filtermateriales gefährliche Reinigungsmaassregeln wieder hergestellt werden kann.
4. Die Verwendbarkeit der Filter im Feldverhältniss ist in Erwägung zu nehmen, setzt jedoch eine ununterbrochene und peinliche Ueberwachung durch Sachverständige voraus.

Der Autor vertritt die Ansicht, dass das Berkefeld-Filter in seiner Leistungsfähigkeit dem Chamberland'schen überlegen ist, in der Keimdichtigkeit aber hinter ihm zurücksteht. Mit vollem Recht tadelt er die grosse Zerbrechlichkeit des ersteren und die Schwierigkeit seiner Bedienung.

Das chemische Untersuchungsamt der Stadt Breslau (Jahresbericht für 1892/93, S. 53) stellte ebenfalls Untersuchungen über die Wirksamkeit der Berkefeld-Filter an, welche zu Breslau in den städtischen Schulen angebracht waren.

Vor jeder Probeentnahme wurde das Leitungswasser 30 Minuten durch das Filter ablaufen gelassen. Alsdann wurde in jedem Falle die Zeit bestimmt, in welcher das Filter bei ganz geöffnetem Hahn der Wasserleitung zwei Liter Wasser lieferte.

Ausserdem wurde die Anzahl der Keime angegeben, welche aus dem durch das Berkefeld-Filter gegangenen und dem nicht durch dasselbe gegangenen Leitungswasser zur Entwickelung gelangten.

Es ergab sich, dass dies Filter in der That einen grossen Theil der Keime zurückhält; doch wurde in sechs Versuchen völlige Elimination derselben erzielt. Weiterhin wurde festgestellt, dass im filtrirten Wasser allmählich eine Zunahme der Keime stattfand, und dass nach und nach eine erhebliche Herabsetzung der quantitativen Leistungsfähigkeit des Filters eintrat.

Diese Verhältnisse änderten sich mit der Auskochung. Nach der ersten Auskochung des Filters erhöhte sich, während ein nahezu steriles Wasser erhalten wurde, die Filtrationsgeschwindigkeit, um zunächst langsam, später sehr schnell abzunehmen; das Gleiche zeigte sich nach der zweiten Auskochung.

Auch Schöfer (Centralblatt für Bacteriologie XIV, Nr. 21) studirte das Verhalten von pathogenen Keimen in Kleinfiltern und benutzte dazu Reinculturen von Typhus- und Cholerabacillen, sowie Berkefeld'sche Kieselguhrfilter. Er ermittelte dabei, dass die letzteren der Mehrzahl nach keimdicht sind, dass sie bei niederer Temperatur, welche die Vermehrung von Keimen in den Filtern verhindert, wochenlang ein keimfreies Filtrat liefern, dass aber bei höherer Temperatur ein Durchwachsen von Keimen stattbat. Letzteres steht danach im engeren Zusammenhange mit der Vermehrung der Keime und zeigt sich lediglich bei solchen Arten, welche im Wasser die Bedingungen für ihre Vermehrung finden. Typhus- und Cholerabacillen wachsen, da sie im gewöhnlichen Wasser diese Bedingungen nicht finden (? Ref.), durch die Filter nicht hindurch. (Ueber diese Versuchsanordnung wolle der Leser das Original nachsehen.)

Wasserversorgung.

Der Einfluss R. Koch's und seiner Schule, unterstützt durch die Cholerafurcht, hatte die erfreuliche Folge, dass vielfach auch in kleineren Ortschaften der Frage der Wasserversorgung mit grösserer Energie näher getreten wurde, dass bereits in Angriff genommene Unternehmungen rascher gefördert und auch neue Wasserleitungen angelegt wurden, daneben den bestehenden, wie auch den Brunnen durch häufigere bacteriologische und chemische Untersuchungen grössere Aufmerksamkeit gewidmet wurde.

Von Arbeiten über neuere Wasserversorgungen grösserer Städte sei zunächst die Besprechung von R. Schück (Ausland, Nr. 34), die Wasserversorgung von Liverpool, angeführt. Diese Stadt hat mit einem Aufwande von 60 Millionen Mark ein Riesenwasserwerk geschaffen, welches quantitativ und qualitativ genügt. Etwa 68 engl. Meilen von Liverpool ist ein 22 000 Morgen umfassendes Terrain mit einem Flusse und mehreren Bächen durch Aufführung eines grossen Dammes in einen See verwandelt, welcher 84 Fuss tief ist, reines Wasser enthält und täglich 20 Millionen Gallonen (à 4·5 Liter) liefert. Der Verfasser weist nun darauf hin, dass auch für London die Frage der Wasserversorgung eine dringliche, und dass bereits eine Commission zur Prüfung von Vorschlägen ernannt worden ist. Er glaubt, es werde nichts übrig bleiben, als weit ausserhalb der Grossstadt eine Bezugsquelle aufzusuchen. Die Commission sei selbst der Ansicht, man werde in Rücksicht auf das Anwachsen der Seelenzahl für 12 500 000 Einwohner und pro Kopf und Tag 35 Gallonen = 158 Liter beschaffen müssen. Ein solches Quantum sei aber in guter Beschaffenheit aus der Themse und anderen Flüssen der Nachbarschaft Londons nicht zu entnehmen, während die Kreideformation genug gutes Wasser zu liefern vermöge.

Nach einem Artikel der „Norddeutschen Allg. Zeitung" 1893, Nr. 471, gehören zum Filterwerk des Müggelsee-Wasserwerkes bei Berlin jetzt 22 Filterbassins mit je 2330 qm Fläche, also mit insgesammt etwa 50 000 qm Fläche. Dieselben sind überwölbt und die Wölbung mit 1 m hoher Erdschicht bedeckt. Die Filterschicht besteht zu unterst aus Feldstein in 20 bis 30 cm Höhe; darauf folgt Flusskies in 30 cm Höhe, darauf endlich feiner Filtersand in 60 cm Höhe. Sobald die Schlammschicht eine Höhe von 2 mm erreicht, wird sie abgeräumt und die Masse nach der Sandwaschanstalt gebracht, um hier gereinigt zu werden. Ist 25- bis 30 mal abgeräumt worden, so erneuert man die ganze Filtersandschicht.

Altuchow (Chem. Zeit. Rep. XVII, 70) berichtet, dass das für St. Petersburg bestimmte Wasser der Mitte des Newaflusses und circa 2 m über dem Boden des Flussbettes entnommen wird. Dies Wasser unterwirft man, da es Schwefelwasserstoff enthält, einer Lüftung in der Siebabtheilung, innerhalb deren es durch Anprall an Messingnetze zerstäubt wird. Darauf folgt die eigentliche Filtration durch Sand, welcher letztere in verhältnissmässig niedriger Schichtung sich befindet und angeblich ca. 80 Proc. der Mikroparasiten zurückhält.

Ohlmüller's „Gutachten, betreffend die Wasserversorgung der Stadt Magdeburg" (Arbeiten aus dem K. Gesundheitsamte VIII, 409) berichtet über erneute[1]) Wasseruntersuchungen oberhalb der Stadt Magdeburg und am Wasserwerke derselben. Wir erfahren, dass (am 18. August 1891) das Wasser der Saale (links, 1 km oberhalb ihrer Mündung in die Elbe) enthielt:

2409·0 mg	....	Trockenrückstand
4·3 „	....	Sauerstoffverbrauch
1087·5 „	....	Chlor
202·3 „	....	Schwefelsäure
165·2 „	....	Kalk
87·3 „	....	Magnesia

pro 1 Liter

11400 .... Keime pro 1 ccm,

dass ferner das Wasser der Elbe bei der Entnahmestelle am Wasserwerk zu Magdeburg enthielt:

765·0 mg	....	Trockenrückstand
5·0 „	....	Sauerstoffverbrauch
282·0 „	....	Chlor
96·3 „	....	Schwefelsäure
56·7 „	....	Kalk
— „	....	Magnesia

pro 1 Liter

2250 .... Bacterien pro 1 ccm.

Das frühere Gutachten nahm an, dass das Magdeburger Trinkwasser gesundheitsschädliche Bestandtheile in solchen Mengen, die es zur Verwendung als Trinkwasser ungeeignet machen, nicht enthält, und dass durch eine weitere Steigerung des Gehaltes des Elbwassers an Chlor, Schwefelsäure, Kalk und Magnesia in absehbarer Zeit eine directe Schädigung der Gesundheit durch Genuss des Wassers nicht zu befürchten sei. Das jetzige Gutachten hält dies aufrecht. Nur bleibe zu bedenken, dass das Trinkwasser auch unentbehrliches Genussmittel sei, und dass man deshalb Wohlgeschmack desselben erstreben müsse. Auf S. 428 wird aber noch gesagt, dass eine stetige Zunahme von Salzen im Magdeburger Leitungswasser in Folge des wachsenden Salzgehaltes der Mansfelder Schlüsselstollenwasser zu befürchten ist, und dass diese Verunreinigung in absehbarer Zeit einen solchen Höhepunkt erreichen könne, um das filtrirte Elbwasser in Magdeburg für ungeeignet zu Trinkwasserzwecken zu machen. Uffelmann ist der Ansicht, dass ein so hoher Salzgehalt, wie er im filtrirten Elbwasser bei Magdeburg vorkommt — am 10. November 1891 wurde ein Chlorgehalt von 470 mg Chlor und ein Magnesiagehalt von 292 mg pro 1 Liter constatirt —, für Kinder und für Individuen mit geschwächten Verdauungsorganen keineswegs so unschädlich ist, wie das Gutachten annimmt. Es erscheint durchaus unzulässig, bloss aus der Thatsache, dass gesunde Erwachsene auf solchen Salzgehalt nicht ungünstig reagiren, den Schluss zu ziehen, dass er überhaupt nicht nachtheilig wirkt.

A. von Ihering schildert im „Deutschen Reichs-Anzeiger" 1893, Nr. 251, Beilage 1 die Wasserversorgung nordamerikanischer

---

[1]) Ueber die ersten siehe Arbeiten aus d. K. Gesundheitsamte VI, 319.

Städte wesentlich nach Angaben in den Engineering News, den Statistical tables of American water works und den Manuals of American water works. Am 1. Juli 1891 waren in den Vereinigten Staaten von Nord-Amerika 2037, in den canadischen Städten 95 Wasserwerke vorhanden. Jene hatten 542 Millionen, diese 26 Millionen Dollars gekostet. Die Entnahme findet statt aus Seen, oder aus Quellen und Flüssen, oder aus Brunnen und dem Grundwasser. Vielfach wird das aus Seen oder Flüssen entnommene Wasser nicht filtrirt, so dasjenige für die Stadt Chicago. Eingehend beschreibt der Autor sodann das Wasserwerk der letztgenannten Stadt, welche ihren Bedarf aus dem Michigan-See entnimmt, für die Ausstellung des Jahres 1893 aber auch eine Quellwasserzuleitung erhielt, aus welcher das Wasser zu 1 Cent für 0·4 Liter abgegeben wurde; weiterhin schildert er das Wasserwerk von Milwaukee, sodann dasjenige von Pittsburg und von Philadelphia, endlich dasjenige von Boston und von New-York, um die verschiedenen Systeme der Entnahme und Vertheilung dem Leser vorzuführen.

In der „Ingegneria sanitaria" 1893 bespricht F. Corradini die Construction der Brunnen und Cisternen, zuerst die alten gewöhnlichen Brunnen, die Art ihrer Verunreinigung und die Mittel, denselben vorzubeugen, sodann die Cisternen zum Auffangen und Filtriren des Regenwassers und darauf die artesischen und abessinischen Brunnen, insbesondere das System Piana di Badia Polesine und dasjenige Smreker's. Den Schluss bildet ein gutes Literaturverzeichniss über das bezeichnete Thema.

D. Spataro erörtert in seinem gross angelegten Werke „Igiene delle abitazioni", Band III, Theil 2 [1]), die Zuleitung des Trinkwassers nach den verschiedenen Systemen in mustergültiger, durch 392 Zeichnungen illustrirter Darstellung. — Nach Erörterung der physikalischen Gesetze über Wasserleitung werden zuerst die Wasserleitungen mit freier Oberfläche, einschliesslich der verschiedenen, ihnen dienenden Bauten, dann die unterirdischen Wasserleitungen, auch ihre Durchquerung von Flussläufen und zuletzt die Druckleitungen mit den ihnen dienenden verschiedenen constructiven Vorrichtungen besprochen. Recht praktisch ist der letzte Theil, der die für die geeignetsten Formen für bestimmte gegebene Bedingungen erörtert und zahlreiche Preisverzeichnisse wie Formeln bringt.

Wasseruntersuchung.

Ulsch (Z. f. d. ges. Bauwesen 1892, XV, 415) theilt eine Methode der Bestimmung von Salpetersäure im Wasser mit, welche eine Verbesserung der Fr. Schulze'schen ist, aber darauf beruht, dass die vollständige Reduction der salpetrigen Säure zu Ammoniak in der Kälte, und dann diejenige der Salpetersäure in der Wärme erfolgt.

Ch. van Deventer und B. Jürgens (Ber. über die deutsch. chem. Gesellschaft XXVI, 932) empfehlen die Schäffer'sche Nitritreaction [2]) als sehr empfindlich und der Jodkaliumstärkekleisterprobe überlegen. Man

---

[1]) Ueber Theil I s. d. IX. Jahresbericht (über 1891), S. 53.
[2]) Sie beruht darauf, dass salpetrige Säure mit Kaliumferrocyanid und Acid. acet. unter Bildung von Stickstoffoxyd sich zersetzt.

nimmt ½ Liter des betr. Wassers, bedeckt es mit Vaselinöl oder Petroleum, nachdem vorher 0·1 Kaliumferrocyanid und 0·1 Acid. acetic. zugesetzt wurden. Sind Nitrite vorhanden, so entsteht Gelbfärbung, selbst bei 0·2 mgr N_2O_3 in 1 Liter. Diese Reaction wird weniger, als die Jodstärkeprobe, von anwesendem Wasserstoffsuperoxyd und gelöstem Sauerstoff beeinflusst. Sind Metalle vorhanden, so muss vorher mit Sodalösung gekocht und filtrirt werden.

Roster (Rivista internazionale d'igiene 1893, p. 368) ist der Ansicht, dass bei der Wasseruntersuchung die blosse Zählung der Bacterien nur einen relativen und zweifelhaften Werth hat, dass es belangreicher ist, die verschiedenen Arten derselben zu studiren, dass die chemische Prüfung den physiologischen Werth eines Wassers, die Anwesenheit oder Nichtanwesenheit schädlicher Stoffe feststellen kann, dass aber sowohl ihr Ergebniss, wie dasjenige der bacteriologischen Prüfung allemal nur einen Schluss auf die Beschaffenheit des Wassers zur Zeit der Entnahme zulässt, und dass zur Gewinnung eines sicheren Urtheils das Studium der Bodenverhältnisse, der Filtrationskraft des betreffenden Geländes, der Modus der Aufsammlung des Wassers u. s. w. unerlässlich ist.

A. Lustig's Werk: „Diagnostik der Bacterien des Wassers" (Jena 1893) erschien in zweiter, sehr vermehrter Auflage. Es enthält auf 128 Seiten eine Beschreibung der für den Menschen pathogenen Bacterien mit Einschluss der typhusbacillenähnlichen, ferner eine Beschreibung der für Thiere pathogenen, im Wasser vorkommenden, der nicht pathogenen Bacterien und der Mikrococcen, in der Weise, wie sie Eisenberg in seiner Diagnostik geliefert hat. Im Ganzen findet sich 181 Mikroorganismen nach Form und Wachsthum auf Nährböden geschildert.

O. Zimmermann (Die Bacterien unserer Trink- und Nutzwässer, 2. Reihe) bringt in Ergänzung seiner früheren Arbeit wiederum die Diagnose einer Anzahl von Wasserbacterien, und zwar Nr. 41 bis 75 nach Art der Eisenberg'schen Methode. Im Anhange erhalten wir einen Schlüssel zur Bestimmung der von ihm beschriebenen Wasserbacterien und fünf Tafeln guter Photogramme derselben.

A. Brasche (Dissertation, Dorpat-Jurjew 1893) berichtet über **chemische und bacteriologische Brunnenwasseruntersuchungen in Dorpat**. Die Einzelheiten der Arbeit haben kein allgemeines Interesse. Was aber die Schlusssätze betrifft, welche der Autor aus seiner Studie aufstellt, so sind es folgende:

1. Ausser dem Wasser der artesischen Brunnen ist alles übrige untersuchte Brunnenwasser schlecht.
2. Ein Vergleich zwischen chemischer und bacteriologischer Untersuchung kann nur vorgenommen werden an Brunnen, deren Wasser zu einer und derselben Zeit geprüft wurde.
3. Zwischen chemischer Analyse und bacteriologischer Untersuchung von Wasser besteht ein gewisser Zusammenhang.
4. Bacteriologische Untersuchungen von Brunnenwasser müssen zu verschiedenen Jahreszeiten, namentlich aber im Frühlinge, vorgenommen werden.
5. An Stelle der schlechten Brunnen setzt man am besten zweckmässig angelegte artesische.

Eis. Das „State Board of Health" von Massachusetts liess Eis von drei verschiedenen Kaufleuten untersuchen und ermittelte dabei Folgendes:
1. Das künstliche Gefrieren drängt die Unreinigkeiten in den zuletzt gefrierenden Kern zusammen.
2. Die Unreinigkeiten werden bei Verwendung destillirten Wassers auf ein sehr geringes Maass verringert.
3. Die Zahl der Bacterien ist in einem künstlich hergestellten Eise gering.
4. Die Menge des Zinks (aus dem Gefrierkasten oder dem Zuleitungsrohre) im Kunsteise ist so gering, dass der Gebrauch des letzteren nicht schädlich wirken kann.
5. Jede Probe künstlichen Eises enthält geringe Mengen freien Ammoniaks.

Ernährung.

Allgemeines. Von physiologischen Arbeiten, die in das Gebiet der Ernährung auch in hygienischer Beziehung eingreifen, seien folgende Arbeiten angeführt:

J. v. Mering berichtete über seine Studien, betr. die Functionen des Magens, auf dem 12. Congress für innere Medicin. (Verhandlungen dieses Congresses. Wiesbaden, Bergmann, 1893.) Diese Studien betrafen die Fragen:
1. Ob im Magen eine Resorption stattfindet?
2. Was im Magen absorbirt wird?
3. Was sonst bei dem Resorptionsacte im Magen vorgeht?

Er experimentirte an grossen Hunden, denen 5 bis 10 cm unterhalb des Pylorus das Duodenum durchschnitten und jedes Duodenallumen in die äussere Haut eingenäht wurde. Den Thieren wurden, nachdem sie sich erholt hatten, Wasser, kohlensäurehaltiges Wasser, Alkohol, Zuckerlösung, Traubenzuckerlösung, Peptonlösung, Kochsalzlösung und verdünnte Salzsäure eingeführt, und dann die aus der Fistelöffnung ausfliessenden Mengen untersucht. Dabei ergab sich Folgendes:
1. **Die Ueberführung des Mageninhaltes in den Darm erfolgt in Intervallen durch rhythmisches Oeffnen und Schliessen des Pylorus.**
2. **Der Magen resorbirt keine in Betracht kommende Menge Wassers.**
3. **Von kohlensäurehaltigem Wasser wird im Magen Kohlensäure in reichlicher Menge resorbirt.**
4. **Alkohol wird vom Magen in hohem Maasse resorbirt.**
5. **Zucker (Traubenzucker, Milchzucker, Rohrzucker, Maltose) wird in wässeriger Lösung in mässiger Menge vom Magen resorbirt, in alkoholischer Lösung in etwas grösserer Menge.**
6. **Dextrin sowie Pepton werden vom Magen aus resorbirt, aber in geringerer Menge als Zucker.**
7. **Die Menge der resorbirten Substanz wächst mit der Concentration der Lösung.**
8. **Mit der Resorption der eben genannten Substanzen geht Hand in Hand eine mehr oder weniger lebhafte**

Ausscheidung von Wasser in den Magen, die im Allgemeinen um so erheblicher ist, je grösser die Menge der resorbirten Substanz ist. Es erfolgt reichliche Ausscheidung von Wasser in den Magen auch dann, wenn keine Salzsäure sich im Magen nachweisen lässt.
9. Die Resorption von Alkohol, Kohlehydraten (Zucker, Dextrin), Pepton und Kochsalz im Magen erinnert in mancher Beziehung — im Gegensatze zu der Resorption im Darme — an den physikalischen Process der Diffusion.
10. Die normale Magenschleimhaut vermag stärkere Concentrationen von Säure zu verringern, und zwar durch deren Neutralisation (Versuch X).

Im 3. Bande des „Handbuchs der Hygiene" von Th. Weyl erörtert in trefflicher Darstellung J. Munk den Stoffverbrauch des Menschen unter verschiedenen Verhältnissen, den Eiweissansatz und den Fettansatz, ferner die Bedeutung der Nahrungsstoffe, die Nahrung, ihre Zubereitung, das Volumen, die Form, die Consistenz, die Ausnutzung, die vegetabilische und animalische Kost, die Combination der Nahrungsmittel zur Nahrung, die Temperatur derselben, das Kostmaass des Erwachsenen, alter Leute, der Soldaten, Gefangenen, Kinder, das Kostmaass nach Jahreszeiten und Klima, die Vertheilung der Ration auf verschiedene Mahlzeiten, die Hygiene des Essens, die Massenernährung von Kindern, von Soldaten, von Gefangenen, von Armen, in Volksküchen, auf Seeschiffen, in Zeiten von Epidemieen, Krieg und Theuerung, in Krankenhäusern.

E. Pflüger (Pflüger's Archiv, Bd. 54, S. 333) sucht in einem lesenswerthen Aufsatze zu zeigen, dass die Begriffe Organeiweiss und circulirendes Eiweiss unklar und keineswegs fest begründet sind, dass er selbst zuerst die Gewebe und deren Zellen als die Stätten der Oxydation erwiesen habe, dass die durch Injection von Blut erzeugte Zunahme des Eiweisses im Plasma proportionale Steigerung des N-Umsatzes zur Folge habe, und dass letzterer ebenso gut, wie durch Injection von Blut auch durch Zufuhr vom Darm aus sich erhöht. Dafür, dass die Gewebszellenthätigkeit, der Ernährungszustand der Zellen für den N-Umsatz das Maassgebende ist, sprechen nach Pflüger besonders die Schöndorff'schen, an überlebenden Organen angestellten Experimente. Sicher sei auch, dass beim gemästeten Thiere der Bedarf an Nährstoffen proportional zur Steigerung des Eiweisses, nicht proportional zur Steigerung des Körpergewichtes zunimmt.

Schöndorff's eben erwähnte Versuche (Pflüger's Archiv, Bd. 54, S. 420) bezweckten, die Frage zu entscheiden, ob die Menge des ausgeschiedenen Harnstoffes von derjenigen des circulirenden Eiweisses, wie Voit annimmt, oder vom Ernährungszustande der Gewebszellen abhängt, wie Pflüger und Hoppe-Seyler behaupten. Zu dem Behuf leitete er Blut eines hungernden Thieres durch Hinterbeine, welche von einem gut genährten und von einem hungernden Hunde stammten. Ebenso leitete er Blut eines gefütterten Hundes durch die Organe und Leber eines hungernden. Er fand dabei, so weit es hier interessirt, dass bei der Durchleitung von Hungerblut durch Organe und Leber eines hungernden Thieres der Harnstoff des Blutes sich nicht verändert, dass er aber bei Durchleitung von Blut eines gut genährten

48 Ernährung.

Thieres durch Organe und Leber eines hungernden sich vermindert. Pflüger schliesst daraus, dass die Grösse der N-Zersetzung vom Ernährungszustande der Zelle, nicht vom Eiweissgehalte der intermediären Säftemasse abhängt, und dass die Grösse des Harnstoffgehaltes des Blutes durch den Ernährungszustand des Thieres beeinflusst wird (Minimum beim Hunger = 0,0348 Proć., Maximum bei bester Ernährung = 0,1529 Proc.).

H. Weiske (Zeitschr. für physiologische Chemie XVIII [2], S. 109) erörtert die Frage, ob einmalige oder fractionirte Aufnahme der Tagesration auf die Ausnutzung der Nahrung von Einfluss ist. C. Adrian hatte gefunden (Z. f. physiol. Chemie XVII, S. 616), dass von einer gleich grossen täglichen Fleischration bei Verabreichung in vier über den Tag vertheilten Portionen ein grösserer Theil des Eiweisses zur Resorption gelangt, als wenn die ganze Ration auf einmal genossen wird. Weiske weist nun darauf hin, dass er bei Versuchen am Hammel ganz dasselbe gefunden hat, dass bei fractionirter Zufuhr sowohl Eiweiss als Fett besser verdaut werden, als bei sofortiger Aufnahme der ganzen Ration, und hebt dann noch hervor, dass Versuche an Kaninchen dies vollständig bestätigt haben, dass immer die Grösse der Ausnutzung des Eiweisses im umgekehrten Verhältniss zur Menge des aufgenommenen Futters stand.

J. Munk erörterte (Virchow's Archiv, 132. Band, 1. Heft, S. 91) die Folgen einer ausreichenden, aber eiweissarmen Nahrung, welche hinreichende Mengen C, aber nur $1/3$ bis $2/5$ des N der Voit'schen Norm darbietet. Munk hat dies durch wochenlange Versuche an vier Hunden zu ermitteln versucht, und ist der Ansicht, dass das an diesen Thieren ermittelte Resultat auf den Menschen Anwendung finden kann, da ja auch die von Bischoff und Voit, von Voit und Pettenkofer an Hunden gewonnenen Resultate sie gefunden haben. Doch giebt er zu, dass es höchst wünschenswerth ist, die an Hunden festgestellten Ergebnisse der Prüfung am Menschen zu unterziehen. Was Munk fand, ist nun Folgendes, soweit es für die Hygiene Belang hat: Kommt es bei eiweissarmer (ca. 2 g Eiweiss pro 1 Kilo), aber an Fett und Kohlehydraten reichen Nahrung zum N- und Körpergleichgewicht, so sind grössere Nährstoffmengen nöthig, als bei einer Nahrung, welche mittlere Mengen Eiweiss (3 bis 5 g pro 1 Kilo) darbietet, und zwar muss der Inhalt an potentieller Energie 24 bis 41 Proc. höher sein. Selbst dann aber, d. h. bei so erheblichem calorischen Werthe der Nahrung, darf die Eiweissration nicht unter 2 g bis 1,8 g pro 1 Kilo hinabgehen, wenn jenes Gleichgewicht erhalten bleiben soll. Im Uebrigen wird die eiweissarme Nahrung mit einem Nährstoffverhältniss von 1:12 bis 15 und einem Calorienwerth des Eiweiss von nur 6 bis 8 Proc. des Gesammt-Calorienwerthes im Darm des Hundes zuerst sehr gut ausgenutzt. Aber sie vermag auf die Dauer den Appetit nicht rege zu erhalten. Früher oder später tritt Verweigerung des Futters, selbst Erbrechen ein. Wird dann wieder Fleisch- oder Fleischfettfutter gegeben, so erholt das Thier sich in wenigen Tagen ziemlich gut. Völliger Erfolg aber erfolgt erst, wenn mindestens noch eine ganze Woche eiweissreiche Kost gereicht wird.

Noch belangreicher ist es, dass bei eiweissarmer Kost schon vor der Verminderung des Appetits ein Kräfteverfall zu erkennen ist. Dies hängt unzweifelhaft damit zusammen, dass mit der Dauer der Verabfolgung eiweissarmer Nahrung die Ausnutzung der Nährstoffe, die, wie gesagt, zuerst sehr gut ist, sich stetig verschlechtert, am meisten diejenige des Fettes, am wenigsten diejenige der Kohlehydrate. Diese Verschlechterung der Ausnutzung hat zur Folge, dass das zuerst noch aufrecht erhaltene Stickstoff- und Körpergleichgewicht nicht mehr gewahrt bleibt, dass der Körper von seinem Bestande abgiebt. Als Ursache der Herabsetzung der Ausnutzung betrachtet Munk die Abnahme der Secretion aller Verdauungssäfte. Für die Galle konnte er diese Abnahme erweisen. Der Antheil der Gallenstoffe an den mit den Fäces abgehenden Substanzen verminderte sich auf $1/2$ bis $1/3$ des ursprünglichen Werthes.

Munk bespricht im Anschluss an diese sehr interessanten Ausführungen den Eiweissbedarf des Menschen, die Voit'sche Norm, die Gründe, welche gegen die Beibehaltung der Tagesration von 118 g als einer generell richtigen, und die Gründe, welche gegen die starke Herabsetzung der Eiweissration auf $1/3$ oder $2/5$ der Voit'schen Ration sprechen, weist speciell alle Angaben von einer sehr geringen Eiweissration der ostasiatischen Völkerstämme als unbegründet und irrthümlich zurück, und tritt dann dafür ein, die Eiweissration des Erwachsenen von mittlerem Gewicht (70 Kilo) und bei mässiger Arbeit auf 100 g pro Tag zu normiren. **Dass dieselbe für die Dauer genüge, sei durch die Erfahrung sicher gestellt; dagegen sei es nicht erwiesen, dass die Gesundheit und Leistungsfähigkeit bei steter Zufuhr geringer Eiweissmengen keinen Schaden leiden.** Die Frage, welchen Functionen die Zersetzung der relativ grossen Eiweissmenge diene, lässt sich zur Zeit noch nicht beantworten. Wahrscheinlich kann das todte Nahrungseiweiss nur mit mehr oder weniger grossem Verluste in lebendiges Zelleiweiss umgesetzt werden.

Rosenheim (Pflüger's Archiv, Bd. 54, S. 61) stellte ebenfalls Untersuchungen über die **Frage der Schädlichkeit eiweissarmer Nahrung** an. Während einer Zeit von fünf Monaten gab er einem Hunde eiweissarme Kost mit 2 g Eiweiss und 110 Cal. pro 1 Liter und ersetzte diese lediglich, wenn sie ganz verweigert wurde, oder wenn Verdauungsstörungen sich einstellten, durch eiweissreichere. **Das Endergebniss war Tod des Thieres;** dasselbe hatte aber während der ganzen Versuchsperiode deutlich Hinfälligkeit und Mattigkeit gezeigt. Sein Gewichtsverlust betrug am Ende des Versuches, also beim Tode, nur 200 g. Als die Section vorgenommen wurde, erwies sich der Fettbestand als ziemlich gut, die Magenmucosa gelblich, hier und da hyperämisch, der Mageninhalt salzsäurehaltig, die Leber von normalem Umfange, der Darminhalt mit Galle gut durchsetzt, der Drüsenapparat im Magen und Darm fettig degenerirt. — Dauernde Darreichung eiweissarmer Nahrung hatte also auch dies Thier nicht vertragen. Von Interesse erscheint namentlich die frühzeitige Hinfälligkeit, die ja auch in den Versuchen von J. Munk hervortrat.

In der Sitzung der Physiologischen Gesellschaft zu Berlin vom 17. Februar 1893 (Verhandlungen dieser Gesellschaft 1893, Nr. 8 und 9) berichtete von Noorden über Versuche bezüglich der eiweisssparenden **Kraft der Kohlehydrate und des Fettes.** Der cand. med. Kayser setzte sich zunächst mit gemischter, eiweissreicher Kost ins Stickstoffgleichgewicht. Dann liess er an drei Tagen die gesammte Masse der Kohlehydrate (340 g) aus der Nahrung fort und ersetzte sie durch isodyname Mengen Fett. Der Körper verlor jetzt reichlich Stickstoff, und zwar von Tag zu Tag mehr: 2 bis $2^1/_2$ bis 5 g pro Tag. Als er dann zur kohlehydrathaltigen Nahrung der ersten Periode zurückkehrte, wurde die Stickstoffbilanz für den Körper sofort wieder günstig.

Aus diesem Versuche geht also hervor, dass — wenigstens für kurze Zeiten — die Kohlehydrate auch beim Menschen dem Fette als Sparmittel für Eiweiss weit überlegen sind.

Bei längerer Fortführung der Eiweissfettnahrung mag allerdings eine gewisse Gewöhnung eintreten, so dass der omnivore Mensch ebenso wie der Fleischfresser es lernt, seinen Eiweissvorrath ohne Kohlehydrate zu behaupten. Die Beobachtung v. Mering's scheint das zu beweisen, welcher einen Diabetiker mehrere Wochen mit täglich 1 kg Fleisch, 6 Eiern und 200 g Fett ernährte, ohne dass Körpereiweiss in Verlust gerieth.

Derselbe berichtete über einen Versuch, der bezüglich der Fleischmast am Menschen angestellt wurde. Cand. med. Krug führte ihn an sich selbst aus. Er stand zunächst bei reichlicher, gemischter Nahrung, die ihm 44 Cal. pro Kilo und Tag zuführte (2590 Cal.; 59 kg), 6 Tage annähernd im Stickstoffgleichgewicht. Dann vermehrte er 15 Tage lang durch Kohlehydrate und Fett die Nahrung um 1700 Cal. pro Tag, so dass er 71 Cal. pro Körperkilo erhielt. Mit dieser Mastdiät setzte er pro Tag im Mittel 3,3 g Stickstoff an, und zwar war der Ansatz am Schluss der Mastperiode noch ebenso reichlich, wie im Beginne. Im Ganzen wurden 49·5 g Stickstoff erspart; das entspricht 309 g Eiweiss oder 1455 g Muskelfleisch. Da sich annehmen lässt, dass Krug schon vor der Mast eher zu viel, als zu wenig Nahrung genoss, muss die gesammte Mastzulage zum Ansatze gekommen sein. Der Berichterstatter hat ausgerechnet, dass Jener während der Mastperiode 309 g Eiweiss bezw. 1455 g Muskelfleisch und 2606 g Fett ansetzte und 560 g Wasser verlor. Für Eiweissansatz wurden 5 Proc., für Fettansatz 95 Proc. der überschüssigen Calorien verwendet.

Hirschfeld (Berliner klinische Wochenschrift 1893, Nr. 14) versuchte noch einmal, die Bedeutung des Eiweisses für die menschliche Ernährung als geringer darzustellen und zu erreichen, wie sie gemeiniglich angenommen wird, ohne jedoch wesentlich neue Argumente vorzubringen. Seiner Ansicht nach wird dem Eiweissbedarf des Organismus, der ebenso wenig, wie der Kalk und Eisenbedarf genau bekannt ist, durch den hohen Stickstoffgehalt unserer Vegetabilien genügt. Die Beigabe animaler Nahrungsmittel, die auch als Genussmittel hohen Werth besitzen, hat, wie er glaubt, hauptsächlich den Zweck, zu erreichen, dass die Kost kein zu grosses Gewicht oder Volumen hat, hinreichend Abwechselung bietet und leicht verdaulich ist. „Wenn man", so fasst er seine Ausführungen zusammen, „bei der Zusammenstellung einer Kost nur auf die Verdaulichkeit, das entsprechende Gewicht und Volumen achtet, so werden unter den gegenwärtigen Verhältnissen bei einer, einem gesunden, kräftigen Manne genügenden Stoffzufuhr mindestens etwa 80 g Eiweiss täglich verzehrt werden. Bestimmte physiologische Untersuchungen, welche uns berechtigen, diese Zahl als ungenügend oder wenigstens als das Mindestmaass der nothwendigen Eiweisszufuhr zu bezeichnen, sind nicht vorhanden. Auch für die praktischen Verhältnisse scheint es nicht angemessen, hieran als an der unteren Grenze festzuhalten, da die Festsetzung einer derartigen Zahl leicht dazu führt, dass die Zufuhr von Vegetabilien, besonders die des Brotes, auf Kosten des Fettes begünstigt wird. — Auch bei Beurtheilung des Werthes einzelner Nahrungsmittel dürfen wir nur den Nährwerth, die Verdaulichkeit, das Gewicht und Volumen berücksichtigen."

A. Ritter (Münchener med. Wochenschrift 1893, Nr. 31) suchte durch Stoffwechselproducte an zwei Personen im Physiologischen Institute zu München die Grösse des Eiweissbedarfes für den Menschen festzustellen, und fand dabei, dass bei Darreichung kleiner Mengen Eiweiss (34·9 g pro Tag für einen Mann von 65$^1/_2$ kg und 55·1 g pro Tag für einen solchen von 86$^1/_2$ kg) es nicht möglich war, Stickstoffgleichgewicht zu erreichen, trotzdem der Calorienwerth der Gesammtnahrung über das Nothwendige hinausging. Er hält es deshalb für bedenklich, die Tages-Eiweissration für gesunde, kräftige Individuen wesentlich niedriger zu normiren, als von C. von Voit (118 g) geschehen ist, und hat hierin unbedingt Recht. Doch dürfte es im Hinblick auf eine Reihe anderweitiger Ermittelungen das Richtigste sein, die Tages-Eiweissration etwas niedriger als C. von Voit, zu 100 bis 110 g, anzusetzen.

Ueber die Ausnutzung der Eiweissstoffe in der Nahrung und ihre Abhängigkeit von der Zusammensetzung der Nahrungsmittel (Zeitschrift für physiologische Chemie XVIII, 2, S. 167) äusserte sich ferner Ernst Krauss. Er studirte die Frage, ob Kohlehydrate die Eiweissfäulniss im Darm vermindern, und zwar am Hunde, dem er nach sechs Hungertagen sechs Tage lang je 500 g Fleisch, dann sechs Tage lang je 500 g Fleisch und 500 g Weissbrot gab und in dessen Urin er die gepaarte H_2SO_4 nebst Indoxyl bestimmte. Es ergab sich, dass bei reiner Fleischkost die tägliche Ausscheidung von gepaarter H_2SO_4 und Indican viel grösser war, als bei Fleisch und Brot. Bei reiner Fleischkost fand also ein intensiverer Fäulnissprocess statt und dem entsprechend musste die Menge des als Pepton resorbirten Eiweisses eine geringere sein. Von 102 g eingeführten Stickstoffs wurden bei einer Fleischkost 20,19 g, bei Fleisch- und Brotkost von 160·8 g Stickstoff dagegen 66·80 g angesetzt. Bei ersterer, der Fleischkost, wurden täglich 0·06 Indigo und 0·16 g Aetherschwefelsäure, bei Fleischbrotkost 0·03 Indigo und 0·12 g Aetherschwefelsäure durch den Urin ausgeschieden. Die Beigabe von Kohlehydraten beförderte also die Verwerthung des im Fleische enthaltenen Stickstoffs und verminderte die Eiweissfäulniss und Eiweisszersetzung. Zum Schluss zeigt Krauss noch, dass auch reines Aleuronat hinsichtlich seiner Ausnutzung gegenüber dem Aleuronatbrote, welches ja auch Kohlehydrate enthält, im Nachtheil ist. Bei ungefähr gleicher Zufuhr wurden vom Hunde, als er Aleuronat erhielt, nur 38 g Stickstoff, als bei Aleuronatbrot erhielt, 50 g Stickstoff zurückbehalten. Krauss meint deshalb, es müssten erst weitere Untersuchungen lehren, ob bei Darreichung sehr eiweissreichen Aleuronatgebäckes (an Diabetiker, Fettsüchtige), die in demselben vorhandene Menge Kohlehydrate genügt, um stärkere Fäulniss zu verhindern, welche sowohl den Nutzen der vermehrten Eiweisszufuhr illusorisch machen, als auch den Körper mit Zersetzungsproducten überladen würde. „Das Bestreben, den Eiweissgehalt einer Nahrung einseitig zu steigern im Verhältniss zu den Kohlehydraten, kann von keinem Erfolge gekrönt sein."

H. Hildebrandt stellte zur Erörterung der Frage nach dem Nährwerth der Albumosen (Zeitschrift für physiologische Chemie XVIII, 2, S. 180) Versuche mit der aus Deutero- und Hetero-Albumosen bestehenden Somatose an einem 27jährigen gesunden Manne an. Der Versuch begann mit einer fünftägigen Fleisch-Fett-Kohlehydrat-Periode; es folgte eine dreitägige Periode, in welcher 28·37 Proc. Eiweiss-Stickstoff, dann eine zweitägige, in welcher 63·88 Proc. Eiweiss-Stickstoff durch die äquivalenten Mengen Albumose ersetzt wurde, endlich eine viertägige mit Wiederholung der Kost in der ersten (fünftägigen) Periode. Es ergab sich, dass in der Albumosenperiode die Menge des Urins abnahm, die Concentration zunahm, und dass in dieser Periode 2·47 bis 2·98 g Stickstoff pro Tag weniger durch den Urin ausgeschieden wurden, als in der Fleischperiode, dass dagegen die Stickstoffausscheidung durch den Koth in der Albumosenperiode höher war. In der letzteren fand ein geringerer Stickstoffansatz statt, als in der Fleischperiode. Was das Körpergewicht betrifft, so stieg es in der Albumosenperiode nicht ganz unerheblich an, während es in der ersten Fleischperiode sich gleich blieb, in der zweiten wieder fiel. Der Autor neigt deshalb der Ansicht zu, dass die Albumosen einen höheren Nährwerth besitzen, als die Stickstoff-Bestandtheile des Fleisches.

Als der Verfasser einem Hunde Albumose subcutan injicirte, konnte er im Urin weder Albumose, noch Pepton, noch Eiweiss nachweisen.

Seine sonstigen Versuche, welche Aufschluss darüber geben sollten, was aus der im Organismus zurückbehaltenen Albumose wird, haben für die Hygiene weniger Interesse; ihre Besprechung erübrigt daher.

Auf Erdnussgrütze als ein neues und billiges Nahrungsmittel (Berliner klinische Wochenschrift 1893, Nr. 9) wies Fürbringer hin und betonte, dass die Früchte der Arachis Hypogaea, die sogenannten Erdnüsse, Erdmandeln, Erdpistazien, sehr nährstoffreich sind. Die Früchte sind unter dem Namen „Pea-nuts" seit Jahren in den Delicatessenhandlungen käuflich und haben einen an trockne Bohnen erinnernden Geschmack, der seinerseits allerdings dem von Nüssen, Mandeln, Pistazien ähnelt. Die Fabrik von Nördlinger bereitet aus ihnen eine Grütze, welche 47 Proc. Eiweiss nebst 19 Proc. Fett und Kohlehydrate enthält und nur 40 Pfennig pro 1 kg kostet, also sehr preiswürdig ist. Bei Versuchen mit dieser Grütze im Krankenhause Friedrichshain liess Fürbringer geschrotete Erdnussgrütze wie Getreidemehl, in Wasser oder in Fleischbrühe kochen und stellte fest, dass sie, in letzterer gekocht, von den meisten Patienten als gut oder leidlich gut schmeckend befunden wurde. (Fürbringer giebt übrigens zu, dass diese Suppe als Delicatesse nicht betrachtet werden könne.) In einem aus 25 bis 45 g Grütze bereiteten Quantum Suppe (einem Teller voll) erhält man etwa 16 g Eiweiss, entsprechend etwa 100 g Fleisch oder zwei Eiern oder 500 ccm Milch. So gekocht, wird das Präparat anscheinend gut ausgenutzt. Fürbringer empfiehlt die Erdnussgrützsuppe zur Massenernährung als kräftiges und dabei billiges Volksnahrungsmittel, sowie als Nahrungsmittel für die Armen, Gefangenen, Soldaten, und glaubt, dass sie ausserdem bei der Behandlung der Fettsucht, wie des Diabetes Verwendung finden könne. Endlich erfahren wir, dass Nördlinger auch Erdnussbackmehl, Cakes aus solchem und aus einem Gemisch yon Erdnussbackmehl mit Weizenmehl, sowie Makronen, welche statt der Mandeln Erdnusspräparate enthalten, und ein Erdnusskaffeesurrogat herstellt.

Leider wird, wie in einer Discussion in der Berliner med. Gesellschaft über die Erdnussgrütze von anderer Seite hervorgehoben wurde, die längere Anwendung durch den eigenartigen „chemischen" Geschmack leicht gehindert, der leicht Widerwillen bei den Geniessenden nach sich ziehen könne.

Somatose, aus Fleisch hergestellt, ist ein schwach gelblich gefärbtes Pulver, welches sich in Wasser leicht löst und in dieser Lösung geruchlos wie geschmacklos ist. Nach dem hier vorliegenden Prospecte der Fabrik Fr. Bayer u. Co. in Elberfeld enthält das Präparat neben den Nährsalzen des Fleisches nur Albumosen. Man kann es in Lösung oder als Pulver mit Butter auf Brot darreichen. Für die Lösungen verwendet man am zweckmässigsten Milch, Bouillon, Schleimsuppen, Cacaoabkochungen. Zu beachten ist, dass man Kindern nicht mehr als 15 g, Erwachsenen nicht mehr als 30 g pro Tag geben darf, da sonst Störungen der Digestion eintreten können. Das Präparat wird demnach nur zur Ernährung von Kranken und von Reconvalescenten Verwendung finden.

Zur Feststellung des Nährwerthes und der Bekömmlichkeit wurde das Präparat in der medicinischen Klinik in Giessen geprüft und von Dr. Kuhn in der dortigen medicinischen Gesellschaft darüber berichtet: Derselbe fand, dass es bei Gesunden in vorstehend angegebenen Grenzen gut vertragen wird, dass die Resorption des Somatose-N und seine Ausscheidung im Harn nahezu gleich ist dem des N des Fleisches. Das Präparat wird bei eiweissarmer Beikost besser ausgenutzt; der Stoffumsatz durch Somatose ist nicht schlechter als durch Fleisch. — Versuche bei Magenkranken und Phthisikern ergaben, dass sie gut, unter Umständen besser als Fleisch, vertragen wird. — Für Nährklystire ist Somatose nicht empfehlenswerth.

Magnus-Levy (Pflüger's Archiv, Bd. 53, S. 544) fand durch Versuche an einem 16jährigen, nicht an Alkohol gewöhnten Individuum, dass bei drei Tage dauerndem, ausschliesslichem Genuss von Milch (pro Tag drei bis vier Liter) das Eiweiss desselben zu 94·9 Proc., das Fett desselben zu 95·5 Proc. verdünnt wurde. Als drei Tage lang pro Tag 2177 g Milch, 600 g Brot und 88 g Butter zur Aufnahme gelangten, wurde das Eiweiss zu 91·5 Proc., das Fett zu 93·3 Proc. verdaut. Der Verfasser berechnet aus dem ersten und zweiten Versuche, dass das Broteiweiss zu 86·3 Proc., die Butter zu 81·3 Proc. verdaut wurden.

Bei dem ausschliesslichen Milchgenuss nahm das Individuum 49·25 g Stickstoff ein und schied 56·1 g Stickstoff durch den Urin aus; bei dem Milchbrotgenuss nahm es 52·11 g Stickstoff auf und schied nur 47·44 g Stickstoff aus. Das Plus an Fett und Kohlehydraten während des Milch-Brotgenusses wirkte also in hohem Grade eiweisssparend und dies mehr, als nach den Voit'schen Angaben erwartet werden konnte.

In einer anderen Versuchsreihe suchte Magnus-Levy (Pflüger's Archiv, Bd. 55, S. 1) die Grösse des respiratorischen Gaswechsels bei Nahrungsaufnahme zu ermitteln. Seine Versuche ergaben, dass ein 57 kg wiegendes Individuum nüchtern pro Minute 220 ccm O aufnahm und 169 ccm CO_2 ausschied, dass der respiratorische Quotient sich zwischen 0·72 und 0·82 bewegte, dass pro ein Kilo und ein Tag 26 Ca erzeugt wurden. Erhielt das Individuum nur Fett (bis 200 g pro Tag), so hob sich die O-Aufnahme zuerst um einige, später bis zu 20 Proc., die CO_2-Ausscheidung fiel ein wenig, der respiratorische Quotient ebenfalls um etwas. Erhielt das Individuum fast lediglich Kohlehydrate, so steigerte sich die O-Aufnahme rasch um 10 bis 33 Proc., verminderte sich nunmehr aber wieder und hatte in der neunten Stunde etwa den Werth, wie im nüchternen Zustande; der respiratorische Quotient erreichte in maximo 0·92. Bei mässiger Eiweisszufuhr hob sich die O-Aufnahme in den nächsten Stunden um 20 bis 25 Proc. und fiel von der sechsten Stunde wieder abwärts; der respiratorische Quotient war wie bei dem nüchternen Individuum. Wurde die Kost frei gewählt (Eiweiss, Fett, Kohlehydrate), so bewirkte das Frühstück eine Steigerung der O-Aufnahme um 27 Proc., das Mittagsessen eine solche von 9 bis 40 Proc., das Abendessen von 6 bis 33 Proc, Durchschnittlich vermehrte sich nach dieser Kost die Aufnahme von O um 13 Proc., die Ausscheidung von CO_2 um 20 Proc.

Gabriel (Zeitschrift für Biologie, Bd. 29, S. 554) prüfte den Einfluss des Kochsalzes auf die Verdaulichkeit und den Umsatz des Eiweisses an Thieren (Schafen). Er fand dabei, dass die Zugabe von Kochsalz die Ausnutzung des Eiweisses etwas verbesserte, und dies um so mehr, je ärmer das Futter an Eiweiss war, dass sie aber den Umsatz des letzteren der Regel nach herabsetzte. Stets vermehrte die Zugabe von Kochsalz die Menge des ausgeschiedenen Urins um ein ziemlich Erhebliches.

Bezüglich der Bedeutung des Asparagins für die Ernährung der Herbivoren bemerkt H. Weiske (Zeitschr. f. Biol. XXX, 2, S. 254, 1893), das dasselbe unter geeigneten Umständen eiweisssparend wirke. Der Annahme früherer Autoren, dass eine Asparaginbeigabe die Ausnutzung der Stärke im Verdauungsapparate günstig beeinflusste, glaubt er aber auf Grund seiner Versuche nicht beitreten zu können.

In der „Zeitschrift für klinische Medicin" 1893 (Bd. 23, S. 113) berichtet Dapper über Stoffwechselversuche, welche er an sich selbst anstellte. In den ersten acht Versuchstagen nahm er (100 kg schwer) täglich 108 bis 113 g Eiweiss nebst je 61 bis 70 g Fett und Kohlehydrate, pro Kilogramm nicht mehr als 15·6 Cal., und verlor dabei täglich 411 g Gewicht, sowie 1·2 g N. In den folgenden 12 Tagen nahm er täglich 133 g Eiweiss nebst 40 g Kohlehydraten und büsste dabei täglich nur 225 g Gewicht ein, während er 0·8 g N ansetzte. In den nächstfolgenden 12 Tagen nahm er bis täglich 183 g Eiweiss nebst 75 g Fett und 35 g Kohlehydrate (fast 19 Cal. pro Kilogramm) und verlor jetzt täglich 342 g, setzte aber 0·85 g N an. Später führte er in einer neuen Versuchsperiode steigend 109 bis 161 g Eiweiss, 24 bis 33 g Fett ein, ermässigte aber die Kohlehydrate von 285 bis auf 113 g pro Tag (16 Cal. pro Kilogramm) und erlitt nunmehr einen Gewichtsverlust von 317 g, sowie von 1 g N täglich. Es folgt hieraus, dass man den **Fettbestand** des Fettleibigen ermässigen kann, ohne seinen Eiweissbestand anzugreifen, wenn man nur die richtige Auswahl trifft. Doch ist bei der grossen Verschiedenheit der Individualitäten stets die Wirkung der Diätänderung nicht bloss auf die N-Bilanz, sondern auch auf das Gesammtbefinden, den Kräftezustand, zu prüfen.

Luigi Manfred lieferte in einer Arbeit über die **Volksernährung in Neapel vom hygienischen Standpunkte** (Archiv für Hygiene, Jubelband XVII, S. 552) zunächst eine Kritik der modernen Arbeiten über das Ernährungsbedürfniss der Volksklassen und sucht in ihr zu zeigen, dass man — abgesehen von den Voit'schen Studien über die Ernährung eines Durchschnittsarbeiters — noch sehr wenig darüber wisse, wie die sogenannten kleinen Leute sich ernähren. Hieran schliesst sich die Besprechung der gebräuchlichsten Nahrungsmittel der armen Bevölkerung in Neapel und der Zusammensetzung ihrer Nahrung. Manfredi stellte an acht wenig gut genährten Individuen dieser Bevölkerungsklasse Untersuchungen während drei bis sieben Tagen und unter scharfer Controle im Laboratorium an. Er fand dabei, dass die Gesammtkost, welche eben diejenige der armen Neapeler Familien war und blieb, im Durchschnitt circa 70 g Eiweiss, 32 g Fett und 369 g Kohlehydrate enthielt, dass sie 1173·5 g wog mit 471·5 g Trockensubstanz und dass von letzterer 438·7 g assimilirt, also 6·8 Proc. in den Fäces ausgeschieden wurden. Der Verlust der stickstoffhaltigen Substanzen betrug im Mittel 18·6 Proc., des Fettes 12·4 Proc., der Kohlehydrate 4·1 Proc. An Calorien wurden im Durchschnitt 2097 mit den Speisen eingeführt; die Calorien aus den assimilirten Nährstoffen betrugen aber nur 1750 bei einem Durchschnittsgewicht der Versuchspersonen von 51 Kilo. Also entfielen auf 1 Kilo 41·1 Cal. Von den Cal. aber kamen im Mittel 13·76 Proc. auf Eiweiss, 13·79 Proc. auf Fett, 72·44 Proc. auf Kohlehydrate. Das Verhältniss der stickstoffhaltigen zu den stickstofffreien Substanzen war also 1:6·2, dasjenige des Fettes zu den Kohlehydraten 1:5·2. Ungefähres Gleichgewicht des Stickstoffs trat im Durchschnitt ein bei einer Tageszufuhr von 11·24 g N (die Tagesausscheidung des N war 11·11 g; der Unterschied also + 0·13 g).

Der Verfasser glaubt hiernach, aussprechen zu dürfen, dass die Volksernährung in Neapel den Typus einer ärmlichen Ernährung repräsentirt, dass die Gesammtassimilation ihrer Kost eine ziemlich gute ist, dass die letztere im Verhältniss zum Körpergewicht (und zur Körperoberfläche) einen hinreichenden Calorienwerth besitzt und dass trotz Mangels an Eiweiss der Organismus sich im Gleichgewicht des N erhält, weil dieser Mangel durch einen Ueberschuss N-freier Substanzen ausgeglichen wird. Er hält ferner das Volumen (1174 g) für relativ gross, die Nahrung für sehr reich an Würzen, betont, dass ihr grösster Theil in einer einzigen Mahlzeit verzehrt wird, und schliesst damit, dass der Preis der Volksnahrung in Neapel im Verhältniss zu ihrem Gehalte an Nährstoffen zu hoch ist.

W. Prausnitz verbreitete sich über die „**Kost in Krankenhäusern**" (D. Vierteljahrsschrift für öff. Gesundheitspflege XXV, 3) in folgender Weise:

Ernährung in Krankenhäusern.

Bei Beschaffung der Kost eines Krankenhauses ist zunächst zu bedenken, dass in einem solchen eine grosse Anzahl Menschen mit den verschiedensten Nahrungsansprüchen Aufnahme finden.

Ein bedeutender Bruchtheil der Pfleglinge, welche wegen Verletzungen, Haut- und Geschlechtskrankheiten u. s. w. aufgenommen sind, werden zweckmässig eine ähnliche Nahrung erhalten, wie sie sie ausserhalb des Krankenhauses genossen haben; es muss ihnen eine Kost gegeben werden, welche ihnen zusagt und soweit ausreicht, dass zum mindesten ihr Körper keine Verluste erleidet, wenn möglich sogar zunimmt, damit sie nach dem Austritte aus dem Krankenhause wieder vollständig leistungsfähig sind.

Einer zweiten Gruppe, welche schwere Krankheiten überstanden haben, wird eine schmackhafte, appetitterregende, gut zu ertragende Kost in möglichst grosser Menge gegeben werden müssen, damit sich der heruntergekommene Körper erholt, damit der Kranke nicht nur geheilt, sondern auch gekräftigt die Anstalt verlässt.

Alle übrigen Kranken, die entweder an einer schweren acuten Erkrankung mit Fieber, oder an chronischen Erkrankungen des Verdauungstractus u. s. w. behandelt werden, haben eine besondere, den Umständen jeweilig entsprechende Kost nöthig.

Was die Quantität der zu reichenden Nahrung anlangt, so werden die zur ersten Gruppe zu rechnenden, nämlich die in Bezug auf ihren Verdauungstractus gesunden Kranken so viel erhalten müssen, als ihr Körper während der Ruhe bedarf.

Wir wissen aus den Untersuchungen von v. Pettenkofer und Voit, dass ein in sehr gutem Ernährungszustande befindlicher, 70 kg schwerer oberbayerischer Arbeiter zur Zeit der Ruhe bei einer freilich sehr reichlichen Nahrung pro Tag 137 g Eiweiss, 72 g Fett und 352·0 g Kohlehydrate zersetzte. Ebenso viel könnte also auch ein Pflegling der ersten Gruppe zersetzen.

Diese Ration ist jedoch zu hoch, da sie für einen 70 kg schweren Arbeiter berechnet ist; andererseits dürfte die von Voit für nicht arbeitende Gefangene mit 85 g Eiweiss, 30 g Fett und 300 g Kohlehydrate berechnete Ration zu niedrig sein, da viele Krankenhauspfleglinge der ersten Gruppe sich in einem besseren Ernährungszustande befinden, als die Gefangenen. Deshalb erscheint eine Ration von 110 g Eiweiss, 50 g Fett und 350 bis 400 g Kohlehydraten für männliche, von 100 g Eiweiss, 50 g Fett und 300 bis 350 g Kohlehydraten für weibliche Pfleglinge der ersten Gruppe das richtige Maass zu sein.

Annähernd dieselbe Menge von Nahrungsstoffen wird in der Nahrung der Kranken unserer zweiten Gruppe enthalten sein müssen, also aller derer, welche nach überstandener Krankheit sich in Reconvalescenz befinden, da bei ihnen Eiweiss und Fett zum Ansatz zu bringen sind. Ja, man wird gut thun, ihnen eher noch mehr Eiweiss zuzuführen.

Ueber die Quantität der Nahrungsstoffe, welche in der Kost der Kranken der dritten Gruppe zu reichen ist, lassen sich bestimmte Angaben nicht machen. Der behandelnde Arzt soll individualisiren und nur das verordnen, was im vorliegenden Falle angezeigt erscheint. Deshalb muss für die dritte Gruppe durch eine reiche Auswahl von Extraspeisen die gerade nothwendig erscheinende Quantität an Nahrung gereicht werden können.

Ernährung in Krankenhäusern.

Richtig ist es, den Kranken, soweit nicht Allgemeinaffectionen oder Erkrankungen der Verdauungsorgane dies verhindern, täglich eine bestimmte Nahrung zu verabreichen, bei welcher die Brot- und Fleischmenge dem Gewichte nach, jede sonstige Speise nur annähernd dem Volumen nach normirt ist. Welche Brot- und Fleischmengen gewährt werden, lehrt folgende Tabelle:

Krankenhaus	Die in der ganzen Kost pro Tag gereichten Fleisch- und Brotmengen		
	Fleischmengen (Mittags)	Fleischmengen (Abends)	Brotmengen
1. Augsburg (städt.)	210 g gekocht	2 Eier oder 70 g Fleisch	280 g
2. Berlin (städt. Krankenhaus am Urban)	125—250 g zubereitet	90—166 g zubereitet	500 g Brot und 150 „ Semmel
3. Berlin (städt. Krankenhaus Moabit)	pro Tag 266 g roh		500 „ Brot und 150 „ Semmel
4. Berlin (städt. Krankenhaus Friedrichshain)	pro Tag 250 g roh		500 „ Brot und 200 „ Semmel
5. Breslau (städt. Krankenhospital zu Allerheiligen)	200 g roh	—	220 „ Brot und 80 „ Semmel
6. Erlangen (Universitätskrankenhaus)	100 g gekocht	60 g gekocht	200 „ Semmel 250 „ Schwarzbrot
7. Hamburg-Eppendorf (Allgem. Krankenhaus)	95 g Fleisch	3 mal 50 g Fleisch, 1 mal 2 Eier	260 „ Graubrot 100 „ Weissbr.
8. Leipzig, Jakobsspital (Univers.-Krankenhaus)	80 g gekocht	kein Fleisch	150 „ Semmel 375 „ Roggenbrot
9. München (städt. Kranken. 1. J., jetzige Kostordnung)	a) 150 g gekocht b) kein Fleisch c) „ „	72 g gekocht 72 „ „ 72 „ „	134 „ Semmel
10. Nürnberg (städt. Krankenhaus)	300 g gekochtes oder 350 g gebr. Fleisch	100 „ „	260 „ Graubrot 50 „ Semmel
11. Würzburg (Juliusspital)	140 g gekocht	122 „ „	1 Semmel und 262 g weisses o. 332 „ schwarz. Brot
12. Bayer. Garnisonslazarethe	225 g roh	kein Fleisch	333 g feineres Roggenbrot
13. Oberbayer. Kreisirrenanstalt München, III. Klasse	200 „ „	100 bis 160 g Wurst oder 200 g Fleisch	500 g Brot und 85 „ Semmel
14. Essen, Krankenhaus der F. Krupp'schen Gussstahlfabrik	250 „ „	kein Fleisch	750 ev. 950 g Graubrot

Für die gesammte Tagesverpflegung der Patienten erster Gruppe schlägt Prausnitz folgende Normen vor:

Erstes Frühstück: Milchkaffee mit 100 ccm Milch, 15 g Zucker und eine Semmel von 75 g;

Zweites Frühstück: 1 Quart Bier und 100 g Brot;

Mittagsessen: 250 ccm Suppe, 150 g gekochtes resp. gebratenes Fleisch und 250 ccm Gemüse oder Mehlspeise (viermal gekochtes, zweimal gebratenes Fleisch und 1 Quart Bier; Freitags Mehlspeise oder 200 g Fisch);

Nachmittags: Milchkaffee mit 100 g Milch, 15 g Zucker und 50 g Brot;

Abends: 250 ccm Suppe, 100 g zubereitetes Fleisch, oder (durchschnittlich) 120 g Wurst, oder 100 g Käse und $^1/_2$ Liter Bier.

Frauen erhalten Abends nur $^1/_4$ Liter Bier, pro Tag also 750 ccm und zum zweiten Frühstück nur 50 g Brot. Männer mit besonders starkem Appetit bekommen auf Wunsch noch eine Brotzulage von 100 g, höchstens 200 g.

Für die gesammte Tagesverpflegung der Patienten zweiter Gruppe empfiehlt er folgende Normen:

Zum ersten Frühstück Milchkaffee (wie Gruppe 1) oder Milchthee, oder Cacao mit einer Semmel zu 75 g, oder zwei Zwieback, oder nur $^1/_4$ Liter Milch. Zum zweiten Frühstück 50 g Schinken, oder kalten Braten, oder ein Ei, oder Bouillon mit Ei, $^1/_4$ Liter Milch, 250 ccm Bouillon oder eine andere Suppe. Mittagsessen 150 g Braten abwechselnd mit Kartoffelpurée, oder Gemüse oder einer Milch- oder Mehlspeise, hierzu $^1/_4$ Liter Bier oder Wein. Nachmittags wie erstes Frühstück. Abends 250 ccm Suppe, 100 g Braten mit Beilage, oder zwei Eier, eine Semmel oder 100 g Brot, $^1/_4$ Liter Milch oder $^1/_4$ Liter Bier oder Wein.

Für die Verpflegung der Patienten dritter Gruppe kann nach dem Autor zu allen Mahlzeiten ein erstes und zweites Frühstück, Mittagsessen, Nachmittags- und Abendessen, Milchkaffee, Milchthee, Milch allein, Bouillon, Suppe, eventuell auch Bier oder Wein aufgeschrieben werden. Es ist dann ferner möglich, durch Zuhülfenahme der weiter unten aufgeführten, zu Form 1 und 2 gehörigen Speisen eine Kost zu schaffen, wie sie gerade der Zustand der Kranken erfordert.

Mit Recht fordert er eine sorgsame Controle der Qualität und Quantität der Krankenkost. Die Controle der Qualität würde, wie er meint, am besten dadurch geschaffen werden, dass die Assistenten dieselbe Kost bekommen, wie die Patienten. Zur Controle der Quantität muss von Zeit zu Zeit eine Wägung der Rationen durch die Assistenten vorgenommen werden.

J. Stastay (die Beköstigung im Prager k. k. allg. Krankenhause, Wien 1893) bespricht im administrativen Theile den Einkauf der Nahrungsmittel und Getränke, die Uebernahme der gelieferten Waare, die Aufbewahrung derselben, die Fortgabe an die Küche, den Betrieb in der Küche, in dem hygienisch-sanitätspolizeilichen Theile die Austheilung der Speisen, die Speisenordnung, die Prüfung der fertigen Nahrung, das Victualienausmaass zur Speisenordnung, den Nährwerthgehalt. Die volle Kost soll im Winter 139 g Eiweiss, 68·8 g Fett und 516 g Kohlehydrate, die leichtere Kost

127·6 g Eiweiss, 59 g Fett und 495 g Kohlehydrate, im Sommer 123 g Eiweiss, 55 g Fett und 378 g Kohlehydrate darbieten.

Im Anhange bringt der Verfasser Tabellen zur Berechnung des Kostbedarfes.

Praktische Nahrungsmittelkunde.

In dritter, sehr vermehrter und verbesserter Auflage erschien J. Königs treffliches und allbekanntes Werk: Die menschlichen Nahrungs- und Genussmittel, ihre Herstellung, Zusammensetzung und Beschaffenheit, ihre Verfälschungen und deren Nachweis (II). Der erste Theil enthält die allgemeinen Untersuchungsmethoden, der zweite die thierischen Nahrungs- und Genussmittel, der dritte die pflanzlichen Nahrungs- und Genussmittel, der vierte die Genussmittel, der fünfte eine Zusammenstellung der Untersuchungsmethoden für verschiedene Gebrauchsgegenstände, sowie 16 Tabellen und den Wortlaut des deutschen Gesetzes, betreffend den Verkehr mit Nahrungsmitteln u. s. w., der Verordnung über das gewerbsmässige Feilhalten von Petroleum, des Reichsgesetzes, betreffend den Verkehr mit blei- und zinkhaltigen Gegenständen, des Reichsgesetzes über die Verwendung gesundheitsschädlicher Farben, des Reichsgesetzes über den Verkehr mit Ersatzmitteln für Butter und des Reichsgesetzes, betreffend den Verkehr mit Wein, weinhaltigen und weinähnlichen Getränken. Ein sehr sorgfältiges Sachregister bildet den Schluss des 1385 Seiten umfassenden Werkes. Dasselbe ist, wie schon in seinen ersten Auflagen, für den Mediciner, den Hygieniker, den Nahrungsmittelchemiker, die Anstaltsvorstände, welche für Ernährung von Massen zu sorgen haben, völlig unentbehrlich und eine Fundgrube von höchstem Werthe.

Von geringerem Umfange, aber nicht minder vortrefflich ist das in fünfter Auflage erschienene beliebte Buch Elsner's: Die Praxis des Chemikers bei Untersuchung von Nahrungs- und Genussmitteln.

Mehr die juristische Seite des Nahrungsmittelverkehrs beleuchtet Landrichter Dr. Menzen in seinem Werke „Das Reichsgesetz, betreffend den Verkehr mit Nahrungsmitteln, Genussmitteln und Gebrauchsgegenständen vom 14. Mai 1879, die auf Grund desselben erlassenen Verordnungen, sowie das amtliche Gutachten des K. Gesundheitsamtes über Verfälschungen von Nahrungsmitteln und Gebrauchsgegenständen". (Zweite Auflage. 246 S. 8⁰. Paderborn, Ferdinand Schöningh, 1892.) Nach einleitenden Bemerkungen zum Reichsgesetz, betreffend den Verkehr mit Nahrungs-, Genussmitteln und Gebrauchsgegenständen, wird ebenso derjenige Wortlaut der Kaiserlichen Verordnung, betreffend das Verbot von Maschinen zur Herstellung künstlicher Kaffeebohnen und des Gesetzes vom 29. Juni 1887, betreffend die Abänderung des Gesetzes über den Verkehr mit Nahrungsmitteln, erwähnt. Es folgt der Wortlaut des amtlichen Gutachtens des K. Gesundheitsamtes über Verfälschung von Mehl, Conditorwaaren, Zucker, Fleisch, Wurst, Milch, Butter, Bier, Wein, Kaffee, Thee, Chocolade, künstlichem Mineralwasser, Soda- und Selterswasser, Limonade, Petroleum und sonstigen Gebrauchsgegenständen, die Verordnung von 1882 über Verkauf von Petroleum, noch einmal der besseren Uebersicht wegen der Wortlaut des Gesetzes von 1879 mit der Abänderung vom Jahre 1887, sodann derjenige des Reichsgesetzes vom 25. Juni 1887, betreffend den Verkehr mit blei- und zinkhaltigen Gegenständen nebst der Novelle vom 22. März 1888, derjenige des Reichsgesetzes vom 5. Juli 1887, betreffend die Verwendung gesundheitsschädlicher Farben bei der Herstellung von Nahrungsmitteln, Genussmitteln und Gebrauchsgegenständen, derjenige des Reichsgesetzes vom 12. Juli 1887, betreffend den Verkehr mit Ersatzmitteln für Butter, sowie derjenige des Reichsgesetzes vom 20. April 1892, betreffend den Verkehr mit Wein, weinhaltigen und weinähnlichen Getränken. Zum Schlusse enthält die Schrift noch Erläuterungen zu dem letztbezeichneten Gesetze und den Wortlaut der Bekanntmachung vom 29. April 1892, betreffend die Ausführung desselben.

Diese Zusammenstellung sämmtlicher den Verkehr mit Nahrungs- und Genussmitteln, sowie mit Gebrauchsgegenständen in Deutschland zur Zeit geltenden Gesetze und Verordnungen macht das Werk werthvoll, ja unentbehrlich für den Richter, den Gerichtsarzt, den Chemiker, der amtliche Untersuchungen von Lebensmitteln und Gebrauchsgegenständen vorzunehmen hat, und für den Hygieniker, für den das Capitel von der Ernährung ein so belangreiches ist. Dazu kommt, dass in Anmerkungen zahlreiche Urtheile der Gerichte, insbesondere des Reichsgerichts über Vergehen gegen die bezeichneten Gesetze, auch die Verhandlungen des Reichstages über das Gesetz vom Jahre 1879, soweit sie von Belang erschienen, mitgetheilt wurden. Ebenso beachtenswerth sind das neu bearbeitete amtliche Gutachten des K. Gesundheitsamtes über Verfälschungen und die Erläuterungen zu dem Gesetze, betreffend den Verkehr mit Wein. Diese Erläuterungen bringen zunächst einen Ueberblick über die Verhandlungen, welche dem Gesetze, betreffend den Verkehr mit Wein, voraufgingen, besprechen darauf die gesundheitspolizeilichen Vorschriften, die verkehrspolizeilichen Bestimmungen desselben Gesetzes hinsichtlich der Kellerbehandlung, des Verschnittes, der Entsäuerung von Wein, des Zusatzes von Zucker und Wasser, des Schaumweines, der Obstweine, weiterhin die allgemeinen Vorschriften, die Gesetzgebung des Auslandes (Frankreichs, Oesterreichs, Ungarns, Italiens, Spaniens, der Schweiz und Belgiens) über Weinverkauf und schliessen mit einer Uebersicht über die auf den Verkehr mit Wein sich beziehende bisherige Rechtssprechung in Deutschland. Die nunmehr folgenden technischen Erläuterungen zu dem Weingesetz erörtern die Verwendung löslicher Aluminiumsalze, der Baryumverbindungen, der Borsäure, des Glycerins, der Kermesbeeren, der Magnesiumverbindungen, der Salicylsäure, des unreinen Sprit, des unreinen Stärkezuckers, der Strontiumverbindungen, der Theerfarbstoffe, des Gehaltes der Weine an Schwefelsäure, die Kellerbehandlung, den Verschnitt, die Entsäuerung, den Trester-, Hefen-, Rosinenwein, den Zusatz von Säuren, von Bouquetstoffen, die Erhöhung des Extracts und die Schaumweine.

Oscar Peterson's Schrift: „Unsere Nahrungsmittel in ihrer volkswirthschaftlichen und gesundheitlichen Bedeutung" (Stuttgart 1893) versucht, auf Grundlage der wissenschaftlichen Diätetik eine natürliche Diätetik darzubieten. Der erste Theil behandelt die Ernährung des gesunden, der zweite diejenige des kranken

Menschen. Nach Peterson's Ansicht sind die Kohlenstoffverbindungen die Hauptbestandtheile in der Nahrung. Das Verhältniss des Eiweisses zu den Kohlenstoffverbindungen schwankt bei natürlich gewählter Nahrung zwischen 1:4 und 1:12. „Jeder Nährstoff (soll heissen „jede Nahrung"), welcher Eiweiss und Kohlenstoffverbindungen in dem Verhältniss von 1:4 bis 1:12 enthält, ist deshalb ein vollständiges Nahrungsmittel. Die grössere oder geringere Quantität, welche wir von diesen Nahrungsmitteln zu uns nehmen müssen, hängt von dem grösseren oder geringeren Grade der Kostanstrengung ab, und das Verhältniss zwischen Eiweiss und Kohlehydraten (soll wohl heissen Kohlenstoffverbindungen) ist unabhängig davon, ob die Arbeit streng oder leicht ist. Je niedriger der Eiweissgehalt in der Nahrung gehalten wird, desto besser ist es für unsere Gesundheit." In diesen Sätzen legt Peterson uns seinen Standpunkt dar. Auf seine weiteren Ausführungen kann Verfasser hier nicht eingehen, da er die Ergebnisse der wissenschaftlichen Forschung für sehr gering erachtet und sie zum grossen Theile ganz ignorirt.

In Berlin bestanden nach A. Wernich und R. Wehmer's sechstem Generalberichte zu Beginn des Jahres 1893 14 Markthallen, die zum Theil in peripheren Stadtgegenden errichtet sind. Gleichzeitig wurden die verschiedenen offenen Wochenmärkte, die noch bestanden, geschlossen. Ausserdem machte der steigende Verkehr die Errichtung eines grossartigen Anbaues an der Centralmarkthalle (Alexanderplatz) für den Fleischgrosshandel, gegenüber der bisherigen, an der westlichen Seite der Kaiser-Wilhelmstrasse, erforderlich.

Nahrungsmittelgesetze. Das für St. Gallen erlassene Nahrungsmittelgesetz vom 5. August 1892 bestimmt Folgendes:

Jedes feilgehaltene Lebensmittel ist der Controle localer Gesundheitscommissionen unterworfen; dasselbe gilt von der Zubereitung und Verpackung der Lebensmittel.

Als Kuhmilch soll nur unveränderte, unvermischte Milch gesunder, gut genährter Kühe, centrifugirte Milch nur als „centrifugirte, vollkommen abgerahmte Milch", als Butter nur das ausschliesslich aus Milchfett gewonnene Product von wenigstens 82 Proc. Fett, jedes Surrogat der Butter als Kunstbutter feilgehalten werden. Mischungen von Thierfetten mit Pflanzenölen sind als Kochfette, Speiseöle nach ihrem Ursprunge zu benennen.

Für die Herstellung von Wurst darf nur völlig einwandfreies Fleisch, kein Brot, kein Mehl, kein Stärkemehl, keine färbende Substanz, keine Kupfer oder Messing enthaltende Maschine verwendet werden.

Mehl soll die Bezeichnung seines Ursprungs und seiner Qualität tragen, frei von Schimmelpilzen und fremdartigen Mineralsubstanzen, sowie von gesundheitsschädlichen Farbstoffen sein. Brot darf weder Kupfervitriol noch Alaun enthalten, auch nicht zu alt und durch schlechte Aufbewahrung dumpfig sein; es soll im Gewichte von $1/2$ bis $2^{1}/_{2}$ kg hergestellt werden, nicht mehr als 1 Proc. Untergewicht haben. Kaffee, Thee, Gewürze sind lediglich in ganz reinem Zustande feilzuhalten. Cacaomehl darf nicht mehr als 2 Proc. Natrium carbonicum. Chocolade nur Cacaomehl und Zucker enthalten oder muss auf der Umhüllung als noch aus anderen Stoffen hergestellt bezeichnet sein. Conditorwaaren sollen niemals mit Antimon, Arsen, Baryt, Blei, Cadmium, Kupfer, Quecksilber, Uran, Zink, Zinn, Gummigutt, Steinkohlentheerfarben gefärbt sein. Honig ist nur in unverfälschter Naturwaare feilzuhalten oder als Kunsthonig bezw. Syrup zu bezeichnen. Kein grünes Conservegemüse darf mehr als 0·01 g Kupfersalz : 100 g enthalten. Getrocknete Früchte, welche Zinn oder Zink enthalten, sollen nicht verkauft, Weissblechbüchsen mit nicht mehr Blei als 1 Proc. in der Verzinnung und als 10 Proc. in der Löthung hergestellt werden.

Die städtische Sanitätsstation zur Untersuchung von Lebensmitteln und Gebrauchsgegenständen beim hygienischen Institute der kaiserl. Universität in Moskau beschrieb E. Erismann in Moskau (Vierteljahrsschr. f. öff. Gesundhpfl. 1893, XXV, 3. Lief., S. 495).

In Russland besteht, abgesehen von einigen Ausnahmefällen, noch kein Nahrungsmittelgesetz. Betreffs der Gebrauchsgegenstände ist ausserdem nur durch Gesetz von 1867 der Verkauf von in bestimmtem Grade arsenhaltigen Tapeten und Geweben verboten. Mehr sicherheitspolizeilichen Zwecken dient das Petroleumgesetz von 1886, das den Verkauf von allen Destillationsproducten der Naphta, aus denen im Abel-Persky'schen Apparate bei einer Temperatur unter 28° C. und einem Barometerstande von 760 mm sich entflammbare Dämpfe entwickeln, untersagt.

Zur Ausfüllung dieser Gesetzeslücken wurden in grossen Städten örtliche Verordnungen erlassen. Zu ihrer materiellen Begründung und Vorbereitung wurden in Moskau Nahrungsmitteluntersuchungen in grösserem Umfange vorgenommen und zu diesem Zwecke auf Grund von Verhandlungen zwischen den städtischen Behörden und der Universität im Jahre 1889 das unter der Leitung Erismann's stehende Amt 1891 für 3000 Rubel errichtet. Seine von der Stadt zu tragenden Unterhaltungskosten (es sollen drei Aerzte und ein Chemiker unter dem Director thätig sein) betragen jährlich 6700 Rubel. Zur Zeit ist das Institut auch dem grossen Publicum zugänglich gemacht, während es im ersten Jahre nur auf behördliche Veranlassung 498 Proben untersuchte. Hiervon entfielen auf:

Tapeten	137 Proben,	Wein	20 Proben,
Petroleum	100 „	Mehl	13 „
Butter	64 „	Branntwein	11 „
Milch	48 „	Wasser	10 „
Thee	31 „	Liköre	5 „
Brotwaaren	28 „	Conditorwaaren	4 „
Bier	26 „	Farben	1 „

Der Untersuchungsgang und das (übrigens von den anderwärts gefundenen Verfälschungen wenig abweichende) Ergebniss der Untersuchungen sind in der Arbeit niedergelegt. Bemerkt sei, dass die Untersuchung der Fleischwaaren im Centralschlachthause erfolgt, und dass bald nach Eröffnung der Moskauer Anstalt auch ein städtisches analytisches Laboratorium in Petersburg für gleiche Zwecke errichtet wurde.

Werthvolle Daten über Verfälschungen und die zu ihrem Nachweise angewandten Methoden liefern wiederum die Jahresberichte der Untersuchungsstationen für Lebensmittel, namentlich

1. der neueste Jahresbericht des Untersuchungsamtes in Breslau,
2. derjenige der Untersuchungsstation in Bremen,
3. „ „ „ „ Brandenburg,
4. „ „ „ „ München,
5. „ „ „ „ Erlangen,
6. „ „ „ „ Hamburg,
7. „ „ „ „ Hannover,
8. „ „ „ „ Heidelberg,
9. „ „ „ „ Kiel,
10. „ „ „ „ Münster,
11. „ „ „ für Rheinhessen,
12. „ „ „ in Strassburg,
13. „ „ „ „ Würzburg,
14. „ „ „ „ Stuttgart,
15. „ „ „ „ Cannstatt,
16. „ „ „ „ Nürnberg,
17. „ „ 15 Untersuchungsstationen in der Schweiz,
18. „ des Laboratoire municipal von Paris,
19. „ „ „ „ „ Montpellier,
20. „ „ Untersuchungsamtes zu Amsterdam,
21. „ „ „ „ Dorpat,
22. „ „ „ von Massachusetts,

sowie die Zeitschriften:

1. Revue internationale des falsifications.
2. Zeitschrift für Nahrungsmittelhygiene.
3. Vierteljahrsschrift über die Fortschritte auf dem Gebiete der Chemie der Nahrungs- und Genussmittel, Capitel: „Statistik der Verfälschungen".
4. Zeitschrift für Fleisch- und Milchhygiene.
5. H. Beckurts, Jahresbericht über die Fortschritte in der Untersuchung der Nahrungs- und Genussmittel, I. Jahrgang 1891. Göttingen 1893.
6. Deutsche Fleischerzeitung. Berlin 1893.
7. Berliner Milchzeitung.

Fleisch.

Im Jahre 1893 ist, nach mehrfachen Versuchen im Kleinen, der Anfang gemacht, ein grösseres Quantum frischen australischen Fleisches in Deutschland einzuführen. Es handelte sich um 500 Ctr. Rindfleisch, welche in einem englischen Hafen aus den Gefrierräumen des Dampfers in ein kleineres Fahrzeug mit Vorrichtung zur Erhaltung niederer Temperatur verladen und dann nach Hamburg gebracht wurden. Der ersten Ladung folgte eine zweite, welche aus Fleisch von Rindern, Kälbern und Hammeln bestand. Dies kalt aufbewahrte Fleisch schmeckt nicht so gut, wie das frisch geschlachtete; auch ist das australische an sich grobfaseriger, als das europäische. Von Belang erscheint ferner der Umstand, dass es schwer hält, das gefrorene Fleisch bis zu seiner Verwendung in der Küche richtig zu behandeln, da es nach dem Aufthauen ausläuft.

Vom 1. April 1892 bis zum 31. März 1893 wurden in den 243 preussischen öffentlichen Schlachthäusern geschlachtet:

Nahrungsmittel. Schlachthäuser.

    600 501 Rinder,
    914 216 Kälber,
    916 962 Schafe,
     22 487 Pferde,
     4 726 Ziegen,
    1 873 266 Schweine,
     8678 nicht getrennt gezählte Stück Kleinvieh.

Mit Tuberculose behaftet waren 52 136 Rinder,
  „ „ „ „ 446 Kälber,
         „ „ 884 Schafe,
         „ „   2 Ziegen,
    „   „ „ 14 287 Schweine,
 ,   „   „ „   79 Pferde,
 , Rotz   - -   4 „
 „ Trichinen   „ „   786 Schweine,
 „ Finnen   „ „ 7 708 „
 , „   „ „   567 Rinder,
                1 Kalb,
 „ „   „ „   103 Schafe.

In 313 Rossschlachtereien wurden ausserdem 30 056 Pferde geschlachtet und von diesen 5 als rotzkrank, 33 als tuberculös befunden.

Während desselben Zeitraumes wurden in Berlin geschlachtet:

    145 352 Rinder,
    108 402 Kälber,
    358 604 Schafe,
    521 071 Schweine,

und als tuberculös befunden 22 082 Rinder,
  „   „   „   152 Kälber,
         „   15 Schafe,
 ,   „   „   7 085 Schweine,
 „ trichinös „   259 „
 , finnig   „   1 706 „
 „ „   „   238 Rinder.

Ebendaselbst wurden
    2252 Rinder,
     237 Kälber,
     320 Schafe,
    3971 Schweine

als ganz zur menschlichen Nahrung ungeeignet befunden.

Nach Hausburg (Didaskalia 1893, Nr. 244) wurden im Jahre 1892 in Berlin 111 000 000 kg Fleisch, oder 70 kg pro Kopf verzehrt. Von jenen 111 000 000 kg sind 93 000 000 kg auf dem städtischen Schlachthofe geschlachtet, 18 000 000 kg von auswärts eingeführt worden. Die 93 000 000 kg Schlachtfleisch stammten von

    1 340 000 Rindern,
     518 000 Kalbern,
     521 000 Schweinen,
     536 000 Schafen.

Nahrungsmittel. Fleischbeschau.

Im Rossschlachthause wurden im Jahre 1892 etwa 8000 Pferde geschlachtet.

Innerhalb des städtischen Fleischschauamtes sind 90 männliche und 90 weibliche Beamte beschäftigt, die je binnen 15 Minuten die mikroskopische Untersuchung eines Schweines auf Trichinen vornehmen.

Unter den Rindern erwiesen sich 21300, unter den Schweinen 7250 als tuberculös. Von den geschlachteten Thieren wurden 786000 Organe verworfen.

In einer Arbeit über die Controle thierischer Nahrungsmittel des Menschen stellt Pütz die Identität der Tuberculose des Menschen und der Perlsucht des Rindes als nicht sicher bewiesen hin, bezweifelt auch die Uebertragung der Krankheit durch den Genuss des Fleisches perlsüchtiger Thiere. Letzteres sei daher nicht zu verwerfen, sondern höchstens im Rohrbeck'schen Apparate zu kochen. Milch und Butter von Thieren mit Maul- und Klauenseuche seien den Menschen gefährlich. (Münch. Med. Wochenschr. 1893, XL, 15.)

Die Fleichbeschau hat im Jahre 1892 in den Städten des Königreichs Sachsen abermals an Ausbreitung zugenommen, vor Allem durch die Errichtung und Inbetriebnahme der neuen Schlachthöfe in Reichenbach, Grossenhain, Bautzen und Mittweida. Gegen das Vorjahr sind 91846 Schlachtthiere mehr einer Beschau unterworfen worden, und zwar von

179170 geschlachteten Rindern   63533 = 35·4 Proc.,
758874   „   Schweinen 287822 = 30·6 „

Von 63533 Rindern wurden als ungeeignet zum
    menschlichen Genusse befunden . . . . .   530 = 0·83 Proc.,
    nicht bankwürdig befunden . . . .   724 = 1·13 „
    Beanstandungen überhaupt, soweit sie berichtet
    sind, wurden vorgenommen . . . . . . 19490 = 30·67 „

Von 287822 Schweinen wurden als ungeeignet zum
    menschlichen Genusse befunden . . . . .   959 = 0·33 „
    nicht bankwürdig befunden . . . . 1474 = 0·51 „
    Beanstandungen überhaupt, soweit berichtet . 13087 = 4·54 „

Von 149342 Kälbern wurden als ungeeignet zum
    menschlichen Genusse befunden . . . . .   116 = 0·07 „
    nicht bankwürdig befunden . . . .   157 = 0·10 „
    Beanstandungen überhaupt, soweit berichtet .   944 = 0·66 „

Von 91193 Schafen wurden als ungeeignet zum
    menschlichen Genusse befunden . . . . .   13 = 0·01 „
    nicht bankwürdig befunden . . . .   78 = 0·08 „
    Beanstandungen überhaupt, soweit berichtet . 3722 = 4·08 „

Von 60854 Rindern aus 13 Städten mit vollständiger Berichterstattung wurden tuberculös befunden: 11349 = 18·65 Proc. der geschlachteten Rinder. Von diesen tuberculösen Rindern waren ungeeignet zum menschlichen Genusse:

                463 = 4·07 Proc. oder 0·76 Proc. der geschlacht. Rinder,
nicht bankwürdig   664 = 5·85 „   „ 1·09 „ „ „ „ „
bankwürdig . . . 10222 = 90·06 „   „ 16·79 „ „ „ „ „

Bei Hinzurechnung der nicht vollständigen Angaben aus fünf Städten wurden von 63970 Rindern tuberculös befunden: 11382 = 17·79 Proc. und von letzteren verworfen: 489 = 4·30 Proc., für nicht bankwürdig erklärt: 692 = 6·09 Proc. und bankwürdig befunden: 10222 = 90 Proc.

Von 276851 in 13 Städten geschlachteten Schweinen erwiesen sich tuberculös 3804 = 1·37 Proc. Davon waren zu verwerfen 604 = 15·83 Proc., nicht bankwürdig 584 = 15·36 Proc., bankwürdig 2624 = 68·8 Proc.

Von 144317 in 9 Städten geschlachteten Kälbern erwiesen sich tuberculös 161 = 0·11 Proc. Davon waren zu verwerfen 77 = 47·76 Proc., nicht bankwürdig 50 = 31·05 Proc., bankwürdig 34 = 21·19 Proc.

Von 104987 in 5 Städten geschlachteten Schafen erwiesen sich tuberculös 39 = 0·03 Proc. Davon waren zu verwerfen 6 = 15·39 Proc., nicht bankwürdig 1 = 2·57 Proc., bankwürdig 32 = 82·04 Proc. (Aus dem 24. Jahresberichte des Landes-Med.-Collegiums für das Königreich Sachsen.)

Die Königl. Sächsische Verordnung vom 17. December 1892 bestimmt über den **Verkauf von Fleisch und Fett kranker Thiere** Folgendes:

§ 1. **Es ist verboten, Fleisch einschliesslich des Fettes** von Thieren feil zu halten und zu verkaufen, welche mit einer der nachstehend benannten Krankheiten behaftet waren, als **Milzbrand, Rauschbrand, Wuthkrankheit, Rotz-(Wurm-)Krankheit, eitrige und jauchige Blutvergiftung, hochgradiger Rothlauf, hochgradige Gelbsucht;**

ferner von kranken Thieren, welche zwar an keiner der vorstehend genannten Krankheiten gelitten haben, bei denen aber anhaltendes hochgradiges Fieber oder ausgedehnte Entzündung und Eiterung vorhanden gewesen ist;

sowie von Thieren, welche in Folge von Vergiftungen erkrankt waren, sofern nicht die Geniessbarkeit durch thierärztlichen Ausspruch festgestellt ist;

endlich von **umgestandenen, ungeborenen und todtgeborenen** Thieren.

Soweit nicht besondere Bestimmungen einschlagen, ist derartiges Fleisch, **einschliesslich des Fettes, zu vernichten**, oder nur zu technischen Zwecken zu verwenden.

§ 2. **Gleichfalls verboten ist das Feilhalten und der Verkauf des Fleisches, ausschliesslich des Fettes,**

a) von Thieren, welche wegen erheblicher Verletzungen geschlachtet worden sind, wenn die Schlachtung später als 12 Stunden nach der Verletzung erfolgt ist und die Geniessbarkeit des Fleisches nicht ausdrücklich durch den Ausspruch eines Thierarztes bestätigt wird;

b) von Thieren, deren Fleisch mit Finnen, Miescher'schen Schläuchen, Strahlenpilzen, Concrementen oder Blutungen, oder

c) mit Trichinen in so grosser Zahl durchsetzt ist, dass solches seiner Beschaffenheit nach sich auffällig von gesundem Fleische unterscheidet;

d) von Thieren mit hochgradiger und ausgebreiteter Tuberculose, sobald dieselben zugleich erheblich abgemagert waren und ihr Fleisch eine von gesundem Fleische abweichende Beschaffenheit zeigt, oder

e) von solchen Thieren mit verallgemeinerter (generalisirter) Tuberculose, welche zugleich hochgradig abgemagert waren oder tuberculöse Einlagerungen in ihrem Fleische und den Knochen oder den zugehörigen Lymphdrüsen aufweisen;

f) von fieberhaft erkrankt gewesenen Thieren, bei welchen sich eine acute verallgemeinerte Miliartuberculose vorfindet.

Nahrungsmittel. Untersuchung von Fleischconserven.

Das Fett der vorstehend genannten Thiere darf im ausgeschmolzenen Zustande unter Angabe des Fehlers als menschliches Nahrungsmittel verkauft werden

in den unter c), d), e) und f) gedachten Fällen, jedoch nur unter der Bedingung und Voraussetzung, dass das Ausschmelzen auf den unter thierärztlicher Aufsicht stehenden Schlachthöfen bei einer Temperatur von mindestens $+100^0$ C. stattgefunden hat.

Können diese Bedingungen nicht erfüllt werden, so darf das Fett nur technisch verwerthet werden, oder es ist zu vernichten.

Das Fleisch in den unter a) bezeichneten Fällen darf zur Fütterung für Thiere verwendet werden. Dagegen ist das Fleisch in den Fällen unter b), c), d), e) und f) zu vernichten.

§ 3. Verboten ist das Feilhalten und der Verkauf des Fleisches im rohen Zustande von Thieren, deren Fleisch sich zwar in seinem Aeusseren nicht vom Ansehen gesunden Fleisches unterscheidet, aber

a) in mässiger Zahl von Finnen oder

b) „   „   „   „ Trichinen durchsetzt ist;

c) von Thieren mit verallgemeinerter Tuberculose, so lange dieselben nicht hochgradig abgemagert waren und Fleisch und Knochen sowohl als auch die dazu gehörigen Lymphdrüsen frei von Tuberculose sind, auch die tuberculösen Organe leicht entfernt werden können.

Dagegen darf das Fleisch in dem unter a) genannten Falle in vollständig gar gekochtem oder auch gut durchpökeltem Zustande,

in den unter b) und c) genannten Fällen jedoch nur, nachdem es in einem unter thierärztlicher Aufsicht stehenden Schlachthofe durch Kochen vollständig unschädlich gemacht (sterilisirt) worden ist, jedoch in allen Fällen [a), b) und c)] nur unter Angabe des Fehlers verkauft werden.

Das Fett darf in dem unter a) genannten Falle in ausgeschmolzenem Zustande ohne weitere Beschränkung, in den unter b) und c) genannten Fällen jedoch nur dann als menschliches Nahrungsmittel unter Angabe des Fehlers verkauft werden, nachdem es in einem unter thierärztlicher Aufsicht stehenden Schlachthofe geschmolzen worden ist.

§ 4. Von sonstigen kranken Thieren, deren Fleisch nicht unter die vorstehenden Verbote fällt, sind die krankhaft entarteten, d. h. mit Blut durchtränkten, entzündlich veränderten oder mit Eiterherden, Kalkablagerungen oder Neubildungen, mit Einschluss der Tuberkeln oder thierischen und pflanzlichen Schmarotzer durchsetzten Fleischtheile oder Organe vom Verkaufe auszuschliessen und zu vernichten.

§ 5. Bei Handhabung gegenwärtiger Verordnung sind die näheren Bestimmungen der beigefügten Anweisung zur Richtschnur zu nehmen. In allen zweifelhaften Fällen haben die Ortspolizeibehörden den Ausspruch eines Thierarztes einzuholen und ihren Entscheidungen zu Grunde zu legen.

§ 6. Zuwiderhandlungen gegen die vorstehenden Anordnungen werden, soweit nicht anderweite Strafvorschriften einschlagen, mit Geldstrafen bis zu 150 Mk. oder mit Haft bestraft.

A. Hasterlik (Archiv f. Hygiene XVII, S. 440) kam bei Untersuchung von Fleischconserven auf Pferdefleisch zu folgenden Schlüssen:

1. Zur Erkennung von Pferdefleisch bietet das zwischen den Muskelfasern abgelagerte Fett sehr werthvolle Anhaltspunkte.
2. Die Isolirung dieses Fettes geschieht am besten mit Petroläther aus der Trockensubstanz, eine Charakterisirung durch sein Jodaufnahmevermögen (nach Hübl).

3. Die Anwesenheit von Pferdefleisch in Conserven gilt als erwiesen, wenn die Jodzahl des Conservefleischfettes die Zahl 80 erreicht oder überschreitet.

4. Im Handel finden sich Fleischconserven verpackt, deren Loth den Anforderungen des Gesetzes vom 25. Juni 1887 zuwider zusammengesetzt ist.

Enrico Ferrati (Archiv f. Hygiene XIX, S. 3) ermittelte durch eine Reihe von Versuchen, dass bei Zimmertemperatur Rindfleisch eine grössere Neigung hat, Saft abzuscheiden, als Kalb- und Schweinefleisch, dass bei 40° C. Kalbfleisch mehr an Gewicht verliert, als Rind- und Schweinefleisch, dass zwischen 50 und 70° die verschiedenen Fleischsorten sich gleichen, indem bei dieser Temperatur ihre Gewichtsabnahme am grössten ist, und dass letztere bei Annäherung an den Siedepunkt geringer sich stellt, als bei 70°. Der Gewichtsverlust beträgt in Procenten

	Rindfleisch	Kalbfleisch	Schweinefleisch
bei halbgarem Fleisch (60°)	28·3	26·8	21·6
„ garem Fleisch (70°)	31·3	39·2	32·0
„ „ „ (90°)	47·3	47·3	43·1

Bei Schweinefleisch wächst der Verlust von 90 bis 100° nur wenig, von 100 bis 110° auch nur langsam, von 100 bis 120° erheblicher.

Bei Rind- und Kalbfleisch tritt ein mit der hohen Temperatur von 100 bis 120° wachsender Gewichtsverlust ein. Der Autor erklärt es deshalb für nicht gerathen, ohne jede weitere Erwägung das Fleisch beliebig hohen Temperaturen auszusetzen.

Nach überstandener Todtenstarre zeigt das Fleisch einen grösseren Gewichtsverlust durch Hitze, als vor überstandener Todtenstarre. Die Lunge büsst durch die Hitze weniger als das Gehirn, die Leber und namentlich als das Herz und die Muskeln ein.

Fr. Nothwang stellte Versuche an über die Veränderungen, welche frisches und Pökelfleisch beim Kochen und Dünsten erleiden. (Archiv f. Hygiene XVIII, Heft 1.)

Zu dem Zwecke hängte er die Fleischstücke in ein Becherglas von etwa ½ Liter Inhalt an einen Draht und dünstete im Dampfkochtopfe mit strömendem Wasserdampf. Das Ergebniss der Versuche war folgendes: Pökelfleisch, welches beim Pökeln schon Wasser einbüsst, verlor bei der mit dem Erhitzen eintretenden Eiweissgerinnung noch Flüssigkeit, welche Nährstoffe, wie einen Theil des Extracts enthält, verlor aber auch Kochsalz, und zwar in reichlicher Menge, so dass gekochtes und gedünstetes Pökelfleisch stets weniger salzig schmecken wird, als nicht gekochtes. So enthielten in einem Versuche 100 Thle. frisches Pökelfleisch 3·95 g Kochsalz, 100 Thle. gekochtes nur 1·2 g Kochsalz und 100 Thle. gedünstetes 3·87 g Kochsalz. Was den Verlust an Eiweiss, Extract und Phosphorsäure betrifft, so stellte er sich folgendermaassen. Es verloren 100 g Pökelfleisch

	beim Kochen	beim Dünsten
Eiweiss	0·383 g	0·196 g
Extract	0·317 „	0·181 „
Phosphorsäure	0·171 „	0·097 „

Beim Kochen und Dünsten von frischem Fleisch gingen in den Versuchen des Verf. etwa 50 bis 60 Proc. an Extract, etwa 35 Proc. Gesammtphosphorsäure verloren. Ebenso fiel der Wassergehalt in dem Grade, dass gekochtes frisches Fleisch 41·7 Proc., gedünstetes frisches Fleisch 45·6 Proc. Trockensubstanz enthielt. Immerhin war der Gesammtverlust, den das Fleisch beim Pökeln und nachherigem Kochen oder Dünsten erlitt, grösser als derjenige, welchen frisches Fleisch beim Kochen und Dünsten erlitt.

Plagge und Fahr beschreiben die Methoden der Fleischconservirung (Veröffentlichungen aus dem Gebiete des Militär-Sanitätswesens, 1893) und bringen in dieser für die Volks- und speciell für die Armee-Ernährung bemerkenswerthen Schrift im ersten Theile zunächst eine Uebersicht über die Arbeiten früherer Autoren bezüglich der Fleischconservirung, berichten sodann über Untersuchungen, betreffend das Eindringen von Fäulnissbacterien in Fleisch, über die antiseptischen Werthe einiger Gase und Dämpfe, und erörtern weiterhin die Anforderungen, welche an ein praktisch brauchbares Fleischconservirungsverfahren zu stellen sind. — Im zweiten Theile besprechen sie die verschiedenen Methoden der Conservirung, nämlich diejenige durch Wasserentziehung, diejenige durch Kälteeinwirkung, diejenige durch Luftabschluss und diejenige durch die grosse Reihe der dafür empfohlenen Antiseptica. — Der dritte Theil bringt kritische Bemerkungen zu den verschiedenen Methoden der Fleischconservirung, eine Zusammenstellung des Hauptergebnisses und endlich die Literatur. Das ist eine Skizze des Inhaltes der Schrift. Das Ergebniss der Studie aber wird in folgenden Sätzen zusammengefasst:

1. Die Fleischconserven, welche durch Wasserentziehung hergestellt werden, sind nicht hinreichend wohlschmeckend, zum mindesten nicht für den Geschmack der Europäer und sind auch nicht einmal unter allen Umständen haltbar.
2. Die Methoden, Fleisch durch Kälte zu conserviren, sind durch die Bedingung der Dauer der Abkühlung noch zu theuer und nicht überall anwendbar.
3. Die Methode der Fleischconservirung durch Luftabschluss giebt unsichere Resultate. Büchsenfleisch hat zwar den Nährwerth, aber in seinen billigeren Qualitäten nicht den Geschmackswerth des frischen Fleisches und ist in Folge der Art der Verpackung, sowie in Folge des raschen Verderbens nach Oeffnung der Büchsen zu theuer.
4. Zur Zeit ist noch kein Antisepticum bekannt, welches das Fleisch bei voller Beibehaltung des Nährwerthes und der äusseren Eigenschaften, sowie ohne bei dauerndem Genuss solchen Fleisches zu schädigen, mit Sicherheit conservirt.

Das der Schrift beigegebene Literaturverzeichniss ist sehr sorgfältig gearbeitet und umfasst alles Belangreiche, was auf dem Gebiete der Fleischconservirung erschienen ist.

Ventzke und Schwer (D. Fleischer-Zeitung 1893, XVI, Nr. 20) geben die Zusammensetzung einer grossen Reihe von Fleischconservirungsmitteln an, nämlich von:

70   Nahrungsmittel. Fleischconserven. Finnen, Trichinen.

1. Australian salt.
2. Meat preserve.
3. Best Australian and New-Seeland meat preserve.
4. Real Australian meat preserve.
5. Sozolith.
6. J. Henniger's Conservirungsmittel.
7. Best Australian and New-Seeland meat.
8. Ziffers doppelt-conc. Sulfit-Natron.
9. Dressel's meat preserve crystall.
10. J. Goldberg's Excelsior.
11. Ziffers Carnat.
12. Kuhlmann's Fleisch-Conserve Fluidum.
13. Preservaline.
14. Reich's Australian salt II.
15. Kuhlmann's stark wirkendem Conservesalz.
16. Barmenit.
17. Heydrich's dreif. Conservesalz.
18. Mannheimer Conservesalz.
19. und 20. Rothkrämer's Bowglycerin und Conservesalz.
21. Eckhardt's Conservesalz.
22. Ziffer's Erhaltungspulver.
23. Starke's Erhaltungsflüssigkeit Sanität.
24. und 25. Ruhlrott's dreif. Conservesalz und einf. Conservesalz.
26. Ziffer's Conservesalz.
27. Jannasch's patent. Conservesalz.
28. Kuhlmann's Pökel-Conservesalz.
29. und 30. dreif. und einf. Conservesalz aus Stuttgart.
31. Guhard's Conservesalz.
32. H. Reich's Australian salt I.
33. Dreif. Conservesalz von Neiss.
34. Conservesalz Gloria.
35. Heydrich's real American meat preserve.
36. Stuttgarter Conserve-Essenz.
37. Kahn's real Australian meat preserve.
38. Heydrich's einf. Conservesalz.

Bezüglich des Vorkommens von Trichinen und Finnen in Preussen 1892 (Veröffentl. des Kaiserl. Gesundheitsamtes 1894, Nr. 13) sei bemerkt, dass 1892 6 234 559 Schweine geschlachtet wurden gegen 6 550 182 im Vorjahre; davon waren 2085 = 0,033 Proc. trichinös und 9385 = 0,15 Proc. finnig gegen 2187 und 7689 = 0,033 Proc. und 0,12 Proc. im Jahre 1891. Am häufigsten kam die Trichinose in den östlichen Bezirken, namentlich im Regierungsbezirk Posen (0,38 Proc.) und Bromberg (0,16 Proc.) vor; dagegen seltener in den westlichen Regierungsbezirken; in den Regierungsbezirken Stralsund, Stade, Osnabrück, Münster und Koblenz sind überhaupt bei keinem Schweine, in den Regierungsbezirken Aurich und Wiesbaden nur bei je einem Trichinen gefunden worden. — Finnen: Die meisten finnigen Schweine wurden gefunden in den Regierungsbezirken Marienwerder (1,2 Proc.), Oppeln (0,66 Proc.) und in Berlin (0,27 Proc.); die wenigsten in den Regierungsbezirken Schleswig, Stralsund, Osnabrück, Münster und Aurich.

Erkrankungen an Trichinose sind im Jahre 1892 bei 4 Personen im Regierungsbezirk Königsberg mit günstigem Verlaufe und bei 22 Personen im Regierungsbezirk Posen mit 3 Todesfällen zur Kenntniss gelangt.

Fleischvergiftungen.

Nach Poels (Weekblad van het Nederl. Tijdschr. voor Geneeskunde 1893, II, Nr. 5) erkrankten in Folge des Genusses des Fleisches einer im öffentlichen Schlachthause nicht beanstandeten Kuh, die aber an hämorrhoidaler Euteritis gelitten hatte, 92 Personen mit Erbrechen, Durchfall, Mattigkeit, Durst, Wadenkrämpfen und Heiserkeit, während viele andere Individuen, die auch davon genossen hatten, keine Störung des Wohlbefindens zeigten. In dem Fleische fand sich ein alkaloidähnlicher Körper und ein feiner Bacillus, der mit den von Gärtner, von Gaffky und Paak beschriebenen Aehnlichkeit hatte und bei Thieren nach subcutaner Injection Darmkatarrh, Lähmungserscheinungen und nach einigen Tagen den Tod hervorrief. Auch die Verfütterung des rohen oder gekochten Fleisches dieser Versuchsthiere hatte bei anderen Thieren den Tod zur Folge.

In Hettstedt (Gebirgskreis Mansfeld) und einigen umliegenden Ortschaften sind in der Zeit vom 4. bis 14. Juni 1893 nach dem Genusse von Fleisch 103 Erkrankungen vorgekommen, die mehr oder weniger unter Erscheinungen von hohem Fieber, mitunter Schüttelfrost, grosser Hinfälligkeit, Genick-, Kreuz- und Kopfschmerzen, Flimmern und Schwindel, Uebelkeit, Erbrechen, Leibschmerzen, Durchfall verliefen. Das betr. Fleisch war in allen Fällen von drei bestimmten Schlächtern bezogen und soll angeblich von zwei nothgeschlachteten Ochsen gestammt haben, die jedoch vom Thierarzt untersucht und für schlachtbar befunden waren. Das Fleisch war in einer grossen Zahl von Fällen roh, als sogenanntes Hackfleisch, genossen, einige Male auch gebraten; gut gekochtes Fleisch scheint weniger zu Erkrankungen Veranlassung gegeben zu haben. (Zeitschr. f. Med.-Beamte 1893, Nr. 13, S. 340.)

Jeserich und Niemann berichteten („Hygienische Rundschau" 1893, Nr. 18) über einige Fälle von Wurst- und Fleischvergiftung. Nach dem Genusse rohen Fleisches einer auf dem Rittergute Langendorf bei Halle a. S. erkrankten Kuh erkrankten 10 Familien, nach dem Genusse der Wurst aus dem Fleische derselben Kuh 32 Familien mit Brechdurchfall, Kopfschmerzen, Schwindel, Frost und Mattigkeit. Die Obduction eines nach dem Genusse der Wurst verstorbenen Mannes ergab acuten Magen- und Darmkatarrh, sowie Blutüberfüllung des Gehirns. Die chemischen, physiologischen und bacteriologischen Versuche mit dem Fleische resp. der Wurst hatten kein positives Resultat. Auch die Untersuchung einer aus Gnesen stammenden Wurst und einer aus der Nähe von Quedlinburg stammenden Sülze, nach deren Genuss viele Personen erkrankt waren, blieb ohne positives Ergebniss. Dagegen gelang es, in einem Schinken, nach dessen

Genuss ein Ehepaar in Berlin erkrankte und die Gattin starb, als giftig wirkende Substanz das Neurin mit Wahrscheinlichkeit nachzuweisen. Die Autoren glauben, dass das bei der Fäulniss von Fleisch und Wurst entstehende Gift nur kurze Zeit als solches existirt, dass es bald wieder durch Zersetzung verschwindet, und dass man deshalb gut thut, die zu untersuchenden, in Fäulniss übergegangenen Massen sofort in absoluten Alkohol zu legen, da in diesem das Gift lange Zeit unverändert bleibt.

In einem Aufsatze über Intoxications alimentaires d'origine carnée poricine (Ann. d'Hyg. publ. XXX, 2, p. 113, 1893) betont Juhel-Rénoy die Schwierigkeit der Diagnose in manchen schweren Fällen von Ptomainvergiftung nach dem Genusse von in Zersetzung begriffenem Fleische. Als Beispiel führt er vier Fälle an, in denen zweimal anfänglich Typhus, einmal Pocken und einmal Meningitis angenommen worden war. Weiter erörtert er die verschiedenen Ausschläge, Roseola, scharlachähnlich, nesselartig, wie sie bei manchen Personen nach dem Genuss von Krusten- und Weichthieren, Himbeeren oder Erdbeeren auftreten. Seine Annahme, dass die hierbei sonst angenommenen sogenannten Idiosynkrasieen der betreffenden Personen auf Störungen ihrer besonders schwächlichen Verdauungsorgane zurückzuführen seien, hat viel für sich, doch dürfte nach Ansicht des Herausgebers eine gewisse Nervosiät dieser Personen, etwa wie bei Reflexneurosen, in Betracht zu ziehen sein. Die Ansicht von Juhel-Rénoy, dass gerade das zersetzte Schweinefleisch diese Störungen hervorriefe, erscheint indessen nicht hinreichend begründet.

Speck. Eine seltene, auf den Genuss verdorbenen Specks zurückgeführte Massenerkrankung von Ziegelarbeitern beschreibt O. Schwartz (7. Generalbericht über das öffentliche Gesundheitswesen des Regierungsbezirkes Köln, S. 17) nach dem Berichte Vanselow's. Die Erscheinungen waren diejenigen einer gastrischen Affection oder des Unterleibstyphus, Mattigkeit, Ziehen in den Beinen, Milztumor, trockene Zunge, Diarrhoe, ziemlich hohes Fieber, Auftreibung des Unterleibes. Von 25 Kranken starb einer; bei seiner Section ergab sich, dass Typhus nicht vorlag. Höchst wahrscheinlich handelte es sich um eine Vergiftung; nach Ausschluss des Wassers und der sonstigen Lebensmittel blieb nur der Speck übrig, der angeschuldigt werden konnte. Derselbe war nicht frisch, denn die Arbeiter hatten ihn aus Lippe mitgebracht. Ist die Annahme richtig, so waren die bezeichneten Erkrankungen dem Botalismus zu vergleichen.

Verwendung beanstandeten Fleisches.

In seinem Vortrage über die Verwendung des wegen seines Aussehens oder in gesundheitlicher Hinsicht zu beanstandenden Fleisches, einschliesslich der Cadaver kranker, getödteter oder gefallener Thiere, stellte Lydtin eine Reihe von Thesen über die Grundsätze auf, welche bei der Einrichtung der allgemeinen obligatorischen Fleischschau über die Verwerthung des zum freien Verkehr nicht zulässigen Fleisches Anwendung finden sollen. Der Leser findet diese Thesen mit dem erläuternden Vortrage in der „Deutschen Vierteljahrsschrift für öffentliche Gesundheitspflege, Bd. XXVI, Heft 1, S. 113" und wird dort eine sehr reiche Fülle von Material für seine Belehrung finden. Ausser Stande, dasselbe hier ganz wiederzugeben, sei nur Folgendes mitgetheilt. Der Procentsatz des wegen Tuberculose beanstandeten Fleisches ist sehr gross. Im Berliner Schlachthause wurden während des einen Jahres 1891/92 15·5 Proc. der Rinder, 2·7 Proc. der Schweine, 0·11 Proc. der Kälber tuberculös befunden. Die verworfenen Thiere (allein 2229 Rinder) hatten ein Gesammtfleischgewicht von 544 480 kg. Wäre hiervon nur die Hälfte für den Consum gerettet worden, so hätte man Fleisch im Werthe von 163 000 Mk. gewonnen. In Baden wurden

im Jahre 1888 . . . . 2244 Rinder
„ „ 1889 . . . . 2416 „
„ „ 1890 . . . . 2154 „
„ „ 1891 . . . . 2315 „
„ „ 1892 . . . . 2950 „

bei der Fleischbeschau tuberculös befunden. Wenn hiervon auch nur 20 Proc. dem Verkehr entzogen wurden, so stellte sich doch ein Jahresverlust von 193 200 Pfd. Fleisch im Werthe von 57 960 Mk. heraus.

Ueber die Unschädlichmachung bedenklichen Fleisches durch Dampfkochvorrichtungen äusserte sich Lydtin günstig und erwähnte dabei der Haek-Henkel'schen, der Becker-Ullmann'schen Kochöfen, der Rohrbeck'schen und Rietschel-Henneberg'schen Dampfdesinfectoren.

Was die Nothschlachtungen anbetrifft, so liefern sie nach dem Vortragenden in der Regel nicht bankwürdiges, aber relativ viel mehr ungeniessbares, sehr gesundheitsschädliches Fleisch, als die gewerblichen Schlachtungen. In Baden kamen während der Jahre 1888 bis 1891 auf 1000 gewerbliche Schlachtungen

bei Grossvieh . . . . 128 Nothschlachtungen,
„ Kälbern . . . . 4·9 „
„ Schafen . . . . 20·2 „
„ Ziegen . . . . 72·5 „
„ Schweinen . . . . 63·4 „
„ Pferden . . . . 44·4 „

welche gesundheitsschädliches Fleisch lieferten.

Am ekelerregendsten und gefährlichsten ist nach Lydtin als Speisefleisch das Fleisch wasenmässiger und umgestandener Thiere. Deshalb ist nicht bloss die thierärztliche Besichtigung nothgeschlachteter, sondern auch umgestandener Thiere nöthig und bezüglich der Cadaver solcher Thiere eine bestimmte Verfügung zu erlassen. Abdecker müssen bestellt, auf Grund eines Regulativs verpflichtet sein und Abdeckereien müssen eingerichtet werden. Auf dem Wasenplatze soll man Vorkehrungen treffen, um die Cadaver abhäuten, ausweiden oder seciren zu können. Verbrennungsöfen zur Zerstörung ganzer Cadaver und von Eingeweidetheilen durch Feuer sind in Seuchenbezirken erwünscht. Für grössere Communen empfiehlt es sich, zur unschädlichen Beseitigung der Schlachtabfälle und des als Speisewaare nicht verwendbaren Fleisches Anstalten zu errichten, welche gewisse werthvolle Stoffe, z. B. Fett, auszuziehen, und mit Ausschluss der nicht anderweitig verwendeten Cadavertheile oder auch diese mit zu unschädlichen, landwirthschaftlich oder industriell, jedoch nicht als Speisewaaren, verwerthbaren Stoffen zu verarbeiten unternehmen. Den Abdeckereien ist der Verkauf von Fleisch überhaupt zu verbieten. Es dürfen lediglich Producte verkauft werden, welche auf chemischem oder thermischem Wege aus dem Fleische gewonnen und unschädlich gemacht sind.

Die Versammlung des Deutschen Vereins für öffentliche Gesundheitspflege sah von einer Abstimmung über die Thesen des Referenten ab und nahm folgende Resolution an:

1. Es ist wünschenswerth, dass die Concession für Errichtung einer Abdeckerei in Zukunft von der Ausstattung derselben mit Apparaten abhängig gemacht werde, welche die bisherigen Benachtheiligungen, Belästigungen und Gefahren des Abdeckereisystems verhüten.
2. Behufs Fernhaltung von gesundheitsschädlichem und verdorbenem Fleisch von den Speisemärkten und behufs Förderung der unschädlichen Verwerthung alles übrigen Fleisches ist die allgemeine obligatorische Viehversicherung dringend zu empfehlen.

Milch.

Fr. Honigmann (Zeitschr. f. Hygiene XIV, S. 2) untersuchte die Milch gesunder Frauen und erhielt ein ähnliches Resultat, wie Cohn und Neumann. Von 76 Proben, welche 64 Frauen entnommen worden waren, erwiesen sich vier als keimfrei. Die übrigen 62 enthielten Staphylococcen, und zwar alle den Staphyl. pyogenes albus, 48 auch den Staphyl. pyogenes aureus. Einzelne Proben enthielten nur wenige, andere dagegen sehr viele Bacterien, bis zu 9500 pro 1 ccm. Der Verfasser hält es für das Wahrscheinlichste, dass die in der Milch gesunder Frauen vorkommenden Bacterien von den Ausführungsgängen der Mamma aus in sie hineingelangten und sich dann vermehrten. Eine solche Milch hat nach den Versuchen des Autors nicht die Fähigkeit, Cholera- und Typhusbacillen, oder Staphylococcen zu vernichten. Er führt dies auf den geringen Eiweissgehalt der Frauenmilch zurück (? Uffelmann).

Auch F. Ringel (Münchener med. Wochenschrift 1893, Nr. 27) nahm eine bacteriologische Prüfung der Frauenmilch vor, und zwar bei 12 gesunden und 13 kranken Frauen. Nur dreimal erwies sich die Milch keimfrei. In den bacterienhaltigen Proben fand sich am häufigsten der Staphylococcus pyogenes albus — auch bei gesunden Wöchnerinnen — selten der St. pyogenes aureus und der Streptococcus. Uffelmann glaubt ebenfalls, dass die genannten Bacterien von aussen in die Mamma eindringen.

Unter Uffelmann's Leitung studirte Halleur (Dissertation, Leipzig 1893) ebenfalls die Frage nach dem Bacteriengehalt der Frauenmilch von 40 Stillenden, von denen 38 völlig gesund waren, zwei an Mastitis litten, und kam dabei zu folgenden Schlüssen:

Nahrungsmittel. Milch. Untersuchungen.

1. Die Milch der gesunden Frau enthält mit Bestimmtheit in sehr vielen Fällen Mikroorganismen. Wahrscheinlich ist, dass die Milch aller Frauen zeitweise keimhaltig ist.
2. Da die Zahl der Keime in vielen Fällen nur eine geringe ist, so gelingt der Nachweis derselben um so sicherer, je grössere Quantitäten der Milch zur Untersuchung genommen werden.
3. Die eitererregenden Traubencoccen, und zwar vorzugsweise der Staphylococcus pyogenes albus, finden sich in der Frauenmilch am häufigsten; es kommen aber auch nicht pathogene Bacterien sehr oft vor.
4. Bei den gesunden Frauen, und auch in den Fällen leichterer puerperaler Erkrankungen ist der Keimgehalt mit Bestimmtheit durch Hineinwandern der Keime von aussen in die Milchausführungsgänge bedingt. Bei schwereren septischen Erkrankungen ist die Uebertragung durch den Blutstrom nicht ausgeschlossen.
5. Der Grund dafür, dass einzelne Kinder an der Mutterbrust nicht gedeihen, findet seine Erklärung nicht in dem Keimgehalte der Milch.
6. Die puerperale Mastitis zerfällt klinisch in zwei scharf getrennte Gruppen, von denen die eine durch die Anwesenheit von Traubencoccen, die andere durch Streptococcen bedingt wird. Es kommen jedoch auch Mischformen vor.

Soxhlet erörterte den chemischen Unterschied zwischen Kuh- und Frauenmilch und die Mittel zu ihrer Ausgleichung (Münchener medicinische Wochenschrift 1893, Nr. 4). Der Unterschied der Kuh- und Frauenmilch beruht in ihrer verschiedenen Gerinnung, in der Verschiedenheit ihres Gehaltes an Milchsalzen und in der Verschiedenheit des absoluten Gehaltes an Nährstoffen, sowie des Verhältnisses der einzelnen Milchbestandtheile zu einander. Was die Gerinnung anbetrifft, so kommt für die Säuglingsernährung nur diejenige durch Labferment in Betracht, die ein ganz anderer Vorgang ist, als die Gerinnung durch verdünnte Säuren. Die Derbheit des Gerinnsels hängt nur ab von der Concentration der Caseïnlösung, von dem Gehalte an löslichen Kalksalzen und von der Acidität der Lösung. Bei der Kuhmilch ist die Gerinnung deshalb derber, weil alle jene drei Factoren in stärkerem Grade wirken, als bei der Frauenmilch, da erstere zweimal mehr Caseïn, sechsmal mehr Kalk und dreimal mehr Acidität hat, als Frauenmilch. Deshalb ist es für die Säuglingsernährung nöthig, die Kuhmilch zu verdünnen und sie zu neutralisiren. Doch darf man nicht vor dem Sterilisiren die Neutralisirung vornehmen, weil sonst der Milchzucker zerstört, die Milch bräunlich, der Geschmack verschlechtert wird. Auf je 100 ccm unverdünnte Kuhmilch würden 100 mg Natriumbicarbonat zugesetzt werden müssen. Mit dem Zusatz von Wasser aber gehe man nicht zu weit, weil sonst der Gehalt an Nährstoffen zu sehr verringert wird.

Gekochte Milch gerinnt zwar durch das Labferment sehr feinflockig, ist aber deshalb nicht verdaulicher als ungekochte. Denn durch Erhitzen der Milch werden die für die Labwirkung wichtigen Kalksalze unlöslich. Durch Hinzutreten minimaler Mengen Säuren, oder löslicher Kalksalze, die

Nahrungsmittel. Milch für Säuglinge.

der Magen abscheidet, stellt sich der ursprüngliche Bestand an löslichen Kalksalzen wieder her.

Zusatz schleimiger Suppen (Abkochungen von Getreidemehlen) wirken durchaus nicht anders, als Zusatz von Wasser hinsichtlich der Gerinnung der Kuhmilch durch Labferment.

Was die Salze betrifft, so enthält die Kuhmilch von ihnen zwei- bis dreimal mehr, als Frauenmilch, aber viermal mehr Phosphorsäure und sechsmal mehr Kalk. In beiden Milcharten findet sich der gelöste Kalk hauptsächlich als citronensaurer Kalk. Zusatz von Kalksalzen wirkt eher schädlich, weil er die Derbheit des Gerinnsels erhöht.

Den Gehalt der Kuh- und Frauenmilch an Nährstoffen schildert Soxhlet an der Hand der darüber vorliegenden Analysen und betont im Anschluss daran, dass die Vermischung von 1 Thl. Kuhmilch mit $^1/_2$ Thl. einer 12·3 procentigen Milchzuckerlösung ein Nahrungsmittel giebt, welches dieselben Nährstoffmengen wie Frauenmilch darbietet, nur dass ein Drittel des Fettes durch die gleichwerthige Menge Milchzucker (243 Milchzucker : 100 Fett) vertreten ist.

	Frauenmilch	Kuhmilch mit $^1/_2$ Theil 12·3 proc. Milchzuckerlösung
Wasser	87·41 Proc.	85·30 Proc.
Eiweissstoffe	2·29 „	2·37 „
Fett	3·78 „	2·46
Fett vertreten durch Milchzucker	—	1·32
Milchzucker als Aequivalent für fehlendes Fett	—	3·19
Natürlicher Milchzuckergehalt	6·21 „	3·25
Milchzucker als Ergänzung des geringeren natürlichen Gehaltes	—	2·96
Gesammt-Milchzuckergehalt	—	9·40
Aschenbestandtheile	0·31 „	0·47

Er hält diese Mischung für eine rationelle.

Die Frage, welcher Zucker zu der verdünnten Kuhmilch zuzusetzen ist, beantwortet Soxhlet dahin, dass man Milchzucker nehmen soll, und begründet seine Auffassung mit einer Darlegung der Differenzen, welche zwischen diesem Zucker und anderen Zuckerarten bestehen. Er hält den Milchzucker in der angegebenen starken Verdünnung für nicht abführend.

Schliesslich reproducirt der Verfasser die Heubner-Hofmann'schen Vorschriften über die künstliche Säuglingsnahrung. Es sind folgende:

Für gewöhnlich wird nur die folgende Mischung, bestehend aus 1 Thl. 6 proc. Milchzuckerlösung und 1 Thl. Kuhmilch, verwendet.

Für 1 Monat alte Kinder: 8 Flaschen, à 150 g, gefüllt mit 75 g der Mischung, also halb so voll gefüllt, als die Gebrauchsanweisung zum Sterilisirapparat vorschreibt. In das Mischglas kommen: 3 Theilstriche Wasser, 6 glatt abgestrichen volle Kaffeelöffel fein gepulverter Milchzucker (= 18 g); nach 1 bis 2 Minuten langem Umrühren, nachdem sich der Milchzucker gelöst hat, werden 3 Theilstriche Kuhmilch hinzugemischt.

Für 2 bis 3 Monate alte Kinder: 7 Flaschen, à 150 g, gefüllt mit je 125 g der Mischung, d. h. anderthalb Centimeter oder ein Finger breit tiefer eingefüllt, als die Gebrauchsanweisung vorschreibt. In das Mischglas kommen

4½ Theilstriche Wasser, 9 abgestrichen volle Kaffeelöffel Milchzucker und 4½ Theilstriche Milch.

Für über 3 Monate alte Kinder: 6 bis 8 Flaschen, à 150 g, vollgefüllt nach der Gebrauchsanweisung zum Sterilisirapparat. In das Mischgefäss kommen — bei der Bereitung des Gemisches für 8 Flaschen — 6 Theilstriche Wasser, 12 abgestrichen volle Kaffeelöffel Milchzucker und 6 Theilstriche Milch.

Täglicher Verbrauch an Milchzucker 18 bis 36 g.

Nur ausnahmsweise und auf besondere ärztliche Verordnung werden verabreicht:

a) an kräftige Kinder von 9 Monaten an Vollmilch;

b) an sehr schwache und reconvalescente Kinder ein Gemisch von 1 Thl. Milch und 2 Thln. Milchzuckerlösung, welche 45 g im Liter enthält. Dieses Gemisch wird bereitet, indem man auf 2 Theilstriche Wasser 3 abgestrichen volle Kaffeelöffel Milchzucker nimmt und zu der Lösung die zweifache Menge Milch hinzumischt; also z. B. für 8 Flaschen, à 150 g : 8 Theilstriche Wasser, 12 Kaffeelöffel Milchzucker und 4 Theilstriche Milch.

Uffelmann fügt diesem Referate folgende kurze Bemerkungen hinzu:

Es ist nicht rationell, ja geradezu bedenklich, für die Säuglingsernährung einen so erheblichen Theil des Fettes in der verdünnten Kuhmilch durch Milchzucker zu ersetzen. Dasselbe ist zwar der Theorie nach durch eine dem oben angegebenen Verhältnisse entsprechende Menge Milchzucker zu ersetzen, in Bezug auf Verhütung des Fettverlustes, resp. in Bezug auf Erzielung von Fettansatz; die praktische Erfahrung lehrt aber, dass der Säugling ohne annähernd diejenige Menge Fett, wie sie die Frauenmilch ihm bietet, gedeihlich sich nicht entwickelt, dass der Ersatz eines nennenswerthen Antheils der Fettration durch Zucker zur Schädigung des Organismus führen kann, und dass man bei künstlicher Ernährung nur dann auf normales Gedeihen rechnen darf, wenn man die betr. Kost möglichst genau nach der Zusammensetzung der Frauenmilch, ihrem Gehalte an Eiweiss, Fett, Zucker und Sahne präparirt. Wer diesem Grundsatze untreu wird, darf sich nicht wundern, wenn er schlechte Erfolge bei der Säuglingsernährung hat. — Sodann bestreitet Uffelmann, dass der Zusatz von Getreidemehlsuppen zur Kuhmilch genau so hinsichtlich der Gerinnung wirkt, wie Zusatz von Wasser, und zwar bestreitet er dies auf Grund eigener Untersuchungen, die er in Pflüger's Archiv, Bd. 29, publicirt hat. Ausserdem lehrt wiederum die Erfahrung, dass sehr viele Säuglinge, welche mit Wasser verdünnte Kuhmilch schlechterdings nicht vertragen, die mit Getreidemehlsuppen versetzte sehr gut vertragen. Endlich ist darauf hinzuweisen, dass reiner Milchzucker recht theuer ist. Es kosten 100 g in der Apotheke nicht weniger als 1·15 Mk., in den chemischen Fabriken (Schuchardt in Görlitz) 0·21 Mk., demnach viel mehr als Rohzucker.

J. Munk (Virchow's Archiv 1893, S. 501) kam bei seinen Studien bezüglich der quantitativen Bestimmung der Eiweiss- und Extractivstoffe in der Kuh- und Frauenmilch zu folgenden Schlüssen:

78　Nahrungsmittel. Milch. Zusammensetzung.

1. Aus den Eiweissfällungen der Kuh- und Frauenmilch lässt sich am schnellsten und schärfsten der Eiweissgehalt durch Bestimmung des von diesen Niederschlägen eingeschlossenen N nach Kjeldahl ermitteln. Beim Oxydiren von Niederschlag nebst (schwedischem) Filter kann der N-Gehalt des letzteren ($1/2$ mg N) berücksichtigt, er kann aber auch als minimal vernachlässigt werden.
2. Sowohl bei der Alkoholfällung zur Bestimmung der gesammten Eiweissstoffe als bei der Methode von Hoppe-Seyler zur gesonderten Ermittelung des Casein- und Albumingehaltes der Milch bleiben selbst bei sorgsamster Ausführung $1/30$ bezw. $1/17$ bis $1/15$ der Eiweissstoffe der Kuhmilch in Lösung.
3. Nur die Fällung mittelst Tannins in der Kälte nach Sebelien, sowie die von mir modificirte Fällung mittelst (aufgeschlämmten) Kupferoxydhydrates in der Siedehitze schlägt sowohl in der Kuhmilch als in der Frauenmilch alle Eiweissstoffe nieder. Dabei hat die Kupfermethode vor dem Tanninverfahren den Vorzug der sehr viel schnelleren Ausführbarkeit.
4. An Extractiv-N enthalten 100 Theile frische Kuhmilch 22 bis 34 mg, 100 Theile Frauenmilch nur 14 bis 26 mg N. Dabei entfallen von dem Gesammt-N der Kuhmilch reichlich $15/16$ auf Eiweiss-N und nur knapp $1/16$ auf Extractiv-N, von dem Gesammt-N der Frauenmilch $10/11$ auf Eiweiss-N und $1/11$ auf Extractiv-N.
5. Aus dem nach Kjeldahl festgestellten Werthe für den Gesammt-N der frischen Milch lässt sich mit für die meisten Fälle ausreichender Genauigkeit der Eiweiss-N berechnen, indem man den Gesammt-N der Kuhmilch mit 0·94, den der Frauenmilch mit 0·91 multiplicirt.
6. Die aus der Menschenmilch gefällten Eiweissstoffe (Casein + Albumin + Globulin) enthalten, aschefrei berechnet, 15·76 Proc. N, daher sich durch Multiplication des für den Eiweiss-N gefundenen Werthes mit 6·34 sich der Eiweissgehalt ergiebt. Der entsprechende Factor für Kuhmilch ist nach Sebelien 6·37.

Woll (Milchztg. 1893, S. 14) fand, dass die Fettkügelchen in der Kuhmilch sich relativ vermehren und verkleinern, je mehr die Lactatur fortschreitet, dass sie in der Milch verschiedener Kühe nach Grösse und Zahl höchst wahrscheinlich verschieden sind, dass die Morgenmilch meistens grössere Fettkügelchen hat, als die Abendmilch, die erste Milch kleinere und sparsamere Fettkügelchen, als die Vollmilch, der Rahm zahlreichere und grössere, die Magermilch sparsamere und kleinere hat, als die Vollmilch.

H. Timpe suchte bezüglich der Beziehungen der Phosphate und des Caseïns zur Milchsäuregährung (Archiv f. Hygiene XVIII, Heft 1) zu zeigen, dass bei Gegenwart von mehrbasischen Phosphaten eine erhöhte Säureproduction in der Milch stattfindet, und dass auch das Caseïn bei der erhöhten Säureproduction betheiligt ist. Durch eine Reihe von Versuchen kam er zu dem Ergebniss, dass der Bacillus acidi lactici nicht befähigt ist, in reiner Milchzuckerlösung seine säurebildende Function auszuüben, dass er diese aber schon bei Zusatz von Ammonsalzen erlangt, und dass die Säurebildung in solcher Lösung bis zu einem Gehalte von etwa 0·04 Proc. Milchsäure fortgeht. Er fand des Weiteren, dass bei Gegenwart neutralisirender Substanzen die Milchsäure sich bildet, bis das Neutralisationsmittel erschöpft und ein geringer Gehalt an freier Säure erreicht ist. Als solche neutralisirende Substanzen kommen für die Milch in Betracht: die mehrbasischen Phosphate und das Caseïn. Letzteres geht mit Milchsäure eine chemische Verbindung ein, in der 100 Thle. Caseïn auf 8·415 Thle. Milchsäure kommen. Danach geht die Milchsäurebildung in der Milch fort bis zu einer dem Phosphat- und Caseïngehalt entsprechenden Höhe von etwa 0·6 Proc. Milchsäure.

Nach den Feststellungen Timpe's hat das Caseïn, welches mit Alkali verbunden in der Milch enthalten ist, zu demselben eine grössere Affinität, als die zweifach sauren Phosphate bei mittlerer Temperatur. Deshalb ist die Gerinnungsdauer der Milch unter den gleichen äusseren Bedingungen von derjenigen Alkalimenge abhängig, welche die Phosphate beim Uebergange in das einbasische Salz abgeben. Bei mittlerer Temperatur wird das bezeichnete Säuremaximum in der Milch (ca. 0·6 Proc.) bereits nach etwa fünfzig Stunden erreicht.

Von Raumer und E. Späth (Forschungsberichte über Lebensmittel etc. 1893, S. 1) bringen folgende Mittheilungen aus der Untersuchungsanstalt zu Erlangen über die Wichtigkeit der Stallprobe. Von einer benachbarten Stadt wurde Marktmilch zur Untersuchung eingeschickt, die folgende Zusammensetzung hatte:

Spec. Gew. 1·0285 — spec. Gew. des Milchserums 1·0220 — Trockenrückstand 9·16 — Fett gew.-analyt. 1·55 — Milchzucker 3·82.

Die durch die Polizei entnommene Stallprobe ergab Folgendes:

Spec. Gew. 1·031 — spec. Gew. des Serums 1·0240 — Trockenrückstand 8·58 — Fett 0·48 — Milchzucker 4·10.

Da es absolut unglaublich erschien, dass ein derartiges Product von der Kuh geliefert wurde, hegten beide Autoren die Vermuthung, dass durch irgend eine Manipulation die Polizei bei der Probeentnahme getäuscht worden sei, und ersuchten um erneute Stallprobeentnahme durch den dortigen Thierarzt selbst. Diese Stallprobe fand statt, und die Untersuchung ergab folgende Zahlen:

Spec. Gew. 1·0310 — spec. Gew. des Serums 1·0254 — Trockenrückstand 8·31 — Fett 0·25 — Milchzucker 4·00.

Ein Zweifel an der Richtigkeit der Entnahme konnte nun nicht mehr bestehen. Der Thierarzt erklärte zu Protokoll, die Kuh sei gesund, was allerdings nicht glaublich erschien. Es konnte eben die Erkrankung ärztlich nicht constatirt werden. Dass die Milch unzweifelhaft eine pathologische Zusammensetzung zeigte, wurde von einer Autorität auf dem Gebiete der Milchwirthschaft, der die Autoren den Befund des Interesses halber mittheilten, ebenfalls ausgesprochen.

Wäre auf Grund der Marktmilchanalyse ausgesprochen, die Milch sei theilweise entrahmt und gewässert, so würde kaum ein Sachverständiger dieses Urtheil angefochten haben; und trotzdem zeigte sich bei der Stallprobe, dass einfach nur eine allerdings selten beobachtete Abnormität vorlag. Bemerkt muss noch werden, dass die Milch nur von einer Kuh stammte, ein Fall, bei dem bekanntlich eine doppelte Vorsicht nöthig ist und aus dem Marktmilchresultate allein niemals Schlüsse gezogen werden können.

Ueber „quantitative Spaltpilzuntersuchungen der Milch" berichtet die Dissertation von Eugen Gernhardt (Dorpat 1893). Der Verf. fand in der Kuhmilch, welche zu Dorpat käuflich ist, nach den einzelnen Sorten folgende Mengen von Bacterien:

	Niedrigster Keimgehalt	Höchster Keimgehalt	Mittlerer Keimgehalt
Guts-Meiereien	402046	7535170	2322103
Städtische Meiereien	1294649	15139338	5506601
Dorfmilch I.	1749930	20303000	9670873
„ II.	2120968	26056500	11274703
Marktmilch	2093181	116817200	39990850

Also fand er den niedrigsten Keimgehalt bei der vom Gute aus versandten Milch, den höchsten bei der Marktmilch, wie dies auch kaum anders zu erwarten war.

Des Weiteren ermittelte Gernhardt, als er Untersuchungen von Stallmilchproben auf drei verschiedenen Gütern anstellte, dass die erste Milch pro 1 ccm = 20000 bis 690000 Bacterien, die letzte Milch = 1114 bis 10085 Bacterien, die Durchschnittsmilch = 100000 bis 5912000 Bacterien enthielt, dass also die Durchschnittsmilch den höchsten Keimgehalt aufwies, was mit den Ergebnissen anderweitiger Untersuchungen nicht übereinstimmt.

Da die Bacterien der überwiegenden Mehrzahl nach von der Verunreinigung der Ausführungsgänge der Milchdrüse herstammen, und diese Verunreinigung nicht fernzuhalten ist, so wird sich eine keimfreie Kuhmilch nicht beschaffen lassen. Wohl aber erscheint es möglich, sie wesentlich keimärmer zu gewinnen. Man säubere die Striche statt mit Wasser mit einem reinen eingefetteten Tuche von den Verunreinigungen, verwende nur reine, nach jedem Gebrauche ausgekochte Seihtücher, möglichst nur Metallgeschirre statt hölzerner. Immerhin wird nach dem Verfasser ein Keimgehalt von 150000 pro 1 ccm in der frisch gemolkenen Milch nicht vermeidbar sein.

Ueber Milchschmutz veröffentlichte F. B. Dornblüth einen kurzen Aufsatz (Vierteljahrsschr. f. öffentl. Gesundheitspfl. Bd. 25, Heft 1, S. 35). Er geht aus von drei von Professor Gaffky-Giessen (Deutsche Medicinische Wochenschrift v. 7. April 1893) mitgetheilten Erkrankungsfällen bei Angestellten des Giessener Hygienischen Institutes. Dieselben hatten, wie später festgestellt wurde, die Milch von einer an blutiger Darmentzündung mit Durchfällen erkrankten Kuh erhalten, bei der Darmschleimhautfetzen enthaltende flüssige Koth, am Euter herunterfliessend, sich dessen Milch beigemengt hatte. Die Erkrankungen jener drei Personen bestanden in fieberhaften typhusähnlichen Störungen von Seiten des Darmes. Im Anschluss hieran fordert Dornblüth grösste Reinlichkeit in den Ställen und beim Melken.

Friis (Zeitschr. f. Thiermedicin XIX, S. 115) stellte Untersuchungen darüber an, ob und in welchem Umfange die in den Handel gebrachte Kuhmilch mit Tuberkelbacillen durchsetzt ist, und ob eine praktische Weise durch Verimpfung von Milch bei Thieren Tuberculose derselben sich constatiren lässt. Zu dem Zwecke impfte er je zwei Kaninchen intraperitoneal 5 bis 10 ccm einer Marktmilchprobe ein und fand, dass von 28 solcher Proben, welche aus 26 Viehbeständen stammten, 4 Tuberculose erzeugten. Bei Nachforschung ergab sich, dass in zwei Fällen, in welchen die Tuberculose mässige Ausdehnung bei den Versuchsthieren erlangte, die Milch aus Beständen von 20 und 30 Stück stammte, deren je eine perlsuchtverdächtig war, und dass in den zwei anderen Fällen, in denen die Tuberculose der Versuchsthiere stark vorgeschritten war, die Milch aus Beständen von 20 und 30 Kühen stammte, deren mehrere Eutertuberculose hatten. Danach schützt auch die Kuhmilch nicht sicher vor Tuberculosegefahr.

In seinem Aufsatze: „Milch als Nahrungsmittel" (Deutsche Vierteljahrsschrift f. öffentl. Gesundheitspfl. 1893, S. 235) bespricht Lüttig die Eigenschaften einer guten Vollmilch, die Zusammensetzung derselben und weist dann auf die gesetzlichen Bestimmungen hin, welche in Bezug auf den Verkehr mit diesem wichtigen Nahrungsmittel Geltung haben. Es sind folgende:

Für das Deutsche Reich das Nahrungsmittelgesetz vom 14. Mai 1879 nebst Novelle vom 29. Juni 1887, ferner das Reichsgesetz vom 23. Juni 1880, betr. die Abwehr und Unterdrückung der Viehseuchen;

für das Königreich Preussen der Erlass des königl. preussischen Ministeriums vom 28. Januar 1884;

für das Königreich Bayern der Erlass des königl. bayerischen Staatsministeriums vom 20. Juli 1887;

für das Königreich Württemberg der Erlass des königl. württembergischen Ministeriums des Innern vom 12. Mai 1866;

für die Reichshauptstadt Berlin die Polizeiverordnung vom 6. Juli 1887 nebst Ausführungsanweisung vom 19. December 1887, betr. den Verkehr mit Milch;

für die meisten grösseren Städte des Reiches entsprechende Polizeiverordnungen;

für England die auf Grund der *„Contagious diseases animals act 1878"* erlassenen *„Dairies, Cowsheds and Milkshops Order"* des *Local Government Board* vom 15. Juni 1885, sowie durch den Erlass des *Local Government Board* vom 20. October 1886;

für Frankreich das Decret des Präsidenten der Republik vom 28. Juli 1888.

Weiterhin erörtert der Verf. den Einfluss verschiedener Factoren auf die Beschaffenheit der Milch, die Erkrankungen der Milchthiere, die Infection der Milch beim Melken oder nach demselben, ihre Verunreinigung mit Gährungserregern, mit anderweitigen Mikroorganismen, die Ziegenmilch, die Schafmilch, die Eselinnen- und Stutenmilch, die Muttermilch, die Fälschung der Handelsmilch, die Marktcontrole, die Untersuchung der

Milch, die Verhütung der Uebertragung von Krankheiten durch die Milch und die Milchconserven. Er schliesst die Abhandlung mit folgenden Sätzen:

1. Die Milch eines gesunden rationell ernährten Thieres ist, wenn sie vor jeder Verunreinigung geschützt wird, auch im rohen Zustande das beste Nahrungsmittel für Gesunde und Kranke, für Erwachsene und Kinder.
2. Unter Milch wird vorzugsweise Kuhmilch verstanden, weil sie stets in reichlicher Menge zu mässigem Preise zu beschaffen ist.
3. Sie ist sehr dem Verderben ausgesetzt, deshalb sehr zu schützen, durch Abkühlung oder Erhitzung haltbar zu machen, sofern sie nicht da, wo sie gemolken wird, zum baldigen Genusse verbleibt.
4. Da es nur in wenigen bevorzugten Anstalten möglich ist, durchaus reine und gesunde Milch zu erhalten, so muss als Regel gelten, die Milch nur nach gründlichem Kochen zu geniessen; dieses ist namentlich für die Ernährung der Kinder, der Kranken und Genesenen zu beachten, weil dadurch nur die Gefahr der Erkrankung in Folge Milchgenusses beseitigt werden kann.
5. Die Milch kann wegen ihrer physikalischen Eigenschaften sehr leicht durch Wasserzusatz und Fettentnahme an Nährwerth und gesunder Beschaffenheit einbüssen.
6. Eine sanitätspolizeiliche Ueberwachung des Verkehres mit Milch, wie sie auf Anregung der preussischen Ministerialverfügung vom 28. Januar 1884 in vielen grösseren Städten durch entsprechende Polizeiverordnungen geregelt werden soll, erscheint nicht bloss gerechtfertigt, sondern nothwendig.
7. Die Sanitätspolizei hat vom Milchproducenten zu fordern, dass er gesunde Milchthiere hält, für rationelle Fütterung auf der Weide und in gesunden, luftigen, sauberen Stallungen sorgt, dass er die Milch von kranken Thieren, die Biestmilch, sowie mit Milchfehlern behaftete Milch nicht in den Handel bringt; er muss für saubere Gefässe, für reinliches Melken, für Aufbewahrung der Milch in reinen, nicht mit Wohn-, Schlaf-, Krankenzimmern communicirenden Räumen sorgen; kranke Personen oder Krankenpfleger müssen sich jeder Berührung der Milch und der Milchgefässe enthalten.

Auf dem Markte und an der Verkaufsstelle muss die Milch durch besonders eingeübte Polizeibeamte häufig und unvermuthet untersucht und durch Prüfung der Reaction, der sinnfälligen Eigenschaften, des specifischen Gewichtes, des Fettgehaltes in verdächtige und unverdächtige sortirt werden; von einem chemischen Sachverständigen ist die genauere chemische Zusammensetzung der Milch zu prüfen, gleichzeitig auch die Gewissenhaftigkeit und die Kenntnisse der mit der Marktcontrole beauftragten Polizeibeamten zu beaufsichtigen. Die Stallprobe ist in streitigen Fällen vorzunehmen.

8. Die Magermilch ist vom Markte nicht auszuschliessen, da sie für den Erwachsenen ein vorzügliches und billiges Nahrungsmittel ist.
9. Zur Säuglingsernährung ist die Magermilch nicht geeignet.
10. Die Milchpräparate: condensirte, präservirte Milch, Kumys, Kephir, sind im Verkehr zu dulden, sofern deren Zubereitung, Aufbewahrung

und Verpackung einwandsfrei geschieht und nur reine, gesunde Milch zur Verwendung kommt.

Das chemische Untersuchungsamt der Stadt Breslau berichtet (Jahresbericht pro 1892/93, S. 34) über Milchuntersuchungen Folgendes: Geprüft wurden im Jahre 1892/93 insgesammt 378 Proben.

Von denselben mussten 95 = 25·1 Proc. beanstandet werden, gegenüber 23·1 Proc. des Vorjahres, und zwar fielen von diesen 75 in die Klasse der unabgerahmten, 19 in die der abgerahmten und eine in die der halbabgerahmten Milch.

Die Art der Verfälschung hingegen giebt folgende Gruppirung:
1. Eine theilweise Entrahmung hatte in 45 Fällen = 11·9 Proc. aller untersuchten, oder 47·4 Proc. aller beanstandeten,
2. ein Wasserzusatz hatte in 40 Fällen = 10·6 Proc. aller untersuchten, oder 42·1 Proc. aller beanstandeten,
3. eine theilweise Entrahmung und gleichzeitiger Wasserzusatz in 10 Fällen = 2·7 Proc. aller untersuchten, oder 10·5 Proc. aller beanstandeten Proben stattgefunden.

Die Menge des zugesetzten Wassers erreichte, wie aus der nachstehenden Tabelle ersichtlich, sehr oft 25 bis 33 Proc. und stieg sogar in einem Falle auf 40 Proc.

Fr. J. Herz (Chemiker-Zeitg. 1893, 47, S. 1893) empfiehlt folgende Formeln zur Berechnung von Milchverfälschungen:

1. W (das zu 100 Th. gewässerter Milch zugesetzte Wasser) $= \dfrac{100\,(r_{1_2} - r_2)}{r}$;

2. v (das zu 100 Thln. reiner Milch zugesetzte Wasser) $= \dfrac{100\,(r_1 - r_2)}{r_2}$;

3. φ (das von 100 Thln. reiner Milch abgerahmte Fett) $= f_1 - f_2 + \dfrac{f_2(f_1 - f_2)}{100}$

4. $\varphi = f_1 - \dfrac{\left[100 - \left(\dfrac{M f_1 - 100 f_2}{M}\right)\right]\left[f_1 - \left(\dfrac{M f_1 - 100 f_2}{M}\right)\right]}{100}$.

Anmerkung: Formel 4 dient für gleichzeitige Wässerung und Entrahmung; r = fettfreie Trockensubstanz der Milch, f = Fettgehalt der Milch, $M = 100 - W$ ist die in 100 Thln. gewässerter Milch enthaltene Menge ursprünglich ungewässerter Milch; 1 = Stallprobenmilch, also f_1 der proc. Fettgehalt der Stallprobenmilch; 2 die verdächtige Milch.

Nisius (Milchzeitg. 1893, 17) leitete aus den bekannten Fleischmann'schen Formeln folgende Formel für das specifische Gewicht der Trockensubstanz m ab:

$$m = \dfrac{2665}{1665 + 12p}.$$

In dieser Formel soll p den procentischen Fettgehalt der Trockensubstanz angeben, welcher nach der Formel $p = 100\,\dfrac{f}{t}$ berechnet ist.

Ueber Methoden zur Bestimmung des Fettgehaltes in der Milch verbreiteten sich Lang in der Chemiker-Zeitung 1893, 10, Strassmann in derselben Zeitung 1893, 17, sowie Liebermann und Székely in derselben Zeitung 1893, 17. A. N. Rahm (Milchzeitung 1893, 10) gab einen Milchprüfer an, der die Bestimmung des Fettes dadurch ermöglicht, dass man nach Lösung desselben in Amylalkohol in einem graduirten Rohr die Ablesung vornimmt.

Weiss (Chem. Zeitg. XVII, Rep. 134 und Pharmaceut. Zeitg. 1893, S. 258) bestimmt das Fett, indem er die Milch mit Natronlauge und Benzin emulgirt, das Fettbenzin mit Alkohol abscheidet, Er fordert aber, mit dem Abgiessen des Fettbenzins so lange (circa 12 Stunden) zu warten, bis die Abscheidung vollendet ist, tüchtig durchzuschütteln, das Fett bis zum constanten Gewicht zu erwärmen, da das letzte Benzin schwer abgegeben wird, und beim Abmessen auf gleiche Temperatur Acht zu geben.

N. Auerbach (Berl. klin. Wochenschrift 1893, Nr. 14) verbreitete sich über Production von Kindermilch und Milchsterilisirung. Er stellte durch Versuche fest, dass und weshalb Futterwechsel beim Milchvieh Verdauungsstörungen erzeugt.

Es werden nämlich in ihrem Digestionstractus Mikroorganismen, welche wenig energische Zersetzungen bewirken, durch schnell wachsende, lebhafte Gährungen veranlassende Keime verdrängt. Die so wirksame Bacterienart des frischen Grases, welche, in Milch gebracht, dieselbe in 18 Stunden in sehr energischer Weise zersetzt, hat Botkin vor mehr als einem Jahre isolirt und genau beschrieben, ohne derselben irgend eine Bedeutung für Mensch oder Thier beizulegen.

Die Verdauungsstörungen durch Futterwechsel beim Vieh verschwinden mit der Gewöhnung an die Zersetzungsproducte, eine Erscheinung, welche ein Gleichniss in den leichteren Formen der Diarrhoea ablactorum findet. Nunmehr sind auch die günstigeren Resultate der Säuglingsernährung mit Trockenfütterungsmilch allein durch die Beschaffenheit des Futters, durch das Fehlen gewisser Gährungserreger erklärlich, nunmehr ist leicht verständlich, warum im Winter, zu einer Zeit, wo sämmtliches Vieh als Hauptfutter Heu erhält, die Milch ohne allzu grosse Auswahl den jungen Kindern bekömmlicher ist. Ja, die Milch würde noch weit seltener Gelegenheit zu Ausstellungen geben, wenn nicht neben Heu vielfach Futtermittel bedenklicher Art, wie gesäuerte Rübenschnitzel, auf denen Botkin denselben Bacillus butyricus nachgewiesen hat, verfolgt würden.

Mit den angeführten Versuchen stimmen Beobachtungen überein, welche Auerbach mit Milch verschiedener Herkunft angestellt hat. Sterilisirt man Milch von Kühen, welche auf Wiesen grasen, 30 Minuten bei 100°C., so findet man neben einer überwiegenden Mehrzahl von Proben, welche eine gute Haltbarkeit aufweisen, je nach der Reinlichkeit der Milch eine grosse oder kleinere Anzahl von Proben, welche unter den gleichen Erscheinungen wie bei Impfung mit Gras sich sehr schnell zersetzen. — Werden Kühe, welche im Stall Grünfutter erhalten, plötzlich anstatt mit einem auf kalkhaltigem Thonboden gewachsenen Leguminosengemenge mit grünem Mais gefüttert, welcher botanisch zu den Gräsern gehört und einen ähnlichen

Boden wie Wiesengras beansprucht, so zeigt die gesammte Milch der Kühe während der Dauer der durch den Futterwechsel bedingten Diarrhoen (2 bis 3 Tage) trotz sorgfältiger mechanischer Reinigung durch die Milchcentrifuge, ja trotz Sterilisirung nach Soxhlet, eine Haltbarkeit von nur 18 bis 20 Stunden, im Brutschrank bei 38° C. aufbewahrt. Die zersetzte Milch weist dieselben Producte auf wie bei Impfung von sterilisirter Milch mit Gras. — Sind die Diarrhoen gestillt, so weisen bei vollkommener Reinigung der Milch durch die Centrifuge 90 Procent der sterilisirten Milchproben eine gute Haltbarkeit, ein kleiner Procentsatz die erwähnte schlechte Haltbarkeit auf, also dasselbe Resultat wie bei Weidegang der Kühe. Das Auftreten der geschilderten Zersetzung von sterilisirter Milch bedeutet offenbar eine Infection vereinzelter Proben mit Sporen unvernichteter, in der sterilisirten Milch vorzüglich gedeihender Bacterien des Grases.

Schliesslich ist zu erwähnen, dass bei Verfütterung von altem Heu, von Heu, das bereits über 6 Wochen gelagert hat, die Haltbarkeit der sterilisirten Milch fast durchweg mindestens 60 Stunden im Brutschrank beträgt, und dass durch Centrifugiren die Haltbarkeit dieser Milch sich bis auf 4 Wochen im Brutschrank und mehr steigern lässt.

Es geht also aus seinen Beobachtungen hervor, dass in Weidemilch und anderer landwirthschaftlicher Milch mit Grasfütterung, je nach den Umständen in beschränkterem oder ausgedehnterem Procentsatz der sterilisirten Proben Zersetzungen auftreten, welche bei guter Trockenfütterungsmilch nicht beobachtet werden, dass somit in der That gesagt werden kann, dass in der Trockenfütterungsmilch ein Mikroorganismus — und wie wir jetzt wissen, der von Botkin beschriebene Bacillus butyricus — nicht gefunden wird, welcher in landwirthschaftlicher besonders im Sommer sich sehr häufig aufhält und, sofern man ihn als Bewohner des Säuglingsdarmes in's Auge fasst, bedenkliche Eigenschaften besitzt.

Der Autor betont daraufhin die Nothwendigkeit einer ausgewählten Fütterung der Milchkühe, um gewisse Gährungserreger von der Milch fernzuhalten, weist aber zugleich darauf hin, dass trotzdem die Sterilisirung nicht zu entbehren ist, dass in die Milch leicht krankmachende Keime hineingelangen und in ihr einen vorzüglichen Nährboden finden. — Bei guter Trockenfütterung genügt nach ihm eine Siedhitze von 30 Minuten; bei Fütterung mit Gras ist eine solche von 80 Minuten nöthig.

G. Custer's „Grundsätze für die Gesundheitspflege des Kindes im ersten Lebensjahre" (Zürich 1893, Vierte Auflage) enthalten in populärer Darstellung das Wichtigste der Säuglingshygiene. Besprochen werden auf im Ganzen 28 Seiten folgende 9 Capitel:

I. Ernährung.
II. Wohnung und Kinderstube.
III. Kleidung.
IV. Hautpflege.
V. Luftgenuss und Körperbewegung.

VI. Zahnung.
VII. Verhalten der Eltern gegenüber Säuglingskrankheiten.
VIII. Schutzpockenimpfung.
IX. Geistige Entwickelung und Erziehung; Pflege der Sinnesorgane und des Schlafes.

Dr. L. Unger's Aufsatz: „Ueber Kinderernährung und Diätetik" (Wiener med. Presse 1893, Nr. 16, 17) bespricht die Physiologie der Verdauung des Säuglings und die Principien der Ernährung desselben, bringt aber nichts wesentlich Neues.

Carsten's (Jahrb. f. Kinderheilk. Bd. 36, S. 144) erklärt das Soxhlet'sche Verfahren der Milchsterilisirung für das sicherste und am meisten zu empfehlende. Er fordert aber, dass man die Flaschen vor ihrer Wiederverwendung sehr sorgfältig von Milchresten säubert, sie zu dem Zwecke mit heissem Seifenwasser und Bürste reinigt, oft hintereinander ausspült, und dann auf den Kopf stellt. Es kommt nach ihm vor, dass Milch, die trotz dreistündigem Aufenthalt im Brutofen keine Zunahme der Säure zeigt, doch Keime in sehr grosser Menge enthält, und dass sterilisirte Milch, die drei Tage im Brutofen bleibt, in Gerinnung übergeht, ohne dass sich in ihr Keime nachweisen lassen. Deshalb empfiehlt er, von jeder Serie sterilisirter Milch eine oder zwei Flaschen drei Tage im Brutofen stehen zu lassen und die übrigen nur dann zur Säuglingsernährung zu verwenden, wenn die Milch in den Probeflaschen nicht gerinnt und nicht bitter schmeckt. Zur Verdünnung benutzt er 1 Thl. 12·3 proc. Milchzuckerlösung auf 2 Thle. Milch.

C. Fraenkel (Hyg. Rundschau 1894, Nr. 14) lenkt die Aufmerksamkeit auf eine Neuerung in der Milchsterilisationstechnik, nämlich auf das Verfahren von Popp und Becker. Dasselbe besteht darin, dass die Flaschen mittelst fester Gummipfropfen verschlossen werden, welche einen centralen Canal besitzen, der seinerseits wieder in Verbindung mit einer seitlichen Bohrung steht. In ersteren passt ein nagelförmiger Glasstöpsel mit eingegossener Rille. Derselbe wird zunächst so aufgesetzt, dass die Rille mit der seitlichen Bohrung communicirt und dadurch einen Weg in das Innere der Flasche eröffnet. Dann werden die Flaschen in den Dampfapparat gestellt, und zwar unter Benutzung besonderer mit Parallelogrammschieber versehener Flaschenkörbe, deren ganze Einrichtung der Leser an der citirten Stelle aus Abbildung und Beschreibung ersehen möge.

„Haben die Flaschen etwa ³/₄ Stunden im Sterilisator verweilt, so lüftet man das Ventil, vermindert dadurch den im Apparat herrschenden Druck und bringt die Flüssigkeit in heftiges Aufwallen, um die etwa noch vorhandenen letzten Spuren von Luft und sonstigen Gasen zu entfernen. Die Spannung wird darauf wieder hergestellt, der Dampf noch entsprechende Zeit weiter zur Einwirkung gebracht und endlich durch Druck gegen die in der Vorderwand befindlichen Schieber der Parallelogrammschieber der Flaschenkörbe um etwa 60⁰ verrückt und dadurch die Glasstöpsel um ihre Längsachse gedreht. Hierdurch wird die in den Glasstöpsel eingegossene Rille von der seitlichen Bohrung der Gummipfropfen entfernt und die Flasche geschlossen. Nach dem Oeffnen des Apparates nimmt man die Flaschen aus den Körben und stösst den Glasstöpsel so weit nach unten, dass die abgeflachte Seite des Kopfes fest auf dem Gummipfropfen aufsitzt."

Will man in mehreren Absätzen sterilisiren, so bietet das Popp-Becker'sche Verfahren den grossen Vortheil, dass sich die innerhalb des Apparates geschlossenen Flaschen auch in demselben durch einfache Rückdrehung der Schieber wieder öffnen, von Neuem erhitzen und abermals schliessen lassen.

Die Vorzüge dieses Verfahrens sind erheblich. Der Verschluss ist in Folge der sehr grossen Dichtungsfläche ein sehr sicherer und dem Soxhlet'schen Patentverschluss mit Gummiring überlegen. Sodann lässt sich die Reinigung der Verschlüsse leicht und vollständig bewerkstelligen. Drittens kann die Schliessung der Flaschen in schonender Weise geschehen, so dass der Flaschenbruch ein ausserordentlich geringer wird. Endlich aber ist von Belang die Möglichkeit des Oeffnens und Schliessens der Gefässe innerhalb der Apparate, also in einer völlig sterilen Atmosphäre.

Eine von Fränkel vorgenommene Prüfung einer Reihe von Milchproben, welche mit diesem Apparate behandelt worden waren, ergab, dass sie völlig keimfrei sich erwiesen. Der Geschmack war wie derjenige sterilisirter Milch überhaupt.

Jules Jean (*Revue internationale des falsifications* VI, p. 139) fand, dass die in England verkaufte frische Milch durchschnittlich einen Säuregehalt von 0·2 Proc., nach 30 bis 40 Stunden einen solchen von 0·4 Proc. habe, dass gekochte Milch sich fast einen Tag länger halte, als nichtgekochte, dass Milch mit 0·1 Proc. Borsäure 64 Stunden, mit 0·2 Proc. Borsäure 72 Stunden sich halte. Die Anwendung dieses Mittels zieht er derjenigen jedes anderen chemischen Agens, namentlich der Salicylsäure, vor. Auf Grund der Beobachtungen Hehner's hält der Autor den Zusatz von Borsäure für nicht gesundheitsschädlich. Doch hätte er auch die Studie Forster's beachten sollen, welche uns lehrt, dass die Einführung dieses Mittels durchaus nicht gleichgültig ist. Man muss insbesondere beachten, dass die Milch täglich in nicht geringen Mengen genossen wird, dass dadurch der Zusatz auch relativ kleiner Quantitäten bedeutungsvoll wird, und dass dies vor Allem für Kinder Berücksichtigung verdient.

Popp und Becker (Hyg. Rundschau 1893, S. 530) besprechen die Verarbeitung erhitzter Milch in Molkereien und heben dabei hervor, dass die Butter, welche sie aus pasteurisirtem und sterilisirtem Rahm gewannen, einen Kochgeschmack zeigte, der sich am zweiten Tage ganz verlor, dass die Butter aus pasteurisirtem Rahm sich wesentlich länger hielt als gewöhnliche, und dass die aus sterilisirtem Rahm gewonnene Butter fast 7500 Keime pro Gramm enthielt. Sie empfehlen deshalb die Verarbeitung erhitzter Milch und Sahne auf das Angelegentlichste. — Schuppan (Centralbl. f. Bacteriologie XIII, Nr. 16) weist darauf hin, dass die Meierei Bolle zu Berlin Versuche über Sterilisirung von Kuhmilch im Grossen anstellen liess, und dass dieselben günstig ausfielen, dass auch aus Rahm, welcher einer Temperatur von 100·5°C. ausgesetzt gewesen war, tadellose Butter bereitet wurde, dass im Uebrigen das Bestreben der Molkereien mehr auf Reinigung, als auf Sterilisirung sich richte.

Sterilization of milk at 75° beschrieb Rowland Godefrey Freemann (New York med. Record, June 10, 1893). Hierbei werden die Milchflaschen in kochendes Wasser gestellt, und das Verhältniss des Wassers zur Milch so bemessen, dass eine Temperatur von 75° erzielt wird. Die Abkühlung erfolgt durch Hineinstellen in kaltes Wasser. Die Methode dürfte höchstens ausreichen, wenn die Milch im Haushalt bald nachher verbraucht wird.

Von sonstigen Arbeiten über Sterilisation von Milch seien noch angeführt die von Flaack (Chemisches Centralblatt VI, 706), von Hesse (Zeitschr. f. Hyg. XIII, Heft 1). Legair behandelte Pasteurisiren und Sterilisiren (Medicinische Mod. IV, 958), das erstere Verfahren auch R. Faber (Hos. tid., Kopenhagen I, p. 872.)

Condensirte Magermilch kommt nach Droop und Boseley (Chemiker Zeitg. 1893, 37) in England viel in den Handel, und zwar innerhalb verzinnter Büchsen, darf aber nicht als condensirte Milch, sondern nur als condensirte Magermilch feilgehalten werden.

Bernstein (Molkerei-Zeitg. 1893, 16) empfiehlt, die Kuhmilch während ihres Transportes nicht kalt, sondern warm — bei etwa 70°C. — zu halten. Bei dieser Temperatur verändere sich chemisch nicht, werde das Verbuttern ausgeschlossen, die schädlichen Bacterien nahezu sämmtlich vernichtet, die Ausbreitung infectiöser Krankheiten durch die Milch also verhindert und letztere endlich auf grosse Entfernungen hin transportabel. (Nach diesem Verfahren wurde die Milch in einem Hamburg-Berliner Schnellzuge transportirt und bei der Ankunft in Berlin von Martiny einwandsfrei befunden.)

Pauly (D. med. Wochenschrift 1893, 18) machte Mittheilung von Versuchen, die Stadt Posen mit sterilisirter Kuhmilch zu versorgen. Auf einem 15 km entfernten Gute werden die Euter der Kühe vor jedem Melken mit Seife und Wasser gereinigt, die Milchbehälter sehr sauber gehalten, die Milch gut geseiht und zweimal centrifugirt, darauf in Flaschen mit Soxhlet'schem Patentverschluss gebracht und in einem Dampfapparate auf 104° während 50 Minuten erhitzt. Die Portionen von 100 ccm kosten 3, diejenigen von 200 ccm 6 Pfennige.

Martiny (Zeitschrift für Fleisch- und Milch-Hygiene III, Heft 9) erklärt es für unbedenklich, ja geradezu für wünschenswerth, die für unmittelbaren Genuss bestimmte Kuhmilch vor dem Genusse zu erhitzen oder wenigstens auf 70 bis 75° zu erwärmen. Für die Käsebereitung sei das vorherige Erhitzen der Milch nicht ganz ohne Nachtheil; auch kenne man keinen Fall von Krankheitsübertragung durch Kühe. Dagegen seien Fälle derselben durch Butter thatsächlich bekannt und die Erhitzung der zur Butterbereitung bestimmten Milch nicht nachtheilig, eher förderlich. Die von Genossenschafts- und Sammelmolkereien zu verarbeitende Milch wird nach Martiny am besten dort erhitzt. Wo Sammelstellen nicht bestehen, muss dies an der Ursprungsstelle erfolgen. Es liegt aber im Interesse der Hygiene, dass die Errichtung der Sammelstellen gefördert wird, weil man dann viel leichter der Ausbreitung von Infectionskrankheiten durch Milch und Butter vorbeugen kann.

Hauser beschrieb als eine neue Methode der Säuglingsernährung (Berliner klinische Wochenschrift 1893, Nr. 33) ein neues Surrogat für die Muttermilch, nämlich die Eiweiss- oder Albumose-Milch von Dr. Reiner Rieth. Derselbe suchte aus Kuhmilch ein der Frauenmilch ähnliches Präparat herzustellen, indem er erstere mit Wasser verdünnte, mit Milchzucker und Sahne versetzte und Albumose hinzufügte. Die Frauenmilch hat nur 0·77 Proc., die Kuhmilch 2·84 Proc. Caseïn, aber die Frauenmilch hat 1·59 Proc., die Kuhmilch nur 0·57 Proc. Albumin. Mit Rücksicht hierauf setzte Reiner Rieth jener Mischung das über 130° erhitzte und dann nicht mehr gerinnende Hühnereiweiss, eine Albumose zu, welche den Nährwerth des eigentlichen Eiweisses besitzt und dabei sehr leicht verdaulich ist. War somit ein der Frauenmilch in der chemischen Zusammensetzung sehr nahe kommendes Präparat gewonnen, so handelte es sich weiter darum, zu prüfen, wie es in der Anwendung sich bewährte. Diese Prüfung hat Hauser unternommen. Nachdem er festgestellt hatte, dass es durch künstlichen Magensaft in kleinsten Flöckchen, in Staubform gerinne, wie die Frauenmilch, versuchte er es bei Säuglingen, und zwar bei 39 Kindern von einigen Wochen bis zu 1½ Jahren. Dieselben nahmen die Albumose-Milch gern, erbrachen sie nicht und verdauten sie gut. Die Fäces erschienen goldgelb, von gleichmässigem Aussehen, hatten aber meistens einen üblen Geruch, der bekanntlich den Fäces natürlich ernährter Säuglinge nicht zukommt. Die Wirkung der Ernährung mit Albumose-Milch war günstig bei Dyspepsie, bei Diarrhoen, auch acut-fieberhaften, und bei Kindern, welche an der Mutterbrust nicht gediehen, ohne gerade an Dyspepsie zu leiden. Die durchschnittliche Gewichtszunahme betrug 150 bis 250 g in der Woche. Von einer gewissen Altersgrenze an, die aber individuell verschieden ist, muss ein Zusatz von Kuhmilch zur Albumose-Milch gemacht werden. Darüber, wann dies nöthig ist, kann nur die Wage entscheiden. Eine dünnflockige Gerinnung der Albumose-Milch tritt aber noch dann ein, wenn sie mit Kuhmilch versetzt ist. — Der Verfasser gesteht zu, dass neben zahlreichen, hochbefriedigenden, selbst glänzenden Erfolgen, in einzelnen Fällen ein Misserfolg eintrat, und beklagt den zur Zeit noch sehr hohen Preis des Präparats.

Lahmann's „Pflanzenmilch" oder „vegetabile Milch" ist ein aus Mandeln, Nüssen und Zucker bereitetes, also wesentlich aus Pflanzenfett, Pflanzeneiweiss und Zucker bestehendes Präparat, über dessen nähere Zusammensetzung Analysen noch nicht weiter bekannt geworden sind. Es soll, der Kuhmilch zugesetzt, die klumpige Gerinnung der letzteren im Magen verhindern. Man hat zu nehmen:

1. für ein neugeborenes Kind bis einschliesslich 4. Woche:
   300 g Thiermilch,
   1200 g Wasser, in welchem ein tüchtiger Esslöffel voll vegetabiler Milch aufgelöst wird, oder

400 g Thiermilch,
1100 g Wasser, worin ein tüchtiger Esslöffel voll vegetabiler Milch aufgelöst wird;

2. **von 5 Wochen bis 3. Monat:**
500 g Thiermilch,
1000 g Wasser, in welchem ein tüchtiger Esslöffel voll vegetabiler Milch aufgelöst wird;

3. **vom 3. Monat bis 6. Monat:**
750 g Thiermilch,
750 g Wasser, in welchem ein tüchtiger Esslöffel voll vegetabiler Milch aufgelöst wird;

4. **vom 6. bis 9. Monat:**
1000 g Thiermilch,
500 g Wasser, in welchem ein tüchtiger Esslöffel voll vegetabiler Milch aufgelöst wird;

5. **vom 10. Monat** ab kann man Thiermilch allein reichen, in welche jedoch stets ein tüchtig gehäufter Esslöffel voll condensirter vegetabiler Milch beigegeben wird.

Kahnt (Berliner klin. Wochenschrift 1893, Nr. 34) untersuchte mit Schuppan Milchzucker (von Löfflund, Riedel und Bolle) hinsichtlich seines Einflusses auf Milch und auf die Ernährung der kleinen Kinder und fand, dass Zusatz des sterilisirten Milchzuckers, der im Preise höher steht, auf Milch nicht anders wirkte, und auch in Bezug auf das Gedeihen der Kinder nicht günstiger sich erwies, als Zusatz des nicht sterilisirten. Im Uebrigen zieht der Autor Milckzucker in der Kinderernährung dem Rohrzucker vor.

Butter. O. Sigismund stellte in seiner Dissertation: Untersuchungen über die Rancidität der Butter unter Berücksichtigung der Marktverhältnisse zu Halle a. d. S., 1893, folgende drei Punkte fest:

1. Das Ranzigwerden der Butter ist bedingt: a) durch indirecte Einwirkung von Bacterien, b) durch directe Einwirkung von Luft und Licht; der erstere Einfluss scheint noch wirksamer als der zweite zu sein.
2. Die Butter, wie sie in Halle a. d. S. feilgeboten wird, entspricht hygienischen Anforderungen nicht, da mehr als der vierte Theil der untersuchten Proben wegen gesundheitswidriger Beschaffenheit zu beanstanden war.
3. Kunstbutter erwies sich im Gegensatze zur Naturbutter durchgehends besser, weil weniger ranzig; von den untersuchten Proben war nicht eine zu beanstanden. Auch unterliegt dieselbe viel langsamer der Zersetzung, als Kuhbutter.

Der Verfasser bestimmte den Grad der Rancidität, indem er von einem Pfunde Butter die eine Hälfte aufbewahrte und die andere Hälfte zur Trennung des Butterfettes verwendete. 5 g des filtrirten Fettes wurden mit

$^1/_{10}$ Normalkali titrirt und so die Rancidität desselben bestimmt, der Rest blieb unter den gleichen Verhältnissen wie die Butter selbst stehen, d. h. bei Zimmertemperatur, und wurde nach einer Reihe von Tagen auf Rancidität untersucht.

Es ergab sich, dass Kuhbutter, welche am 1. Tage 0·55 bis 2·20 Proc. hatte, nach 7 Tagen 0·80 bis 3·60 Proc. aufwies, und dass im Durchschnitt die Zunahme der Rancidität in 7 bis 14 Tagen 7·64 Proc. betrug, während diese Zunahme bei reinem Butterfett nur auf 0·36 Proc. sich stellte.

Da für jede Butterprobe und das zugehörige Butterfett die äusseren Verhältnisse, wie Temperatur, Feuchtigkeit, Luftzutritt, Licht, genau die gleichen waren, so musste in der Butter selbst eine Ursache dafür enthalten sein, dass die Zunahme der Rancidität in der Butter die im Butterfett beobachtete so bedeutend übertraf. In der Butter befinden sich neben dem Fette Eiweiss, Zucker, Wasser und Salze als Nährstoffe für die vielen, in ihr vorhandenen Bacterien. Die Thätigkeit der letzteren äussert sich der höchsten Wahrscheinlichkeit nach auch in der Steigerung der Rancidität. Sterile Butter, dunkel aufbewahrt, nahm in 7 Tagen an Rancidität um 36 Proc., im Lichte aufbewahrt, um 124 Proc., nicht sterile, dunkel aufbewahrt, um 212 Proc., im Lichte um 280 Proc. zu.

Ein weiterer Beweis für die Bacterienwirkung als Ursache der Rancidität dürfte darin zu erblicken sein, dass die Kunstbutter, welche langsamer als Naturbutter sich zersetzt, sich bacterienärmer erwiesen hat, als Kuhbutter.

Lafar hatte in Kuhbutter meist 2·5 bis 20 Millionen Keime in 1 g Substanz gefunden, in einer Probe Kunstbutter dagegen nur 0·75 Millionen. Sigismund selbst fand in zwei Proben Margarine 134 000 und 322 000 Keime pro Cubikcentimeter, während acht Butterproben zwischen 26 000 und 2 Millionen pro Cubikcentimeter enthielten (die Rancidität der beiden Kunstbutterproben betrug 1·8 und 5·8 Proc.), eine Thatsache, welche ohne Zwang für den Zusammenhang zwischen Bacterien und Rancidität gedeutet werden kann.

Im Uebrigen entspricht der höheren Rancidität durchaus nicht constant ein höherer Bacteriengehalt.

In einem Aufsatze über die sanitätspolizeiliche Ueberwachung des Handels mit Milchproducten (Correspondenzblatt für die Aerzte der Provinz Hessen-Nassau 1893, Nr. 19) bespricht Marcus [1]) die Butter und ihre Verfälschungen, sowie ihr Verderben, 2) den Käse und seine Verfälschungen, 3) die Molken, 4) die Buttermilch, 5) die condensirte Milch, 6) die Kindermehle, soweit sie Milch enthalten, und machte einzelne praktische Vorschläge zum besseren Nachweis der Verfälschungen. Ebendort verbreitete sich von Heusinger über die Verarbeitung erhitzter Milch bei Herstellung von Molkerei-Producten. Er wies darauf hin, dass nicht bloss durch Milch, sondern auch durch Butter ansteckende Krankheiten, wie Stomatites aphthora, Tuberculose, Cholera, Typhus und Scharlach übertragen werden können, dass die Erreger dieser Krankheiten durch Erhitzen der Milch auf 70 bis 75° sicher getödtet werden, und dass es schon Molkereien giebt, welche zur Butterbereitung solche erhitzte Milch verwenden. Die Herstellung solcher von schädlichen Keimen befreiten Butter werde nun zwar zunächst in den kleinen bäuerlichen Milchwirthschaften, welche in vielen Orten den Butterbedarf zu Markte bringen, sich nicht ermöglichen lassen; aber wenn die Aufsichtsbehörde zu der Ueberzeugung komme, dass die von Kleinbauern gelieferte Speisebutter für die menschliche Gesundheit gefährlich werden könne, und wenn das grössere Publicum sich erst einmal von den erheblichen Vortheilen der von der Molkerei gelieferten Butter überzeugt haben werde, so würde sich daraus auch ein Anlass bieten, „mit allen Mitteln und auf allen Wegen darauf hinzuwirken, dass das Verlangen, alle zu unmittelbarem Verzehr und zur Butterbereitung bestimmte Milch durch Erhitzen unschädlich zu machen, zum Gesetz erhoben und damit jede Möglichkeit einer Verbreitung ansteckender Krankheiten durch Milch oder Butter beseitigt werde", wie sich Martiny in der Juninummer der Zeitschrift für Milchhygiene ausdrückt.

Schliesslich schlug er vor, die Aerztekammer möge die Staatsregierung ersuchen, die Bildung von Molkerei-Genossenschaften, in welchen erhitzte Milch bei Herstellung der Molkerei-Producte verarbeitet werde, in ländlichen Kreisen zu empfehlen.

Brullé's Methode der Butteruntersuchung (Comptes rendus 116, 1255) ist folgende:

Man erhitzt 12 ccm Butter mit 5 ccm alkoholischer 2·5 proc. Silbernitratlösung, und sieht man dann Farbenveränderungen, so sind bestimmt Samenöle in der Butter vorhanden. Wenn man nunmehr erkalten lässt, so vermag man auch etwa zugemischtes Olivenöl durch die mikroskopische Untersuchung der ausgeschiedenen Krystalle nachzuweisen. Die Beimischung von Thierfetten constatirt Brullé in der Weise, dass er 5 g Butter schmilzt, filtrirt, in einem Schälchen auf dem Oelbade bei 130⁰ mit etwas Bimsteinpulver und 8 Tropfen Acid. nitr. fumans vermischt, darauf 12 Minuten auf 148⁰ erhitzt und nunmehr auf 21⁰ abkühlt. Mit dem Oleogrammmeter prüft er weiterhin die Festigkeit des ertarrten Fettes. Bei reiner Butter beträgt die Belastung, welche nöthig ist, um das untere Ende des Apparates in das Fett eindringen zu machen, 250 g, bei Margarine dagegen 5000 g. Aus dem Belastungswerthe berechnet er dann das Verhältniss etwaiger Beimengung von Margarine, wie er behauptet, hinreichend genau.

Käse. Ueber die Ursachen der Käse-Reifung verbreitete sich Fr. Baumann in seiner Dissertation: „Beiträge zur Erforschung der Käse-Reifung", Königsberg 1893. Der Autor behauptet auf Grund eigener Studien, dass die im Laab enthaltenen Bacterien für die Reifung des Käses keine grosse Bedeutung haben, dass die Bildung der Löcher in dem Käse der Hauptsache nach nur durch einen Bacillus, den B. diatrypticus caseï bewirkt wird, dass das diese Löcher erzeugende Gas im Wesentlichen (zu 63 Proc.) Kohlensäure ist, aber auch Wasserstoff, jedoch keine Kohlenwasserstoffe enthält, dass ausser Kohlensäure auch Alkohol producirt wird, und giebt endlich noch an, dass der bezeichnete Bacillus höchstwahrscheinlich durch den Kuhkoth übertragen wird. Adametz (Deutsche Molkerei-Zeitung 1893, 16) weist in seiner Kritik dieser Baumann'schen Arbeit darauf hin, dass der Verfasser die Weigmann'schen, Freudenreich'schen und

Grotenfeld'schen Studien zu wenig berücksichtigt habe und dem B. diatrypt. eine viel zu grosse Bedeutung beimesse. In einer anderen Abhandlung erörtert Adametz (Deutsche Molkerei-Zeitung 1893, 14) die Ursachen der abnormen Reifungsvorgänge beim Käse. Nach seinen Studien sind an der Lochbildung betheiligt gewöhnliche Torula- und Hefepilze, milchzuckervergährende Torula- und Hefepilze, aber auch eine Reihe von Bacterien, so B. acidi lactici Varietät I und II, B. acidi lactici Hueppe, Tyrothrix urocephalum und tenuis. Zur Blähung des Käses tragen bei die Erreger der infectiösen Enterentzündungen, der infectiösen Enteritis, (B. coli und B. lactis aërogenes?), nichtpathogene Blähungserreger, verschiedene Tyrothrix-Arten, verschiedene Sprosspilze; das Bitterwerden des Käses aber wird erzeugt durch Staphylococcus mastitis, Galactococcus und Chlorobacterium lactis; Vergiftung des Käses u. a. durch B. pyocyaneus, den der Autor als ptomaïnausscheidenden Mikroparasiten erkannt hat.

A. Stift (Milchzeitung 1893, 1) bringt Analysen von Fettkäse.

Die erste Sorte enthielt:

Wasser . . . . . 31·20 Proc.,
Eiweisssubstanz . . 8·38 „
Fett . . . . . . 53·40 „
Zucker . . . . . 3·92 „
Salze . . . . . . 3·10 „

Die zweite Sorte enthielt:

Wasser . . . . . 36·68 Proc.,
Eiweisssubstanz . . 24·38 „
Fett . . . . . . 30·68 „
Zucker . . . . . 2·99 „
Salze . . . . . . 5·27 „

Eier. Zörkendörfer (Archiv für Hygiene XVI, 369) weist darauf hin, dass durchschnittlich in den Städten 20 Proc. der dort gekauften Hühnereier verdorben sind. Er selbst erkannte 38 von 80, welche er kaufen liess, als faul. Es sind einzelne, weniger dichte Stellen der Eischalen, an welchen die Fäulnisserreger eindringen. Letztere gehören zu den schwefelwasserstoffbildenden und den fluorescirenden Bacterien. Am häufigsten ist nach Zörkendörfer der Bacillus oogenes hydrosulfureus z und n, ein Aërobe. Begünstigt wird die Fäulniss der Hühnereier in hohem Grade durch Feuchtigkeit der Luft. Zur Conservirung eignet sich am meisten das Ueberfirnissen oder Lackiren. Selbst wenn der Autor Eier bereits mit Fäulnissbacterien geimpft hatte, konnte die Fäulniss durch frühzeitiges Ueberfirnissen sicher verhütet werden.

Caviar. Mit Caviar, seiner Bereitung, Beurtheilung und seinen Verfälschungen beschäftigt sich eine Arbeit von W. Niebel, Kreisthierarzt in Berlin (Zeitschr. f. Fleisch- und Milchhygiene, Nr. 1893), und erörtert die Formen des Caviars, d. h. des in Russland eingesalzenen Laiches oder Rogens des Hausen, Stör, Scherg und Sterlet. Man unterscheidet den allgemein bekannten „flüssigen" körnigen Caviar und den von der Lake durch Auspressen befreiten Press- oder Servietten-Caviar.

Geringere Sorten als der russische sind der kleinkörnigere amerikanische und der Elbcaviar. Hierauf werden Farbe, Consistenz, Geruch, Geschmack und fremdartige Bestandtheile, sowie die vom Nahrungsmittelchemiker zu stellenden Anforderungen unter Beibringung einer Zifferntabelle über 22 Untersuchungsergebnisse besprochen. Der Caviar kann verdorben sein, entweder durch widerwärtige Unreinigkeiten, wie Sand, Haare, oder durch ranzig-schimmelige oder gallig-bittere Beschaffenheit. Verfälscht wird er besonders durch Bouillon, Weissbier, Oel, Sago.

Saurer Geschmack setzt den Werth der Waare herab, ist aber in geringerem Grade zulässig. Caviar mit mehr als 4 bis 4·5 Proc. freier Fettsäuren will Niebel nicht mehr als minderwerthig, sondern als verdorben angesehen wissen. Der besonders bei geringeren Sorten hohe Kochsalzgehalt bewegt sich zwischen 6·15 bis 11·40 Proc. Im Weiteren werden die Methoden der Untersuchung besprochen, wie sie Niebel unter Beihülfe von Prof. Salkowski in Berlin in dessen Laboratorium feststellte.

Mehl und Brot. K. B. Lehmann bespricht in seinen hygienischen Studien über Mehl und Brot, mit besonderer Berücksichtigung der gegenwärtig in Deutschland üblichen Brotkost (Archiv für Hygiene XIX, 71) zunächst den Zermahlungsgrad des zur Brotbereitung verwendeten Getreides, die groben, die mittelfeinen Mehle der Landmühlen, die Mehle der Kunstmühlen nach ihrer Prüfung mit dem Siebsatz, weist darauf hin, dass der Zermahlungsgrad von Einfluss auf die Ausnutzung ist und erörtert darauf die Frage, wo die Grenze liegt, jenseits deren eine weitere Zerkleinerung aus hygienischen Gründen nicht mehr nöthig ist. Der Forderung Rubner's, dass alle Fragmente im Stande seien, Maschen von 0·05 qmm, d. h. von 0·22 mm Seitenlänge zu passiren, entsprechen nach Lehmann die Mehle unserer Kunstmühlen ganz oder annähernd. Doch hält er es für noch zu erweisen, dass ein 5 bis 20 proc. Gehalt etwas gröberer Bestandtheile (über 0·2 mm, unter 0·5 mm Sieb) die Ausnutzung ungünstig beeinflusse, und ist vorläufig geneigt, die Art und Menge der zum Brot verabreichten Zukost als einen wichtigeren Factor (für die Ausnutzung) anzusehen.

Weiterhin bespricht Lehmann den Gehalt der deutschen Brotfrucht und des Brotes an Schmutz und Unkraut (Stroh, Spelzen, Wicken, Lathyrus, Ervum, Wickenhülsenfragmente, Kornblume, Polygonum convolvulus, Kornrade, Mutterkorn, Taumellolch, Erdbröckelchen, Mäusekoth), zeigt die Methode ihres Nachweises und bringt dann eine Zusammenstellung des Ergebnisses der Untersuchung von Getreide, von Schrotmehl, von Brot, auch Daten über die Wirkung der Getreidereinigung in Putzanstalten und mit ländlichen Mitteln. — Ungereinigtes Getreide hatte gegenüber gereinigtem wesentlich höheren Gehalt an giftigen und ungiftigen Unkräutern, sowie an Schmutz. Im ungereinigten Roggen betrug der Gehalt an giftigem Unkraut meistens gegen 0·3 Proc., einmal 1·7 und 2·1 Proc., derjenige an Schmutz 0·5 Proc. selbst 2·9 Proc., im gereinigten der Gehalt an giftigem Unkraut meist weniger als 0·1 Proc., derjenige an Schmutz nur 0·08 Proc. Ein mit guten Hülfsmitteln sorgfältig gereinigtes Getreide darf überhaupt nicht mehr als 0·3 Proc. an Unkraut, kranken Getreidekörnern und Schmutz enthalten.

Unrein waren meistens die von Lehmann untersuchten Schrotbrote aus Norddeutschland. Der Gehalt an Rade betrug sehr häufig 0·1 bis 0·2 Proc., aber selbst 0·6 Proc., einmal 3·6 Proc. und 7·3 Proc., an Mutterkorn bis 0·9 Proc., an Wicken vielfach zu 1 Proc., 2 Proc., 3·5 Proc., an

Erde und Mäusekoth 0·05 bis 0·15 Proc. (im Schrotmehl). Mit Recht erklärt Verfasser solches Brot für unappetitlich, für minderwerthig, ja unter Umständen für gesundheitsschädlich, betont das Bedenkliche der Beimengung von Kornrade zu nur 0·5 Proc., von Mutterkorn zu nur 0·2 zum Mehl und erklärt schliesslich eine staatliche Beaufsichtigung des Brotes in den Schrotbrot verzehrenden Landdistricten für durchaus wünschenswerth, die Belehrung bezüglich Abscheidung des Unkrautes für äusserst nützlich.

Ein Aufsatz von W. Prausnitz (Archiv f. Hygiene, XVIII, 627) beschäftigt sich mit der Ausnutzung chemischer Kost bei Aufnahme verschiedener Brotsorten. Der Autor stellte an zwei Personen Versuche mit Weizen-, Roggen- und mit Weizen-Roggen-Mischbrot, auch mit Soldatenbrot an. Die neben dem Brot gereichte Kost war in allen Versuchen die nämliche. Das Ergebniss wird von Prausnitz in folgenden Sätzen zusammengefasst:

Giebt man zu einer gemischten Kost, wie sie gewöhnlich genossen wird, verschiedene Brotarten, so ist die sogenannte „Ausnutzung" der gesammten Nahrung eine ungleiche, von der Art des genossenen Brotes abhängige.

Die beste „Ausnutzung" findet man bei Weizenbrot, die schlechteste bei Roggenbrot; Brot aus gleichen Theilen Weizen- und Roggenmehl steht etwa in der Mitte.

Die Ausnutzung ist nicht nur von der Art des Getreides abhängig, sondern auch von dem Vermahlungsgrad; je feiner das Mehl, desto besser die Ausnutzung.

Der bei Genuss einer gemischten Kost gebildete Koth stammt grösstentheils von den Darmsäften her, aber nicht von unresorbirten Nahrungstheilen.

Das Wort „Ausnutzung" veranlasst eine falsche Vorstellung der thatsächlich vorhandenen Verhältnisse; es erscheint richtiger, „von mehr oder weniger Koth bildenden", statt von „schlecht oder ausnutzbaren" Nahrungsmitteln zu sprechen.

Die Herstellung des im deutschen Heere zumeist gereichten Commissbrotes entspricht nicht den Anforderungen, welche man auf Grund unserer heutigen Kenntnisse vom Verhalten des Brotes im menschlichen Organismus stellen könnte. Für die Ernährung von Soldaten sollte Brot aus einem Gemisch von mittelfein gemahlenem Roggen- und Weizenmehl gebacken werden.

Die Zusammsetzung der Brote war folgende:

	Trockensubstanz Proc.	Organische Substanz Proc.	Asche Proc.	Eiweiss $N \times 6·25$ Proc.
1. Roggenbrot	60·34	58·32	2·02	10·38
2. Weizenbrot	62·16	60·37	1·79	9·35
3. Roggen-Weizenbrot	58·01	55·83	2·18	10·01
4. Soldatenbrot	59·80	58·02	1·78	6·26

Der Verlust an Koth stellte sich, wie aus nachstehender Tabelle zu ersehen ist:

Brotart.	Trockensubstanz Proc.	Organische Substanz Proc.	Asche Proc.	Stickstoff Proc.
1. Versuchsperson P.				
Weizenbrot	5·3	4·6	17·1	15·1
Roggen-Weizenbrot	7·8	6·9	20·3	20·1
Roggenbrot	9·5	8·6	22·9	23·5
Soldatenbrot	9·4	8·8	19·0	31·9
2. Versuchsperson R.				
Weizenbrot	4·1	3·5	15·4	9·1
Roggenbrot	7·9	6·9	23·3	15·9

Zum Beleg für die Behauptung, dass bei verschiedenen Personen der Stickstoffgehalt des trockenen Kothes unter verschiedenen Ernährungsverhältnissen nur wenig schwankt, und dass man deshalb am richtigsten von viel oder wenig Koth bildenden, nicht von schlecht oder gut ausnutzbaren Nahrungsmitteln sprechen solle, bringt der Autor noch folgende Zusammenstellung der Ergebnisse seiner Versuche:

Art der Nahrung	Versuchsperson	Stickstoffgehalt Gesammtnahrung Proc.	Brot Proc.	Koth Proc.	Verlust i. Koth Stickstoff Proc.	Organ. Subst. Proc.
Gemischte Kost mit Weizenbrot	P.	2·9	2·4	8·1	15·1	4·6
" " " Roggenbrot	"	3·0	2·8	7·5	23·5	8·6
" " " Weizen-Roggenbrot	"	3·0	2·7	7·8	20·1	6·9
" " " Commissbrot	"	2·6	1·7	7·9	31·9	8·8
" " " Weizenbrot	R.	2·8	2·4	6·2	9·1	3·5
" " " Roggenbrot	"	3·0	2·8	6·0	15·9	6·9

Balland (Comptes rendus 1892, 115, XVIII) fand, dass eben aus dem Ofen genommenes Brot im Inneren eine Temperatur von 97 bis 100° C., niemals von mehr als 100° C. hat, dass die Kruste 16 bis 25 Proc., die Krume 38 bis 49 Proc., der Zwieback 11 bis 14 Proc. Feuchtigkeit enthält, dass der Wassergehalt aber etwas von der Form abhängig ist. Ein rundes Brot von 1500 g hat 39 Proc., ein solches von 750 g 35 Proc., ein langes Brot von 750 g 33 bis 34 Proc. Wasser. An einem trockenen Orte verliert ein gut gebackenes von 750 g sein Wasser bis auf 12 bis 14 Proc. in 30 bis 40 Tagen, ein solches von 100 g schon nach 8 bis 10 Tagen. Es vermag dann das fünf- bis sechsfache seines Gewichts an Wasser wieder aufzunehmen, Zwieback dagegen nur das einfache seines Gewichts.

Weibull (Chem.-Zeitung 1893, 501) empfiehlt kleberarmes Mehl dadurch backfähiger zu machen, dass man den Gehalt an Kleber erhöht oder die physikalische Beschaffenheit desselben verbessert, d. h. ihm das natürliche Elasticitäts-Vermögen wieder zu verleihen sucht. Für erstbezeichneten Zweck setzt man Weizenmehl zum kleberarmen Roggenmehl zu. Man kann aber die physikalische Beschaffenheit des Klebers verbessern, wenn man Alaun oder Kupfervitriol beimengt; doch ist dies verwerflich. Richtiger erscheint es noch dem Autor, Kochsalz zur Verbesserung des Klebers zu verwenden, und zwar wenigstens 10·0 g Kochsalz auf 1 kg Brot, am besten 13·5 g auf 1 kg. Ebenso empfehlenswerth ist es, statt Wasser abgerahmte Milch zur Brotbereitung zu benutzen. (Schon vielfach in Vorschlag gebracht.) In solchem Milchbrote ist das Verhältniss der stickstoffhaltigen Nährstoffe zu den stickstofffreien, wie 1:7·6, im Wasserbrot dagegen wie 1:9·6. Ausserdem schmeckt Milchbrot besser.

Ueber Verfälschung von Weizenmehl mit Leguminosenmehl verbreitete sich Léandre (nach dem Chemischen Centralblatt 1893, 898). Sie lässt sich dadurch erkennen, dass die Asche beträchtlicher ist, alkalisch reagirt, grössere Hygroskopicität zeigt und dreibasische Phosphate enthält, dass beim Einbringen des betreffenden Mehles in kochendes Wasser Leguminosengeruch auftritt, und dass unter dem Mikroskope polyëdrische und spindelförmige Zellen erscheinen.

P. Lohmann (Chem.-Zeitung 1893, 134) fand in den Semmeln eines Bäckers, welche grünblau gefärbte Flecke aufwiesen, Kupfervitriol und meint, dass dieses durch Vermengung eines mittelst Kupfervitriol behandelten Saatweizens mit reinem Weizen in das Mehl gelangte. — Niederstadt (Chem.-Zeitung 1893, 155) berichtete, dass es ihm gelang, in einem Viehfuttermehl nicht weniger als 10 Proc. Gyps aufzufinden.

Das städtische Untersuchungsamt zu Breslau meldet in seinem Jahresbericht für 1892/93 (S. 16), dass ein Mühlenbesitzer während zweier Jahre dem Weizen-, Roggen- und Hausbackenmehl einen Zusatz von 25 bis 33 Proc. Kartoffelmehl machte, und dass derselbe unter Roggen- und Weizenkleie sogenannte Steinnussabfälle (Phytelephas macrocarpa) in der Menge von 30 Proc. mischte. Ein so gemischtes Präparat kommt unter dem Namen: Corussonussmehl in den Handel. Die Steinnussabfälle enthalten:

Trockenverlust bei 100° C.	10·20 Proc.
Trocken-Rückstand	89·80 „
Fett	2·53 „
Asche	1·40 „
Stickstoff	0·84 „
entsprechend Rohproteïn	5·26 „

Genussmittel.

Kaffee. K. Lehmann lieferte in seiner Schrift: Die Fabrikation des Surrogatkaffees und des Tafelsenfs (Wien 1893) eine Beschreibung der Zubereitung des Kaffees, eine Beschreibung der Surrogate desselben, des sogenannten Kunstkaffees und der Bereitung aller Arten Tafelsenf.

Nach Oertl (Z. f. Nahrungsmittel-Hygiene 1893, 21) kommt ein sogenanntes „echtes Kaffeepulver" in den Handel, welches keine Spur von Kaffee enthält, vielmehr aus gerösteten Wurzeln und Rinden nebst erdigen Beimengungen besteht.

Eine von Filsinger (Chem.-Zeitung 1893, 498) analysirte Kaffeeglasur ist nach ihm gereinigtes Paraffinöl. Der Autor hält die Verwendung dieses Mittels für unzulässig, da mit demselben dem Kaffee ein fremdartiger, unverdaulicher Stoff beigemengt werde. Gawalowsky (Z. f. Nahrungsmittel-Hygiene 1893, 152) hat diese Glasur (schon vor Filsinger) ebenfalls als Paraffinöl erkannt.

C. Schultz-Schultzenstein stellte Versuche über den Einfluss von Kaffee- und Thee-Abkochungen auf künstliche Verdauung (Zeitschrift für physiol. Chemie XVIII, 2, 131) an. Hierbei benutzte er einen wässerigen Auszug von Schweinemagen-Schleimhaut, sowie eine auf blaues Lackmuspapier sauer reagirende Kaffee- oder Thee-Abkochung und digerirte bei etwa 38⁰ C. acht Stunden lang gekochtes Hühnereiweiss, filtrirte nach Beendigung des Versuchs die Flüssigkeit durch gewogene Filter, trocknete die Rückstände im Vacuum und wog zurück. Bei dem Filtrat von der Verdauung sowohl mit der Kaffee-, wie mit der Thee-Abkochung war die Peptonfällung mittelst HNO_3 und $CH_3COOH + NaCl$ sehr gering. In 30 ccm Verdauungsflüssigkeit mit je 1·5 gekochtem und gehacktem Eiweiss wurden verdaut:

ohne Zusatz	94	bis	94·67	Proc. des Eiweiss
mit Thee-Abkochung	64·67	„	68·66	„	„
„ Kaffee-Abkochung . . .	61·24	„	61·34	„	„
„ Zusatz von Aq. dest. . .	91·32	„	93·34	„	„

Also setzte das Kaffee- und Theeinfusum die Peptonisirung stark herab.

Dulcin. Das Dulcin Riedels, auch Sucrol genannt, ist nach H. Thoms (Berl. Pharmaceut. Gesellsch. 1893, 133) p-Phenetolcarbamid, bildet farblose, glänzende Nadeln rein süssen Geschmacks, ist 200mal süsser als Rüben- oder Rohrzucker, löst sich schlecht in kaltem, leichter in kochendem Wasser, noch leichter in 90 proc. Alkohol. Paschkis (Therap. Blätter 1893, 66), Kossel (Pharm. Zeitung 1893, XXXVIII, 243), J. Stahl (Berl. pharm. Gesellschaft 1893, III, 141) und Ewald (Pharmac. Zeitung 1893, XXXVIII, 243) fanden, dass das Dulcin für den gesunden, wie für den kranken Menschen völlig unschädlich ist. Berlinerblau (Journal für praktische Chemie XXX, 103) und Morpurgo (Chem.-Zeitung 1893, XVII, 135) gaben Verfahren des Nachweises von Dulcin an.

Alcoholica. O. Woltering (Chem. Centralbl. 1892, II, 60) weist Aldehyd im Alkohol dadurch nach, dass er ersteren aus dem Alkohol durch einen Luftstrom fortsaugt und diesen darauf durch ammoniakalische Silberlösung führt. Noch in einer Verdünnung von 1 : 20 000 ist Aldehyd nachweisbar, während Aceton, Amylalkohol und ätherische Oele bei jener Probe nicht einwirken. — Bela von Bitto (Annalen der Chemie und Pharmacie

267, 372) verwendet als Reagens auf Aldehyd das Nitroprussidnatrium, mit welchem dasselbe orangegelbe Färbung giebt.

Für den Nachweis der höheren Alkohole in spirituösen Flüssigkeiten verwendet Bardy (Comptes rendus 114, 1201) Salzlösung und Schwefelkohlenstoff. Letzterer entzieht dem Spiritus lediglich Amyl- und Butylalkohol; dagegen bleibt Isopropylalkohol in der mit Schwefelkohlenstoff behandelten Flüssigkeit zurück. Die abgeschiedenen höheren Alkohole werden durch Schwefelsäure und Eisessig in Essigäther übergeführt und das Volumen des letzteren gemessen.

Wein. W. Seifert (Z. f. Nahrungsmittelhygiene 1893, 125) fand, dass die schweflige Säure im Weine nur zum kleinen Theile frei, zum grösseren als aldehydschweflige Säure vorhanden ist. Was den Glyceringehalt betrifft, so glaubt er, dass das Verhältniss von 7 Thln. bis 14 Thln. Glycerin : 100 Thln. Alkohol für junge Weine zutreffend ist.

Ueber die Bestimmung der Acidität des Weines gab J. A. Müller (Bull. de la société chim. 1893, VII, 830) ein neues Verfahren an, welches darin besteht, dass er 10 ccm des betreffenden Weines mit phenolphthaleïnhaltigem Barytwasser, von welchem 1 ccm = 0·010 g Schwefelsäure entspricht, neutralisirt, darauf 1 ccm des Weines in einem 100 ccm fassenden Kölbchen mittelst Luftpumpe evacuirt, den Rückstand acidimetrisch titrirt und so den Säuregehalt mit Ausschluss der CO_2 ermittelt, endlich 10 ccm des Weines in einer Schale über einer Flamme verdampft, den Rückstand in Wasser löst und die fixen Säuren titrirt.

Kayser (Forschungsberichte über Lebensmittel etc. 1893, 1) untersuchte vier sogenannte Ungarweine und fand in ihnen

10·23 bis 11·1 g Alkohol auf 100 ccm,
21·5 „ 27·6 „ Extract „ 100 „
16·20 „ 22·70 „ Zucker „ 100 „
0·033 „ 0·050 „ Phosphorsäure auf 100 ccm,
2·5 „ 4·1 „ Glycerin auf 100 ccm.

Ueber den Glyceringehalt urtheilt er folgendermaassen:

Es darf als sicher angenommen werden, dass das in den Weinen vorhandene Glycerin zum weitaus grösseren Theile als solches zugesetzt worden ist, um auf diese Weise die vom untersuchenden Chemiker verlangten 4 g Extractrest pr. 100 ccm Wein zu erzielen. Es muss zugestanden werden, dass diese Absicht der Ungarweinfabrikanten auch erreicht worden ist; um so sicherer war auch von ihnen auf das Unbemerktbleiben einer derartigen fraudulosen Manipulation zu rechnen, als die Glycerinbestimmung in Süssweinen aus bekannten, an sich nicht ungerechtfertigten Erwägungen meist zu unterbleiben pflegt. Es wird in Zukunft, trotz aller Mängel der Glycerinbestimmungsmethode, dennoch nothwendig sein, sie bei Süsswein auszuführen, wenn der Extractrest ein scheinbar normaler ist.

Bier. Das chemische Untersuchungsamt der Stadt Breslau hat, wie es in seinem Berichte für 1892/93 mittheilt, seine Aufmerksamkeit neuerdings der Controle der **Bierdruckapparate** zugewendet, und dabei die Ueberzeugung gewonnen, dass präventives Vorgehen geeignet ist, die auf diesem Gebiete bestehenden Missstände zu mildern. Es wurden im Berichtsjahre im Ganzen 313 Bierdruckapparate revidirt. Von denselben waren nicht im Gebrauch 12. Von den übrigbleibenden 301 Apparaten wurden betrieben: mit Luft 129 = 43 Proc., mit Kohlensäure 136 = 45 Proc., je nach Bedarf mit Kohlensäure oder mit Luft 9 = 3 Proc., 25 waren sogenannte Salonapparate.

Von den 301 controlirten Apparaten wurden 128 = 42·5 als vollständig ordnungsmässig befunden, 173 = 57·5 Proc. gaben zu verschiedenen Ausstellungen Veranlassung; letztere erstreckten sich meist auf die mangelhafte Beschaffenheit resp. Verzinnung der messingenen Steigrohre.

Im Allgemeinen hat das Verständniss für die Behandlung der Bierdruckapparate bei den Inhabern der Gastwirthschaften entschieden zugenommen. Die Uebelstände, welche früher sehr häufig waren, dass nämlich die Apparate vielfach den Eindruck grosser Vernachlässigung machten, haben wesentlich abgenommen.

An Stelle der früher vorhandenen principiellen Unsauberkeit macht sich das Bestreben geltend, die Apparate in gutem Stande zu halten.

Diese günstige Beeinflussung ist folgenden zwei Umständen zuzuschreiben:

1. Für die Abfassung der Protokolle werden in Breslau gedruckte Formulare benutzt, in welchen jeder Theil· des Apparates namentlich aufgeführt wird, so dass also bei der Controle Unregelmässigkeiten nicht übersehen werden können.
2. Zu den betreffenden Revisionen zieht das Untersuchungsamt einen Fabrikanten von Bierdruckapparaten hinzu, welchem von den Localinhabern in der Regel sofort die Abstellung der gerügten Mängel aufgetragen wird, und diese Abstellung erfolgt stets in sachgemässer Weise.

Für die Wirksamkeit dieser Maassnahmen spricht die Thatsache, dass von 31 im Berichtsjahre untersuchten Bierproben keine einzige mehr kupferhaltig war, d. h., dass bei Anwendung von 500 ccm Bier Kupfer sich nicht mehr nachweisen liess; ausserdem wurde die Erfahrung gemacht, dass die Inhaber der Gastwirthschaften von Jahr zu Jahr mehr zum Betriebe mit flüssiger Kohlensäure übergehen, wodurch eine ganze Reihe von Ausstellungen von selbst wegfallen.

In seiner Schrift: „**Bier und Branntwein und ihre Bedeutung für die Volksgesundheit** (zweite verbesserte Auflage, Berlin 1893) bespricht Rosenthal nach kurzer Einleitung, in welcher die Hygiene als ein Theil der Socialwissenschaft bezeichnet wird, die Grundsätze der Ernährungslehre, die Gewürze und Genussmittel, die alkoholischen Getränke, die Wirkung des Alkohols, die Folgen seines Missbrauches, die Wirkung von Bier im Vergleich mit derjenigen des Branntweins, die Mittel gegen Trunksucht und fasst dann das Ergebniss der Studie in 12 Schlusssätzen zusammen, welche hier im Wortlaut folgen:

1. Der Mensch bedarf zu seiner Ernährung einer gewissen Menge von Nährstoffen in bestimmten Gewichtsverhältnissen.

Genussmittel. Branntwein. Trunksucht.

2. Daneben muss er zur Verdauung dieser Nährstoffe und zur Anregung des Nervensystems noch andere Stoffe aufnehmen, welche an sich zwar nicht nahrhaft sind, aber die Ernährung unterstützen und unter Umständen die Leistung grösserer Arbeit erleichtern.
3. Solche Gewürze und Genussmittel können in mässigen Mengen nützlich oder nothwendig sein, aber nur unter Voraussetzung einer gleichzeitigen vollkommenen Befriedigung des Nahrungsbedürfnisses durch wirklich nahrhafte Kost.
4. Das verbreitetste Genussmittel dieser Art, der Alkohol, wirkt nur in ganz kleinen Portionen und auch so nur vorübergehend in eben bezeichnetem Sinne nützlich. Bei grösseren Dosen und wiederholtem Genuss bleibt die günstige Wirkung aus.
5. Der gewohnheitsmässige Genuss von Alkohol ist von den schlimmsten Folgen für die Gesundheit, ganz abgesehen von dem moralischen und wirthschaftlichen Schaden, den er nach sich zieht.
6. Diese schädlichen Folgen sind beim Schnaps viel erheblicher als beim Bier. Der Schnapsgenuss hat vermöge seiner physiologischen Eigenschaften von selbst die Folge einer stetigen Steigerung, was beim Biergenusse nicht der Fall ist.
7. Das Bier enthält nahrhafte Stoffe, doch sind diese zu gering, ihm einen merklichen Werth als Nahrungsmittel zu verleihen. Dagegen ist es ein nützliches Gewürz- und Genussmittel und sein nicht übertriebener Gebrauch in vielen Beziehungen zu empfehlen.
8. Der Missbrauch des Alkohols wird veranlasst durch das in unseren socialen und wirthschaftlichen Verhältnissen begründete Bedürfniss nach Genussmitteln, hauptsächlich durch die ungenügende Ernährung eines grossen Theiles unserer Bevölkerung.
9. Die Bekämpfung der Trunksucht muss in erster Linie geschehen durch Hebung der wirthschaftlichen Lage der unteren Volksklassen. Alles, was die Ernährung erschwert, Steuern auf nothwendige Lebensbedürfnisse wie Brot, Fleisch, Beleuchtungsmittel u. s. w., treibt eine grosse Zahl von Menschen zum Alkoholgenuss und befördert damit seinen Missbrauch.
10. So lange es nicht möglich ist, das Bedürfniss nach Alkohol ganz zu beseitigen, ist es im Interesse des Volkswohles durchaus nöthig, den Biergenuss zu begünstigen, welcher überall, wo das Bier leicht zugänglich ist, dem Schnaps erfolgreich Feld abgewinnt.
11. Namentlich der Genuss billigen, nicht zu alkoholreichen Bieres, wie es nur von kleineren, überall zerstreuten Brauereien in genügender Menge geliefert werden kann, ist zu begünstigen. Wird solchen kleineren Gewerbebetrieben durch Verschärfung der Steuern die Möglichkeit, mit Nutzen zu arbeiten, verkümmert, so leidet am meisten der kleine Mann und der Schnapsconsum nimmt gerade in diesen Kreisen am meisten zu.
12. Auch die Begünstigung der nicht alkoholischen Genussmittel verspricht der Trunksucht mit Erfolg entgegenzuarbeiten. Kaffee, Thee und Cacao sind in ihrer Bedeutung als Volksgetränke noch nicht genügend gewürdigt und verdienen als mächtigste Gegenmittel gegen

die Verbreitung der Alcoholica auf alle Weise unterstützt und befördert zu werden.

Hierzu sei Einiges aus Rosenthal's Schrift über die Wirkung des Bieres hinzugefügt, wie er sie schildert: Das Bier erklärt er nur für ein Genussmittel, nicht für ein Nahrungsmittel (S. 31 der Schrift). Wenn es auch Nährstoffe enthält, so sind sie doch sehr sparsam vertreten, und wenn Jemand so viel Bier trinkt, dass die Zufuhr von Nährstoffen einen merklichen Werth erlangt, so werden die Nebenwirkungen in solchem Grade sich äussern, dass die nährende Eigenschaft ganz in den Hintergrund tritt (?). Zu reichlicher Genuss von Bier führt nicht bloss zu leichteren Graden der allgemeinen Alkoholintoxication, sondern auch zur gründlichen Störung der Verdauungsthätigkeit und weiterhin zu hypochondrischer Stimmung, welche das ganze Leben andauert. (Diese Schilderung trifft schwerlich das Richtige; jedenfalls fehlt in ihr die Hervorhebung der Thatsache, dass reichlicher Biergenuss Anlass zu Fettsucht, zu fettiger Degeneration des Herzmuskels u. s. w. giebt. Ref.) Immerhin, fährt der Autor fort, kommen dem Biere eine Reihe nützlicher Eigenschaften zu, welche dem Branntwein fehlen, und sind die Gefahren unmässigen Biergenusses gering gegenüber denen unmässigen Branntweingenusses.

Alkoholismus war in der Schweiz (den 15 grössten Städten derselben) im Jahre 1892 im Ganzen bei 427 Individuen von 20 und mehr Jahren direct oder indirect Todesursache. Von diesen 427 Individuen waren 361 männlichen Geschlechtes. Als directe Todesursache wird der Alkoholismus in 107 Fällen angegeben.

Die meisten Sterbefälle (236) kamen vor im Alter von 40 bis 60 Jahren, aber relativ ziemlich häufig (96) auch auf dasjenige von 20 bis 40 Jahren. Von den gestorbenen Alkoholisten waren

    145 Handwerker und Fabrikarbeiter,
    53 Handelsleute,
    37 Wirthe und Wirthshausbedienstete,
    27 Dienstboten,
    23 Landwirthe,
    17 Künstler, Gelehrte, Beamte.
    14 Spediteure, Fuhr- und Schiffsleute.

(Nach Schweiz. Wochenbülletins 1892, S. 166; 1893, S. 110.)

Der „Deutsche Verein gegen den Missbrauch geistiger Getränke" tritt jetzt namentlich dem in Deutschland so verbreiteten Alkoholgenusse durch die Jugend entgegen. So hat er vor kurzem an sämmtliche höchste Unterrichtsbehörden der deutschen Staaten eine Bitte zur Beförderung seiner Bestrebungen durch die Volks-, Mittel- und Hochschulen gerichtet. Er wünscht zunächst Abhaltung von Vorlesungen an den Universitäten über den Alkoholismus, seine Gefahren, seine Ursachen und seine Bekämpfung; ferner werden vorgeschlagen einige Vorträge oder Unterrichtsstunden darüber in den Lehrerbildungsanstalten, das gleiche in Gymnasien, Real- und anderen Mittelschulen, Verhandlungen über den Gegenstand in amtlichen Lehrerconferenzen, Einstellung geeigneter Schriften in die Lehrer- und Schülerbibliotheken, ausserdem in allen Schulen häufig wiederkehrende kurze Besprechungen einzelner Schäden des Trunkes in den verschiedenen Unterrichtsstunden, sobald sich die Gelegenheit bietet, Einführung zweckdienlicher Lesestücke in die Lesebücher und entsprechender Rechenaufgaben in die Rechenbücher u. s. w. — Ferner hat der Verein einen Preis von 300 Mk. für eine kurze Bearbeitung der Frage: „Was kann die Schule und besonders der Lehrer zur Förderung der Mässigkeitssache thun?" ausgesetzt. Sodann wird er einen populär-wissenschaftlichen Aufsatz von Sonnenberger über das Thema: „Die Einwirkung von Wein und Bier auf unsere Kinder", versehen mit einer grossen Anzahl von Gutachten medicinischer und sonstiger Capacitäten in 20 000 Exemplaren als Flugblatt erscheinen lassen. (Nach „Der Kinderarzt" 1893, Heft 10.)

Ueber die Alkoholfrage vom ärztlichen Standpunkte aus sprach v. Strümpell auf der Naturforscherversammlung in Nürnberg. Er hob hervor, wie in Bayern der Arbeiter im Mittel 3 Liter Bier tränke und auch viele Leute besserer Stände übermässigem Biergenusse huldigten. Die Schädlichkeiten dieser massenhaften Einfuhr besteht:
1. In der toxischen Wirkung der an und für sich geringen Alkoholmengen, welche sich dadurch summirt, dass die einzelnen Körpergewebe auch nach Eliminirung des Stoffes den durch ihn gesetzten Reiz mit einer Art „Gedächtniss der Materie" festhalten.
2. In der Ueberernährung: In 3 Litern Bier nimmt der Trinker, der nebenbei ein normaler oder sogar starker Esser ist, 240 g Kohlehydrate und 230 g Eiweiss zu sich.
3. In der Ueberanstrengung des Herzens und des Gefässsystems durch die Ueberlastung mit Flüssigkeit.

Hierbei treten besonders leicht Nierenerkrankungen, nämlich Schrumpfniere und die acute alkoholische Nephritis ein.

Eine zweite Reihe von Krankheiten beruht auf Störungen des Eiweissumsatzes; diese führen zu Gicht und Fettleibigkeit, bisweilen auch zu Diabetes, letzterer entsteht durch Beeinträchtigung des Stoffwechsels der Kohlehydrate beim Alkoholisten. Gegen das Ueberhandnehmen des Biertrinkens sei besonders durch Belehrung von Seiten der Aerzte zu wirken. Auch seien Kindern geistige Getränke möglichst wenig zu verabreichen.

Tabak. Kiessling bringt in seinem lehrreichen Werke „Der Tabak" (Berlin bei P. Parey 1893) zuerst Geschäftliches, Geographisches, Botanisches und Handelswissenschaftliches über den Tabak, schildert sodann die Chemie desselben, die Tabakanalyse, den Tabakbau, die Trocknung und Fermentation der Blätter, die Fabrikation der Cigarren, des Rauchtabaks, des Schnupftabaks, des Kautabaks, die Hygiene der Tabakfabrikation, die Verfälschung des Tabaks und seiner verschiedenen Arten, um im letzten Abschnitte den Tabakgenuss, die chemische Zusammensetzung des Tabakrauches, die physiologische Wirkung des Nicotins, die chronische Tabakvergiftung, die Nicotin-Psychose ausführlich zu besprechen. Diese Skizze des Inhaltes zeigt dem Leser an, dass Kiessling's Werk, welches für Tabakbauer, für Fabrikanten, Händler, Chemiker und Aerzte bestimmt ist, auch den Hygieniker in hohem Grade interessirt.

Genussmittel. Tabak. Gebrauchsgegenstände.

P. Wiessner stellte unter Uffelmann's Leitung „Untersuchungen über den Bacteriengehalt der Cigarren und über die Dauer der Lebensfähigkeit einiger pathogener Bacterien auf denselben" an (Dissertation, Rostock 1893) und kam dabei zu folgenden Schlusssätzen:

1. Auf und in Cigarren kommen zahlreiche Mikroorganismen vor.
2. Unter diesen Mikroorganismen finden sich mitunter auch pathogene Bacterien, nämlich Staphylococcus pyogenes aureus, St. pyog. citreus, St. pyog. albus.
3. Staphylococcus pyogenes albus und citreus verlieren, wenn man sie in künstlich gezüchteten Culturen auf Cigarren bringt, erst nach längerer Zeit, ersterer nach 13, letzterer nach 15 Tagen, ihre Lebensfähigkeit.
4. Der Milzbrandbacillus geht, wenn er sporenfrei ist, auf Cigarren innerhalb einer Stunde zu Grunde, die Lebensfähigkeit und Virulenz sporenhaltiger Milzbrandbacillen wurde auf ihnen noch nach 18 Wochen beobachtet.
5. Der Typhusbacillus verliert seine Lebensfähigkeit auf Cigarren zwischen 30 und 48 Stunden.
6. Der Diphtheriebacillus geht ebenfalls in dem Zeitraume zwischen 30 und 48 Stunden nach der Verimpfung auf Cigarren zu Grunde.
7. Der Bacillus der Cholera asiatica verliert seine Lebensfähigkeit auf Cigarren zwischen 5 Minuten und 4 Stunden.
8. Der Tuberkelbacillus verliert auf Cigarren Virulenz und Leben in dem Zeitraume zwischen 7 und 14 Tagen.

Gebrauchsgegenstände.

Hamlet (Chem.-Ztg. 1893, XVII, 69) giebt an, dass Vergiftungen durch Büchsenconserven erstens durch Auflösung eines Theiles des Löthmetalles, zweitens durch Auflösung des Zinnes der Büchsen in Säuren der Conserven, drittens durch Zersetzung der Conserven (Bildung von Toxinen) entstehen können. Relativ häufig sind Vergiftungen durch Fischconserven; nach Hamlet lösen die im Laufe der Zeit sich bildenden Amine Zinn auf. Auch verderben Fischconserven meistens sehr schnell, wenn die Büchsen geöffnet stehen. Sardinen in Oel wirken selten schädlich; wurde aber ranziges Oel benutzt, so kann Zinn in Lösung gehen. Stets muss man die Conserven beanstanden und vom Verkehre ausschliessen, wenn die verzinnten Innenflächen der Büchsen rauh, angefressen erscheinen. Dagegen ist ein aus Zinnsulfid bestehender, braunschwarzer Belag der Innenfläche ohne Bedeutung.

A. Tschirch's Monographie: Das Kupfer vom Standpunkte der gerichtlichen Chemie, Toxicologie und Hygiene (Stuttgart 1893), besteht aus drei Theilen. Der erste bespricht das Vorkommen des Kupfers in Lebensmitteln, Drogen, die Aufnahme und Aufspeicherung dieses Metalles in der Pflanze und im Thiere, die künstliche Kupferung von Lebensmitteln, die Kupfersalze als Bekämpfungsmittel pflanzlicher Parasiten und die kupfernen Geschirre; der zweite erörtert die Fragen: Ist Kupfer ein Gift? und: Giebt es eine chronische Kupfervergiftung?, der dritte endlich führt uns die gesetzlichen Bestimmungen hinsichtlich des Kupfers vor. Im Schlusse fasst der Autor die wesentlichen Ergebnisse seiner Studie zusammen. Es sind, soweit sie hier interessiren, folgende:

Der Erdboden besitzt grosse Absorptionsfähigkeit für Kupfer; er kann 2·5 Proc. desselben aufspeichern. Aber selbst aus stark gekupfertem Boden nimmt die Pflanze stets nur geringe Quantitäten Kupfer auf. Deshalb kann die Menge dieses Metalles, welche durch Vegetabilien in der Nahrung eingeführt wird, eine Gesundheitsschädigung nicht herbeiführen. Dazu kommt, dass von den per os eingeführten Mengen der Kupferverbindungen nur wenig ins Blut übergeht. Grosse Dosen werden in der Regel erbrochen; bei kleinen Dosen hält die Ausscheidung durch Galle und Urin die Wage. Gefährlicher sind die mittleren, bei denen kein Erbrechen stattfindet. — Versuche an Menschen haben ergeben, dass bei einer Zufuhr von 0,1 Cu pro Tag (auf 60 kg) eine Gesundheitsstörung noch nicht eintritt. Wird die Dose überschritten, so beobachtet man acute Vergiftung; dass es eine chronische giebt, ist nicht bewiesen.

Jedes kupferhaltige Lebensmittel als gesundheitsschädlich anzusehen und vom Verkehre auszuschliessen, lässt sich nicht rechtfertigen, da das Getreidekorn Kupfer enthält. Man möge einen Gehalt von 0·05 g Cu pro 1 kg Conserven normiren; derselbe ist ungefährlich. Ebenso kann man getrost einen Gehalt von 0·005 Cu pro 1 Liter Wein gestatten. Der Wein aus gekupferten Reben ist völlig unschädlich.

Tapeten. B. Gosio hat im wissenschaftlichen Laboratorium der Sanitätsdirection zu Rom die Wirkung der Mikroorganismen auf feste Arsenikverbindungen studirt (Rom, Tipogr. delle Mantellate, 1891, gr. fol., 7 S.) und hierzu mit verschiedenartigen Verbindungen versetzte Nährböden aus Kartoffelbrei benutzt. Dabei zeigte sich bei den Bacterien, z. B. Mikrococcus prodigiosus, Wurzelbacillus etc., keine Wirkung. Dagegen entwickelte sich sehr üppig Mucor mucedo unter reichlicher Bildung von Arsenwasserstoff mit seinem charakteristischen Knoblauchgeruche, etwas weniger Aspergillus glaucus.

Diese Beobachtungen haben eine grosse praktische Bedeutung, wenn derartige Schimmelwucherungen auf feuchten, arsenhaltigen Tapeten sich ansiedeln.

Hautpflege.

Im „Archiv für Anatomie und Physiologie" (1893, phys. Abth., S. 116) theilt Schierbeck das Ergebniss von Untersuchungen mit, welche er über Kohlensäure- und Wasserausscheidung bei + 30 bis + 36 C. an einem Manne angestellt hatte, der bald nackt, bald mit Wolle bekleidet, in einem heizbaren Kasten sich befand. Es wurde festgestellt, dass bei 30 bis 38° im Durchschnitt 0·35 g CO_2 pro Stunde, also ca. 8·0 g pro Tag, ausgeschieden wurde, und dass dabei die Bekleidung keinerlei Einfluss zeigte, dass aber die CO_2-Ausscheidung stark anstieg, sobald die

Temperatur über 33° hinausging. So wurde bei ca. 34° das Doppelte, bei 38·5° fast das Vierfache derjenigen CO_2-Menge ausgeschieden, wie bei 33°. Bei letztbezeichneter Temperatur war die Wasserausscheidung lediglich eine solche von Wasserdampf; bei höherer Temperatur als 33° aber zeigte sich Schweiss. Die Gesammt-Wasserabgabe stieg fast genau im Verhältniss zur Temperatur. Wichtig ist die Ermittelung, dass bei der nämlichen Temperatur = 33°C. die Zunahme der CO_2-Ausscheidung und die Perspiratio sensibilis beginnt. Doch dürfte es nöthig sein, die Versuche an anderen Individuen zu wiederholen, da man aus denjenigen an einem einzigen keine generellen Schlüsse ziehen kann.

Im Anschlusse hieran sei auch eines sehr lehrreichen Aufsatzes Rubner's (Z. f. Biologie 1893, S. 73) über die Quelle der thierischen Wärme gedacht. Rubner bringt zuerst eine historische Uebersicht über die bisherigen Anschauungen und Forschungsergebnisse bezüglich des Ursprungs der thierischen Wärme bis zur Auffindung des Gesetzes von der Erhaltung der Kraft und hebt sodann hervor, dass die Frage, ob sich dies Gesetz im Organismus bestätige, oder richtiger, ob seine Bestätigung sich durch Messung von Wärme und Arbeit erreichen lasse, auch eine hohe praktische Bedeutung habe. Um den Beweis zu liefern, dass alle Quelle thierischer Wärme in der Zersetzung der Stoffe liegt und dass die jetzt gehandhabte Methode der Feststellung des Stoffverbrauchs ein untrügliches Bild von dem wirklich Verbrauchten giebt, stellte Rubner neue Versuche an. Er ging bei ihnen davon aus, dass man aus der N- und C-Ausscheidung der Thiere genau erkennen kann, wie viel Eiweiss, Fett und Kohlehydrate täglich zerstört werden, und dass die derzeitige Vorstellung bezüglich der Energievorräthe der Nahrungsmittel richtig sind, betonte sodann die grosse Wichtigkeit der Messung der von einem Thiere gelieferten Wärme durch das Thiercalorimeter, zeigte die Genauigkeit desselben und führte alsdann die Methode seiner neuen Versuche vor, die also vergleichen sollten, ob die in einem Thiere verbrannten Stoffe eben so viel Wärmeinhalt besitzen, als von Seiten des Thieres Wärme nach aussen abgegeben wird. Zur gleichen Zeit stellte er alle biologischen Factoren fest, die Stoffzersetzung, die Wärmebildung und Wasserverdampfung. Ermittelt wurde Stoffzersetzung und Wärmeabgabe im Hungerzustande, Nahrungszufuhr nach Hunger, Stoffzersetzung und Wärmeabgabe bei Fettzufuhr, bei Fleisch- und Fettzufuhr, bei Eiweisszufuhr. Es ergab sich dabei Folgendes:

Beim Hunger zeigte das mittlere Ergebniss bei der Wärmebestimmung ein Deficit von 1·4 Proc., bei Fett noch nicht 1 Proc., bei Fleisch und Fett noch nicht 0·5 Proc., bei Fleisch ein Plus von weniger als 0·5 Proc. für die calorimetrische Methode. Im Gesammtdurchschnitt aller Versuche an 45 Tagen wurden nach dieser Methode nur 0·47 Proc. weniger an Wärme gefunden, als nach der Berechnung der Verbrennungswärme der zersetzten Körper- und Nahrungsstoffe zu erwarten war. Daraus schliesst Rubner, dass die Grössen für Stoffzersetzung und calorimetrische Messung sich (bis auf wenige Calorien) decken. „Was der Nahrungsstoff an Energievorrath zur Zersetzung in den Körper hineinbringt, das schickt der Körper in genau gemessenen Quantitäten nach aussen; es giebt in diesem Haushalte kein Manco und keinen Ueberschuss." Die einzige Quelle der thierischen Wärme sind darnach die Nahrungsmittel. Berechnet man endlich die Bilanz auf Grund der Nahrungsaufnahmewerthe oder misst man die Verbrennungswärme der Nahrungsstoffe durch die Verbrennung im Thierkörper selbst, immer kommt man zu demselben Ergebnisse, welches soeben ausgesprochen wurde.

W. Winternitz (Wiener med. Presse 1893, Nr. 47) theilte der k. k. Gesellschaft der Aerzte in Wien die Ergebnisse seiner Untersuchungen über Blutveränderungen nach thermischen Eingriffen mit. Es sind folgende:

I. „Bei allen die ganze Oberfläche des Köpers treffenden thermischen und mechanischen Proceduren: Abreibungen im nassen kalten Laken, Lakenbädern und Tauchbädern, Halbbädern, allen Arten die ganze Körperoberfläche treffenden Douchen, Dampfbädern mit nachfolgenden kalten Proceduren, wechselwarmen, sogenannten schottischen Applicationen, kalten Vollbädern zeigte sich eine Vermehrung der rothen Blutkörperchen. Gleichzeitig waren auch die Leukocyten fast ausnahmslos vermehrt; ebenso hatte der Hämoglobingehalt zugenommen.

II. Die Zunahme der rothen Blutkörperchen betrug bei 56 untersuchten Individuen im Maximum 1 860 000 im Cubikmillimeter, die Zahl der Leukocyten stieg im Maximum fast auf das Dreifache, der Hämoglobingehalt im Maximum um 14 Proc.

III. Das Maximum der Zunahme ist nicht in allen Fällen unmittelbar nach der Procedur zu constatiren; oftmals wurden erst nach einer Stunde die höchsten Ziffern gezählt. Bemerkenswerth ist, dass öfters noch eine Zunahme der Leukocyten zu beobachten war, während die Erythrocyten bereits wieder abzunehmen begannen. Die auffallenden Veränderungen der Blutzusammensetzung hielten durch verschieden lange Zeit an; oft konnte noch zwei Stunden nach der Procedur sowohl eine Vermehrung der Erythrocyten als auch der Leukocyten nachgewiesen werden. Bei einzelnen, durch längere Zeit beobachteten Untersuchten ist die thermische Vermehrung überhaupt nicht wieder vollständig rückgängig geworden.

Etwas weniger constant als das Verhalten der rothen Blutkörperchen war das der weissen, welche in seltenen Fällen, in welchen die rothen Blutzellen eine deutliche Zunahme aufwiesen, nach den Proceduren absolut und relativ in geringerer Anzahl sich vorfanden.

IV. Die Untersuchungen lehrten weiter, dass auch active Muskelbewegungen einen ähnlichen, wenn auch weniger ausgesprochenen Effect haben; die Zahl der rothen Blutkörperchen, die schon unmittelbar nach der Kälteeinwirkung zugenommen hatte, wurde in vielen Fällen durch die Reactionsbewegung vermehrt, und auch ohne vorausgegangene Kälteeinwirkung nahm die Zahl der Erythrocyten nach angestrengter Bewegung zu.

V. Nicht genügend erforscht ist bisher die Wirkung der Wärme; Dampfkastenbäder, warme Wasserbäder, auch warme elektrische Eisenbäder (System Prof. Gärtner) zeigten unmittelbar nach dem Bade in mehreren Fällen eine Verminderung der Erythrocytenzahl.

VI. Anders verhält sich das dem Finger oder dem Ohrläppchen entnommene Blut unter localen thermischen Einwirkungen. Kälteapplicationen auf die untere Körperhälfte, kalte Fussbäder, kräftige Strahl- und Fächerdouchen auf die Füsse, Unterschenkel und Kniee, auch Sitzbäder, letztere jedoch nicht mit solcher Constanz, bewirken eine Verminderung der Zahl der Erythrocyten und Leukocyten in dem der Fingerbeere oder dem Ohrläppchen entnommenen Blute. Gleichzeitig konnte man in den dem thermischen und mechanischen Reize direct ausgesetzten Theilen eine starke Vermehrung beider Zellenarten beobachten.

Bezüglich der Ursache dieser Erscheinungen deutet schon der Umstand, dass nach Wärmeeinwirkung die Zahl der Erythrocyten abzunehmen scheint, darauf hin, in welcher Richtung der Grund für die Vermehrung nach Kälteeinwirkung und Muskelarbeit zu suchen sei, namentlich aber das Verhalten bei localen Kälteeinwirkungen; er liegt offenbar in Veränderungen der Circulation, der Herzaction, des Tonus von Gefässen und Geweben. Aus Organen, in welchen unter gewöhnlichen Bedingungen Stauungen, Stasen, Anhäufungen von weissen und rothen Blutkörperchen stattfinden, werden die Blutzellen unter günstigen Circulationsverhältnissen in den allgemeinen Kreislauf geworfen. Dies geschieht bei allgemeinen, die ganze Körperoberfläche treffenden Kälteeinwirkungen. Die Abnahme der rothen Blutkörperchen bei localen Kälteapplicationen, die Vermehrung in den direct getroffenen Hautpartien — nach dem Fussbade in den Zehen — beweist vielmehr, dass es sich um eine veränderte Vertheilung der zelligen Elemente des Blutes in der Gefässbahn handelt.

Bäder. Im 12. Jahresberichte des Hamburger Vereins für öffentliche Gesundheitspflege (1893) theilt L. Krüger folgende zehn Gebote für Badende und Schwimmende mit:

1. Bei heftigen Gemüthsbewegungen bade nicht!
2. Bei plötzlich eintretendem Unwohlsein oder dauerndem Uebelbefinden bade nicht!
3. Nach durchwachten Nächten und übermässigen Anstrengungen bade nicht, bevor du nicht einige Stunden geruht hast!
4. Nach reichlichem Genuss von Speisen und besonders von geistigen Getränken bade nicht!
5. Den Weg zur Badeanstalt lege in mässigem Tempo zurück!
6. Bei der Ankunft erkundige dich nach der Tiefe und der Strömung des Wassers!
7. Entkleide dich langsam, gehe dann aber sofort ins Wasser!
8. Springe mit dem Kopfe voran ins Wasser oder tauche wenigstens schnell unter, wenn du das erste nicht kannst oder magst!
9. Bleibe nicht zu lange im Wasser, zumal wenn du nicht sehr kräftig bist!
10. Nach dem Bade reibe den Körper zur Beförderung des Blutumlaufs, kleide dich rasch an und mache dir eine mässige Bewegung!

In Bremen erwies sich, wie der 10. Jahresbericht der Sanitätsbehörde hervorhebt, die öffentliche Badeanstalt neuerdings wieder als eine Schöpfung, welche im wahren Sinne des Wortes dem Wohlsein der Bevölkerung förderlich ist. Freilich hat 1890 die Ausstellung, 1892 die Cholera bewirkt, dass die Gesammtzahl der Bäder eine geringere war.

Hautpflege. Bäder.

1890 betrug die Zahl der Bäder im Ganzen 271 671
1891 „ „ „ „ „ „ „ 273 570
1892 „ „ „ „ „ „ „ 243 306

Vom 30. August bis 9. October 1892 blieben beide Schwimmhallen geschlossen. Die Volksbäder in der Schwimmhalle wurden benutzt

1890 von 21 218 Personen,
1891 „ 19 606 „
1892 „ 18 150 „

Auf dem 12. Congress für innere Medicin (1893) hielt Baeltz einen lehrreichen Vortrag über das heisse Bad in physiologischer und therapeutischer Hinsicht. Er berichtete in diesem Vortrage über Beobachtungen, welche er bezüglich der Wirkung der Bäder in Japan gemacht hatte. Daselbst badet fast Jedermann täglich heiss, meistens zu 45°. Je heisser das Bad ist, um so wichtiger ist es, vorher den Kopf mit heissem Wasser zu begiessen; dadurch erschlaffen zunächst die Kopfgefässe und es wird eine Hirnanämie, wenn später die Hautgefässe sehr erweitert werden, verhütet. Die Dauer des Bades beträgt je nach der Temperatur desselben 5 bis 20 Minuten. Das Bad wird verlassen, sobald stärkeres Hitzegefühl oder Herzklopfen eintritt. Die erste Wirkung beim Eintritte ins heisse Bad ist eine Gänsehaut-Contraction und Erblassung der Haut für einige Secunden, worauf dann allmählich eine Erschlaffung der Hautgefässe und Röthung der Haut eintritt. Der Puls wird zunächst verlangsamt, dann aber allmählich beschleunigt. Die Respiration wird Anfangs nur wenig beeinflusst, später zeigt sie sogar beim Manne den Thoracaltypus. Die Körpertemperatur, unter der Zunge gemessen, steigt allmählich bis auf 40° C. und darüber. Diese Steigerung wird nicht bloss durch Wärmestauung, sondern auch durch directe Wärmeaufnahme in den Körper bedingt. Die Steigerung der Temperatur tritt sehr rasch, oft binnen sechs Minuten ein. Nach dem Verlassen des Bades steigt die Temperatur meist noch um weitere ein bis sechs Zehntelgrade und erreicht erst nach ein bis zwei Stunden die Norm. Die Arterien erschlaffen und die Temporalarterie schlängelt sich wie bei Atheromatose. Der Puls ist voll, die Pulscurve hoch. Ein längeres Verweilen im Bade verursacht Schwindel und Uebelkeit. Der Eiweissstoffwechsel ist im Gegensatze zu früheren Angaben im heissen Bade nicht vermehrt. Beim Verlassen des Bades fühlt man sich sehr erschlafft, es tritt reichliche Schweissbildung ein. Vor dem Verlassen des Bades ist es zweckmässig, sich mit kaltem Wasser zu übergiessen. Gewöhnlich nimmt man an, dass man nach einem heissen Bade sehr leicht der Erkältung ausgesetzt ist; dem ist aber nicht so, im Gegentheil, sofort nach dem heissen Bade ist es geradezu unmöglich, sich zu erkälten; dies kann nur nach einem warmen Bade geschehen, dessen Temperatur der des Körpers gleich oder niedriger als dieselbe ist. Das sehr heisse Bad erzeugt nämlich eine Lähmung der Hautgefässe, welche einige Zeit anhält und eine Gefässreaction auf Kälte nicht zulässt. In der That laufen auch die Japaner häufig nach dem sehr heissen Bade selbst im Winter nackt auf die Strasse, ohne sich zu erkälten. Auch das Vorurtheil der Verweichlichung und Schwächung durch das heisse Bad wird durch die tägliche Erfahrung in Japan gründlich widerlegt. Die Frage

110   Hautpflege. Bäder. Bacterien im Badewasser.

der Resorption von im heissen Wasser gelösten Substanzen durch die Haut beantwortet Baeltz in negativem Sinne, doch giebt es manche Substanzen, welche vom heissen Wasser aus resorbirt werden; so z. B. zeigt der Harn nach einem heissen Bade, in welchem Salicylsäure aufgelöst war, constant Salicylreaction, selbst wenn man die Vorsicht geübt hat, das Präputium, den Anus und die Nabelgegend mit Fett zu bestreichen.

Das heisse Bad besitzt eine grosse volkswirthschaftliche Bedeutung, indem es nicht nur reinigend und erfrischend ist, sondern auch dem armen Manne im Winter für geringes Geld ein behagliches Wärmegefühl für einige Zeit verschafft. Nach dem Bade vermag der Japaner selbst im strengen Winter längere Zeit die Kälte zu ertragen und vermisst in seiner unheizbaren Wohnung den Ofen nicht, ja er fühlt sich sogar behaglich bis zum Schlafengehen. Es würde sich daher empfehlen, auch für die Arbeiter in Europa ähnliche Institutionen zu schaffen. In therapeutischer Beziehung ist das heisse Bad als ein mächtiges Derivans anzusehen. Es wirkt als ein Ableitungsmittel vom überfüllten kleinen Kreislauf auf die Oberfläche und die Muskeln, und der Einfluss macht sich sehr bald geltend. Die Athmung wird ruhiger und der Husten hört auf. Sobald starke Hautröthe eintritt, wird der Patient aus dem Bade entfernt. Solche Bäder werden Kindern zwei- bis viermal je nach Bedarf verabreicht. Bei sehr hoher Körpertemperatur steckt man die Kinder bloss bis zum Epigastrium ins Bad, während man den Oberkörper mit kaltem Wasser übergiesst. Die heissen Bäder erweisen sich auch als sehr wirksam bei Rheumatismus, Nephritis und bei Menstruationskoliken, hingegen blieben dieselben bei Cholera wirkungslos.

Contraindicirt sind sie bei allen organischen Erkrankungen des Nervensystemes, bei Tabes, bei Atheromatose, wegen Gefahr der Apoplexie. Vorsicht ist bei organischen Herzleiden angezeigt. In therapeutischer Beziehung von besonderer Wirksamkeit sind die in Japan berühmten Bäder von Kusalsu. Es sind dies heisse, 45 grädige freie Salz- und Schwefelsäure enthaltende Wässer, welche bei schweren Rheumatismen, bei Gicht und bei tertiärer Syphilis erstaunliche Erfolge liefern. Beim Verlassen dieses Bades ist der Oberkörper krebsroth; zuweilen tritt nach mehrtägigem Gebrauche dieser Bäder ein Variola ähnlicher Ausschlag auf. (Nach der Wiener medicinischen Presse 1893, 1153.)

M. Edel, (Archiv f. Hygiene XIX, 3) stellte Untersuchungen über den Bacteriengehalt des Badewassers an. In einem Schwimmbassinwasser fand er ungemein zahlreiche Bacterien, nämlich bis zu 115 000 pro Cubikcentimeter, in einem anderen Schwimmbassin 53 500, im Wasser von Anstalten, welche nur Wannenbäder abgeben, 200 bis 5200 Bacterien, im Wasser des Badebassins des Joachimsthal'schen Gymnasiums vor dem Baden 500 und 3500, nach dem Baden 15 500 und 16 500 Bacterien pro Cubikcentimeter. Nachdem in diesem Bassin an einem Tage 216 Personen gebadet hatten und das Wasser während der Nacht stagnirte, enthielt letzteres 260 000, in einem zweiten Versuche 432 000 Bacterien pro Cubikcentimeter. Durch Vollbäder, welche der Verfasser selbst, unter Abreibung des ganzen Körpers nahm, stieg der Bacteriengehalt des Wassers von 400 bis 2500 auf

Hautpflege. Bäder. Kleidung.

3500 bis 37 400 Bacterien, durch **Fussbäder** von 30 bis 100 auf 35 000 bis 325 000 pro Cubikcentimeter. Er stellte auch endlich fest, dass in einem Wasser, welches er in einem gebrauchten Badeschwamme stehen liess, die Bacterien sich stark vermehrten.

Fabini und Pierini (Arch. ital. de biologie IX, 257) studirten die **Frage der Fähigkeit der unverletzten Haut, lösliche Substanzen zu absorbiren**. Die Autoren tauchten die Extremitäten von Menschen und Thieren lange Zeit in Lösungen von Jodkalium, Ferrocyankalium, Salicylsäure, vermochten aber eine Absorption dieser Stoffe, d. h. ihren Uebergang in den Urin nicht nachzuweisen. Als sie Lösungen von Giften anwandten, traten keine Symptome von Intoxication ein. Fabini und Pierini schliessen daraus, dass die völlig unversehrte Haut in Wasser lösliche Substanzen zu absorbiren nicht im Stande ist.

Liebreich (Wiener medicinische Presse 1893, 702) betont, dass die **Vernix caseosa** kein Glycerinfett, sondern Cholestearinäther enthält, welcher gegen Zersetzung viel consistenter ist und Mikroben keinen Durchgang gewährt. „Wenn man Nährgelatine mit gewöhnlichem Glycerinfett überzieht und dann mit Bacterien beschickt, so wachsen diese sehr bald durch das Fett hindurch und erreichen die Gelatine, während ein Ueberzug derselben mit Cholestearinäther für sie ein unüberwindliches Hinderniss bildet." Nach Liebreich besitzt somit der kindliche Körper im Vernix eine Schutzvorrichtung der Natur gegenüber bacteriellen Angriffen. Aus diesem Grunde sollte man bei dem ersten Bade des Kindes mit schonender Vorsicht verfahren, um eine entsprechende Menge von Vernix caseosa in den Poren der Haut zurückzuhalten. Es empfiehlt sich, eine milde neutrale Seife zu gebrauchen und die Haut vorsichtig abzutrocknen. Eine völlig neutrale Seife ohne Ueberschuss von Alkali ist aber leider bisher im Handel mit Sicherheit nicht zu erlangen, und daher erscheint es geboten, die Herstellung einer solchen Seife durch Aufnahme in die Pharmakopoe zu begünstigen. Die bisher in der Apotheke käuflichen medicinischen Seifen werden durch die hohen Anforderungen an ihre Herstellung ungemein vertheuert.

Kleidung. Ueber den **Werth und die Beurtheilung einer rationellen Bekleidung** handelt ein Aufsatz Rubner's (Deutsche Vierteljahrsschrift f. öffentl. Gesundheitspflege XXV, 471). Rubner bespricht zunächst die Zusammensetzung der Kleidung und ihre allgemeine Bedeutung, sodann die Kleidung als Mittel der willkürlichen Wärmeregulirung, die praktische Beurtheilung des Wärmehaltungsvermögens der Kleidung, erörtert die Frage, ob zu hoffen ist, ein ausserhalb des subjectiven Befindens liegendes Maass zur Beurtheilung der Zweckmässigkeit einer Kleidung zu finden, schildert das Lüftungsvermögen der Kleidung, das Verhalten derselben zur Hautthätigkeit, und giebt zum Schlusse Anhaltspunkte für die Wahl einer rationellen Bekleidung. Aus dem reichen Inhalte sei für die Leser des Jahresberichts Folgendes hervorgehoben:

Es steht fest, dass gerade jene Stoffe, welche als besonders angenehme Kleidungsstoffe gelten, räumlich betrachtet, wesentlich aus Luft bestehen. Die lockersten Stoffe sind Flanelle, welche zu 9 Raumtheilen aus Wollstoff und zu 91 Raumtheilen aus Luft sich zusammensetzen; die Tricotgewebe (Seide, Wolle, Baumwolle, Leinen) haben 17 Raumtheile fester Substanz, 83 Raumtheile Luft, Tuchsorten 20 Raumtheile fester Substanz und 80 Raumtheile Luft; am geringsten ist der Luftgehalt in glattgewebter Baumwolle und Leinwand, nämlich 52 Raumtheile neben 48 Raumtheilen fester Substanz.

Wir schieben also zwischen unsere Haut und zwischen die uns umgebende Luft eine besondere, in die Maschen unserer Kleidungsstoffe eingeschlossene Luftschicht ein. Diese Luftschicht ist nicht unbeweglich abgeschlossen, sie steht im Austausch mit der atmosphärischen Luft.

Vergleichende Betrachtung lehrt, dass die menschliche Bekleidung und der Pelz oder das Federkleid von Thieren offenbar analoge Dinge sind.

Die Function des Pelzes aber ist weder Luxus, noch Zierde, sondern Kälteschutz und Sparung an Nährstoffbedarf durch Herabminderung des Wärmeverlustes. Ein Pelz von nur mässiger Dicke vermindert letzteren um mehr als 20 Proc. Auch beim Menschen nimmt die Gesammtwärmeabgabe durch die Kleidungsstücke ab. Bei Steigerung der Luftwärme werden zwar auch letztere wärmer, aber nicht in demselben, sondern in geringerem Grade, wie die Luftwärme, so dass die Unterschiede zwischen Oberflächentemperatur und Lufttemperatur sich immer mehr verringern.

Die Kleidung verschafft uns also nicht bloss ein Behaglichkeitsgefühl, sondern auch einen thatsächlichen Nutzen durch Verminderung der Stoffzersetzung.

Ein schlecht Gekleideter, der auch nur 5 bis 10 Proc. mehr Wärme abgeben würde, wie ein gut Gekleideter, würde besser daran thun, wenn er einen Theil seines Einkommens nicht auf das Essen, sondern auf Verbesserung der Kleider anlegt. Er braucht seine Verdauungsorgane weniger zu belasten und kann noch unter den gleichen niedrigen Temperaturen ebenso bequem leben, wie einer, der, schlecht bekleidet, seinen Körper mit übermässiger Nahrung beheizen muss.

Die richtige Kleidung ist aber auch ein bedeutsames Wärmeregulationsmittel; sie versetzt uns in eine hohe Temperatur und entrückt uns, wenn sie behaglich erscheint, durchaus jenen Temperaturgrenzen, innerhalb welchen die chemische Wärmeregulation verläuft.

Die Kleidung macht uns, wenn wir sie richtig bemessen können, in unserer Nahrungsaufnahme unabhängig von den Temperaturen der umgebenden Luft. Darum pflegt bei der grossen Mehrzahl der Personen der Winterappetit nicht grösser zu sein, wie der Sommerappetit, und die in verschiedenen Breiten erhobenen Nahrungsmengen der Menschen lassen von einem Einfluss der Temperatur nur wenig erkennen. Mit Hülfe der Bekleidung stellt sich der Mensch auf das kleinste dem Körper genügende Kostmaass ein; mit ihrer Hülfe beschafft er willkürlich die Wärmeregulirung, befreit er sich wesentlich von den wechselnden Einflüssen der chemischen Wärmeregulirung.

Die willkürliche Regulirung mittelst der Kleidung besteht darin, dass wir der äusseren Oberfläche unserer Kleidung verschiedene Temperaturen verleihen. So hatte ein Individuum bei Anlegung

einer Turnerjacke ... 20·6⁰ Oberflächenwärme,
eines Sommerrockes .. 19·4⁰ „
eines Tuchrockes ... 18·7⁰ „
eines Winterrockes... 12·0⁰ „

während die Luftwärme + 12⁰ war.

Wird es kälter, wird die Differenz zwischen Kleider- und Luftwärme grösser, steigert sich damit der Wärmeverlust, so sucht man denselben durch eine etwas dickere Kleidung zu verringern. Dies geschieht dadurch, dass sie die Temperatur an ihrer Aussenfläche erniedrigt. Es findet sich dann die gleiche Temperaturdifferenz, wie bei wärmerem Wetter und Anlegung eines dünnen Rockes. Steigt die Luftwärme, so bieten wir, indem wir Kleidungsstücke ablegen, Oberflächen mit zunehmender Temperatur und erzeugen so wachsende Differenzen zwischen Luft und Kleidung, bis der Wärmeverlust so viel beträgt, dass die Wasserverdunstung, das Schwitzen, als erhebliche Quelle des Wärmeverlustes nicht mehr nöthig wird.

Die Kleidung ist also in der That ein treffliches Mittel der Wärmeregulirung. Beachtung verdient es dabei, dass die ersten dünnen Schichten der Kleidung den Wärmeverlust sehr stark, die späteren nur wenig beeinflussen.

Bei der Wahl der Kleidung soll das Wärmeleitungsvermögen derselben der ausschlaggebende Factor sein. Da nun ein lockerer, lufthaltiger Stoff dieselben Dienste leistet, wie ein dicker, so werden wir den ersteren, als den bequemeren wählen. Leicht sind die Flanellstoffe mit 0·09 specif. Gew., Tricotstoffe mit 0·2 specif. Gew., dichter die glatten Stoffe mit einem specif. Gew. bis zu 0·7. Gruppiren wir die Stoffe, welche gleichviel Wärme durchlassen, nach ihrem Gewichte, so erhalten wir folgende Werthe:

1000 qcm von 4·5 mm Dicke wiegen
von Wollflanell............. 39·8 g
„ Wolltricot............ 50·2 „
„ Baumwolltricot........ 93·3 „
„ Seidentricot.......... 100·9 „
„ glatter Baumwolle....... 183·9 „

Die Kleidung muss aber nicht bloss warm halten, sie soll auch den Abzug der Gase und Dämpfe der Hautoberfläche gestatten. Ein poröser Stoff ist also zweckmässig, ein dichter Stoff nicht zweckmässig. Wir fühlen uns in der Kleidung wohl, wenn sie gut ventilirt, wenn der CO_2-Gehalt der in ihr eingeschlossenen Luft ein gewisses Maass nicht überschreitet (unter 0·08 Proc.) Am besten ventiliren aber wieder die Flanelle, Tricots und lockeren Tuche.

Gehemmt wird die Ventilation natürlich bei Durchnässung der Stoffe. Am vollständigsten füllen sich die Lufträume von Stoffen glatten Gewebes, weniger vollständig bei Tricots und am unvollständigsten bei Flanellen. Immer sind in lockeren Geweben nach Durchnässung mehr Poren frei, als in dichten. So bleiben bei voller Benetzung in Tricotgeweben

aus Wolle...... 74 Proc. der Poren frei.
„ Baumwolle.... 73 „ „ „ „
„ Seide...... 60 „ „ „ „
„ Leinen..... 43 „ „ „ „

Ist ein Stoff gar nicht mehr luftdurchgängig, so legt er sich der Haut an; seine Falten sind beseitigt, die Kleidungsdicke vermindert sich. Den glatten, mit Wasser ganz sich füllenden Stoffen wird dasselbe ausserdem leichter durch Verdunstung wieder entrissen, als den Tricots und Flanellen.

Bemerkenswerth ist endlich das Verhalten der Kleidungsstoffe in Bezug auf die **Aufsaugung von Schweiss**.

Durch die Wolle wandert derselbe leicht hindurch; man kann ihn finden und seine Wanderung nachweisen, wenn man über einen Wollstrumpf einen Baumwollstrumpf anzieht. In letzterem ist das zu finden, was von dem Schweisse in dem Wollstrumpf fehlt.

Auch diese Eigenschaft ist nicht ganz allein auf die Natur des Grundstoffs des Bekleidungsgegenstandes zurückzuführen, sondern **zum Theil auf die Bearbeitungsweise**.

Wir gehen nicht fehl, wenn wir die Behaglichkeit, welche die Wolle wie kein anderer Stoff im benetzten Zustande zeigt, gerade auf diese Wanderung des Schweisses zurückführen. Sie vermag die Haut trocken zu halten, wie ceteris paribus kein anderer Stoff, und trägt nicht nur das Wasser des Schweisses, sondern auch die Schmutzbestandtheile, d. h. die in Wasser löslichen Schweissstoffe, von der Haut weg an die äusseren Schichten. Es ist also wahr, dass die an die Haut anliegenden Wollschichten weniger schmutzen, als andere Materialien, welche bei der Bekleidung verwendet werden. — Die in den Kleidungsstoffen abgelagerten Schweissbestandtheile sind zum Theil sehr leicht zerlegliche und im zerlegten Zustande übelriechende Körper. Die **Zerlegung nun findet in porösen Stoffen, wie es scheint, weniger Gelegenheit, sich zu entwickeln**.

Es ist einleuchtend, dass für verschiedene Menschen eine rationelle Bekleidungsweise ungleich sein kann. Personen, welche sich selten unter solchen Bedingungen befinden, dass sie reichlich Schweiss bilden, werden natürlich auf die wichtigen Beziehungen der Kleidung zur Aufnahme und Entfernung des Schweisses von der Haut auch keine Bedeutung legen. Sie werden, namentlich was die Unterkleidung betrifft, gern bei den glatt gewebten Stoffen bleiben; sie werden jeden beliebigen porösen Stoff wählen können, der ihnen behagt, **vorausgesetzt, dass die Gesammtkleidung genügend dick ist, um warm zu halten, und die Lufterneuerung genügend, um den Wasserdampf abzuführen**.

Gewisse riechende Stoffe werden von Seide, porösen Baumwoll- und Wollstoffen gut zurückgehalten, während die glatten Gewebe aus Leinen und Baumwolle dem Abströmen von Zersetzungsproducten kein Hinderniss entgegensetzen.

Nach allem Diesem erscheint poröse Kleidung als die absolut beste. Deshalb muss es das Bestreben der Industrie bleiben, auf dem Wege der Lockerung der Gewebe fortzuschreiten und hat namentlich auf entsprechende Feinheit des Einzelfadens ihr Hauptaugenmerk zu lenken.

Derjenige Stoff, welcher sich am leichtesten in einer hygienisch befriedigenden Art verarbeiten lässt, ist die **Wolle**.

In einer anderen Reihe von Untersuchungen stellte Rubner die Abhängigkeit des Wärmedurchgangs durch trockne Kleidungsstoffe von der Dicke der Schicht fest (Arch. f. Hyg. 1893 Heft 4, 353). Zu diesem Behufe waren die Stoffe auf einen Leslie'schen Würfel von 100° befestigt, während die Wärmestrahlen durch eine Thermosäule und ein Galvanometer festgestellt wurden. Hierbei ergab sich, dass die zunehmende Dicke der Kleidungsstoffe nicht einen gleichmässigen Abfall der Wärmeabgabe nach sich zog, sondern dass dieser anfangs schneller, später langsamer erfolgte. Es wird daher eine gewisse Dicke der Kleidungsstoffe vor Allem Gleichmässigkeit in der Wärmeabgabe mit sich bringen, und zwar in stärkerem Maasse, als bei Anwendung schlechterer Wärmeleiter von geringerer Dicke.

In seiner Inaugural-Dissertation (München 1893) berichtet E. Seitz über seine im Rostocker Hygienischen Institute ausgeführten „Untersuchungen, betreffend Zahl, Lebensfähigkeit und Virulenz der in Kleidungsstücken vorkommenden Bacterien".

Bei den Versuchen wurden aus einem der zu untersuchenden Stoffe, die theils von Kleidung hergenommen, welche noch in Gebrauch war, theils aus alten und neuen Stücken von Kleidungsstoffen bestanden, mittelst eines sterilisirten Locheisens, welches eine runde Oeffnung von 3 mm Durchmesser hatte, auf einer sterilisirten Glimmerplatte Stücke herausgestochen und schnell mittelst sterilisirter Nadeln in möglichst kleine Fäserchen fein zerzupft. Die Gesammtmasse brachte Seitz in ein Reagensglas mit verflüssigter Gelatine, verschloss das Glas mit steriler Watte und vertheilte die Fasern in Gelatine durch Hin- und Herbewegen. Sodann wurden mit dem Gemisch in bekannter Weise Platten gegossen und dieselben nach ihrer Erstarrung in Feuchtkammern gebracht und bei Zimmertemperatur stehen gelassen. Nach einigen Tagen wurden die gewachsenen Colonieen unter einem sterilisirten Zählapparat gezählt.

Dabei ergab sich, dass in den herausgeschnittenen kleinen Stoffstückchen

ein getragener baumwollener Strumpf . 956 Keime hatte,
ein getragener wollener Strumpf . . . 712 „ „
gewaschenes Baumwollunterzeug . . . 40 „ „
ein wollener Handschuh . . . . . . 33 „ „
ungetragener Wollstoff . . . . . . 20 „ „
ungetragener Hosenwollstoff . . . . 11 „ „
ungetragenes Leinen . . . . 9 „ „
acht Tage getragenes Leinen . . . . 23 „ „
getragener Sammet . . . . 26 „ „
ungetragene Seide . . . . 22 „ „
getragene Seide . . . . 32 „ „
getragener Unterzeug-Flanell . . . . 33 „ „

Pathogene Mikroben wurden selten gefunden, und zwar nur pyogene Staphylococcen.

Ueber die Dauer der Lebensfähigkeit pathogener Mikroben in und auf Kleidungsstoffen ermittelte Seitz Folgendes:

I. Bac. typhi war nachweisbar
auf Wollstoff nach 21 Tagen.
„ Leinen „ 26 „

II. Streptococcus erysipelatis war nachweisbar
   auf Wolle nach 18 Stunden nicht mehr
   „ Leinen „ 18 „ „ „
III. Staphylococcus pyogenes albus war nachweisbar
   auf sterilisirter Gaze nach 19 Tagen.
IV. Vom Bac. Cholerae asiaticae war nachweisbar
   auf sterilem Leinen nach 24 Stunden 1 Colonie;
   nach drei Tagen 0 Colonieen;
   auf nicht sterilisirtem Wollstoff nach 24 Stunden 0 Colonieen.
V. Bacillus antbracis wurde
   auf Leinen nach einem Jahre noch als virulent nachgewiesen.
VI. Bac. tuberculoseos:
   Es konnte in dem Leinenzeug, welches zwei notorisch tuberculösen Patientinnen (mit Nachtschweiss) auf die Brust gelegt und dort fixirt worden war, durch Verimpfung auf Thiere keine Anwesenheit von Tuberkelbacillen nachgewiesen werden.

Muskelpflege.

In seinem Aufsatze über die Einwirkung der Muskelthätigkeit auf die Athmung und Herzthätigkeit (Skand. Arch. f. Physiol. V, Heft 1) zeigte Johannson, dass bei willkürlicher Bewegung (des Versuchsthieres) die Pulsfrequenz um 8 bis 28 Proc., die Athmungsgrösse um 14 bis 104 Proc. zunahm, und dass letztere stets in viel höherem Grade, als erstere beeinflusst wurde. Er glaubt, aus seinen Studien schliessen zu müssen, dass die Muskeln bei ihrer Thätigkeit Stoffe bilden, welche Athmung und Puls beschleunigen, und dass diese Stoffe die Pulsbeschleunigung nur durch Einwirkung auf die Centren des Herzens ausüben.

Sport.

Ueber das Bergsteigen in hygienisch-sanitärer Beziehung schrieb Dr. Baumgärtner-Neuöttingen (Mittheil. d. deutsch. und österr. Alpenv. 1893, 231, 244, 256). Er hebt die Vortheile des Bergsports im Gegensatz zu anderen Sportarten, z. B. Radfahren, hervor, erörtert in Anlehnung an Oertel's Untersuchungen die Bedeutung des Bergsteigens für die Gymnastik des Herzmuskels bei Störungen im Circulationssystem und bespricht die Terrainkuren an hierzu besonders eingerichteten Terrainkurorten. Hierauf wird die Wichtigkeit der respiratorischen Gymnastik beim Bergsteigen und dessen Bedeutung für Lungenkranke betont. Weiter weist er unter entsprechender Begründung auf die Wichtigkeit des Bergsteigens bei Neurasthenieen, bei nervöser Appetitlosigkeit, bei Erbrechen, bei träger, sitzender Lebensweise, bei Bleichsucht und Blutarmuth, bei gichtischer Anlage, Fettleibigkeit und bei gewissen Knochenleiden, hin. Schliesslich werden die zu vermeidenden Schattenseiten des Bergsteigens erörtert: Die Frage der Erkältungen, Hautkrankheiten u. dergl., sowie der Verletzungen und ihre Verhütung.

Als eine neue Art des Sports ist das Laufen mit den Ski, den norwegischen Schneeschuhen, zu nennen, das mehr und mehr aufkommt und besonders in deutschen Mittelgebirgen, z. B. dem Riesengebirge, an Ausdehnung gewinnt und eine leichte Bewegung in frischer Winterluft mit sich verbindet.

In einem Vortrage in der Sitzung der französischen „Vereinigung für den Fortschritt der Wissenschaften in Besançon". im August 1893 wies Le Gendre auf Unfälle hin, die durch übertriebenen Sport sowohl bei Erwachsenen, wie besonders durch Missbrauch von Sportsübungen in der Kindheit vorgekommen und von ihm beobachtet worden waren. Hiergegen sei durch entsprechende Belehrung möglichst anzukämpfen.

Die weite Ausdehnung des Radfahrersports, der durch seine Ausübung auf öffentlichen Strassen und Wegen bereits zu einer öffentlichen Calamität an vielen Orten geworden ist, hat mehrfach zu Polizeimaassregeln geführt. Solche erliessen die preussischen Ober-Präsidenten der Provinzen Brandenburg, Westfalen und der Rheinprovinz am 28. März bezw. 19. December 1893 und 14. Februar 1894. Hierbei wurde das Fahren nur auf Fahrdämmen gestattet, und ein Vorhandensein von Hemmvorrichtungen, Klingeln und Laternen vorgeschrieben, auch über Geschwindigkeit, Vorbeifahren und Ausweichungen Bestimmungen getroffen.

Boden.

In Th. Weyl's „Handbuch der Hygiene" handelt von Fodor über die Hygiene des Bodens, und zwar nach einer kurzen Einleitung zunächst über die Structur desselben, sodann über die Temperaturverhältnisse des Bodens, über seine Feuchtigkeit und das Grundwasser, weiterhin über die Grundluft, die organischen Substanzen im Boden, die Bacterien desselben, die Einwirkung der Bodenverhältnisse auf die öffentliche Gesundheit, über Verseuchung und Assanirung des Bodens, schliesslich über die Methoden der hygienischen Bodenuntersuchungen. Der lehrreichen Abhandlung (Bd. I, Abth. 1, Lieferung 2) sind 23 Abbildungen und zwei Curventafeln beigegeben, und den einzelnen Abschnitten recht vollständige Literaturverzeichnisse hinzugefügt.

Wollny (Forschungen auf dem Gebiete der Agriculturphysik XVI, Heft 1 u. 2) studirte die Abhängigkeit der Wassermenge des Bodens von der Mächtigkeit der Humusschicht unter Verwendung von Lysimetern (1·25 bis 0·05 cm weiten Glasröhren), die er, in Schichten von 5 bis 30 cm Tiefe mit Boden (Quarzsand, Torf, Kaolin, Lehm, humushaltigem Kalksandboden und keimfreiem Kalksand) füllt, im Freien aufstellte und deren Sickerwasser er auffing, während er die von der Bodenmasse zurückbehaltene Feuchtigkeit durch Wägen der Lysimeter ermittelte. Es ergab sich dabei, dass

1. der absolute Wassergehalt des Bodens mit der Höhe der Schicht stetig zunahm,
2. der volumprocentische Wassergehalt bis zur Grenze von 20 cm um so höher war, je grösser die Bodentiefe,

3. der Feuchtigkeitsgehalt um so mehr schwankte, je weniger tief die Bodenschicht war,

Die Mengen des Sickerwassers nahmen bei gleicher Niederschlagsmenge mit der Mächtigkeit der Bodenschicht bis zur Grenze von 15 cm ab, über diese Grenze hinaus aber zu; die Menge des verdunsteten Wassers steigerte sich mit der Mächtigkeit der Bodenschicht bis zur Grenze von 15 cm, verringerte sich aber jenseits dieser Grenze.

Wohnungen.

Nussbaum (Archiv f. Hygiene XVII, 12) bringt einen „Beitrag zu den Trockenheitsverhältnissen der Neubauten". In demselben betont er, dass, je lufthaltiger und luftdurchlässiger die Baumaterialien sind, aus welchen die Umgrenzungsflächen eines Raumes hergestellt werden, je dünner die hierzu dienenden Schichten dieser Stoffe gewählt sind, desto schneller ihr Austrocknen erfolgt, und dass man, um die Umgrenzungsflächen dauernd trocken zu erhalten, nöthig habe, sie vor der Uebertragung von Niederschlagswasser, wie vor Bodenfeuchtigkeit zu schützen. Weiterhin hebt er hervor, dass die Umfassungswände eine bedeutende Tragfähigkeit und Dauerhaftigkeit haben müssen, dass sie aus schlechten Wärmeleitern bestehen oder durch ruhende Luftschichten zu solchen gemacht werden sollen, dass sie dem wichtigen Zwecke der Wärmeleitung und Wärmeaufspeicherung aber am ehesten genügen, je dicker sie seien, je mehr ruhende Luftschichten sie enthalten, dass endlich im Inneren der Räume parallel den Umfassungswänden eine dünne Wand zu construiren ist, welche von ihnen durch eine Luftschicht getrennt bleibt. Nussbaum empfiehlt für diesen Zweck die Rheinischen Schwemmziegel, welche das aufgenommene Wasser sehr rasch wieder abgeben, weniger die Gypsdielen, welche nur langsam trocknen.

Die Innenwände stelle man aus rasch trocknenden Stoffen möglich dünn her, als Mörtel verwende man ebenfalls einen durchlässigen, rasch trocknenden aus Kalkbrei und Portlandcement und Sand. (Mischungen von 2 Thln. Kalkbrei und 5 Thln. Sand brauchen zur vollständigen Sättigung mit Wasser dreimal so viel Zeit, wie Mischungen von 1 Thl. Cement, 1 Thln. Kalkbrei und 12 Thln. Sand.) Je nach dem Porenvolumen der zugesetzten Sandsorte, namentlich aber nach der Menge des Feinsandes ändert sich die Durchlässigkeit sonst gleicher Mörtelmassen. Je weniger Feinsand vorhanden ist, desto rascher tritt die Sättigung unter Wasser ein. Bei Verwendung gleicher Sandsorten zum Mörtel hängt die Schnelligkeit der Wasseraufnahme ausschliesslich vom Verhältniss der Mengen des Bindemittels zur Grösse des vorhandenen Porenvolumens ab.

Die Ansetzung baupolizeilicher Fristen für Austrocknung und Erhärtung des Mauerwerks der Neubauten ist nach allem Diesem weniger erspriesslich, als die Verwendung zweckentsprechender Mörtelmassen.

Was die Zwischendecken betrifft, so soll in sie keine Feuchtigkeit von aussen, bezw. dem Mauerwerk der Aussenwände eindringen, das für sie benutzte Holzwerk trocken sein oder ausreichende Zeit zum Austrocknen erhalten, jeder zum Tragen des Füllmaterials dienende Körper aus trockenem

Stoffe hergestellt sein oder Zeit zum Austrocknen erhalten, ehe das Füllmaterial eingebracht wird. Endlich muss letzteres selbst ganz trocken sein und nicht so lange frei liegen, dass es durch Bauarbeiter benetzt oder verunreinigt werden kann. (Eiserne Träger, Xylolithtafeln oder Hartgypsdielen, Mischungen von Bimssteinabfällen oder zerkleinerter Schlacke, zerkleinerte Abfälle der Ziegel.)

„Werden die angegebenen Bauweisen in Verbindung mit geeignetem Mörtel zur Anwendung gebracht, so kann ein Gebäude in kürzester Frist aufgeführt und fertiggestellt werden, ohne dass den Bewohnern ein Schaden für die Gesundheit erwächst."

Die gesundheitlichen Nachtheile des Bewohnens feuchter Wohnungen bespricht Ascher (D. Vierteljahrsschrift für öffentl. Gesundheitspflege 1893, S. 178 ff.), indem er zunächst darauf hinweist, dass die Statistik eine grössere Morbidität und Mortalität der Bewohner feuchter Wohnungen lehre, und sucht alsdann die Ursachen für diese Thatsachen zu ermitteln. Feuchte Wohnungen bieten einen günstigen Nährboden für saprophytische Mikrobien, für Lobetus, für Merulius lacrymans, für Schimmelpilze. Von ihnen ist der Merulius lacrymans wahrscheinlich nicht ohne Nachtheil. Auch pathogene Schimmelpilze sind bekannt. Die Schimmelpilze verzehren aber auch den Sauerstoff, geben CO_2 ab, nach Sachs ausserdem Ammoniak, und machen die Luft schlecht riechend. In feuchten Wohnungen kommen nach Driesen und Duflos auch feste Kalkpartikelchen zur Verstäubung. Aus Farbenanstrichen sollen Blei, Quecksilber, Arsenik vom Wasserdunst aufgenommen, Arsenik dabei in Arsenwasserstoff verwandelt werden.

Ein grosser Uebelstand in feuchten Wohnungen ist der Mauerfrass. Er entsteht besonders da, wo das Bauwasser viel Nitrate und Chloride enthält. Der Kalk des Mörtels verbindet sich mit dem Chlor der Chloride zu Chlorcalcium, welches, wie die Nitrate, die Fähigkeit besitzt, viel Krystallwasser zu binden, etwa doppelt soviel, wie ihr Volumen beträgt. An trockene Luft geben sie leicht das Wasser ab, sättigen sich aber aus der feuchten Luft und bewirken durch diesen beständigen Wechsel von Trockenheit und Feuchtigkeit ein Zerbröckeln des Mörtels, also des die Mauer bindenden Mittels, und später der Steine selbst. Nach Keim kann der Mauerfrass auch an feuchten, dumpfen Orten entstehen, an denen stickstoffhaltige Verbindungen verwesen. Der Mauerfrass macht sich dadurch kenntlich, dass an den Wänden fleckweise nasse Stellen hervortreten, welche sich allmälig mit einem feinen weissen Anflug bedecken und endlich deutlich wahrnehmbare Krystalle zeigen. Nach Zerstörung des Verputzes werden die Steine angefressen und zerbröckeln.

Chlorcalcium macht sich als milchweisser Beschlag bemerklich, während der salpetersaure Kalk eine schmutzigweisse Kruste bildet.

Die Nachtheile der feuchten Wohnungen sind also: Störung der Ventilation und Diffusion, Abkühlung der Wände, Begünstigung der Bildung von Mikrobien (besonders der Fäulnisserreger), Mauerfrass. So erklärt sich die Disposition für Erkrankungen und die Verkürzung der Lebensdauer der Insassen.

120   Wohnungen. Treppen. Schlafstellen.

Zum Schutze der Bewohner fordert Ascher, zu bestimmen, dass die Baupolizei nicht eher die Erlaubniss zum Beziehen eines neuen Hauses geben dürfe, als bis sie sich von der Austrocknung sämmtlicher Räume überzeugt habe. Er bespricht sodann die Maassnahmen, welche geeignet sind, die Trocknung zu befördern, die äussere Feuchtigkeit vom Innern abzuhalten, insbesondere die Anwendung von Hohlmauern, die Benutzung des Mörtels, die Auswahl des Holzes für den Hausbau, den Anstrich, die Herrichtung der Fussböden, des Daches, die Ableitung des Wassers vom Hause, die Anlegung einer Isolirschicht im untersten Raume, die künstliche Austrocknung, und bringt zum Schlusse ein ziemlich vollständiges Verzeichniss der über sein Thema erschienenen Schriften und Aufsätze. (Einzelne fehlen, z. B. der Aufsatz von Hüllmann in der D. Vierteljahrsschrift f. öff. Gesundheitspflege XVII, 418.)

An Treppen und Treppenhäuser stellte auf der Nürnberger Naturforscherversammlung 1893 v. Kerschensteiner folgende Anforderungen: Der Hausflur soll, falls er nicht gedielt ist, mit Fliessen gepflastert, genügend ventilirt und im Winter erwärmt sein (z. B. durch einen Füllofen). Er wie die Treppen sollen hell, event. — am Abend — künstlich erleuchtet sein. — Treppenpodeste sollen für etwa 30 bis 35 Stufen da sein, mit Wasser gefüllte Spuckschalen und event. Ruhebänke vorhanden sein, Stufen sollen 11 bis 13 cm, nach Andern höchstens 17 bis 18 cm hoch und mindestens so breit wie ein Männerfuss sein etc. Ueber die Zulässigkeit von Closetanlagen in Treppenhäusern war man, wie sich bei der Discussion zeigte, nicht einig. Mindestens müssen sie genügende Grösse (geringstes Flächenmaass 1·0 : 1·3 m) und genügende Luft- wie Lichtzuführung haben.

Folgende Polizeiverordnung über das Kostgänger- und Schlafstellenwesen erliess der Gemeinderath von Bernburg: Nach §. 1 darf Niemand in das von ihm ganz oder theilweise bewohnte Haus gegen Entgelt Personen unter Gewährung von Wohnung und Kost (Kostgänger) oder unter Gewährung von Wohnung und Bett (Quartier- oder Miethgänger) aufnehmen oder bei sich behalten, wenn er nicht für diese Personen ausser den für sich und seine Haushaltungsangehörigen erforderlichen Räumen genügende Schlafräume hat, welche gewissen Bestimmungen entsprechen. Sie dürfen beispielsweise mit den Wohn- und Schlafräumen des Kost- und Quartiergebers und seiner Haushaltungsangehörigen nicht in offener Verbindung stehen und müssen für jeden Schlafstelleninhaber mindestens 3 qm Wohnungsfläche und 10 cbm Luftraum enthalten. Auch muss Jeder, der Kost- und Quartiergänger bei sich aufnimmt, hiervon unter Angabe der Zahl der aufzunehmenden Personen und der für dieselben bestimmten Räumlichkeiten der Polizei Anzeige machen. Uebertretungen der Verordnung werden an den Kost- und Quartiergebern mit Geldbusse bis zu 15 Mk., im Unvermögensfalle mit entsprechender Haft geahndet. Die Stadt Köthen hat eine derartige Polizeiverordnung mit Genehmigung der Regierung bereits im Jahre 1885 erlassen.

Für Mecklenburg-Schwerin erschien ebenfalls im Jahre 1883 eine „Verordnung, betreffend die zu einer grösseren Zahl von Arbeitern beistimmten Räumlichkeiten" und eine Verfügung, betreffend Beaufsichtigung der Arbeitercasernen durch die Kreisphysiker, für den Regierungsbezirk Hildesheim eine Polizeiverordnung, betreffend die Unterkunftsräume der in gewerblichen und landwirthschaftlichen Betrieben, sowie bei Bauten beschäftigten Arbeiter und Arbeiterinnen.

Ventilation. Tsuboi stellte Untersuchungen an über die natürliche Ventilation in einigen Gebäuden von München (Archiv für Hygiene, XVII, Jubelband, S. 665). Er benutzte die Recknagel'sche Methode der Bestimmung der Ventilationsgrösse (beschrieben in dem Sitzungsberichte der k. bayerischen Akademie der Wissenschaften 1891), benutzte ferner Stearinkerzen zur Kohlensäureproduction und das v. Pettenkofer'sche Verfahren zur Bestimmung der Kohlensäure. Es ergab sich, dass, wie natürlich, die Grösse der Ventilation von sehr verschiedenen Factoren abhing. Ausser Wind und Temperaturdifferenz beförderten schon kleine Undichtigkeiten der Fenster die Ventilation in erheblichem Grade. Gänzliches Offenhalten eines Fensterflügels steigerte den Ventilationseffect um das Dreizehnfache, halbes Oeffnen um das Fünffache. Immerhin musste bei einer Temperaturdifferenz von reichlich 15° C. ein grosser Fensterflügel fünf Minuten offen bleiben, um eine einmalige Lufterneuerung zu erzielen. — In einem Gebäude mit undurchlässigem Fussboden war der Ventilationseffect sehr geringfügig. Während des Versuches XI stieg sogar der Kohlensäuregehalt — wohl durch die Beimischung der Kohlensäure des Untersuchenden — etwas an, obgleich die Temperaturdifferenz zwischen aussen und innen fast 12° betrug. Durch Berechnung fand Tsuboi, dass binnen einer Viertelstunde beinahe gar kein Luftwechsel stattatte. Er folgert daraus, dass es nöthig ist, in Gebäuden mit undurchlässigem Fussboden der Lüftung eine besondere Aufmerksamkeit zuzuwenden, stets Vorkehrungen für künstliche Ventilation zu treffen. (Der Leser vergleiche hierzu die sorgfältigen Untersuchungen Budde's über Ventilation in Räumen mit hölzernem, durchlässigem Fussboden. — Zeitschrift für Hygiene 1892, S. 227.)

„Ventilation and heating" ist der Titel eines umfänglichen, bedeutungsvollen Werkes des amerikanischen Hygienikers John S. Billings, das auf das reichhaltigste mit 210 trefflichen Holzschnitten ausgestattet ist und die theoretische (physikalische) Begründung ebensosehr, wie die praktischen Anforderungen der Technik für diese Gebiete berücksichtigt. Die Ventilation wird in neun Capiteln, die Heizung, in Verbindung mit jener, in drei Capiteln abgehandelt, während acht weitere specielle Beschreibungen von Einrichtungen beider Arten in den verschiedensten Industriezweigen und Gebäudearten bringen. Die ersten Capitel beschäftigen sich mit der Darlegung des Nutzens und der Nothwendigkeit von Ventilationseinrichtungen überhaupt, und einer, bis auf Georg Agricola (1546) zurückreichenden literarhistorischen Uebersicht des bisher Geleisteten, der ein entsprechendes Arbeitsverzeichniss beigefügt ist. In den weiteren Capiteln wird die chemische und physikalische Beschaffenheit der Atmosphäre, Luftbewegung u. dergl., unter Beibringung mathematischer Formeln, ferner im Einzelnen das Vorkommen der Kohlensäure und des Ammoniaks in der Luft von Städten besprochen. Hierauf wird die, durch die Athmung und sonstige Quellen bewirkte Luftverschlechterung in den Wohnungen, sowie die Bedeutung von Canalluft, Bodenluft, gefährlichen Gasen, Staubarten, Bacterien in der Luft, gesundheitsgefährlichen Industrieen u. dergl. erörtert. Die nächsten Capitel befassen sich mit der Luftfeuchtigkeit und — nach Vorausschickung entsprechender Formeln — den wichtigsten Arten der Ventilationsvorrichtungen: Aspirationsschornsteine, Ventilationsvorrichtungen in Verbindung mit Dampfmaschinen, Gebläse, Exhaustoren und Einrichtungen mit Benutzung der Wasserleitung. Es folgt eine Besprechung der Luftmesser und Anemometer von M. v. Pettenkofer, Szydlowski, Reiset und Anderen nebst den dazugehörigen Berechnungsformeln. Capitel 10 bis 12 behandeln die Heizung mit den verschiedenen Arten der Oefen, Füllöfen, Kaminen u. s. w., ferner die centralen Luft-, Dampf- und Wasserheizungen; sodann die Zuführung, Filtration und Abkühlung der beim Heizen und Ventiliren einzuführenden Luft, weiter Abluftcanäle, Saugeschächte, Schornsteinkappen u. dergl. Die letzten acht Capitel beschreiben eine Anzahl von mustergültigen Anlagen, besonders aus Nordamerika, in Bergwerken, Hospitälern und Baracken, Versammlungsräumen, wie Parlamenten, Theatern, Kirchen, Schulen und Wohngebäuden, weiter von Tunneln, Eisenbahnwagen, Schiffen, Gefängnissen, Magazinen, Ställen und Canälen.

Abkühlung der Binnenräume. Wentscher (Berliner Tageblatt 1893, Nr. 487) bringt beachtenswerthe Angaben über Abkühlungs-Vorrichtungen in nordamerikanischen Trinkhallen. Man benutzt dort (wie übrigens auch in Vorder-Indien, Ref.) zur Abkühlung mechanisch bewegte Fächer, die in der verschiedensten Art der Ausführung und fast überall angetroffen werden. Zum Theil sind es an der Decke aufgehängte horizontale Flügel, zum Theil verticale, auf einem Tische aufgestellte Flügelräder, die durch Elektricität, Dampfkraft oder Federwirkung in Umdrehung versetzt werden. Zuweilen findet man ganz umfangreiche Betriebsanlagen an den Decken der Zimmer, die mit ihren Triebwellen, Scheiben und Riemen dem Locale eine gewisse Aehnlichkeit mit einer Fabrikanlage verleihen. Die bezeichneten Vorrichtungen erfüllen ihren Zweck in der vollkommensten Weise und machen den Aufenthalt in derartigen Localen selbst in der heissesten Sommerszeit zu einem der angenehmsten.

Ein weitergehendes und Beispiel gebendes Interesse hat die Heizung und Lüftung des neuen Ständehauses in Rostock, die von der im Kellergeschoss unter dem Haupteingange gelegenen Centrale erfolgt. Um eine möglichst grosse Vereinfachung im Betriebe sowie eine Herabsetzung der Feuersgefahr zu erzielen, ist der Dampf zur Erwärmung und Lüftung gewählt worden. Derselbe wird in zwei Dampfkesseln erzeugt, zu deren Speisung meistentheils das Condenswasser wieder verwendet wird. Durch diesen Dampf wird das Wasser in den beiden Warmwasserheizkesseln erwärmt, welches alsdann zur Heizung aller Geschäftsräume dient, und zwar ist hier Warmwasserheizung zur Anwendung gekommen, um den Räumen eine angenehme, milde Wärme zuzuführen. Die Heizkörper sind an den

Verkehr wenig beeinträchtigenden Stellen der Räume untergebracht und der Ausstattung derselben entsprechend ausgeführt. Für die Heizung des Lichthofes und der Corridore dienen die daselbst aufgestellten Dampfspiralen. Die grossen, selten benutzten Säle haben directe Dampfheizung mit niedrig gespanntem Dampf erhalten, welcher durch den Hochdruckdampf in einem besonderen kleinen Kessel erzeugt wird. Die Heizkörper sind hier in den Fensterbrüstungen untergebracht. Zur Erkennung der Temperaturen in den grossen Räumen sind elektrische Thermometer vorhanden, welche dem Heizer die Regulirung der Wärme von der Centrale aus gestatten, so dass derselbe nicht nöthig hat, die Räume selbst zu betreten. Ausser der Wärme erhält aber auch ein jeder Raum gute, dem Freien entnommene Luft. Dieselbe wird von der Wallseite entnommen und durch unterirdische Canäle den Luftkammern zugeführt, in welchen sich zur Reinigung der Luft Wollfilter befinden. So ist Alles gethan, um möglichst reine Luft zu schaffen. Von der Luftkammer treibt ein durch Dampfmaschine betriebener Ventilator die kalte Luft nach den 4 Heizkammern, wo dieselbe auf Zimmertemperatur erwärmt und durch Vertheilungscanäle nach sämmtlichen Räumen gelangt. Die verbrauchte schlechte Luft wird durch besondere Canäle nach dem Dachboden geleitet und von dort durch Aufsätze in's Freie abgeführt. (Nach dem „Rostocker Anzeiger" 1893, 11. Nov.)

Heizung. Die Eisenhütte „Westphalia" bei Lünen a. d. Lippe hat einen neuen Mantel-Circulirofen für Kirchenheizung construirt. Derselbe soll in Folge beständiger Circulation der kalten Luft zwischen dem Heizkörper und dem Mantel eine grosse Heizkraft erzielen, verhältnissmässig rasch erwärmen und ist billig. Für eine Kirche von 1200 cbm Raum würde der Preis des Ofens (mit Transport- und Aufstellungskosten) sich auf 150 Mk., für eine Kirche von 1500 cbm Raum auf 192 Mk. stellen. Werden diese (irischen) Oefen am Abend vor dem Gottesdienste angeheizt, so ist die Kirche am folgenden Morgen gut warm, die Luft rein, da sie alle drei Stunden sich erneuert, die Temperatur angeblich so gleichmässig vertheilt, dass Fusskälte nicht empfunden wird. —

Ein Artikel des „Gesundheitsingenieur" 1893, Nr. 2, bespricht die Heizung der Binnenräume mit Gas und hebt hervor, dass dieselbe eine rasche Erwärmung möglich macht, dass der Temperaturgrad leicht regulirt werden kann, und dass keine Belästigung durch Russ oder durch Rauch eintritt. — Eine die Verbrennungsgase abführende Gasofen-Anlage ist für das neue Krankenhaus in Ludwigshafen eingerichtet worden, die Heizkörper sind aus Schwarzglanzblech construirt und auf beiden Flächen gewellt. In ihnen befinden sich zwei Heizkammern, welche separat geheizt werden können. Die Brenngase streichen an der Innenfläche aufwärts, geben hier ihre Wärme ab und entweichen durch den Kamin, an welchen die beiden Kammern angeschlossen sind. Jene beiden Kammern sind durch eine Doppelwand getrennt; zwischen derselben steigt die kalte Luft auf, um oben erwärmt auszuströmen. So wird auch eine ausreichende Lüftung erzielt. Jeder Ofen gebraucht für 100 cbm Lufträume pro 1 Stunde 0·75 cbm Gas.

Beleuchtung[1]). Odling und Lewes hatten die Ansicht ausgesprochen, dass der Schwefelgehalt des Leuchtgases zu gering sei, um nachtheilig auf den Menschen wirken zu können. Davis (Chemiker-Zeitung 1893, XVII, S. 690) aber ist anderer Meinung. Er konnte in der öligen Flüssigkeit, welche sich so oft an den über Gasflammen hängenden Glocken sammelt, 70 bis 80 Proc. Schwefelsäure nachweisen, und fand auch, dass Ledersachen, welche dem Leuchtgase ausgesetzt waren, stark lädirt erschienen. Er hob daraufhin die Bedeutung des Leuchtgases für die Gesundheit hervor und forderte, gewiss mit vollem Rechte, die möglichst vollständige Beseitigung dieser Verbindungen.

In Folge von Gasrohrbrüchen sind im Jahre 1892 in Plauen zweimal Leuchtgasintoxicationen beobachtet worden. In dem einen Falle wurde das Eindringen von Gas in zwei Häuser noch in später Abendstunde bemerkt, und diese Häuser konnten noch rechtzeitig geräumt werden, so dass nur einige Personen von kurzdauerndem Unwohlsein befallen wurden, während in dem anderen Falle die Gasausströmung schwere Folgen hatte. Nachdem am Abend vorher auf der betreffenden Strasse noch kein Gasgeruch wahrnehmbar gewesen war, fand man früh in dem einen Hause einen 20jährigen Kaufmann, der allein im Parterre geschlafen hatte, todt und in zwei diesem Hause gegenüberliegenden Gebäuden je zwei Personen, deren Schlafräume ebenfalls im Erdgeschosse sich befanden, bewusstlos; letztere vier Personen wurden bald wieder zum Bewusstsein gebracht und genasen. Nach dem Berichte des Gasanstaltsdirectors war ein Zweigrohr für eine Strassenlaterne in der Nähe des ersterwähnten Hauses durchgebrochen und das Gas nach der einen Strassenseite dem Rohrgraben entlang und nach der anderen Seite in der Dachrinnenschleuse abgeströmt.

Im Februar des Jahres 1892 wurden sämmtliche sieben Bewohner eines auf dem Terrain der ehemaligen Treibgärtnerei zu Planitz erbauten Beamtenhauses und ausserdem zwei Diakonissinnen, welche die Bewohner, die an Influenza leiden sollten, gepflegt hatten, eines Morgens bewusstlos und dem Erstickungstode nahe von einem alten Zimmerling vorgefunden. Letzterer, der sofort erkannt hatte, dass Gase im Zimmer vorhanden seien, hatte sämmtliche Fenster und Thüren aufgerissen und die im Zimmer befindlichen Erkrankten und fast Leblosen wieder zu sich zu bringen versucht. Seinen und den Bemühungen der übrigen zur Hülfe herbeigerufenen Personen ist es eben gelungen, die Gefahr zu beseitigen. Betreffs der Entstehungsursache der Gasentwickelung wurde angenommen, dass die Gase durch Zersetzung bez. Verbrennung der Haldemasse, bez. der vielleicht bei dem seiner Zeit erfolgten Abbaue der Kohlenflötze zurückgelassenen Kohlen entstanden waren. Das Haus, welches auf altem Haldenmateriale steht, war nur wenig, in seiner Mitte, unterkellert. In diesem Kellern hatte sich schon seit längerer Zeit eine, wenn auch nicht sehr bedeutende Gasentwickelung bemerkbar gemacht, weshalb in dieselbe bis ins Freie führende Dunstrohre eingebaut worden waren. (Aus dem 24. Jahresberichte des L. Med. Colleg. f. das Königreich Sachsen S. 171.)

---

[1]) Vergl. auch S. 146 über die „Gas- und Müllfrage".

Mit elektrischem Licht wurden seit 1893 weitere 26 Eisenbahnwagen der Deutschen Postverwaltung ausgerüstet. Sie sind für die Linien Berlin-Breslau und Berlin-Köln, sowie für die Frankfurter Personenzüge bestimmt; es werden nach Fertigstellung dieser Wagen insgesammt 47 derartige mit elektrischem Licht versehene Postwagen auf den deutschen Bahnen cursiren. Auf dem Anhalter Bahnhof in Berlin ist eine neue Ladestation speciell für die Beleuchtung der nach Dresden, Leipzig und Frankfurt gehenden Wagen eingerichtet worden. Die Station ist mit dem Kabelnetz der Berliner Elektricitäts-Werke verbunden und entnimmt die elektrische Kraft von diesen Werken. Für die vom Schlesischen Bahnhof abgehenden Wagen werden die Accumulatoren zur Zeit noch in der Fabrik von Böse u. Co. geladen. Später soll auch hier eine besondere Ladestation errichtet werden. Die Postverwaltung erzielt durch die Einführung des elektrischen Lichtes ganz bedeutende Ersparnisse; während beispielsweise die Gasbeleuchtung für die Eisenbahnfahrt Berlin-Frankfurt und zurück $13^{1}/_{2}$ Mark kostet, stellt sich der Preis der elektrischen Beleuchtung auf nur 2 Mark. Auch auf der Linie Berlin-Eydtkuhnen wird eine Ersparniss von über 10 Mark pro Fahrt erzielt. Dabei fällt die lästige Wärme des Gases und vor Allem die Feuersgefahr fort. (Nach dem Berliner Tageblatt 1893, Nr. 634.)

Schrauth (Münchener medicinische Wochenschrift 1893, Nr. 16) empfiehlt das Zirkonlicht für die Beleuchtung bei Operationen, überhaupt in der ärztlichen Praxis. Dieses Licht wird erzeugt durch einen Zirkonwürfel mittelst Knallgasgebläses. Es soll sehr hell, auch im Freien — bei Wind und Wetter — herzustellen, leicht zu beschaffen sein.

Hygiene der Ortschaften.

In der „Deutschen Gesellschaft für öffentliche Gesundheitspflege" zu Berlin hielt Hobrecht einen Vortrag über die Assanirung von Cairo (Vierteljahrsschr. f. öffentl. Gesundheitspfl. 1893, Bd. 3, S. 399), welche Stadt er im Vorjahre als Preisrichter für die Canalisationspläne besucht hatte. Nach ihm bedeckt Cairo eine Fläche von 1630 ha; von den zusammen 353 242 m langen Strassen der ganzen Stadt mit 2 246 300 qm Gesammtoberfläche sind nur 27 000 qm gepflastert und 1 114 500 qm chaussirt. Die Zahl der Einwohner beträgt 375 000, diejenige der Häuser 55 000, so dass in jedem derselben durchschnittlich 7 Personen wohnen. Die Wasserleitung liefert pro Jahr 9 Millionen Cubikmeter; doch hat sie nur etwa 4300 feste Abonnenten. — Sehr traurig steht es um die Beseitigung der unreinen Abgänge. Nur 30 000 von den 141 000 Cubikm. Fäcalien werden in geordneter Weise abgeführt; die übrige Masse geht grösstentheils in den Untergrund oder wird nach rascher Trocknung verstäubt, oder, mit dem Strassenschmutz getrocknet, als Brennmaterial verwerthet. Die eigentlichen öffentlichen Bedürfnissanstalten Cairos sind die bei den 280 Moscheen. Ausserdem finden sich in dem Arbeiterviertel Fagallah mit seinen elenden „Echechen" (Hütten) für je 44 zwei öffentliche Aborte primitivster Art. In den Häusern des Mittelstandes liegen dieselben meist in einem dunklen Winkel am Mittelhofe, unfern dem Brunnen. Die Abwässer gelangen zum Theil durch meist zerfallene Canäle in den Khalig, einen südlich von Cairo in den Nil mündenden, meist trockenen Canal. Letzterer soll bei der beabsichtigten Schwemmcanalisation mit verwandt werden, indem ein Sammler unter seine Sohle gelegt werden soll. Der ganze Kloakeninhalt soll nach 1500 ha grossen Rieselfeldern am Polygonum bei Abassieh (Wüstenterrain) gelegt, ausserdem die Wasserleitung aus dem Nil erweitert und verbessert werden. — Gesammtkosten 12$^{1}/_{2}$ Mill. Franken.

Ausserdem wurden folgende Maassnahmen als zur Assanirung Cairos vorgeschlagen: 1. Die öffentlichen Bedürfnissanstalten sollten, namentlich so lange die Wohnungsverhältnisse nicht umgestaltet sind, thunlichst vermehrt werden. 2. Die Einrichtungen für Bäder und Waschungen in den Moscheen sollten, so wie es in der Moschee Saidna-el-Hussein bereits geschieht (Bassin mit zahlreichen Hähnen), verbessert werden. 3. Die Sebiles (Saugröhren für Trinkwasser an den öffentlichen Trinkbrunnen der Wasserleitung) sollten abgeändert und verbessert werden. 4. Die Strassen in dem Stadtgebiete der Araber sollten wieder auf ihre normale Höhe abgegraben werden; sie sollten gepflastert oder chaussirt werden, damit die Canalisation ausgeführt werden könne. 5. In diesen Quartieren sollten auch einige grosse Strassendurchbrüche zur besseren Circulation und Lufterneuerung gemacht werden.

Ueber die Einwirkung hygienischer Werke auf die Gesundheit der Städte, mit besonderer Rücksicht auf Berlin, sprach Th. Weyl (Jena 1893). Er beschrieb zuerst die vielfachen, seit Anfang der 70er Jahre zum Theil unter Hobrecht und Virchow entstandenen hygienischen Einrichtungen Berlins: Wasserversorgung, Canalisation, Krankenhäuser, Anstalt für Hülflose, Desinfectionsanstalten, Schlacht- und Viehhof mit seinen Einrichtungen, Markthallen, Fleischbeschau, Turnhallen, städtische Parks, Badeanstalten, Asyl für Obdachlose. Eine Uebersicht über die Kosten ergiebt, dass im Ganzen von 1871 bis 1892 187 136 390 Mk. aufgewandt sind. Der zweite Theil beschäftigt sich mit der Statistik der Todesfälle und einzelner Krankheiten, um aus deren ziffernmässigen Herumgehen den hygienischen Werth jener Einrichtungen, besonders der Wasserversorgung und Canalisation, vor Augen zu führen. Der betreffende Vortrag rief in der medicinischen Gesellschaft zu Berlin eine sehr angeregte Discussion hervor.

Assanirung von Neapel. Nach Serafino (Rivista internazionale d'igiene III, p. 5) wird seit 1885 Neapel mit Serinowasser (Quellwasser aus 87 km Entfernung) versorgt. Es läuft in der Menge von 170000 cbm pro Tag, ist krystallklar und hat eine Temperatur von höchstens 8°C. Ferner sind 7100 Besitzer antihygienischer Wohnungen expropriirt, 144 Strassen mit 535 Häusergruppen niedergelegt, 127 Strassen erweitert, die Stadtcanäle verbessert worden. Im neuerbauten Stadtviertel kommen 700 Einwohner, im alten kamen 1610 auf 1 ha. In Folge dieser Verbesserungen ist die allgemeine Sterblichkeit und diejenige an Typhus insbesondere niedriger geworden, wie dies die nachfolgende Tabelle lehrt:

Tabelle über die Sterblichkeitsverhältnisse der acuten Infectionskrankheiten in Neapel 1881 bis 1891.

	Einwohnerzahl	Auf 1000 Einwohner	Pocken	Masern	Scharlach	Abdominaltyphus	exanth. Typhus	Diphtheritis	Keuchhusten	Cholera	Totale	Auf 1000 Einwohner Typhus	Auf 1000 Einwohner Allg. Infect.-Krankheiten
1881 ...	494.314	31.6	15	1192	101	471	73	382	112		2346	0.95	4.75
1882 ...	494.314	29.5	14	96	486	284	20	397	34		1331	0.57	2.69
1883 ...	504.795	31.5	8	649	72	316	23	368	56		1492	0.63	2.96
1884 ...	502.417	44.2	4	370	54	299	16	193	85	6971	7992	0.59	15.91
1885 ...	505.143	27.8	211	391	103	287	17	133	72		1214	0.57	2.40
1886 ...	507.260	30.4	456	621	302	242	10	109	55	11	1806	0.49	3.54
1887 ...	511.201	28.7	136	144	217	227	8	88	46	373	1239	0.44	2.44
1888 ...	514.286	29.1	74	475	91	177	6	53	49		925	0.35	1.80
1889 ...	519.655	26.9	7	61	134	168	6	113	119		608	0.32	1.17
1890 ...	522.797	29.1	14	175	140	114	1	123	33		600	0.22	1.15
1891 ...	527.586	28.7	174	96	70	105	5	180	14		644	0.20	1.26

Bauordnungen. — Ueber die unterschiedliche Behandlung der Bauordnungen für das Innere, die Aussenbezirke und die Umgebung von Städten stellten die Referenten Adickes und Baumeister auf der letzten Versammlung des D. Vereins für öffentl. Gesundheitspflege zu Würzburg folgende Leitsätze auf:

1.

Die rasche Bevölkerungszunahme der meisten, namentlich der grösseren deutschen Städte, und die ausserordentliche Bedeutung guter Wohnverhältnisse für die gesammte sociale Entwickelung lassen eine zweckentsprechende bauliche Anlage der neuen Stadttheile als eine Angelegenheit von grösster Wichtigkeit erscheinen.

2.

Die für die meist eng bebauten älteren Stadttheile erlassenen oder zu erlassenden baupolizeilichen Bestimmungen können naturgemäss wegen der nothwendigen Rücksichtnahme auf die einmal vorhandenen hohen Grundwerthe den Anforderungen der Gesundheitspflege und Socialpolitik nur in sehr beschränkter und bedingter Weise gerecht werden und sind daher an sich nicht geeignet, auf die neuen Stadttheile Anwendung zu finden, in denen es sich zum grössten Theile noch um reines Ackerland oder unfertiges Baugelände, im Uebrigen aber um dünner bebaute Grundstücke handelt.

3.

Die diesen Erwägungen zuwiderlaufende, aber in fast allen Städten herrschende gleiche Behandlung der Altstadt und der neuen Stadttheile hat zugleich mit einer weit über das socialpolitisch zulässige

Maass hinausgehenden Zusammendrängung der Bevölkerung die äusserste Ausnutzung des Baugeländes und — da die Bodenpreise wesentlich durch das polizeilich zugelassene Maass der baulichen Ausnutzung mitbestimmt werden — eine durchaus ungesunde Steigerung der Bodenpreise zur Folge gehabt, welche alle Versuche einer im allgemeinen Interesse dringend zu fordernden, weiträumigeren Gestaltung der neuen Bauquartiere auf das Aeusserste erschwert. Ausserdem wird durch die einfache Uebertragung der altstädtischen Bestimmungen eine den verschiedenen Anbaubedürfnissen (grössere und kleinere Wohnungen, Fabriken und kleinere gewerbliche Anlagen) entsprechende Eintheilung und Ausgestaltung der neuen Stadttheile gehindert.

4.

Die an manchen Orten sich findenden Sonderbestimmungen über
 a) sehr dicht bebaute ältere Grundstücke,
 b) Grundstücke, welche nicht an regulirten und canalisirten Strassen liegen,
 c) bisher schon bebaute Plätze im Vergleich zu leeren,
 d) Fabrikbezirke,
 e) Bezirke mit offener Bauweise

genügen nicht, um der Bevölkerung der neuen Stadttheile, namentlich den Unbemittelten, gute Wohnungsverhältnisse zu sichern; vielmehr bedarf es umfassender, zu einem einheitlichen Ganzen verbundener Sonderbestimmungen für die neuen Stadttheile, um durch dieselben im Anschluss an die Bebauungspläne und die von der Stadterweiterung nach Lage der örtlichen Verhältnisse zu lösenden Aufgaben. allen Bevölkerungsclassen ein weiträumiges und gesundes Wohnen zu sichern, und den verschiedenen Anbaubedürfnissen — soweit die Verhältnisse dies gestatten — in fest abgegrenzten Bezirken (Wohn-, Fabrik-, gemischten Vierteln) Rechnung zu tragen.

5.

Insbesondere bedarf es energischer Vorschriften zur dauernden Verhinderung der übermässigen Ausnutzung der Baugrundstücke, sowohl durch angemessene Beschränkung der Gebäudehöhen, als durch Festhaltung genügender freier Hofräume und unter Umständen auch freier Räume zwischen Gebäuden (Bauwich), und zwar sollte der Flächenraum der unbebaut zu lassenden Grundstückstheile auch von der Zahl und Beschaffenheit der auf dem Grundstück anzulegenden Wohnungen abhängig gemacht werden, wobei unter Umständen Vorgärten und auch Theile breiterer Strassen mit zur Anrechnung gebracht werden könnten.

6.

Die durch die Verhältnisse gebotenen Unterschiede in Bezug auf den Grad der zulässigen Baudichtigkeit lassen sich in der Regel nur mittelst fester Grenzen zwischen bestimmten Zonen oder Bezirken sichern, wobei nach Umständen Uebergangsbestimmungen für gewisse schon in die Bebauung hineingezogene Grundstücke vorzusehen sind.

7.

Bei rationeller Gestaltung der Vorschriften über **Feuersicherheit und constructive Festigkeit** bedarf es keiner Abstufungen derselben für die einzelnen Stadttheile; es ergeben sich eben von selbst auf **weiträumiger bebautem Gelände** mannigfache **Verbilligungen beim Bauen**.

8.

Zweckmässig sind **Unterschiede** in der Breite und Befestigung der **Strassen**, in der Behandlung von **Vorräumen**, sowie in der Construction etlicher Baugegenstände an und vor den Häusern. Desfallsige Anordnungen sind aber nicht nach Stadttheilen zu gliedern, sondern nach dem Charakter der einzelnen Strassen und Blöcke.

9.

Unter neuen Stadttheilen im Sinne dieser Leitsätze (vergl. 2. 3. 4.) ist nicht nur das augenblicklich zur städtischen Gemarkung gehörige Gelände zu verstehen; vielmehr müsste alsbald das **gesammte, in absehbarer Zeit in städtische Verhältnisse eintretende Gebiet** von einheitlichen Gesichtspunkten aus, und zwar, insoweit eine entsprechende Erweiterung der städtischen Gemarkung unthunlich ist, vermittelst Zusammenwirkens aller zuständigen Behörden, den vorerwähnten baupolizeilichen Beschränkungen unterworfen werden.

10.

Ausser den baupolizeilichen Vorschriften sind vielfach **privatrechtliche Vereinbarungen** und Bestimmungen über Bebauung und Benutzung bestimmter Bezirke oder Baublöcke empfehlenswerth, weil dieselben eine grössere, den Bedürfnissen genau angepasste Individualisirung und weitergehende Beschränkungen (z. B. Ausschluss von Etagenwohnungen, von Wirthschaften u. a. m.) gestatten.

11.

Die hier geforderten Sonderbestimmungen für die neuen Stadttheile sind nach Maassgabe des Landesrechtes durch Gesetz, Verordnungen oder Ortsstatut herbeizuführen. **Landesgesetzliche Ausführungsbestimmungen zur Gewerbeordnung** (§. 23, 3) würden zwar in einigen Beziehungen den Erlass von Vorschriften über Fabrikviertel erleichtern, sind aber keine Vorbedingungen für Einführung dieser Sonderbestimmungen durch Polizeiverordnung.

Die Versammlung des D. Vereins für öffentl. Gesundheitspflege nahm nach Discussion über diese Leitsätze folgende Resolution an:

„Der D. Verein f. öffentl. Gesundheitspfl. erkennt die von den Referenten geforderte unterschiedliche Behandlung der Bauordnungen für das Innere, die Aussenbezirke und die Umgebung von Städten als dringendes Bedürfniss an und empfiehlt den Regierungen und Gemeindebehörden eine baldige Revision der bestehenden Bauordnungen und, soweit erforderlich, der bestehenden Gesetzgebung".

Fr. v. Gruber's und M. Gruber's schon im vorigen Jahresberichte kurz erwähnte „Anhaltspunkte für die Verfassung neuer Bauordnungen in allen die Gesundheitspflege betreffenden Beziehungen" (Wien 1893) enthalten folgende Capitel:

1. Stadtregulirungs- und Erweiterungsplan.
2. Räumliche Gestaltung der Wohngebäude und deren Beziehung zur Umgebung.
3. Bauconstruction der Wohngebäude.
4. Feuerungs-, Heizungs- und Lüftungsanlagen in Wohngebäuden.
5. Wasserversorgung.
6. Anlagen zur Ansammlung und Entfernung sämmtlicher Abfallsstoffe aller Art, des Niederschlags- und Grundwassers.
7. Gasleitungen.
8. Elektrische Beleuchtungs- und Kraftübertragungsanlagen.
9. Blitzableiter.
10. Aufzüge, Krähne und Hebzüge.
11. Industriebauten.
12. Gebäude oder Räume für grössere Versammlungen, für den öffentlichen Verkehr oder die öffentliche Benutzung.
13. Bestimmungen, welche die Bewilligung und Durchführung eines Baues, sowie die Benutzungsbewilligung für denselben betreffen.
14. Instand-, Reinhaltung und Benutzung bestehender, Abbruch mangelhafter Gebäude.
15. Anwendung der Bestimmungen der neuen Bauordnung auf schon bestehende oder genehmigte Gebäude.
16. Organisation der zur Durchführung der Bauordnung berufenen Behörden in Bezug auf Wahrung der sanitären Interessen.

Den Schluss bildet eine Zusammenstellung der Literatur über Bauwesen und Bauordnungen.

R. Eberhardt (Schmoller's Jahrbuch für Gesetzgebung u. s. w. 1893, 1. October) schuldigt die städtischen Verwaltungen an, dass sie die Grundstücksspeculationen und deren auch gesundheitlich üble Folgen indirect veranlassen. Die verwaltende Behörde bestimmt nach ihm durch ihre Maassregeln Werth und Ausnutzung des Wohngebäudes, schreibt durch den Bebauungsplan, durch Bauplan, Ortsstatut und Steuersystem eine bestimmte Bauweise vor. Aus dem Schema des Berliner Bebauungsplanes folgt die gedrängte Ausnutzung des Terrains, das System der Miethscaserne, des verticalen Aufbaues der Wohnungen, die Verschiebung zahlreicher Familien nach den Höfen. In demselben Grade, wie die Ausnutzung des Terrains gesteigert wird, erhöht sich der Preis des Baugrundes. „Der Zwang der zukünftigen Miethscaserne wird in dem hohen Bodenpreise anticipirt." — Eine sehr üble Folge der Grundstücksspeculation ist die stetige Erhöhung der Miethpreise bei gleichzeitiger Verschlechterung der Berliner Wohnungsverhältnisse für die minder bemittelten Classen. Die letzte Ursache der schlechten Wohnungsverhältnisse aber ist die Bauordnung und die Eintheilung des Banterrains. Da in anderen Grossstädten die Zustände denjenigen in Berlin sehr ähnlich sind, so muss eine Reform der für sie geltenden Bauordnungen gefordert werden. Für Berlin aber erscheint es dringend nöthig, den Bebauungsplan in einer der Lebensweise der Bevölkerung besser entsprechenden Weise zu regeln. Zur Durchführung der Reform aber in den Grossstädten wird ein Reichsgesetz erforderlich, welches generelle Bestimmungen trifft.

Abfuhr.

Beseitigung unreiner Abgänge. In seiner Dissertation „Experimentelle Untersuchungen über das in Greifswald eingeführte neue Kübel-Reinigungsverfahren" (Leipzig 1893) schildert F. Kornstädt zunächst die Greifswalder Kübel und darauf deren Reinigung:

Die zur Anwendung gelangenden Kübel können einen Inhalt von 30 Liter aufnehmen, sind aus gutem, mit Oel getränktem Eichenholz angefertigt und mit verzinkten Bändern versehen. Der Verschluss der Kübel erfolgt durch einen eisernen Deckel mit Gummiring, welcher mittelst eines Bügels mit durchgehender Schraube fest angezogen werden kann. Die vollen Kübel werden je nach Bedarf wöchentlich ein- oder zweimal, mit dem Deckel luftdicht verschlossen, in geschlossenen Wagen abgeführen, so dass eine Verbreitung übler Gerüche dabei nicht stattfinden kann. Gleichzeitig werden für die entfernten Kübel frisch gereinigte eingestellt.

Die Entleerung und Reinigung der Kübel erfolgt in der ca. 2 km von der Stadt entfernten Abfuhrkübel-Reinigungsanstalt. Dieselbe besteht im Wesentlichen aus drei Räumen, dem Raum für den Dampfkessel, dem Raum über der Fäcaliengrube und dem Reinigungsraum. In den letzteren führen zwei geräumige Thüren; an der ersten werden die vollen Kübel abgeladen. Ihr Inhalt wird durch zwei Ausstossschächte in die Fäcaliengrube befördert. Dann gelangen die Kübel zu den Reinigungsapparaten und werden an der zweiten Thür gereinigt und mit dem Deckel verschlossen wieder auf den Wagen gestellt.

Das Eigenartige und Neue an dem Greifswalder Abfuhrwesen besteht in dem Verfahren zur Reinigung der Kübel. Dasselbe geschieht durch einen in der Maschinenfabrik von Kessler construirten und durch Versuche der Sanitätscommission als zweckentsprechend befundenen Apparat. Die Reinigung wird dadurch bewirkt, dass durch einen Brauseapparat ein Dampfwassergemisch unter einem gewissen Druck gegen die zu reinigende Fläche geführt wird. Die Brause besteht aus einem aufrecht stehenden cylindrischen, der Höhe des Kübels entsprechenden Brauserohre, welches durch vier Streben gegen den Fussboden den nöthigen Halt bekommt. In entsprechender Höhe befindet sich an diesem Rohre ein drehbares Gestell, das aus drei Armen mit etwas aufgebogenen Enden besteht zum Aufstellen des umgestülpten Kübels. Aus einem Dampfkessel (System Cornwall) mit ca. vier Atmosphären Dampfspannung wird der Dampf durch ein metallenes Rohr zum Brausekopfe geleitet. In einem oberhalb des Kessels aufgestellten Behälter, dem Vorwärmer, wird Wasser durch Einleiten von Dampf mittelst besonderen Dampfzuleitungsrohres auf eine Temperatur von 50 bis 56° vorgewärmt. Auch von hier führt eine Rohrleitung zum Brauseapparate. Der aus dem Kessel ausströmende Dampf und das vorgewärmte Wasser mischen sich innig in einer in die Dampfleitung eingeschalteten Mischbüchse. Aus dieser gelangt das Dampfwassergemisch nach dem Niedertreten eines an dem Stande des Arbeiters befindlichen Hebels durch ein kurzes Rohrstück in den Brausekopf und aus diesem auf die Innenwand des über den Brausekopf gestülpten Kübels. Beim Forttreten von dem Hebel schliesst sich die Zuleitung zum Brausekopf wieder selbstthätig. Ein kleines Bassin am Fussboden, mit einem Ableitungsrohre führt das verbrauchte Wasser zur Fäcaliengrube. Eine Schutzwand von Eisenblech, welche das Bassin umgiebt, dient zur Abhaltung von Spritzwasser sowohl vom Fussboden wie von den Kleidern der Arbeiter. Ein oberhalb des Brauserohres befindlicher Wasserhahn, der ebenfalls mit dem Hebel in Verbindung steht und seine Zuleitung aus dem Rohre für das vorgewärmte Wasser erhält, liefert das Wasser zum Abbürsten der äusseren Kübelfläche.

Durch Versuche wurde festgestellt, dass bei einer Temperatur von 113° und 0·8 Atmosphären-Druck des Dampfwassergemisches mit voller Sicherheit binnen einer Minute bei einem Verbrauche von 26 bis 27 Litern absolute Reinigung und vollständige Keimfreiheit zu erzielen ist.

Als die Reinigungsanstalt eine Zeit lang in Betrieb gewesen war, stellte sich durch Nachprüfung heraus, dass eine vollkommene Desinfection der Kübel nicht mehr erreicht wurde. In Folge dessen nahm Kornstädt neue Untersuchungen vor, um die Gründe zu ermitteln, welche dies ungünstigere Resultat verursachten. Dabei ergab sich, dass diejenigen Kübel am besten desinficirt wurden, bei denen die mechanische Reinigung durch Abspülen am schnellsten und besten erfolgte, die also für die Einwirkung des Dampfwassergemisches eine möglichst glatte und ebene Fläche darboten. Es waren das ausser den neuen Holzkübeln solche, welche innen mit einem Emaillefarbenanstrich versehen waren. „Soll also das beschriebene Verfahren praktisch zur Anwendung kommen, so wird es sich empfehlen, sich solcher Kübel zu bedienen, welche den Reinigungsprocess in der kürzesten Zeit und ohne wesentliche Beschädigung mit Erfolg durchzumachen geeignet sind. Es wird mithin an dieselben die Anforderung zu stellen sein, dass sie eine äusserst glatte und sehr widerstandsfähige Innenfläche besitzen. Haben sich nach dieser Richtung hin die innen emaillirten Holzkübel schon als recht brauchbar erwiesen, so wird dies in noch höherem Maasse der Fall sein, wenn zur Herstellung der Kübel ein noch standhafteres Material, nämlich Eisen, zur Anwendung kommt. Das Zweckmässigste würde also die Verwendung von verzinnten eisernen, innen emaillirten Kübeln sein. Auch würde es sich vielleicht empfehlen, Versuche mit der Anfertigung von Papierkübeln zu machen. Man hat ja heut zu Tage Methoden, das Papier zu einem ganz enorm festen, dauerhaften und widerstandsfähigen Stoffe zu gestalten. Solche Kübel würden vor den eisernen den Vorzug der grössten Leichtigkeit und auch wohl des billigeren Preises haben."

In Leipzig wurden im Jahre 1892 insgesammt 22 353 Grubenräumungen vorgenommen und dabei 107 092 cbm Fäcalienmasse abgefahren, zur Magazinirung des nicht mit der Bahn exportirten oder sofort auf die Felder gebrachten Dunges eine neue Sammelgrube mit 1600 cbm Raum zu den schon vorhandenen neun erbaut. Durch dieselbe ist eine Steigerung der gleichzeitigen Magazinirung auf 15 200 cbm Masse herbeigeführt worden. „Wenn auch hierbei die Unterbringung der geräumten Massen in den für Felddüngung ungünstigen Zeiten erleichtert wird, so nehmen doch die Schwierigkeiten für eine rationelle und vortheilhafte Verwerthung des Düngers zu, indem mit dem weiteren Zuwachse zu exportirender Düngermasse eine entsprechende Erweiterung des Absatzgebietes nicht oder schwer erreichbar ist, auch wiederholt durch Coalitionen von Landwirthen der Düngerabnahme Schwierigkeiten bereitet wurden. Es hat deshalb die Verwaltung der Dünger-Export-Actien-Gesellschaft weitere Schritte gethan, um die seit Jahren erwogene Frage der Verarbeitung der Fäcalstoffe zu einem trockenen Dünger möglichst bald zu einer praktischen Lösung zu bringen." Man beabsichtigt, eine Fabrik zur Fäcalieneindampfung nach einem neuen Systeme zu errichten und hat schon die Pläne behufs Concessionirung eingereicht. (Aus dem 24. Jahresberichte des königl. sächs. Landes-Med.-Collegiums, S. 124.)

Ein von der Firma Friedr. Wangelin, Fabrikgeschäft patentirter Closetanlagen in Dresden, Pillnitzer-Strasse 47, hergestelltes Closet wird als vorzüglich empfohlen. Dieses Closet besteht aus einem für gewöhnlich verschlossenen Trichter, welcher den Sitz gegen Grube resp. Fallrohr abschliesst und Geruch sowie Zug abhält. Vor der Benutzung wird in denselben eine genau passende Papierdüte eingeworfen, welche die Fäcalien aufnimmt und nach dem Gebrauche durch Nachlassen einer Kette, wodurch der Trichter in zwei Theile auseinanderschlägt, zur Grube befördert wird. Dadurch bleibt der Trichter selbst auch ohne Wasserspülung stets rein, und auch die Fallrohre werden sauber erhalten. Dieser einfache Apparat ist in jeden Abtritt sofort passend einzusetzen und bei Umzug mitzunehmen, wird auch als vorzüglich functionirend geschildert. Der ganze Apparat mit 1000 Düten kostet nur 18 Mk. und kann deshalb auch von weniger Bemittelten erworben werden. (Rostocker Zeit. vom 28. Decbr. 1893.)

Für Rostock wurde folgende Polizeiverordnung über die Beseitigung der menschlichen und thierischen Excremente erlassen, die um so mehr hier vollständig angeführt werden mag, als sie verhältnissmässig einfachere Verhältnisse zum Ausgange nimmt. Dieselbe lautet:

I. Aufnahme und Beseitigung der menschlichen Excremente.

§ 1.

Für jede Wohnung ist ein umwandeter, bedeckter und verschliessbarer Abtritt anzulegen.

In Gast- und Wirthshäusern müssen Aborte für Gäste und Hauspersonal getrennt gehalten werden.

Abtritte, welche nicht ganz frei stehen, sollen womöglich in einem besonderen Anbau des Hauses liegen und müssen von anderen Räumen einer Wohnung so getrennt werden, dass die Abtrittsluft von den zum dauernden Aufenthalte von Menschen bestimmten Räumen ferngehalten wird. Aborte sollen ferner so angelegt werden, dass sie von der Strasse aus möglichst wenig sichtbar sind. Freistehende Abtritte müssen mit dem äussersten Rande mindestens 2 m von der Strassenlinie und mindestens 1 m von der Nachbargrenze entfernt bleiben.

Abtritte mit massiven Umfassungswänden können an der Nachbargrenze erbaut werden, jedoch muss der Fussboden und die der Nachbargrenze zunächst liegende Umfassungswand (letztere bis zur Sitzhöhe) undurchlässig bekleidet werden.

Abfallrohre sind aus dauerhaftem und undurchlässigem Materiale (Gusseisen, glasirtem Thon u. dergl.) und mit Spülvorrichtung herzustellen und ohne scharfe Biegungen möglichst senkrecht und zugänglich innerhalb des Hauses anzubringen. Nach oben soll jedes Abfallrohr als Dunstrohr über das Dach verlängert und hierzu ebenfalls dichtes Material verwendet werden.

Die Abtritte müssen mit Sitzbrettern und Deckeln versehen und so eingerichtet sein, dass die festen und flüssigen Abgänge den zu ihrer Aufnahme bestimmten Behältern sicher zugeführt werden. Letztere sollen wasserdicht, die Abtritte (Kasten) mit wasserdichtem Boden und geeigneten Vorrichtungen zur Ableitung der Gase versehen sein.

Bedürfnissanstalten, welche durch Fenster oder Oeffnungen nicht in unmittelbarer Verbindung mit der Aussenluft stehen, müssen besondere Einrichtungen zu genügender Lüftung erhalten.

Die Abführung fester Auswurfstoffe in das öffentliche Siel ist verboten, ebenso die Anlage von Abtrittsgruben und von Schwindgruben zur Aufnahme der Ableitungen aus Abtritten und Pissoirs. Auch in Dunggruben sowie in fliessendes oder stehendes Wasser dürfen menschliche Darmentleerungen nicht geleitet oder geschüttet werden.

Für Abtritte zu vorübergehenden Zwecken (Bauten u. dergl.) kann die Polizeibehörde von einzelnen dieser Bestimmungen dispensiren.

§ 2.

Die angesammelten Auswurfstoffe müssen nach Bedarf, mindestens aber wöchentlich einmal, den bestehenden allgemeinen Abfuhreinrichtungen (z. Z. der städtischen und der Reese- und Ritter'schen Abfuhr) übergeben werden.

Ausnahmsweise kann es durch die Polizeibehörde unter den von ihr vorzuschreibenden Bedingungen in einzelnen Fällen gestattet werden, dass die genannten Stoffe in anderer Weise von dem Grundstücke entfernt werden.

Die gleiche Erlaubniss ist nothwendig, wenn solche Stoffe, ohne dass sie vom Grundstücke entfernt oder den bestehenden allgemeinen Abfuhreinrichtungen übergeben werden, zu Düngungszwecken verwendet werden sollen.

§ 3.

Wenn menschliche Auswurfstoffe der städtischen Abfuhr zugeführt werden sollen, müssen die Behälter an den Abfuhrwagen vor Beginn der Abfuhr, jedoch nicht früher als eine halbe Stunde vorher, auf die Strasse gestellt und spätestens eine halbe Stunde nach ihrer Entleerung von dort wieder entfernt werden. Die städtische Abfuhr beginnt in den Monaten März bis einschliesslich October Morgens 5 Uhr, in den übrigen Monaten Morgens 6 Uhr.

II. Viehställe.

§ 4.

Viehställe müssen von den Räumen einer Wohnung durch undurchlässige Wände und Decken getrennt und mit geeigneten Vorrichtungen zur

Lüftung versehen werden. Der Fussboden muss undurchlässig bekleidet sein. Zur Aufnahme der Stallabgänge müssen sich ausreichende Abfallbehälter in zweckentsprechender Nähe befinden. Die Abflüsse aus den Ställen sind auf geregeltem Wege in eine Jauchegrube abzuführen. Sie dürfen nicht in Gräben, auf Strassen oder Wege geleitet werden.

Bewegliche Fenster oder andere Ausströmungsöffnungen von Viehställen müssen von der Strassenlinie und Nachbargrenze mindestens 5 m entfernt, und bei einem Abstande von nicht mehr als 5 m, mindestens 2,50 m über der Erdoberfläche angebracht sein.

Die Abfallbehälter (Dunggruben) und Jauchegruben müssen nach unten und nach den Seiten hin undurchlässig hergestellt, nach oben hin dicht und fest überdeckt werden.

Düngerstätten, Jauchegruben und Schweineställe müssen mit dem äussersten Rande 2 m von der Strassenlinie und mindestens 1 m von der Nachbargrenze entfernt bleiben.

III. Aufnahme und Beseitigung von Viehdung.

§ 5.

Viehdung darf auf bebauten Grundstücken und auf neben solchen belegenen Grundstücken nur in Dunggruben aufbewahrt werden, welche den Bestimmungen des § 4 entsprechen.

§ 6.

Dunggruben sind zu entleeren, bevor sie derart angefüllt sind, dass die Ueberdeckung nicht mehr dicht schliessen kann.

Die Polizeibehörde kann eine häufigere Entleerung vorschreiben.

§ 7.

Viehdung darf in den Strassen der Stadt und der Vorstädte nur während der Stunden von 10 Uhr Abends bis 8 Uhr Morgens aufgeladen, abgeladen und gefahren werden. In der Kröpelinerthorvorstadt westlich der Hafenbahn, in der Mühlenthorvorstadt jenseits der Schifffahrtsschleuse und in der Petrithorvorstadt soll der Zeitraum von 10 Uhr Abends bis 10 Uhr Morgens freigegeben sein.

Das Auf- und Abladen auf der Strasse ist nur da zulässig, wo das betreffende Grundstück keine genügende Zufahrt zum Hofe oder keinen genügenden Hofraum besitzt. Der auf die Strasse gebrachte Dung ist sofort abzufahren, die Stelle, auf welcher er lagerte, ist sofort wieder zu reinigen.

Die Wagen oder sonstigen Transportmittel sind so herzurichten und zu beladen, dass von dem Dung Nichts auf die Strasse fallen oder tröpfeln kann. Schweinedung ist in verdeckten und undurchlässigen Behältern zu transportiren.

IV. Bestimmungen über Anlagen, welche zur Zeit des Inkrafttretens dieser Verordnung bereits vorhanden sind.

§ 8.

Alle Gruben zur Aufnahme menschlicher Excremente, alle Viehställe, sowie alle Dunggruben, welche zur Zeit des Inkrafttretens dieser Verordnung vorhanden sind, sind binnen 14 Tagen nach solchem Inkrafttreten unter genauer Bezeichnung des Ortes, wo sie sich befinden, bei der Polizeibehörde schriftlich anzumelden.

§ 9.

Alle Gruben zur Aufnahme menschlicher Excremente sind bis zum 1. Januar 1894 zu entleeren und entweder vorschriftsmässig als Dunggruben herzustellen, oder mit Erde bezw. Sand zuzuschütten. Der Inhalt der Gruben ist sofort abzufahren.

Die Entleerung und Abfuhr darf nur in den Stunden von 10 Uhr Abends bis 8 Uhr Morgens geschehen, zur Abfuhr müssen dichte, bedeckte Wagen benutzt werden.

Die Zuschüttung oder Herstellung als Dunggrube darf erst vorgenommen werden, nachdem die geschehene Entleerung der Polizeibehörde schriftlich mitgetheilt ist und diese die Entleerung für genügend erachtet hat.

§ 10.

Bei allen vorhandenen Abtritten ist der Raum, in welchem sich die Behälter befinden, binnen zwei Monaten nach dem Inkrafttreten dieser Verordnung undurchlässig herzustellen, binnen gleicher Frist sind in allen Abtritten undurchlässige Behälter zur Aufnahme der Auswurfstoffe aufzustellen.

§ 11.

Alle vorhandenen Dunggruben sind binnen zwei Monaten nach dem Inkrafttreten dieser Verordnung den Bestimmungen der §§ 4 und 5 entsprechend herzustellen.

§ 12.

Alle vorhandenen Schweineställe mit ihren Ableitungen sind binnen zwei Monaten nach dem Inkrafttreten dieser Verordnung den Bestimmungen des § 4 entsprechend herzustellen.

§ 15.

Die durch die §§ 8 bis 12 begründeten Verpflichtungen liegen dem Eigenthümer des betreffenden Grundstückes ob.

§ 14.

Grundstücke, auf welchen vor Inkrafttreten dieser Verordnung Rindvieh oder Schweine nicht bereits dauernd gehalten sind, dürfen in Zukunft zur Haltung von Rindvieh und Schweinen nicht benutzt werden, desgleichen darf die Rindvieh- und Schweinehaltung auf einem Grundstücke nicht wieder eingeführt werden, wenn sie während drei Jahre vorher nicht mehr stattgefunden hat. Ausnahmen von vorstehenden Bestimmungen können durch die Polizeibehörde für Grundstücke zugelassen werden, welche in den in § 8, Abs. 1, genannten drei Vorstädten oder auf der Stadtfeldmark belegen sind.

V. Schluss- und Strafbestimmungen.

§ 15.

Uebertretungen der Bestimmungen dieser Verordnung werden mit Geldstrafe bis zu 150 Mk. oder mit Haft bis zu 14 Tagen bestraft. Die Strafe kann durch polizeiliche Strafverfügung festgesetzt werden.

§ 16.

Daneben hat die Polizeibehörde das Recht, die Beseitigung der dieser Verordnung nicht entsprechenden Zustände zwangsweise zu veranlassen oder selbst zu beschaffen, und die ihr daraus entstehenden Kosten im Wege der Administrativ-Execution von dem Zuwiderhandelnden beizutreiben.

Canalisation.

Gebek (Zeitschr. f. angew. Chemie 1893, Nr. 3) verbreitet sich über die Beseitigung der Abwässer. Dieselben enthalten nach ihm entweder suspendirte feste Stoffe, oder vorwiegend Salze oder wenigstens N-haltige oder N-freie organische Verbindungen. Diejenigen, welche Suspensa enthalten, wirken schädlich durch Verschlammung und bei Gegenwart organischer Stoffe Fäulniss erzeugend. Man reinigt solche Abwässer durch Klärvorrichtungen. Die Abwässer mit vorwiegendem Gehalte an Salzen können dadurch unschädlich gemacht werden, dass man sie verdünnt, oder dass man sie, wenn Metalloxydule in ihnen enthalten sind, durch Herabrieseln an Drahtnetzen, durch Gradiren behandelt. Die Abwässer mit vorwiegend N-freien organischen Stoffen führen zur raschen Entwickelung organischer Säuren. Man muss sie in schnellem Fliessen erhalten, Kalk, Thonerde und andere Substanzen, welche mit Kohlehydrate schwer lösliche Verbindungen bilden, zur Reinigung benutzen. Die Abwässer mit N-haltigen organischen Stoffen erzeugen leicht stinkende Fäulniss. Zu ihrer Reinigung muss der organische Stickstoff in eine anorganische Form (Ammoniak, salpetrige Säure, Salpetersäure) übergeführt werden. Dies kann geschehen durch Berieselung und durch Bodenfiltration.

Die Selbstreinigung des Flusswassers erfolgt, wie Gebek annimmt, durch einen Nitrificationsprocess, der von der Thätigkeit der Mikrobien abhängig ist. Er betrachtet es als ein Glück, dass die Vernichtung der letzteren durch die Reinigungsmethoden fast nie eine vollständige ist, dass fast allemal Mikrobien in genügender Zahl übrig bleiben, um eine Nitrificirung der N-haltigen organischen Stoffe zu bewirken. — Dass an diesem wichtigen Vorgange der Selbstreinigung auch noch andere Factoren oft in ganz hervorragendem Grade betheiligt sind, hat Gebek nicht genügend berücksichtigt (Uffelmann).

Versuche über die Desinfection der städtischen Abwässer mit Schwefelsäure stellte M. Ivanoff im Hygienischen Institute zu Berlin an (Zeitschr. f. Hyg. u. Infectionskrankheiten 1893, I, S. 86), indem er Berliner oder Potsdamer Canaljauche mit Cholerastühlen oder Cholerareinculturen versetzte und hierauf mit Schwefelsäure behandelte. Dabei fand sich, dass ein Zusatz bereits von 0·08 Proc. Schwefelsäure zur Tödtung der Cholerabacterien in 15 Minuten genügte. Die Mischung muss aber stark sauer reagiren. Da 100 kg der 60 gräd. Schwefelsäure 6,50 Mk. kosten, würden die Kosten derartiger Desinfectionen nur gering sein.

Verunreinigung und Selbstreinigung der Flüsse.

G. Frank (Bemerkungen zur Frage der Flussverunreinigung, Hygien. Rundschau 1893, Nr. 10) erörterte die Frage der Flussverunreinigung und der Flussselbstreinigung. Er betonte, dass pathogene Bacterien im Wasser lebensfähig bleiben können, dass sie im Wasser gefunden worden sind (Typhus- und Cholerabacillen), hob ferner hervor, dass die Verunreinigung der öffentlichen Wasserläufe auch in Deutschland eine sehr erhebliche ist, zeigte dies insbesondere an der Spree, der Limmat, der Isar und anderen Flüssen, kam zu dem Satze, dass die Verunreinigung eines Wasserlaufes mit städtischem Abwasser derjenigen eines Brunnens mit Mistjauche gleichzusetzen ist, und schloss mit der Forderung, die Selbstreinigung der Flüsse nicht bloss chemisch, sondern auch bacteriologisch zu prüfen, zu controliren. Der Inhalt des Aufsatzes stimmt hiernach völlig mit dem überein, was der Verfasser dieses Jahresberichts über dies Capitel in der Berliner klinischen Wochenschrift 1892, Nr. 18 ausgesprochen hatte.

Ueber die Canalisation Münchens (Einlass in die Isar) giebt der Oberingenieur derselben M. Niedermayer (Archiv für Hygiene, Bd. XVII, Jubelband, 677) eine erfreulicherweise rein objective Darstellung. Nach einer kurzen Schilderung der Lage Münchens, seiner Höhe, des Gefälles der Isar, ihrer Wassermenge, einer Uebersicht über die Canalisirung dieser Stadt bringt Niedermayer eine sorgfältige Beschreibung des Sielsystems. Wir erfahren, dass München am Ende des Jahres 1892 125 627 m Canäle hatte, dass von ihnen 101 523 m neu gebaut wurden (die ersten 1686 m im Jahre 1877), und dass die Kosten für den Neubau 9 425 000 Mk., die Kosten der ganzen Canalisation aber 9 879 000 Mk. betragen haben. Die gemauerten Canäle besitzen Einsteigeschächte, die Thonrohrleitungen aber Revisionsschächte und Lampenlöcher. Jedes Strassenrohr mündet in den gemauerten Canal unter einem Winkel von 60°; die Strasseneinlässe haben Wasserverschlüsse und Schlammeimer. Zur Erzielung eines stetigen Luftwechsels in den Sielen sind verticale Ventilationsschächte construirt, welche im Niveau der Strasse endigen; auf 40 bis 50 m Strassencanal kommt ein solcher Schacht. Das durchschnittliche Gefälle der Haupt- und Nebencanäle ist 1 m auf 595 m. Die Hauptsammel- und Hauptcanäle stehen mit Spülgallerieen oder Spüleinlässen in Verbindung.

Entwässert wurden Ende 1892 im Ganzen 5595 Anwesen von 11 500: doch waren nur 4503 an das neue System angeschlossen. Der Einlass des Sielwassers, welches auch Fäcalien aufnimmt, in die Isar erfolgt ohne Klärung, jedoch nach Abfangung der groben schwimmenden Stoffe in einem Becken. (Letzteres wird übrigens erst im Jahre 1894 zur Ausführung gelangen.) Die abgefangenen Stoffe sollen in einem neben dem Becken zu construirenden Ofen verbrannt werden. — Ein der Abhandlung beigegebener Plan führt uns die Canalisation Münchens vor, in dem Umfange, wie er am Ende des Jahres 1892 bestand.

Th. Köhn (D. Vierteljahrsschrift f. öffentl. Gesundheitspflege 1893, 693) sucht in seinem Aufsatze über Untersuchungsmethoden zur

Feststellung der Selbstreinigung des Flusswassers an der Hand der Ergebnisse einer Reihe von Untersuchungen des Spreewassers in Charlottenburg den Beweis zu erbringen, dass die Qualität des Wassers der Flüsse an verschiedenen Stellen eines Querprofils mitunter erheblicher schwankt, als im Vergleich zwischen zwei Profilen. Nur eingehende und umfangreiche Ermittelungen vermögen die selbstreinigende Kraft des Flusswassers klar zu legen. Sollen dieselben eine sichere Unterlage dafür bieten, bis zu welchem Verhältnisse von Einwohnerzahl zur Wassermenge und -Geschwindigkeit ein Einlass gereinigter Abwässer unbedenklich ist, so müssen bestimmte Normen für solche Untersuchungen aufgestellt werden. Diese Normen dürften nach dem Autor etwa folgende sein:

a) Bei der Wasserentnahme muss ausser dem Datum auch Witterung des Tages und der vorhergehenden Tage, die Temperatur des Wassers und der Luft, die Geschwindigkeit des Wassers, die Wassermenge im Flusse, eventuell auch noch Flussbreite und mittlere Tiefe an der Beobachtungsstelle notirt werden;

b) dass die Untersuchung sich auf bestimmte Dinge erstreckt (Trockenrückstand, organische Substanz, Chlor, Salpetersäure, Ammoniak, Keime), und die Resultate in einheitlicher Weise dargestellt werden (Gramm im Liter, Zahl im Cubikcentimeter), sowie dass die Untersuchungsmethoden dieselben sind;

c) dass, um die Qualität des Wassers an einer Stelle des Wasserlaufes zu untersuchen, möglichst nicht nur eine Probe, sondern je nach der Profilbreite mehrere entnommen werden und dass die Schichtenhöhe, in welcher die Probe entnommen wird, bei allen Proben gleichmässig ist;

d) dass schliesslich alle besonderen Umstände, welche auf die Beschaffenheit des Wassers von Einfluss sein könnten, möglichst ausführlich beschrieben werden.

Flusswasseruntersuchungen, welche sich nur auf wenige mehr oder weniger willkürlich entnommene Wasserproben beziehen, haben in streitigen Fällen einen erheblichen Werth nicht.

Die systematischen, chemischen Untersuchungen, welchen das Elbwasser in und bei Dresden seit drei Jahren unterzogen wird, wurden auch im Jahre 1892 fortgesetzt und hierzu am 18. August das Elbwasser zwischen der Saloppe oberhalb Dresdens und der sogenannten Knorre unterhalb Meissens in zusammenhängender Untersuchungsreise an neun Stellen unter strenger Beobachtung der schon früher von dem Bezirksarzte berichteten Vorsichtsmaassregeln geschöpft und sofort bacteriologisch und chemisch untersucht. Der Wasserstand der Elbe war dabei — 149 unter Null, die Wassertemperatur im Mittel $+ 26^0$ C., die Lufttemperatur im Mittel $+ 26{,}2^0$ C. Der Elbstrom führte an diesem Tage die geringste Wassermenge, bei welcher bisher chemische und bacteriologische Untersuchungen ausgeführt worden waren, nämlich nur circa 86 cbm Wasser in der Secunde. Die chemische Untersuchung dieser Wasserproben ergab nachstehendes Resultat:

Selbstreinigung der Flüsse. Elbe, Donau.

In einem Liter waren Gramm enthalten:

Schöpfstelle	Trocken-rückstand	Sauerstoffverbrauch zur Oxydirung der organ. Substanz	Organ. Substanz nach Pettenkofer	Chlor	Salpetersäure	Ammoniak	Suspendirte Stoffe
am Wasserwerk	0·1617	0·00670	0·1340	0·0102	0·0001	0·00023	0·01721
Marienbrücke	0·1634	0·00631	0·1262	0·0104	0·0001	0·00020	0·02216
Uebigau	0·1664	0·00618	0·1237	0·0110	0·0002	0·00019	0·02386
Schusterhaus	0·1689	0·00618	0·1237	0·0106	0·0005	0·00018	0·02284
Niederwartha	0·1632	0·00589	0·1179	0·0108	0·0002	0·00019	0·02145
Scharfenberg	0·1643	0·00639	0·1278	0·0106	0·0005	0·00021	0·02159
Cölln b. Meissen	0·1648	0·00644	0·1288	0·0106	0·0004	0·00025	0·02206
Meissen	0·1712	0·00626	0·1252	0·0109	0·0006	0·00019	0·02387
Knorre	0·1694	0·00631	0·1262	0·0109	0·0008	0·00017	0·02114
Weisseritz-mühlgraben an der Walkmühle	0·3852	0·00469	0·0938	0·0320	0·0001	0·00192	0·02161
Weisseritz-mühlgraben an der Schmelzmühle	0·5511	0.02463	0·4926	0·0923	0·0001	0·00308	0·30210

Ueber die Zahl der Bacterien ist nur gesagt, dass sie an allen Stellen um Vieles grösser war, als in der kalten Jahreszeit. Aus dieser Thatsache wird geschlossen, dass die Zahl der Elbwasser-Bacterien überhaupt fast nur von der Temperatur dieses Wassers abhänge (? Uffelmann).

Heider (Oesterreichisches Sanitätswesen 1893, Nr. 31, Beilage) berichtet über seine Untersuchungen bezüglich der Verunreinigung der Donau durch die Abwässer von Wien und die Selbstreinigung dieses Flusses. Bezüglich einzelner Daten der umfangreichen und sorgfältigen Arbeit muss auf das Original verwiesen werden. Es sei hier nur hervorgehoben, dass es Heider gelang, am Ende des Donaucanals Kothballen, Papierfetzen, Stroh, Gemüseblätter, bei mikroskopischer Untersuchung des Wassers der Donau selbst quergestreifte Muskelfasern, wohl aus Kothmassen stammend, nachzuweisen. In Bezug auf Sicherheit des Nachweises der Verunreinigung hält er die bacteriologische Untersuchung für die empfindlichste Probe. Im Uebrigen constatirt er eine ungemein langsame Reinigung. Selbst nach einem Laufe von 40 km ist sie noch nicht vollendet. Als Ursache der langsamen Reinigung betrachtet er die grosse Stromgeschwindigkeit der Donau und erklärt es dementsprechend für einseitig, einen rasch sich bewegenden Fluss als besonders geeignet zur Aufnahme städtischer Abwässer anzusehen. „Je schneller er die Fäcalien aus dem Bereiche der Stadt entführt, um so schneller führt er die Verunreinigung dem nächsten Nachbarn zu."

In einer lesenswerthen Abhandlung über den Bacteriengehalt des Rheines oberhalb und unterhalb der Stadt Köln (Hygien. Untersuchungen, gewidmet M. von Pettenkofer 1893, Bonn) kommen Stutzer und Knublauch zu folgenden Ergebnissen:

1. Durch das Abwasser der Stadt Köln findet eine starke Verunreinigung des Rheines am linken Ufer statt. Am rechten Ufer ist der Bacteriengehalt nur $1/7$ desjenigen am linken Ufer.

2. Im weiteren Verlaufe des Flusses zeigt sich eine ziemlich schnelle Selbstreinigung. Schon 3 km unterhalb der obersten Entnahmequelle sinkt der Bacteriengehalt am linken Ufer auf die Hälfte, und noch weitere 6 km abwärts auf ein Drittel.

3. Ungünstig auf die Selbstreinigung des Rheines bei Köln wirkt der Zufluss der Wupper mit ihren massenhaften Unreinigkeiten.

4. Trotz der Verunreinigung des Rheines durch die Wupper findet bis Volmerswerth oberhalb Düsseldorfs eine nahezu vollständige Selbstreinigung des Rheines am linken Ufer und in der Mitte statt.

Ebenso beachtenswerth ist Schenk's in dem nämlichen Werke publicirte Abhandlung über die Bedeutung der Rhein-Vegetation für die Selbstreinigung dieses Flusses. Schenk belehrt uns, dass das fliessende Wasser des Rheines keine stationären Algen, sondern nur Wasserbacterien enthält, dass der grösste Theil des Rheinbettes von der Mitte bis zur Uferzone fast vegetationslos ist, dass bewegliches Gerölle und Lichtmangel die Ansiedelung von Algen verhindern, und dass die Hauptmasse der Algen auf eine schmale Uferzone beschränkt ist. Wir erfahren ferner, dass die festliegenden Pontons der Schiffs- und Landungsbrücken, die Schutzbalken der Schwimmbassins die günstigsten Standorte für die Rheinalgen sind, dass aber auch die Rheinschiffe in der Regel schöne gallartige Ueberzüge von Diatomeen und Oscillarien tragen, dass an den Stellen der Sielmündungen sich eine massenhafte Ansiedelung von Fadenspaltpilzen, von Beggiatoa alba, von Cladothrix dichotoma, im Winter auch von Leptomitus nachweisen lässt, und dass Oscillarien-Diatomeen-Ueberzüge das ganze Jahr hindurch auf den Ufersteinen angetroffen werden.

Den assimilirenden Algen vermag Schenk nicht die wasserreinigende Kraft zuzusprechen, welche sie nach M. von Pettenkofer haben sollen. Dieselben haben ja, wie Schenk gezeigt hat, nur eine beschränkte Verbreitung an den Uferpartieen; und Oscillarien, wie Diatomeen kommen ungleich mehr an den von frischem Wasser bespülten Buhnendämmen, als in der Nähe von Sielmündungen vor. Wichtiger für die Reinigung des Wassers erscheinen dem Autor die Bacterien und Wasserfadenpilze, besonders die Beggiatoa alba. Letzterer dürfte eine bedeutsame Rolle bei der Flussreinigung zukommen, da sie ihre Nährstoffe aus stark verunreinigtem Wasser schöpft und anderen Mikroorganismen die Existenzbedingungen entzieht. Unter Umständen können die Beggiatoen allerdings auch die Ufer verpesten, wenn die Masse derselben auf flache Stellen angetrieben wird, hier in Zersetzung übergeht und durch den in ihr aufgespeicherten Schwefel Schwefelwasserstoffgas entwickelt.

Bodenverunreinigung.

A. Voller (das Grundwasser in Hamburg, 1. Heft, 1893, Hamburg) bringt genaue Angaben über die Messung des Grundwasserstandes in

Hamburg, über Luftfeuchtigkeit, Niederschlagsmengen, Flusswasserstände, Luft- und Wassertemperaturen für das Jahr 1892. Die Messung des Grundwassers hat an zehn Stellen in eisernen Röhrenbrunnen stattgefunden. Doch erhalten wir auch Mittheilungen über das Verhalten des Grundwassers im Geestgebiete während der Jahre 1880 bis 1892, ferner im Marschgebiete der Alster, Bille und Elbe während der Jahre 1891 und 1892, über die Temperatur des Grundwassers im Jahre 1892.

F. Rolando (Laboratori scientifici della direzione di sanità, Roma 1892) stellte durch zahlreiche eigene Versuche fest, dass Milzbranderreger im Boden, in den sie aus Cadavern milzbrandiger Thiere gelangen, sich in Form von Sporen lebensfähig erhalten, dass sie dabei in ihrer Virulenz modificirt werden, aber niemals in Saprophyten sich umwandeln. Jene Modification der Virulenz besteht nach dem Autor in einer Abschwächung, die sich dadurch äussert, dass die Infection einen langsameren Verlauf der Krankheit zur Folge hat. Die im Boden abgeschwächten Milzbranderreger erlangen aber ihre ursprüngliche Virulenz wieder, wenn sie unter besonderen Umständen im Reagensglase gezüchtet werden, oder auf einen lebenden Organismus gelangen. Die perniciösesten Epizootieen von Milzbrand zeigen sich auf dem Boden, wo die milzbrandigen Thiere verendeten, Blut verloren, verscharrt wurden.

Der Verfasser constatirte ein volles Jahr und selbst 15 Monate nach der Verscharrung milzbrandiger Cadaver in dem Boden auf's Bestimmteste Milzbrandbacillen.

Strassenreinigung. Eine wichtige und umfangreiche Arbeit veröffentlichte Luigi Manfredi über die Verunreinigung der Strassenfläche in den grossen Städten vom gesundheitlichen und baupolizeilich-sanitären Standpunkte aus. Untersuchungen unter besonderer Berücksichtigung der Stadt Neapel. („Sulla contaminazione della superficie stradale etc.". Napoli, tip. da Michele de Rubertis, 1891. gr. 4. 79 S.)

Nach Manfredi bilden Strassenschmutz: Zerfallenes Strassenmaterial und Staub verschiedenster Art; Schmutzwasser von Bädern, Küchen, Gewerbebetrieben, Dejectionen der Zugthiere und auch Menschen, Reste vom Schlachten, Auswurf, Haare, Ueberbleibsel von Speisen, Gemüsen, Obst, Fetzen von Stoffen und Papier, Schmutz aller Art aus Häusern und Hospitälern, der aus Sorglosigkeit oder an den Stiefeln herausgelangt, u. dergl.

Die Menge des Strassenschmutzes betrage für eine Stadt von 100 000 Einwohnern mit 90 km gut gepflasterten Strassen jährlich 46 000 cbm Trockensubstanz, für Berlin 1886/87 etwa 190 000 cbm, sowie ferner 225 000 cbm Schnee.

Zur Feststellung der gesundheitlichen Bedeutung des Strassenschmutzes sei seine chemische und bacteriologische Untersuchung nothwendig; ferner der Nachweis der Beziehung zwischen den hierbei gewonnenen Ergebnissen mit der Entstehung und Verbreitung der ansteckenden Krankheiten. Wichtig seien ferner die Verhütung der Verunreinigung des Strassenuntergrundes, und die Mittel zur Befreiung der Städte von dem gefährlichen Strassenschmutze.

Nach **Manfredi's** Untersuchungen bietet Neapel mit seinen vielen engen, winkeligen Gassen und Gässchen, welche von vielstöckigen Häusern gebildet werden, die hygienisch ungünstigsten Verhältnisse; 1 bis 3 bis 5 m breite Gässchen haben Häuser von 10 bis 15 und mehr Metern Höhe.

Das Areal Neapels (abgesehen von den Vororten) enthält auf 800 153·95 qm nur 133 794·21 qm Strassen und Plätze, also nur 22·31 Proc.

Die Strassen sind zum Theil mit Lavasteinen (lastre di basalto vesuviano) gepflastert. Zwischen ihnen finden sich viele Zwischenräume, die ein Durchsickern des Wassers in den Erdboden gestatten; sie besitzen Sprünge und sind ausgetreten, so dass sich zahlreiche Vertiefungen als Sammelplätze für Schmutzwasser und Staub finden. Das vorhandene Canalnetz ist alt und unhygienisch. Dazu kommt der geringe Reinlichkeitssinn des gewöhnlichen Volkes und seine Zusammenpferchung in engen ungesunden Stadttheilen. Die Strassenreinigung ist ungenügend. Sie geschieht durch Handarbeit von 440 Strassenkehrern; zur Beseitigung des Kehrichts dienen 180 Wagen (carreti), die den Kehricht einen Kilometer vor die Stadt abfahren. Die Kosten betragen 400 000 Lire und weitere 40 000 für die Besprengung jährlich.

Die **bacteriologische Untersuchung** ergab die Anwesenheit von 910 000 bis 6 668 000 000, im Mittel 716 521 000 Keimen in 1 g frischen Strassenschmutzes, während menschliche Fäces 381 000 000 und Canalwasser 544 525 Keime im Mitttel in je einem Gramm enthalten. (In München enthält der frische Strassenschmutz nach **Uffelmann** 8000 bis 12 840 000, im Mittel 3.000 000 Keime im Gramm.)

Nach ihrem Bacteriengehalte waren mit 500 000 bis 10 000 000 Keime im Gramm hygienisch günstig die wenig verkehrsreichen Plätze, wie die Piazza Dante, Via Caracciolo.

Eine zweite Gruppe bildeten die breiten aber verkehrsreichen Strassen, wie Via Costantinopoli, Via Salvator Rosa, Via Capodimonte; hier enthält 1 g Strassenschmutz 10- bis 400 000 000 Keime.

Am meisten Keime enthielt der Schmutz in den ungesunden, kleinen, winkeligen Vici und Volksstrassen, wie Via Porto, Via Forcella, Vico dell' Università, Vico Pallonetta a San Liborio u. s. w.

Die **chemische Untersuchung** ergab in 1000 g frischen Strassenschmutzes 5 bis 372 g Wasser, 0·935 g bis 11·200, im Mittel 6·848 organische Substanz, 1·170 bis 4·050, im Mittel 2·616 Chlor, 0·0 bis 0·105, im Mittel 0·0323 Ammoniak, 375 000 bis 934 000, im Mittel 710 000 g Asche.

Ein Vergleich mit den Ergebnissen in Rostock, Leipzig, Brüssel und Paris fiel zu Ungunsten Neapels aus.

Die **Untersuchung auf pathogene Bacterien** ergab das Vorhandensein der Mikrobien des Tetanus, des malignen Oedems, des Eiters und der Tuberculose. Sie können durch directe Berührung der bezüglichen Personen mit dem Erdboden oder in Folge Verstäubung durch Wind ansteckend wirken. Besonders gefährlich und gesundheitlich wichtig sei die letztere Verbreitungsart.

Ein umfangreicher Abschnitt beschäftigt sich unter Zugrundelegung bacteriologischer und chemischer Untersuchungsergebnisse mit dem **Einflusse des Strassenschmutzes auf den Untergrund**. — Letzterer zeigte sich im Allgemeinen erheblich verunreinigt. 1000 g desselben enthielten 0·010 bis 4·960, im Mittel 0·790 Stickstoff, 0·0002 bis 0·350, im Mittel 0·112 organische Substanz, 0·060 bis 3·000, im Mittel 0·645 Chlor, 0·019 bis 0·666, im Mittel 0·332 Salpetersäure etc. Keime fanden sich 700 bis 30 000 000 in einem Gramm. Nirgends in den bisher untersuchten Städten fanden sich so hohe Stickstoffmengen, bezw. so viel organische Substanz und so zahlreiche Bacterien. Die Mengen hingen ab von der Durchlässigkeit des Strassenpflasters und seiner Sauberkeit.

Nach Besprechung der Pflasterungsarten wünscht Manfredi, dass zunächst alle neu entstehenden Strassen mit Pflasterungen mit Beton-Unterbettung versehen würden, während die bestehenden erst nach und nach entsprechend zu ändern seien. Von dem für Neapel zweckmässigen Pflaster mit Quadersteinen auf undurchlässiger Unterlage ist ein schematischer Durchschnitt beigefügt. Schwierigkeiten entständen bei diesem Pflaster einerseits bei etwaigen schwer nachweisbaren Gasröhrenbrüchen, andererseits durch die Kosten.

Um bei Brüchen von Gasröhren einem Aufreissen des Pflasters in grösserem Umfange vorzubeugen, empfiehlt Manfredi, nach dem Vorgange in Frankfurt a. M., senkrecht durch das Pflaster von Zeit zu Zeit eiserne, 2 cm dicke Röhren bis über die Gasröhren einzuschalten, die mit öfters zu wechselnden Schwammstückchen zu füllen und oben nicht hermetisch zu schliessen seien. Hierdurch könne dann leicht das Gas ausströmen, andererseits durch regelmässige Untersuchungen mittelst Palladiumchlorürpapieres auch ganz feine Spalten nachgewiesen und localisiert werden.

Die Kosten der ersten Anlage seien zwar erheblich, aber die Erhaltungskosten und auch die Schmutzmassen nähmen, wie sich in Berlin gezeigt habe, um so schneller später ab, je besser und sorgfältiger jene gemacht sei. Manfredi warnt dringend vor zwar billigen, aber schlechten Anlagen.

Weiter wird die Art der Strassenreinigung, Strassensprengung und Beseitigung des Strassenschmutzes in den verschiedenen grossen Städten besprochen. Hierbei wird besonders die Zweckmässigkeit gut arbeitender Strassenkehr-, Strassenwasch-, und Schneeschmelzmaschinen betont. Von Wichtigkeit sei ferner die möglichst häufige Beseitigung des Schmutzes, besonders der Thierexcremente, die zweckmässige Herstellung gut schliessender Kehrichtwagen u. dergl. Hierbei wird betont, dass die Verwendung in der Landwirthschaft, wie überhaupt bei grossen Städten, so auch in Neapel, schwierig und umständlich sei, weil die Massen zu weit entfernt werden müssten. Die Einführung in Flüsse sei durchaus zu verwerfen und die z. B. in Marseille übliche Versenkung ins Meer in grösserer Entfernung für Neapel nicht geeignet.

Um so vortrefflicher sei die in vielen grossen Städten Englands übliche Verbrennung des Kehrichts in grossen Oefen, die auch sonst für Desinfectionszwecke, zur Verbrennung verseuchter Thiercadaver und dergleichen dienstbar gemacht werden könnten. (Vergl. die Besprechung in Band 24, Heft 1, der Vierteljahrsschrift f. öffentl. Gesundheitspflege.)

Müllbeseitigung. Th. Weyl veröffentlichte Studien zur Strassenhygiene mit besonderer Berücksichtigung der Müllverbrennung als Reisebericht, den er dem Magistrat der Stadt Berlin (mit fünf Abbildungen im Text und elf Tafeln; Jena, Gustav Fischer, 1893; gr. 4; 142 S.) über seine Erfahrungen im Jahre 1891 in einer Reihe englischer Städte, ausserdem in Paris und Brüssel, erstattet hatte. — Hiernach gelangen in Brüssel der Haus- und Strassenkehricht und Hausmüll, sowie die Fleischabgänge und der Inhalt der Strassengullies nach der Ferme des boues (Schmutzfarm) und von hier nach dem grossen Abladeplatz zu Neder-Over-Heembeek. Da aber die Landwirthschaft nur einen Theil des Unrathes abnimmt, so bestehen hier höchst unhygienische Verhältnisse.

Auch in Paris, das sich sonst einer zweckmässig eingerichteten Strassenreinigung und Müllabfuhr erfreut, entstehen erhebliche Schwierigkeiten durch den ebenfalls in der Landwirthschaft nicht ganz zu verwerthenden Müll, zumal in der nächsten Umgebung kein Platz mehr für Abladeplätze vorhanden ist und die Nachbargemeinden solche nicht in ihrem Bezirke dulden wollen. (Aehnlich liegen die Verhältnisse in Berlin.)

Weyl beschreibt ferner die zum Theil indecenten Pissoirs, die Abfuhr des meist in die Seine geworfenen Schnees, Strassenreinigung mit der sehr empfehlenswerthen, in den Hauptstrassen geübten Besprengung à la lance und das Strassenpflaster, besonders das in Paris sehr gute und beliebte Holzpflaster.

Der Erläuterung der Einrichtungen Londons ist eine Darlegung der complicirten Verwaltung der aus mehr als 40 Kirchspielen mit eigener Verwaltung (Vestries) bestehenden 4 211 056 Seelen zählenden County of London mit der nur 38 315 Einwohner zählenden City of London vorangeschickt. — Weyl beschreibt dann die vorzügliche Regulirung des immensen Strassenverkehres, das Strassenpflaster und die Strassenreinigung. Der Schnee wird theils in die Themse geworfen, theils durch Salz erweicht und den Sielen zugeführt. Der Hausmüll und Gullyinhalt wird durch zweckentsprechende Abfuhreinrichtungen in den meisten Vestries besonderen Müllverbrennungsöfen (Destructors, s. Theil II) zugeführt. — Diejenigen Vestries, die solche noch nicht besitzen, sollen zu ihrer Anschaffung in den nächsten Jahren gezwungen werden. Höchst decent und zweckmässig sind die unter Beibringung grosser Tafeln und Grundrisse beschriebenen öffentlichen Bedürfnissanstalten und Waschtoiletten, besonders die unterirdisch belegenen „Underground conveniencies".

Schliesslich macht Weyl verschiedene, wohl als Wunschzettel für Berlin anzusehende Vorschläge: Nach dem Vorbilde der Londoner Policemen sollten die Schutzleute bei der Regulirung des Strassenverkehres thätig sein. — Sodann wünscht er eine umfangreichere Anwendung des Holzpflasters und verschiedene Sondereinrichtungen bei der Strassenreinigung und -Besprengung nach Pariser Muster. — Die Müllabfuhr solle nur zu bestimmten Stunden und mit geschlossenen Wechselkästen geschehen. — Bedürfnissanstalten seien zweckmässig nach dem Vorbilde der Londoner Underground conveniencies zu gestalten (wohl mehr aus ästhetischen Gründen, Herausgeber). — Die Verbringung des Schnees in Flussläufe und Canäle sei zu versuchen.

Der zweite Theil des Buches beschäftigt sich in eingehender Weise mit der Müllverbrennung.

146 Müllverbrennung.

Einleitend bespricht Weyl die nicht nur aus hygienischen, sondern auch finanziellen Gründen für grosse Städte auf die Dauer undurchführbare Verwendung des Mülls als Dung- und Aufschüttungsmaterial, wie seine nur in einzelnen Fällen mögliche (z. B. in Liverpool, Sunderland, Dublin) Verbringung ins Meer und das in Chelsea übliche Mülltrennungsverfahren der Refuse Disposal Company, ferner die unzweckmässige Müllverbrennung ohne Oefen.

Die gegenwärtig für grosse Städte allein empfehlenswerthe Methode der Müllverbrennung in Oefen (Destructors) ist zuerst 1870 praktisch versucht, besonders aber, seit 1879 Fryer in Nottingham seinen Destructor construirte, in vielen englischen und amerikanischen Städten, sowie in den meisten Londoner Vestries eingeführt.

Unter Beibringung ausführlicher Tafeln werden der eine Art Hochofen darstellende Fryer'sche Destructor mit verschiedenen Modificationen, der Herzberg-Bockhacker'sche und Lönholt'sche Ofen und andere Destructoren näher erklärt. — Weiter wird die Müllverbrennung in Nordamerika und der Stand der Frage im ausserenglischen Europa besprochen, auch die Brennbarkeit unseres Mülls nachgewiesen. Umfangreiche Zahlenübersichten über Kosten und Leistungen von Oefen in 45 Ortschaften und ein Literaturverzeichniss sind beigegeben.

Am Schlusse seiner werthvollen und dankenswerthen Arbeit empfiehlt Weyl die Müllverbrennung durch Destructoren als nützliche und nachahmenswerthe Methode der Städtereinigung den deutschen Hygienikern und Städteverwaltungen aufs Angelegentlichste.

In einer Demonstration in der Berliner medicinischen Gesellschaft wies Th. Weyl auf einen kürzlich im „Gesundheitsingenieur" erschienenen Aufsatz des englischen Heizungsingenieurs Roechling hin und hob dabei Folgendes über die Ausdehnung der Müllverbrennung in England hervor. Im Jahre 1876, wo letztere aufkam, wurde das Müll von 369 000 Menschen, 1893 dagegen von 6 800 000 Menschen verbrannt. Andererseits besass 1876 nur Birmingham allein eine Verbrennungsanstalt; Ende 1893 bestanden solche in 55 Städten, die 72 getrennte Anlagen besassen; 1876 waren 14, dagegen Ende 1893 mehr als 570 Oefen (Cells) im Betriebe, die wohl nahe an 10 000 Pferdekräfte repräsentirten.

Bekanntlich hat sich die Berliner Stadtverwaltung auch für Einführung von Müllverbrennungsöfen entschieden. (Berliner klin. Wochenschr. 1893, Nr. 47, 1149.)

In der „Berliner Polytechnischen Gesellschaft" hielt der Ingenieur Habermann einen Vortrag über die Gas- und Müllfrage. Er kritisirte die bisherigen Gasheizapparate als in Bezug auf den sparsamen Betrieb nicht auf der höheren technischen Vollkommenheit stehend und wies nach, dass ohne Schwierigkeit in dieser Beziehung der doppelte Effect mit gleicher Gasmenge zu erreichen sei.

In Bezug auf die Heizung der Zimmer mit Gas ist selbst bei einem Gaspreis von 10 Pfg. pro Cubikmeter und bei einer 100 proc. Ausnutzung des Brennwerthes des Gases diese Heizung immer noch wesentlich theurer als Kohlenfeuerung, selbst wenn die Kohlen nur mit 30 Proc. ihres

Brennwerthes ausgenutzt werden; trotzdem würde sich aber eine stärkere Benutzung des Gases zum Heizen einführen, wenn die Gasheizapparate doppelt so viel leisteten als bisher, und der Gaspreis für Heiz- und Leuchtzwecke auf 10 Pfg. pro Cubikmeter herabgesetzt würde. — Zu Kochzwecken stellt sich die Sache deshalb wesentlich günstiger bei Benutzung des Gases, weil in den gewöhnlichen Kochmaschinen nur eine Ausnutzung des Brennwerthes der Kohlen zu Kochzwecken von ca. 5 Proc. stattfindet, und man da viel mehr durch Steigerung der Ausnutzung erreichen kann. — Die Herabsetzung des Gaspreises auch zu Leuchtzwecken auf den Einheitspreis von 10 Pfg. pro Cubikmeter ist wünschenswerth, denn es ist schon schwierig, einen Gasmesser in der Wohnung unterzubringen, ohne dass dessen Aufstellung lästig ist, geschweige denn zwei solcher Gehäuse mit den dazu gehörigen Rohrleitungen. Eine kolossale Steigerung der Gasproduction zu Leuchtzwecken ist möglich, wenn man erwägt, dass die pro Jahr in Berlin und Vororten zu Leuchtzwecken verbrauchten ca. 140 Millionen Cubikmeter Gas im Argandbrenner ca. 15 Milliarden Hefnerlichtstärken entwickeln, während die verbrauchten 1 400 000 Ctr. Petroleum ca. $37^1/_2$ Milliarden Hefnerlichtstärken bewirken, so dass in Berlin z. Z. $2^1/_2$mal mehr Licht durch Petroleum als durch Gas hervorgebracht wird. Dazu kommt, dass die Steigerung des Petroleumverbrauchs für das Jahr ca. $6^1/_2$ Proc. beträgt, während die Steigerung des Gasverbrauchs für das Jahr fast auf Null herabgegangen ist.

Findet eine wesentliche Steigerung des Gasconsums zu Heizzwecken statt, so hat dies zur Folge, dass ca. 6 Millionen Centner Briquets sowie deren Asche in Berlin von der Strasse verschwinden. Es wird dann aber der äquivalente Betrag in Form von Steinkohlen auf dem Wege durch die Gasanstalten den Häusern zugeführt. Durch Verdrängung eines grossen Theils der Briquetasche aus dem Müll wird dieser bei der Abfuhr weniger durch Staub lästig und durch den stärkeren Gehalt an Coksasche (eine unmittelbare Folge der vermehrten Gas- resp. Coksproduction) verbrennbar, was er jetzt, besonders im Winter, wegen der zu grossen Menge Briquetasche nicht ist. — Ausserdem würde nebenbei durch Vermeidung der Feuerstellen für Briquets und Steinkohlen, da dafür mehr Gas- und Coksfeuerung auftritt, erreicht, dass die von den bisherigen Verbrennungsproducten auf den Dächern lagernde Dunstschicht nicht mehr so erstickend ist, wie jetzt. Da diese Dunstschicht einen entschieden verschlechternden Einfluss auf die Luft hat, die wir in den Strassen und Wohnungen athmen müssen, so verbessern wir, wenn wir die Luft auf den Dächern verbessern, die Luft der Stadt überhaupt. Schliesslich betont Habermann, wie nothwendig es ist, ein grösseres Gewicht auf die Ausbildung der Hauspyrotechniker, der Töpfer, zu legen, und dass der Unterricht in ganz ausgedehntem Maasse zu unterstützen ist durch instructive Experimente. (Nach Nr. 636 des Berliner Tageblatts.)

Begräbnisswesen.

Ueber Leichenwesen einschliesslich der Feuerbestattung handelt ein umfangreicher, in Weyl's Handbuch der Hygiene und als Separatabdruck aus demselben erschienener Aufsatz Wernich's. In der Einleitung werden die ursprünglichen und wieder verlassenen Bestattungsweisen, die Einbalsamirung der ältesten Zeit, die moderne Einbalsamirung vorgeführt. Der erste Abschnitt erörtert sodann die Todtenschau, der zweite das Verfahren mit Leichen von der Feststellung des Todes bis zur Bestattung, der dritte die Bestattung durch Feuer unter Abbildung zahlreicher Verbrennungsöfen, der vierte die Bestattung im Erdboden (die Gräber, Begräbnissplätze, Friedhofsordnungen, Hergang der Beisetzung im Erdgrabe), ein Anhang die Wiederausgrabung, ihre gesundheitliche Bedeutung und ihren forensischen Werth. Ein dem Aufsatz beigegebenes Register erleichtert die Orientirung.

Mit dem Begräbnisswesen nach schweizerischem Bundesrecht beschäftigt sich eine Inauguraldissertation von Maechler (Bern 1892).

Die Zeitschrift „Flamme" bringt in der Nr. 88 des Jahrgangs 1893 folgende Angaben über die Leichenverbrennung in Paris:

	Verbrannt auf Wunsch der Familie	Verbrannte Spitalsleichen	Verbrannte Leibesfrüchte
1889	49	709	—
1890	121	1188	1079
1891	134	2369	1238
1892	159	2389	1426

Ebendort wurde ein *comité de perfectionnement des services de crémation* eingesetzt, um für die Weiterverbreitung der Leichenverbrennung zu wirken.

Zur Einführung der allgemeinen Pflichtleichenschau im Deutschen Reiche lieferte Tracinski (Vjschr. f. öffentl. Gpfl., Bd. 25, Heft 1, S. 1) unter Anführung der bisher hierüber entstandenen Literatur, wie der Verhandlungen in der Petitionscommission des Deutschen Reichstages einen weiteren Beitrag. Er betont die Nothwendigkeit einer derartigen Einrichtung, erörtert die ihr entgegenstehenden Schwierigkeiten, besonders auf dem Lande, und empfiehlt schliesslich, dass man bei ihrer Einführung sich an die in Baden, Bayern, Sachsen, Hessen und im preussischen Kreise Niederbarnim gemachten Erfahrungen halten möge. Dabei wünscht er, dass auf folgende Punkte Gewicht gelegt werde:

1. Sorgfältigste Auswahl des Personenmaterials, zu welchem sich besonders Volksschullehrer, Amtssecretäre, Dominialbeamte, Heildiener, Barbiere u. s. f. eignen dürften.

2. Strenge theoretische und praktische Durchbildung durch den Kreisphysikus.

3. Dauernde Beaufsichtigung durch denselben als Vorgesetzten, fortlaufende, bei gewaltsamen oder irgendwie verdächtigen Todesarten, bei ansteckenden Krankheiten sofort zu ermöglichende Controle der Leichenschau.

4. Bei nichtärztlicher Leichenschau zweimalige Besichtigung der Leiche, die zweite behufs definitiver Feststellung der Zeichen des Todes und der Beerdigungszeit.

5. Aufnahme einer Rubrik in den Leichenschein, in welchem kurz und präcise die Angaben der Angehörigen über die Krankheitserscheinungen einzutragen wären.

Den Entwurf eines Leichenschaugesetzes für das Königreich Preussen veröffentlichte (Leipzig 1893) der inzwischen verstorbene H. Bernheim, welcher als erster, vereidigter städtischer Leichenschauarzt in Würzburg besonders eingehende Erfahrungen in dieser Beziehung gemacht hatte. Er betont, unter Bezugnahme auf die in anderen deutschen Staaten landesgesetzlich geregelte, obligatorische Leichenschau, deren Werth für die Medicinalstatistik und insbesondere für Preussen. Nach Anführung einer grossen Reihe bereits bestehender Leichenschauordnungen giebt er einen bis in alle Einzelheiten ausgearbeiteten Entwurf eines Leichenschaugesetzes für Preussen, und zwar:
1. Eine Instruction für die Leichenbeschauer.
2. Einen Entwurf zu oberpolizeilichen (ministeriellen) Vorschriften.
3. Eine Gebührenordnung für Leichenbeschauer. Letztere seien in erster Reihe aus der Zahl der Aerzte, eventuell aus Wundärzten, Heilgehülfen, Lazarethgehülfen und nur im Nothfalle aus sogenannten Samaritern u. dergl. auszuwählen. Die ärztliche Leichenschau sei einmal, die nichtärztliche zweimal vorzunehmen.

Armenpflege.

E. Roth publicirte eine sehr lesenswerthe Schrift über Armenfürsorge und Armenkrankenpflege (Berlin bei R. Schoetz, 1893). Das erste Capitel erörtert die Armen- und Wohlthätigkeitspflege, die gesetzlichen Bestimmungen über dieselbe in Deutschland und in ausserdeutschen Ländern, die Bedeutung der Socialhygiene, die Armenstatistik, die Höhe des Armenetats, die Einwirkung der socialen Gesetzgebung auf die Höhe der Ausgaben für Arme, die geschlossene, die offene Armenpflege, die kirchliche und private Armenpflege, das zweite die Armenkrankenpflege, die Gemeindediakonie, die offene, die geschlossene Armenkrankenpflege, die Siechenpflege, die Fürsorge für Geisteskranke, Idioten, Taubstumme, Blinde, Epileptische, das dritte die Thätigkeit der Armenärzte in den Städten, wie auf dem Lande, ihre Remuneration, ihre Berichterstattung, das vierte und letzte Schlussfolgerungen und Vorschläge in Bezug auf Armenpflege, Armenkrankenpflege, Armenärzte, sowie die Erweiterung der armenärztlichen Thätigkeit im Sinne der communalen und socialen Hygiene.

Cécil Chapman vertritt in seinem noch weiter unten genauer zu besprechenden „Report to the commission of labour" 1893, in welchem er über die Lage der ländlichen Arbeiter einiger (7) Grafschaften Englands berichtet, in sehr bestimmter Weise die Ansicht, dass das Vorhandensein eines „Workhouse" segensreich, die private Wohlthätigkeit ungünstig wirkt, und erklärt dies aus dem Umstande, dass das „Workhouse" mit seinem Zwange für die Arbeitsscheuen etwas Abschreckendes hat. Er hat hierin unzweifelhaft Recht. Die unrichtig angewandte private Wohl-

150   Armenpflege.

thätigkeit ist sehr häufig die Ursache, dass Individuen, welche zur Arbeitsscheu hinneigen, gänzlich der Arbeit sich entziehen.

Das schon in der Einleitung erwähnte französische Gesetz vom Jahre 1893 über unentgeltliche Krankenpflege (Wortlaut im Journal officiel 1893, Juillet 18) hat folgende Capitel:
1. Organisation der Krankenpflege.
2. Unterstützungswohnsitz.
3. Pflegeverwaltung und Pflegeliste.
4. Leistungen der Spitäler.
5. Kosten und Deckung derselben.
6. Allgemeine Bestimmungen.

Es bestimmt, dass jeder mittellose, kranke Franzose seiner Heimathcommune gegenüber Anspruch hat auf unentgeltliche Krankenpflege, sei es im Spital oder in seiner Wohnung, bestimmt ferner, dass jede Commune eine Verwaltung der Krankenpflege einrichten muss aus den Vorstehern des Armenamts und des Spitals und dass diese Verwaltung jährlich eine Liste der in dem betreffenden Jahre unentgeltlich zu Verpflegenden aufstellen soll, bestimmt vor Allem, dass die unentgeltliche Krankenpflege mittelloser Personen eine Pflicht der Commune ist.

Eine genaue Besprechung dieses Gesetzes lieferte N. Brückner im Archiv für sociale Gesetzgebung und Statistik 1893, VI, 3. u 4. Heft, S. 528.

Ein Erlass des Regierungs-Präsidenten zu Köslin vom 7. October 1893 trifft Bestimmungen über die communalärztliche Thätigkeit und setzt insbesondere fest, dass die Communalärzte alljährlich zu berichten haben über die Zahl der dauernd unterstützten Ortsarmen, der vorübergehend unterstützten Personen, der Landarmen, ferner über: Unterbringung der Ortsarmen, Höhe des Armenetats, Armenärzte und deren Remuneration, Beschaffenheit der Wohnungen der ärmeren Bevölkerung und deren Beziehung zum Auftreten von Krankheiten. — Ausserdem sei zu berichten über Ernährung der Armen, der Kostkinder, Alkoholismus, hygienische Haus- und Gemeinde-Einrichtungen, Infectionskrankheiten, sanitäre Beschaffenheit der Armen- und Krankenhäuser, öffentliche und private Armenkrankenpflege, Fürsorge für Sieche, Waisen, verwahrloste Kinder, Herbergen, Naturalverpflegungsstationen, Elementarschulen und den Gesundheitszustand der Schüler.

„Ueber die Mitwirkung der Frauen bei der öffentlichen Armenpflege" verbreitete sich Osius unter Bezugnahme auf die Verhältnisse in Cassel.

Die siebzehn Pflegerinnen, die daselbst jetzt thätig sind, bilden eine selbständige Section des Vaterländischen Frauenvereins, stehen unter einer eigenen Vorsitzenden und werden auf Vorschlag der Bezirks-Armencommission, die aus einem Armenrath als Vorsitzendem, dessen Stellvertreter, sowie sämmtlichen Armenpflegern und Armenpflegerinnen des Bezirks besteht, von der Armendirection bestellt. Die Vorsitzende der Armenpflegerinnen wird zu allen Sitzungen der städtischen Armendirection zugezogen und führt in diesen eine berathende Stimme. Sie hat dafür zu sorgen, dass die

Armenpflege. Obdachlose.

Pflegerinnen mit den Grundsätzen einer zweckmässigen, wirkungsvollen Armenpflege genau vertraut sind, und beruft zu diesem Zwecke, so oft es nöthig erscheint, Sitzungen, an denen auch die anderen Vorstandsmitglieder des Vaterländischen Frauenvereins theilnehmen; man bespricht die wichtigeren Vorkommnisse und erledigt etwaige Anfragen. Solche Sitzungen fanden in der ersten Zeit nach Begründung dieser schon zwölf Jahre bestehenden Section öfter statt, als jetzt, wo ein tüchtiger Stamm erfahrener und geübter Pflegerinnen vorhanden ist. Die Vorsitzende leitet ferner die Arbeiten der einzelnen Pflegerinnen, giebt ihnen, wo es nothwendig ist, besondere Anweisung, beaufsichtigt ihre Thätigkeit und steht ihnen mit Rath und Hülfe zur Seite. Sie stellt die Verbindung zwischen den Pflegerinnen und der Armendirection, zwischen der städtischen Armenverwaltung und dem Vaterländischen Frauenverein her, und wenn irgendwelche Meinungsverschiedenheiten zwischen Armenpflegern und -Pflegerinnen entstehen, so ist es ihre Aufgabe, diese auszugleichen oder die Entscheidung der berufenen Organe mit möglichster Beschleunigung einzuholen.

Es versteht sich von selbst, dass die Armenpflegerinnen, eben weil sie die städtische Armenpflege ausüben, sich den Beschlüssen der Armendirection und der zuständigen Bezirkscommission, sowie den Vorschriften der städtischen Armenordnung und der dieselbe ergänzenden Geschäftsanweisung zu unterwerfen und ihnen Folge zu leisten haben. Sie sind mit den Armenpflegern gleichberechtigt, nehmen an den alle vierzehn Tage stattfindenden Sitzungen der Bezirkscommissionen Theil und üben mit den Pflegern gemeinsam die Armenpflege in den ihnen überwiesenen Bezirken aus. Persönliche Ueberwachung der Unterstützten, Verabreichung von Naturalien unter Vermeidung von Geldgaben sind dabei leitende Grundsätze. Das grösste Gewicht wird darauf gelegt, dass rasch und vernünftig gegeben wird und alles geschieht, um die Verhältnisse der Nothleidenden dauernd zu bessern. Deshalb beschränken sich die Armenpflegerinnen nicht darauf, einfach die Gaben in zweckmässiger Weise zu vertheilen, sondern sie sorgen nach Kräften weiter für die ihnen überwiesenen Schützlinge — es sind deren in der Regel einer bis sechs — und machen dadurch die Unterstützung erst recht wirksam. Wo in Krankheitsfällen die Hülfe einer geschulten Krankenpflegerin wünschenswerth ist, können die Armenpflegerinnen stets die Schwestern vom Rothen Kreuz, welche der Vaterländische Frauen-Verein in seinen Diensten hat, heranziehen. Von Belang ist endlich, dass die Pflegerinnen die ihnen anvertrauten Familien allwöchentlich einmal besuchen und sich dabei besonders auch die Beschaffenheit der Wohnung ansehen.

Eine Erweiterung des städtischen Obdachs in Berlin hat Ende 1893 stattgefunden. Das Wachsthum der Stadt und die ungünstigen Erwerbsverhältnisse der letzten Jahre hatten eine stetig steigende Inanspruchnahme des städtischen Obdachs in der Fröbelstrasse seitens der Armen und Obdachlosen zur Folge. Es hat daher in diesem Jahre zum Neubau zweier Seitenflügel des Familienhauses und zwanzig neuer Baracken für die Unterbringung nächtlich Obdachloser geschritten werden müssen. Von den Baracken sind zehn in Gebrauch genommen

152   Krankenpflege. Krankenhäuser.

worden, da sich schon jetzt gegen das Vorjahr ein täglicher Mehrzufluss von 400 bis 500 Personen herausstellt. Auch die übrigen zehn Baracken sind soweit vollendet, dass sie binnen Kurzem werden in Gebrauch genommen werden können, so dass dann gegen 3000 Personen ein Unterkommen für die Nacht nebst Abendbrot und Frühstück (Suppe und je ein Stück Brot) finden werden.

Krankenpflege.

Ueber die „Fürsorge für Kranke und über Krankenpflege in England" handelt ein Aufsatz Croner's in der Deutschen medicinischen Wochenschrift 1893, Nr. 1. Nach ihm ruht dort die Krankenpflege fast lediglich in den Händen von Frauen, die sich wegen ihres Sinnes für Sauberkeit und Ordnung auch besser dazu eignen als Männer. Die Pflegerinnen sind in England sehr selten die Angehörigen einer kirchlichen Congregation und stehen mit den Aerzten meistens in vollkommener Harmonie. Als Lehrstätten dienen die Spitäler; die Ausbildungszeit schwankt von einem bis zu drei Jahren.

Das Vorhandensein einer sehr grossen Zahl von „convalescent homes" ermöglicht in England eine bessere und raschere Wiederherstellung der Genesenden, als anderswo. Einige Spitäler besitzen eigene convalescent homes, andere haben Fonds, um ihre Genesenden in solche Erholungsstätten zu entsenden, sei es aufs Land, oder an die See. Viele haben aber auch Fonds, um arme entlassene Pfleglinge zu unterstützen oder um der Familie derselben während ihrer Erwerbsunfähigkeit mit Geldmitteln zu helfen. In den Polikliniken giebt man häufig Bons für einen Kranken-Mittags-Tisch oder für gute Milch.

Ueber den Krankendienst erschien von E. Guttmann ein kurzes populär gehaltenes Lehrbuch der Krankenpflege im Hospital und in der Familie, das durch die grosse Zahl seiner Abbildungen besonders lehrreich wirkt (Leipzig, Ambrosius Abel).

Krankenhäuser.

Statistisches. Der zweite Band des statistischen Handbuchs für den preussischen Staat (1893) bringt eine Uebersicht über die preussischen Heilanstalten im Jahre 1891. Es gab damals

191 Militärspitäler
1441 sonstige Spitäler mit 75 234 Betten.

Diese Spitäler waren

a) solche politischer Körperschaften (722 Anstalten),
b) „ von Religionsgemeinden, religiösen Orden und Genossenschaften (359 Anstalten),
c) solche von Vereinen, milden Stiftungen und Privatpersonen (360 Anstalten).

Krankenhäuser.

Von den ad a) genannten gehörten

dem Staate	91	mit	6390 Betten,
den Provinzialverbänden	16	„	1612 „
„ Bezirksverbänden	8	„	855´ „
„ Kreisen	83	„	2692 „

Von den ad b) genannten waren

evangelisch	35	„	1763 „
katholisch	188	„	6744 „
jüdisch	3	„	226 „

Von den ad b) genannten gehörten

den Johannitern	29	„	1257 „
der evangelischen Diaconie	39	„	4474 „
den barmherzigen Schwestern	90	„	4678 „
„ „ Brüdern	14	„	1040 „
„ Maltesern	11	„	816 „

Von den ad c) genannten gehörten

milden Stiftungen	191	„	10351 „
wohlthätigen Vereinen	24	„	1205 „
Knappschaften	18	„	909 „
Fabrikarbeitervereinen	17	„	725 „
Privatpersonen	110	„	2520 „

Krankenhausbauten.

J. Schneider (D. Vierteljahrsschrift f. öff. Gesundheitspflege 1893, S. 207) beschrieb das Landkrankenhaus zu Fulda in hygienischer Beziehung. Wir erfahren, dass dasselbe in den Jahren 1889 bis 1892 wesentlich verbessert wurde, insbesondere durch Anschluss der Anstalt an die neue Wasserleitung der Stadt, welche aus Quellen im Rhöngebirge sich speist, und durch Einrichtung eines neuen Abortsystems. Letzteres ist Tonnensystem mit Torfmullzumischung zu den Excrementen. Nach dem Autor hat man zwei Abortanlagen, eine in der östlichen und eine in der westlichen Ecke des Hauptgebäudes eingerichtet. Man tritt zunächst in die Spülküche, dann in den Abortraum Drei Abortsitze mit Fayencetrichter ohne Deckel in drei mit Holzwänden getrennten und mit Thüren versehenen Abtheilungen führen die Entleerungen durch eiserne Röhren weg. In einem 20 cm starken Sammelrohre werden dieselben in die eiserne Tonne geleitet, mit welcher das Rohr durch luftdichten Abschluss (Bayonnetverschluss) verbunden ist. Die beiden Tonnen stehen in Räumen, die in die Fundamente des Hauses eingebrochen sind. Sie werden ebenso wie der ganze Raum durch eine mit Lockkamin verbundene Röhre ventilirt. Dieselbe liegt zwischen zwei Rauchröhren, durch deren Erwärmung die schlechte Luft abgeht. Die Abortsitze und Abfallrohre sind besonders durch ein Zinkrohr ventilirt, welches über das Dachwerk geführt ist und einen Saughut trägt, wodurch sämmtliche Räume frei von jedem üblen Geruch werden, wozu auch noch die Erwärmung durch die in jedem Abortvorraum aufgestellten Oefen viel beiträgt. In die Tonnen wird vorher schon 20 kg Torfmull eingeschüttet, sie werden in Zwischenräumen von ein oder zwei Tagen abgefahren und auf einen Composthaufen vor dem Ackerfelde hinter dem südöstlich gelegenen Garten entleert. Vorher wird noch einmal Torfmull aufgeschüttet und durch eine Hacke innig mit den Dejectionen gemischt. Diese sind ganz geruchlos geworden und erinnern einen Unkundigen in keiner Weise an ihre Provenienz. Der Composthaufen sieht aus wie braune Lohe und ist ziemlich trocken. Auf den Aborten ist kein übler Geruch wahrzunehmen; nur selten bedarf es deshalb des Eingiessens von Carbollösung, welche bei typhösen Stühlen und sonst verdächtigen Dejectionen bereits in der Leibschüssel bewirkt wird. Wasserspülung wird nur in beschränktem Maasse zur Reinigung der Abortsitze gebraucht.

Der Autor hat eine Untersuchung über die Tonnenabfuhr und Torfmullmischung der Excremente im Krankenhause angestellt. Während 24 Stunden wurde nur eine Tonne in Benutzung genommen und mit und ohne Excremente gewogen.

        Die volle Tonne wog . . . . . . 654 kg,
        die leere Tonne wog . . . . . . 363 „
        der Inhalt betrug also . .' . . . . 291 kg.

Dabei waren 20 kg Torfmull eingeschüttet und etwa 10 Liter Carbollösung für Spülung der Leibschüssel und Abortsitze verwendet worden. Es blieben also 261 kg Koth und Harn. Der Bestand an Kranken war an diesem Tage 133, dazu Pflege-, Warte- und Dienstpersonal 25, also 158 Personen. Davon befanden sich 18 im Contagienhause, welche diese Tonne nicht benutzten. Es sind also in einem Tage 261 kg Koth und Harn von 140 Personen abgesondert worden; der Durchschnitt für eine Person beträgt demnach 1·86 kg. Auf 40 000 Verpflegungstage würden im Jahre 74 400 kg von den Kranken geliefert. Hierzu kommen vom Pflegepersonal (25) täglich 46 kg, im Jahre 16 790 kg. Es werden also im Fuldaer Landkrankenhause jährlich 91 190 kg Koth und Harn abgesondert, welche 7300 kg Torfmull zur Bindung und Erzielung der Geruchlosigkeit erfordern. Der thatsächliche Bedarf ist etwas grösser; in 14 Monaten wurden gebraucht 10 000 kg, im Sommer etwas mehr Torfmull als im Winter. Es kosteten 100 kg desselben an Ort und Stelle 1·56 Mk., der tägliche Verbrauch also 0·33 Mk.

Auch die Waschanstalt wurde neu eingerichtet. An dieselbe stösst ein Raum mit dem Budenberg'schen Desinfectionsapparat.

An Stelle der alten Badeanstalt des Krankenhauses versah man ein Zimmer desselben mit einem Badeschrank, welcher sowohl für Bäder mit heisser Luft, als auch für Dampfbäder benutzt werden kann. Geliefert wurde er von Schäffer u. Walcker (Actiengesellschaft) in Berlin. Vor demselben steht eine gusseiserne, weiss emaillirte Badewanne mit Warmwasserzuleitung, daneben eine Pritsche zum Abseifen und Massiren der Kranken. In dem zweiten Zimmer befindet sich ein Douchebad, zu welchem in einem Apparat Wasser von jeder Temperatur bereitet werden kann, mit oberen und seitlichen, verstellbaren Brausen, ferner noch eine Badewanne.

Ein solches Douchebad soll auch noch im ersten Badezimmer eingerichtet werden, das zweite Zimmer wird dann nur noch für unreine Kranke benutzt. Fieberhafte und schwer transportable chirurgische Kranke werden in beweglichen Wannen in den Zimmern gebadet. Später soll in der zweiten und dritten Etage des Hauptgebäudes nach Erweiterung des kleinen schmalen Raumes, welcher zwischen zwei Krankensälen liegt, noch eine besondere Badeeinrichtung geschaffen werden. In dem bisherigen Contagienhause befinden sich im Souterrain ebenfalls in zwei Zimmern Badeeinrichtungen, ebenso in der Isolirbaracke.

Wesentlich verbessert wurde ferner der Operationssaal durch Herstellung eines Terrazzofussbodens, eines Oelanstrichs der Wände, Beschaffung eines kleinen Budenberg'schen Desinfectionsapparates für Verbandstoffe, eines Bergmann'schen Apparates zum Sterilisiren der Instrumente u. s. w.

Die Ventilation geschieht in allen Krankenräumen durch Jalousieklappen der oberen Fenster, die Heizung durch Pfälzer Schachtöfen und regulirbare Porcellanöfen.

Die Isolirbaracke ist einstöckig, in Ziegelsteinrohbau construirt mit einem Dach aus Holzcement und mit Dachreiterventilation. Die Mitte des Gebäudes nimmt die Badestube und das Wärterzimmer ein. Nach rechts und links davon ist die Einrichtung gänzlich gleich. Neben dem Badezimmer finden sich beiderseits eine Hausthür und ein Gang, neben dem Eingange die Aborte (ebenfalls Torfmull-Tonne); dann folgen zwei Krankenzimmer. Jedes Zimmer hat einen besonderen Zugang vom Corridor. In den zwei grösseren Zimmern können vier, in den beiden anderen drei Betten Platz finden. Die Zimmer haben sämmtlich Cementfussböden mit Linoleumbelag. Der Cementboden geht abgerundet in die mit Oelfarbe gestrichenen Wände über.

Die neue Universitäts-Augenheilanstalt in Erlangen beschrieb Eversbusch (Wiesbaden 1893). Die erste Hälfte der Arbeit beschäftigt sich, unter Beibringung zahlreicher Abbildungen, mit dem vom Keller bis zum Dachraum auch bei den geringsten Kleinigkeiten, die Hygiene der Kranken berücksichtigenden Anstaltsbau, welcher mit seinen drei Stockwerken (ausser Dach und Kellerraum) 200 000 Mk. gekostet hat und in $2^{1}/_{2}$ Jahren gebaut wurde. Die Anstalt ist für 60 Betten bestimmt.

Im Anschluss hieran enthält der zweite Theil die bei der Anstaltseröffnung gehaltene Festrede von Eversbusch über die heutige Augenheilkunde in ihrer Stellung zu den übrigen Zweigen der Heilkunde.

Reconvalescentenpflege.

In der Heimstätte zu Förstel für Genesende und Kranke der Leipziger Ortskrankenkasse wurden im Jahre 1892 im Ganzen 251 männliche Individuen verpflegt. In dem bezeichneten Jahre wurde die Anstalt, welche 29 Betten hat, zum ersten Male auch den Winter hindurch offen gehalten. Die Erfolge waren ausgezeichnet. Bei allen Pfleglingen konnte Gewichtszunahme constatirt werden. So nahmen 35 Neurastheniker während des in der Regel vier Wochen dauernden Aufenthalts 5 bis 7 kg zu.

156 Hülfeleistung in Unglücksfällen. Infectionskrankheiten.

In Gleesberg, wo weibliche Kranke und Genesende Aufnahme finden, wurden im Jahre 1892 im Ganzen 306 Personen verpflegt. Auch in dieser Anstalt war der Erfolg ein sehr zufriedenstellender, die Gewichtszunahme bei etwa 50 Proc. gegen 5 kg.

Von der Ortskrankenkasse zu Plauen ist die Einrichtung einer Genesungsstätte für ihre Mitglieder in Aussicht genommen.

(Aus dem 24. Jahresbericht des Landes-Med. Collegiums für das Königreich Sachsen, S. 205, 206.)

Hülfeleistungen in Unglücksfällen.

Laborde empfiehlt in einem neuen Beitrag seine rhythmischen Zungentractionen (Bull. de l'Acad. de méd. 1893, Nr. 28, S. 51) als gutes Wiederbelebungsmittel nicht nur bei Ertrunkenen, sondern auch bei Asphyxie der Neugeborenen, bei Vergiftungen durch Cloakengas, auch bei Strangulationen. Dabei fasst er die Zungenspitze mit einer Pincette oder einem Tuche und zieht 15 mal in der Minute recht energisch daran, so dass eine Wirkung auf die Zungenwurzel selbst ausgeübt wird.

Die erste Hülfe bei Unglücksfällen in den Bergen beschreibt Seidel-München (München, J. F. Lehmann). Der Inhalt wiederholt die Unterweisungen, welche der Verfasser den Bergführern in München bei entsprechenden Lehrcursen vorgetragen hatte.

Unter dem Titel „Erste Hülfeleistung bei Unglücks- und plötzlichen Erkrankungsfällen bis zur Ankunft des Arztes" (Wiesbaden 1893) ist in zweiter Auflage ein von weiland Fr. Kiesewetter verfasster Leitfaden für den Unterricht im Sanitätscorps von Feuerwehren, Fabriken, Eisenbahnen, Bergwerken etc. durch Felix Winkler bearbeitet worden, ein ziemlich umfangreiches, mit passenden Holzschnitten versehenes, populäres Lehrbuch.

Endlich sei erwähnt, dass im September in Wien der I. internationale Samaritercongress tagte.

Infectionskrankheiten.

Wie bei früheren Cholerainvasionen hat auch diesmal die gefürchtetste aller Seuchen den Hauptantheil des wissenschaftlichen Interesses in Anspruch genommen, und die Zahl der dieselbe betreffenden Publicationen ist daher besonders umfangreich. Wie die Cholera oder vielmehr die in volkswirthschaftlicher Beziehung fast noch mächtigere Cholerafurcht der Einführung hygienischer Neuerungen auf dem Gebiete der Wasserversorgung und Städtereinigung günstig wirkte, ist bereits erörtert.

Hier sind zwei andere Seiten zu besprechen, in denen sie ihren fördernden Einfluss geltend machte: Die Lehre von der Desinfection mit physikalischen und chemischen Mitteln und die Einführung sanitärer Maassnahmen, insbesondere die rasch geförderte Vorbereitung eines deutschen Reichsgesetzes zur Seuchenbekämpfung.

Daneben wurde — abgesehen von der stetigen Erweiterung und Vertiefung des bacteriologischen Wissens und Könnens — in wohlbewusster, ruhig fortschreitender Arbeit die Lehre von der Immunität, von den Antitoxinen und ganz besonders von den immunisirenden und antitoxischen Wirkungen des Blutserums mächtig gefördert.

Betreffs einer Statistik der Infectionskrankheiten muss auf die Ausführungen auf Seite 17 ff. dieses Berichtes hingewiesen werden.

Aetiologie der Infectionskrankheiten.

Auf der Versammlung deutscher Naturforscher zu Nürnberg hielt Hueppe einen Vortrag über die Ursachen der Gährungen und Infectionskrankheiten, sowie über deren Beziehungen zum Causalproblem und zur Energetik. Nach einer geschichtlichen Einleitung betonte er, in der naturwissenschaftlichen Schule der deutschen Medicin sei es schon seit 1850 zum Ausdrucke gelangt, „dass Ursache und Wirkung in einem quantitativen und Identitätsverhältnisse stehen, und dass diese stets durch innere Ursache und nur unter bestimmten Bedingungen durch einen äusseren Anstoss oder durch äussere Erreger ausgelöst wird". Aber einige Fragen, fuhr er fort, über Vererbung, Befruchtung und über die Ursachen der Gährungen, sowie der Infectionskrankheiten wurden zunächst noch nicht lösbar. Erst einige neuere Arbeiten von Physikern brachten Klärung. Das Energie-Aequivalent ist eine constante Grösse. Jede ausgelöste Energie wirkt durch Uebertragung von Bewegung auch auslösend auf andere Energie. Es kann also die auslösende Energie nicht bloss nach dem bisherigen Gebrauche als Qualität betrachtet werden. Auch die quantitative Seite ist zu berücksichtigen.

Die ausreichende Ursache der Gährungen und der Infectionskrankheiten liegt nur im Baue des Wirthes, in seiner Anlage, im Bau, in der Constitution des gährfähigen Körpers, wobei es zunächst gleichgültig ist, wie das Energiepotential zu Stande kam. Die auslösende Kraft ist den inneren Einrichtungen gegenüber stets eine äussere und fremde, aber sie ist keine wahre Ursache, weil sie nicht ihre Kräfte zur Erscheinung bringt, sondern durch dieselben nur andere, sonst latente Dinge hervorruft. Die Auslösung oder Erregung ist somit stets ein äusserer Vorgang, und kleine Kräfte können grosse Wirkungen wohl auslösen, aber nicht verursachen.

Die gährungs- und infectionserregenden Zellen stehen mit der Summe ihrer Wirkungen als auslösende Factoren der auslösbaren Energie des lebenden Protoplasmas einer gährfähigen Substanz resp. eines Wirthes gegenüber. Sind aber bestimmte Bedingungen nicht vorhanden, so wird trotz der Möglichkeit der Auslösung die auslösbare potentielle Energie als innere Ursache nicht ausgelöst.

In specifischen Infectionserregern darf man nach allem Diesem nicht die Ursache und das Wesen der specifischen Infectionskrankheiten erblicken. Keine Eigenschaft der Bacterien ist leichter zu beeinflussen, als gerade die „specifische". Vermag man doch ihnen ihre pathogene Eigenschaft, ihre

158   Infectionskrankheiten.   Aetiologie.

Fähigkeit, Gährungen zu erregen, Pigmente zu erzeugen, sehr wohl zu nehmen.

Der Wechsel der specifischen Wirkung der Bacterien ist bei der notorischen Constanz der Art nur dadurch zu erklären, dass die Individuen in ihrem vererbbaren Protoplasma mit einer Reihe möglicher Wirkungen ausgestattet sind, welche ihnen die Anpassung an die Aussenbedingungen ermöglichen. Was sich aber vererbt von den gegebenen Möglichkeiten, das hängt sehr wesentlich von den gegebenen Aussenbedingungen ab, welche als Reize auf auslösbare Energie des Protoplasma einwirken. In dieser Auffassung des Angepasstseins an vorhandene, relativ gleichbleibende Bedingungen vermögen Gährungs- und Infectionserreger durch Uebertragung von bestimmten Protoplasmabewegungen, welche auch an isolirbare active Eiweisskörper als Reize gebunden sein können, bestimmte Bewegungsmöglichkeiten auszulösen. Dass solche active Eiweisskörper ausserordentliche Bewegungen ausführen können, ist durch die Forschung der letzten Jahre sicher gestellt, da sehr geringe Mengen derselben Vergiftungen erzeugen und andererseits Schutzkraft verleihen.

Die Bildung der specifischen Enzyme und Gifte steht übrigens mit der Ernährung der Gährungs- und Infectionszellen im engsten Zusammenhange. Diese Erreger können aber nur auslösen, was schon im Bau der Zellen vorhanden war. Sowohl die allgemeinen Immunisirungen durch die activen Eiweisskörper (Alexine) als die Immunisirungen gegen bestimmte Krankheitserreger und die Giftfestigungen des Organismus haben sich als abhängig von den lebenden Zellen desselben erwiesen. Es handelt sich dabei um eine Wesenheit, bei welcher zwei Wesen, der Organismus des Wirths mit seinen inneren Ursachen und seiner potentiellen Energie und der Auslösungsorganismus des Mikroparasiten zusammen arbeiten. Beide Momente gehören zusammen; es ist weder die kranke Zelle, noch der Mikroparasit allein das „ens morbi". Da dasselbe Organ durch ganz verschiedene Krankheitserreger anatomisch ähnliche Veränderungen eingehen kann, und durch dieselben Krankeitserreger ganz ähnliche Symptome erzeugt werden können, so wird auch dadurch die „Entität" der Erreger aufgehoben, und da dieselben Erreger andererseits ganz verschiedene Symptome und sogar ganz verschiedene Krankheiten zu veranlassen im Stande sind, so wird ebenfalls die Bedeutung der kranken Zellen als „ens morbi" aufgehoben. Die gleichen Zellkategorieen sind bei Individuen derselben Art, nicht in gleicher, nur in ähnlicher Weise mit einer gewissen Breite der Arbeitsmöglichkeit verbunden; die Energie ist also nicht in stets gleicher Weise auslösbar, wird aber, wenn von gleichen Reizen ausgelöst, in qualitativ gleicher Richtung ausgelöst. Der Disposition der Rasse gegenüber ist die Disposition des Individuums nur eine stärkere oder schwächere, nicht eine qualitativ abweichende.

Dass neben dem qualitativen ein ausgesprochen quantitatives Moment der Krankheitsreize vorhanden ist, erkennt man aus der Immunität der algierischen Schafe gegen mässige, ihre Nichtimmunität gegen grössere Mengen der Anthraxbacillen, aus der verschiedenen Wirkung kleiner und grosser Mengen von Bacillen der Hühnercholera, von Tuberkelbacillen auf verschiedene Arten Thiere. Als sicher darf es angesehen werden, dass jede auslösende Energie unterhalb eines bestimmten Punktes auf Protoplasma reizend, jenseits desselben die Leistungen herabsetzend, tödtend wirkt.

Der Hygiene fällt die Aufgabe zu, den Ablauf der Erscheinungen so zu leiten, dass ohne Störung der physiologischen Auslösungen die pathologischen erschwert werden, eine Aufgabe, welche ebenso bedeutungsvoll ist, wie die Bekämpfung der Mikroparasiten, d. i. der Auslösungserreger.

Incubation bei Infectionskrankheiten.

Ein von der clin. society of London eingesetztes Comité beschäftigte sich mit der Erforschung von der Dauer der Incubation und Ansteckungsfähigkeit gewisser ansteckender Krankheiten (Suppl. to Vol. 22, 1892). Hiernach beträgt:

1. Bei Diphtherie die Incubation meist zwei, selten mehr als vier, unter Umständen bis sieben Tage. Der Infectionsstoff kann in Kleidungsstücken u. dergl. Monate, vielleicht Jahre lang wirksam bleiben. Am meisten verbreiten leicht Erkrankte die Infection.
2. Bei Typhus beträgt die Incubation meist 12 bis 14 Tage, ist aber sehr schwankend. Epidemieen durch inficirte Milch hatten gegen die zweite — durch fliessendes Wasser, gegen die vierte Woche nach Entfernung des Infectionsstoffes noch einzelne Erkrankungen aufzuweisen. Der Erkrankte selbst ist während der ganzen Krankheitsdauer infectiös für Andere.
3. Bei Influenza schwankt die Incubation zwischen einigen Stunden und vier bis fünf Tagen. Der Kranke ist während der ganzen Krankheitsdauer ansteckend.
4. Masern: Incubation meist 14 Tage, mit ein- bis fünftägigem Prodromalstadium. Drei Wochen nach Auftreten des Ausschlags erlischt die Ansteckungsfähigkeit des Kranken.
5. Parotitis: Incubation etwa drei Wochen. Am stärksten stecken die Kranken während des viertägigen Prodromalstadiums und im Beginn der Drüsenanschwellung an, später in geringerem Maasse und nach zwei bis drei Wochen nicht mehr.
6. Rötheln: Incubation meist 18 Tage. Infectiös ist der Kranke zwei bis drei Tage vor, bis acht Tage nach dem Erscheinen des Ausschlages.
7. Scharlach: Incubation 24 bis 72 Stunden. Die Ansteckungsfähigkeit dauert so lange noch eine Spur von Abschuppung vorhanden ist und ist oft noch acht Wochen nach Beginn der Krankheit vorhanden. Besonders zur Ansteckung disponirt sind Verwundete und Wöchnerinnen.
8. Pocken: Incubation meist 12 Tage, daher 15 tägige Quarantäne gefordert werden müsse. Die Ansteckungsgefahr ist auf der Höhe der Krankheit am stärksten und schwindet, wenn alle Borken abgefallen sind. Die Uebertragung der Krankheit erfolgt auch durch Sachen, Krankenpfleger u. dergl.
9. Varicellen: Incubation meist 14 Tage, mit Beginn des Ausschlags steckt der Patient an.
10. Keuchhusten: Incubation unbestimmt.

Bacteriologisches.

J. Schrank's „Anleitung zur Ausführung bacteriologischer Untersuchungen" (Wien und Leipzig 1893) erörtert nach einer Einleitung über Form, Leben und Eintheilung der Bacterien, die bacteriologischen Untersuchungsmethoden im Allgemeinen, die Anlegung von Reinculturen, die Sterilisation, die Bereitung von Nährböden, die bacteriologischen Untersuchungen im Speciellen. (Luft, Boden, Wasser, Hagel, Schnee, Eis, Lebensmittel, Gebrauchsgegenstände, Médicamente, Antiseptica, Secrete, Gewebe, Brauereibetriebsgegenstände, landwirthschaftlich wichtige Objecte, Zuckerfabrikation, Gerberei, Baumaterial.) Dem Werke sind 137 Abbildungen eingefügt; dieselben betreffen fast nur Objecte der Untersuchungstechnik und sehr wenig Bacterien, was für die praktische Verwendung weniger günstig ist.

Siebel (Orig. communications of the zymotechnic institute, Chicago. Bd. 2, Nr. 8) suchte den Beweis zu erbringen dafür, dass Flächen, welche Feuchtigkeit an die Luft abgeben, oder Wärme ausstrahlen, gegen bacterielle Infection aus der Luft geschützt sind, dass aber solche Flächen, welche kälter als die Luft sind, leicht aus der Luft inficirt werden, zumal, wenn die Temperatur jener Flächen unterhalb des Thaupunktes sinkt. Er constatirte nämlich, dass auf Nährgelatine, die bei höherer Temperatur der Luft ausgesetzt war, weniger oder gar keine Colonieen sich entwickelten, als bei niederer, und stellte auch fest, dass, wenn er auf die Platten zunächst Glycerin und erst nach beendigter Exposition Gelatine goss, das nämliche Ergebniss erzielt wurde. Es scheint aber gewagt, aus diesen Versuchen zu schliessen, wie es der Autor gethan hat, dass eine bacterielle Infection der Schleimhäute besonders dann zu befürchten ist, wenn die Luft sehr reich an Feuchtigkeit ist. Die Schleimhäute sind doch von anderer Constitution als die Nährsubstrate; auch lässt es sich sehr wohl denken und ist sogar wahrscheinlich, dass noch andere Momente als der Feuchtigkeitsgehalt der Atmosphäre bei der Infection mitwirken.

Bobrow (Inauguraldissertation, Dorpat 1893) studirte das Verhalten von Typhus-, von Cholera-, von Finkler-Prior'schen Bacillen, sowie von eitererregenden Staphylococcen im Brunnenwasser und destillirten Wasser bei höherer und niederer Temperatur. Er kam dabei zu folgenden Resultaten:

1. Die pathogenen Arten (mit welchen er experimentirt hatte) sind im Stande, im Brunnenwasser eine kürzere oder längere Zeit zu verweilen und demnach selbstverständlich eine Infection durch das Trinken des inficirten Wassers hervorzurufen. Typhusbacillen halten sich bei 14 bis 18° C. acht Tage lang im Brunnenwasser.
2. Die Typhusbacillen sind wiederstandsfähiger gegen niedrigere Temperaturen des Wassers, als die Cholerabacillen. Diese verschiedene Eigenschaft beider Bacillen ist vielleicht eine der Ursachen, warum die Typhusepidemieen auch im Winter herrschen, während Choleraepidemieen im Winter viel seltener auftreten.

3. Das gekochte Wasser, wenn es auch gleich nach dem Kochen frei von Bacterien ist, kann beim längeren Stehen sich wieder inficiren, und da die Typhus- und Cholerabacillen auch in solchem Wasser einige Zeit sich zu halten im Stande sind, so kann dieses Wasser auch als infectionsfähig angesehen werden.
4. Die chemische Beschaffenheit des Wassers übt einen entschiedenen Einfluss auf die Lebensdauer der Typhusbacillen und der Cholerabacillen aus.

In Ergänzung früherer Studien forschte Reger (Wiener med. Presse 1893, S. 1277) nach der Art der Weiterverbreitung contagiöser Krankheiten, indem er das Material von Beobachtungen an Cadetten, an 132 Compagnieen Infanterie, sowie an 35 Schwadronen Cavallerie zu Grunde legte und sein Augenmerk auf Masern, Parotitis, Varicellen, Scharlach, Diphtherie, Pneumonie, Rothlauf, contagiöse Conjunctivitis richtete. Es ergab sich ihm dabei Folgendes:

1. Bei den genannten Krankheiten findet sich eine typische Fortpflanzung der einzelnen Fälle nach zeitlich genau fixirten Perioden.
2. Während eine Reihe von Krankheiten (Parotitis, Rötheln, Varicellen, contagiöse Conjunctivitis) eine vollkommen oder fast vollkommen reine Fortpflanzung bis zum Erlöschen der Epidemie zeigt, findet man bei anderen specifischen Krankheiten (Scharlach, Diphtherie, Pneumonie, Erysipel) die Ketten derselben durch anderweitige, den specifischen Charakter nicht tragende Krankheiten unterbrochen, welche den typischen Verlauf zeigen und zu denen eine Zahl von Krankheiten gehört, deren Entstehung bisher den verschiedensten Einflüssen zugeschrieben wurde.
3. Die bezüglichen Krankheiten werden durch organisirte Krankheitserreger bedingt.
4. Die speciellen Krankheiten werden durch specielle Mikroorganismen erregt, welche stets dasselbe specifische Krankheitsbild hervorrufen.
5. Die intercurrirenden Erkrankungen, wie Angina, Catarrhe und Entzündungen der Schleimhäute, deren serösen Häute, entstehen durch Eitercoccen.
6. Die Verbreitung der genannten Krankheiten geschieht hauptsächlich von Mensch zu Mensch auf dem Wege des nahen Verkehrs.
7. Der während der Incubationszeit völlig gesund erscheinende Mensch wird nach gesetzmässigen Fristen krank und gleichzeitig ansteckend.
8. Es verbleiben somit die bezüglichen Mikrobien im menschlichen Organismus von der Aufnahme bis zur erfolgten Erkrankung, ohne eine Lebensäusserung ihres Daseins von sich zu geben. In diesem Incubationsstadium können sie sich nicht beliebig von dem Menschen trennen oder eine fruchtbare Uebertragung vollziehen.
9. Diese Trennung endet erst nach Ablauf einer gesetzmässigen Zeit mit Beginn des Prodromalstadiums.
10. Es muss daher ein Reifestadium erreicht sein, bei dem gleichzeitig die den menschlichen Organismus vergiftenden, die Krankheitserscheinungen hauptsächlich bedingenden chemischen Stoffe und die fruchtbaren Keime zur vollen Entwickelung gediehen sind und gleichzeitig frei werden.

11. Der Zeitraum dieser Entwickelung ist bei den verschiedenen Mikroorganismen verschieden. Er beträgt bei den Masern durchschnittlich 12, bei Rötheln und Varicellen durchschnittlich 14, bei Parotitis 18 bis 20, bei Scarlatina, Diphtherie, Influenza, Pneumonie, Conjunctivitis, Gelenkrheumatismus und den genannten durch Eitercoccen bedingten Erkrankungen 7 bis 14 Tage.

12. Die in dem Organismus des erkrankten Menschen verbleibenden Keime gelangen in den Kreislauf und in die Gewebe und erreichen eventuell nach der bestimmten Zeit ein zweites oder drittes Reifestadium und führen so eine nochmalige Erkrankung ihrer Wirthe herbei (Recidive, Nachkrankheiten, Complicationen).

13. Die aus dem bisherigen Wirthe frei werdenden fruchtbaren Keime gelangen auf einen neuen Wirth und machen dort ihren gesetzmässigen Entwickelungsprocess durch.

14. Es besteht also ein gesetzmässiger, cyklischer Entwickelungsprocess der betreffenden Mikroorganismen, welche, den Menschen als ihren eigensten Nährboden benutzend, durch steten Wechsel des Wirthes die Erhaltung ihrer Art bewirken.

15. Die Gefahr der Weiterverbreitung der genannten Krankheiten durch nach aussen gelangte Keime ist verschwindend gegenüber der Gefahr der Weiterverbreitung von Mensch zu Mensch; Luft, Licht und Wärme, die Empfindlichkeit der Organismen gegen Temperaturwechsel, die Abhängigkeit derselben in ihrer Vegetation und Reifung von bestimmten Temperaturen und Nährböden, der Antagonismus zwischen den verschiedenen Arten der Mikroorganismen sind die Hauptwaffen der Natur im Kampfe mit den Krankheitserregern.

Mit Recht betont Reger, wie wichtig es ist, die Verbreitung der epidemisch auftretenden Krankheiten an der Hand eines grossen Beobachtungsmaterials zu studiren.

Endlich sei auf P. Baumgarten's Jahresbericht über die Fortschritte in der Lehre von den pathogenen Mikroorganismen u. s. w. (Braunschweig 1893), welcher nicht weniger als 609 Referate für das Jahr 1892 enthält, nur kurz hingewiesen. Ein so vortrefflicher zusammenfassender Bericht wird nachgerade für jeden Bacteriologen bei dem ungeheuren gegenwärtigen Anschwellen der diesbezüglichen Literatur als ein willkommener Freund ganz besonders begrüsst werden.

Immunität.

Rummo (Riforma medica 1893, Nr. 232) bringt eine neue Theorie der Immunität, welche er als Mithridatismus, d. h. als Angewöhnung an das bacterielle Virus bezeichnet, und stützt seine Theorie auf Versuche an Thieren. Er fand nämlich, dass man Thiere, indem man sie gegen Strychnin immun macht, damit auch gegen Tetanus immunisirt. Gegen sehr starke Culturen von Tetanusbacillen waren weisse Mäuse und Meerschweinchen allerdings durch Angewöhnung an Strychnin nicht immun. Wohl aber erwiesen sie sich immun gegen etwas weniger virulente Culturen, welche nicht immunisirte Thiere binnen 6 bis 8 Tagen tödteten. Eine erste Serie von drei Meerschweinchen bekam 40 Mageninjectionen in einer Tagesdosis von 2 mg, eine zweite Reihe von zwei Meerschweinchen bekam 60 mal in den Magen 3·3 mg Strychnin. Alle diese Thiere wurden nun auf subcutanem Wege mit der genannten Tetanuscultur inficirt. Gleichzeitig wurden zur Controle fünf Meerschweinchen und drei Mäuse geimpft. Diese acht Controlthiere gingen binnen 5 bis 11 Tagen an Tetanus zu Grunde. Von den fünf Versuchsthieren bekam nur eins nach 10 Tagen eine Contractur an der geimpften Extremität, die aber in einigen Tagen verschwand. Alle übrigen Thiere zeigten absolut keine Erscheinungen von Tetanus und blieben gesund.

Im Uebrigen sei hier der umfängliche, von Ernst Nowack (Dresden) zusammengestellte Bericht über die wichtigsten 1890 bis 1892 erschienenen Arbeiten über Immunität in Schmidt's Jahrbüchern (Bd. 239, Nr. 1, S. 95 und Nr. 2, S. 181) allen Denen empfohlen, welche sich eingehender über dies weitschichtige Gebiet zu orientiren wünschen.

Antitoxine. Blutserum.

Brieger und Cohn (Zeitschr. f. Hygiene, Bd. XV, S. 439) ermittelten in ihren Studien über Concentrirung der gegen Wundstarrkrampf schützenden Substanzen aus der Milch immunisirter Thiere Folgendes:
1. Auch die Antikörper der Milch enthalten dem Tetanusvirus gegenüber Heilkraft.
2. Die nach Einverleibung des Tetanusvirus dem Tode verfallenen Mäuse können sicher gerettet werden, wenn die tetanischen Symptome noch nicht zum Ausbruche gelangt sind.
3. Auch nach dem Auftreten tetanischer Symptome kann selbst 30 Stunden nach stattgehabter Intoxication mit dem Tetanusvirus der Tetanus behoben werden.
4. Selbst 48 Stunden nach der Intoxication wird der Eintritt des Todes stark verzögert.
5. Selbst bedeutende Mengen des Antitoxins vermögen nicht den Ausbruch tetanischer Symptome zu hindern, wenn die Behandlung fünf Stunden nach der Intoxication beginnt.

Zur Gewinnung der Antikörper wandten die Verfasser die Methode an, dass sie der Salze sich entledigten, indem sie den feingepulverten Niederschlag in indifferenten Flüssigkeiten von verschiedenen specifischen Gewichten, z. B. in Chloroform, Bromoform, Schwefelkohlenstoff, Benzol, Toluol u. s. w. und auch in verschiedenen Combinationen dieser Fluida schlemmten. Am geeignetsten erwies sich hier das reine Chloroform, welches mit dem feinen Pulver gut durchgeschüttelt wurde, worauf dann das Glas mit Chloroform bis zum Rande nachgefüllt wird. Der leichte Antikörper schwimmt dann auf der Oberfläche der Flüssigkeit und kann leicht abgeschöpft oder abfiltrirt werden. Das schwere Salz sammelt sich auf dem Boden des Gefässes an. Uebrigens empfiehlt es sich, die Niederschläge, welche auch im Vacuum schlecht trocknen, sobald sie einigermaassen wasserfrei sind, mit Chloroform zu verreiben. Das Trocknen geht dann rasch von statten.

Durch diese Schlemmmethode vermeidet man nicht nur die beträchtlichen Verluste, die Ehrlich und Brieger früher durch Dialyse erlitten, sondern auch das zeitraubende Eindampfen im Vacuum. Zudem hat man noch den Vortheil dabei, die Substanz zu entfetten und zu sterilisiren. Selbstverständlich bleiben aber noch Spuren von Salzen beigemengt.

Nach dieser einfachen Methode erzielten Brieger und Cohn Präparate, deren Werth über 12 000 000 (Milchwerth 35 000), dann 20 000 000 (Milchwerth 50 000) und schliesslich 25 000 000 (Milchwerth 90 000) Immunitätseinheiten besass, die also um das 300 bis 400fache des ursprünglichen Milchwerthes concentrirt waren. Natürlich handelte es sich hier nur um ein Gemenge von Substanzen, denen das Antitoxin nur anhaftet, doch löst sich das Ganze leicht in jeder beliebigen Menge Wasser. Das Bestreben musste nun darauf gerichtet sein, das Antitoxin immer mehr und mehr von den dasselbe verunreinigenden Begleitsubstanzen zu entkleiden, um so möglicherweise auch dem Studium seiner chemischen Eigenschaften näher treten zu können. Vor allen Dingen ist dazu nothwendig, die Concentrirung noch höher hinauf zu treiben, denn vorläufig ist ja die hohe Wirksamkeit der Schutzsubstanz das einzige und gleichzeitig untrügliche Merkmal fortschreitender Reinigung derselben.

Zu diesem Zwecke wurde der mit Blei behandelte Antikörper dem fractionirten Aussalzen mit verschiedenen Neutralsalzen unterworfen, in der Hoffnung, dass nur einem Antheile das Antitoxin in concentrirterer Form und in grösserer Menge anhafte, als den anderen Fractionen. Sie griffen wieder zu Neutralsalzen, weil die von ihnen geprüften Reagentien, wie Säuren, darunter auch die zur Ausfällung von primären Aminbasen und Diaminen mit Erfolg benutzte Metaphosphorsäure, Metallsalze, Hydroxyde, Doppelverbindungen, wie phosphorsaure Ammoniakmagnesia u. A. m. in statu nascendi im Stiche liessen.

Der mittleren durch phosphorsaures Natron erzielten Fällung haftete der grösste Theil der wirksamen Substanz an, wärend dem ersten und letzten Niederschlage nur minderwerthiges Material beigemengt war.

H. Buchner (Archiv f. Hygiene XVII, 112) erörtert in dem Aufsatze: Weitere Untersuchungen über die bacterienfeindlichen und globuliciden Wirkungen des Blutserums zunächst die Forschungen Anderer über Serumwirkung seit dem Jahre 1890, sodann die Beziehungen zwischen Serummenge und Aussaatgrösse, die globulicide Action des Blutserums, die Beziehungen zwischen ihr und Serummenge, die Einwirkung von Licht, Wärme und Sauerstoff auf die globulicide und bacterienfeindliche Wirkung des Serums, die gegenseitige Einwirkung von Hunde- und Kaninchenblutserum, die Ausfällung von Eiweisssubstanzen aus dem Serum und stellt dann die Ergebnisse seiner Forschungen zusammen. Es sind folgende: Die bacterienfeindliche Action hängt bei gleicher Serum- und Bacterienart von der Serummenge ab, welche mit einer bestimmten Bacterienzahl in Berührung kommt. Die Bacterien sind durch ihre Lebensthätigkeit im Stande, die activen Stoffe des Blutserums zu zerstören.

Die globulicide Wirkung des Blutserums erstreckt sich nicht nur auf andersartige Blutkörperchen, sondern auch auf fremde Leukocyten.

Bei der globuliciden Action sind ebenfalls quantitative Verhältnisse maassgebend.

Die globulicide Action des Blutserums und die bacterienfeindliche Action desselben werden durch diffuses, noch mehr durch directes Sonnenlicht, durch Wärme von 45 resp. 50° und Anwesenheit von Sauerstoff herabgemindert bezw. aufgehoben.

Hunde- und Kaninchenblutserum zerstören bei längerer Berührung gegenseitig ihre globulicide und bacterienfeindliche Wirkung.

Ausfällung von Eiweisskörpern aus dem Serum und Wiederauflösen der getrockneten Substanz mit fortdauernder Activität ist möglich. Eine Isolirung der activen Stoffe ist aber bisher auf diesem Wege nicht erreichbar gewesen.

Die globuliciden und bacterienfeindlichen Wirkungen des Blutserums sind durchaus specifischer Natur und abhängig von der Art des Blut resp. Serum liefernden Thieres und von der Bacterienart.

In einer weiteren Arbeit (Archiv f. Hygiene XVIII, 138) bespricht H. Buchner den Einfluss der Neutralsalze auf Serumalexine, Enzyme, Toxalbumine, Blutkörperchen und Milzbrandsporen; erörtert dabei die **Aufhebung der Activität des Serums durch Wasserzusatz**, Wiederherstellung der Activität durch Kochsalz, die Bedeutung der Salze für die Serumwirkung, die Steigerung der Alexinwirkung durch Ammoniumsalze, die Erhöhung der Resistenz der Alexine gegen Erwärmung bei Anwesenheit von Ammoniumsulfat, den Einfluss der relativen Concentration der Serumbestandtheile und Salze auf das Verhalten der Alexine, die verschiedene Anziehung der Salze zum Wasser in Beziehung zum Einfluss auf die Alexine, die Erhöhung der Resistenz der Enzyme und Toxalbumine durch Anwesenheit von Salzen, die Erhöhung der Resistenz von Blutkörperchen und Milzbrandsporen bei Anwesenheit von Salzen, die Erhöhung der Resistenz der Serumalexine, Enzyme und Toxalbumine im trockenen Zustande und giebt endlich eine Uebersicht über die Resultate seiner Forschung:

Durch Wasserzusatz wird die Activität von Hundeblut- und Kaninchenblutserum aufgehoben, durch Zusatz der normalen Menge Kochsalz wieder hergestellt.

Ausser Kochsalz können auch andere Salze, so Kalium-, Lithium-, Ammoniumchlorid, Natrium-, Calcium-, Ammonium- und Magnesiumsulfat die gleiche Function im Serum ausüben.

Das Salzbedürfniss des Serums steht im Verhältniss zum Salzbedürfniss des Gesammtorganismus.

Anwesenheit von Sulfaten der Alkalien im verdünnten Serum steigert die Activität der Serumalexine und erhöht deren Resistenz gegen Erwärmung um 10 Temperaturgrade.

Natriumchlorid wirkt als Zusatz zum Serum auch conservirend gegen Erhitzung, aber in äquivalenten Mengen wesentlich schwächer als die Sulfate. Noch geringer wirksam erweisen sich in dieser Beziehung die Nitrate.

Entscheidend für die Erhöhung der Resistenz ist nicht nur die in der Raumeinheit vorhandene Menge von Salzmolekülen, sondern auch das Verhältniss zur Menge der gleichzeitig anwesenden Serumtheilchen.

Die conservirende Wirkung des Salzzusatzes beruht auf der Wasseranziehung.

Das Invertin der Hefe zeigt bei Anwesenheit von Natriumsulfat eine um reichlich 10 Temperaturgrade gesteigerte Resistenz gegen Erhitzung, bei Natriumcarbonat keine, bei Natriumchlorid nur geringe Steigerung dieser Resistenz. Ebenso verhält sich das Toxalbumin des Tetanusbacillus und des Diphtheriebacillus.

Blutkörperchen vom Kaninchen und Hund zeigen sich in äquivalenten Lösungen der Sulfate wesentlich resistenter gegen Erhitzung, als in solchen der Nitrate, während Natriumchlorid eine mittlere Stufe einnimmt.

Milzbrandsporen sind ebenfalls in stärker salzhaltigen Lösungen widerstandsfähiger gegen Erhitzung, als in blossem Wasser.

In trockenem Zustande ertragen Enzyme, Toxalbumine und Serumalexine wesentlich höhere Wärmegrade, ohne ihre Activität einzubüssen.

Buchner schliesst aus diesen Ergebnissen, dass das Wasser an sich eine schädliche Wirkung auf die Alexine, Enzyme und Toxalbumine ausübt, dass dieser schädliche Einfluss durch Salze herabgemindert wird, dass auch Trocknung in gleichem Sinne schützend wirkt, dass die activen Eiweisskörper wahrscheinlich nicht molecular gelöst, vielmehr Micellarverbände sind, die aus zahlreichen Micellen mit zwischengelagerten Wassermolekülen bestehend, in gequollenem Zustande vorhanden gedacht werden müssen, und dass Inactivirung der Eiweisskörper eine Störung in der micellaren Structur, vielleicht lediglich eine Erhöhung des Quellungsgrades bedeutet, welche die Function unmöglich macht.

Desinfection.

Bornträger's Schrift „Desinfection oder Verhütung ansteckender Krankheiten" (Leipzig 1893) behandelt in gemeinverständlicher, klarer Darstellung nach einer kurzen Einleitung im ersten Kapitel die Verhütung der Einschleppung pathogener Bacterien (Absperrung, Quarantäne, Desinfection), im zweiten die Verhütung der Verbreitung pathogener Bacterien (Quarantäne, Aufsicht, Isolirung, Desinfection, Verkehrscontrole, Beerdigungswesen, Belehrung des Publicums, Sorge für gesundes Wasser, allgemeine Maassnahmen), im dritten die Verhütung der Ansiedlung pathogener Bacterien (Immunisirung des Landes, der Individuen), im vierten die Desinfection (Allgemeines, Zweck der Verwendung, Ausartungen der Desinfection, unsichere Desinfectionsmittel, wirkliche Desinfection, Werth sachverständiger Desinfection, Instruction für das Verhalten bei Ausbruch der Cholera, Hamburger Wohnungsdesinfection, v. Pettenkofer's Selbstversuch, Kritik der Maassregeln im Jahre 1892, Kosten Stellung der Aerzte zur praktischen Hygiene).

Nutall bespricht in seinen Hyienic measures in relation to infectious diseases (New-York und London, Putram's Sons 1893, und in deutscher Uebersetzung von O. Cahnheim, Berlin 1893) nach einer Einleitung die Desinfectionsmittel Feuer, trockene Hitze, heissen Dampf und Kochen, Chemikalien, und zwar Carbolsäure, Sulfocarbolsäure, Sublimat, Kaliumpermanganat, Oxalsäure, Kalkmilch, Chlorkalk, schweflige Säure, sodann die Desinfection durch nachherige Entfernung von Staub, von infectiösem Material durch Brot, Bürsten, Schwamm, nasse Tücher in Verbindung mit anderen Desinfectionsmitteln und die Maassregeln, welche man irrthümlicherweise oft als genügend ansieht, wie Lüften, Ausklopfen, Einwirken der Sonne. Es folgt eine Besprechung der Desinfectionsmaassregeln für die Praxis, für Aerzte und Wartepersonal, gegen Infectionskrankheiten in Privatwohnungen, ferner der Desinfection des Krankenzimmers, so lange der Patient in ihm weilt, der Desinfection von Kleidungsstücken, Betten, von Excreten, Abtritten, Closets, sodann der Maassnahmen beim Transporte eines Infectionskranken in ein Spital, der Fürsorge für den Kranken im Krankenzimmer, der Desinfection des Zimmers, in welchem der Kranke sich aufzuhalten hat, der Schiffe, der Eisenbahnwagen, der Postsachen und Waaren. Weiterhin beschäftigt sich der Verfasser mit der Aetiologie und Prophylaxis von 32 bestimmten Infectionskrankheiten und mit der chirurgischen Desinfection. Bei letzterer wird insbesondere die Desinfection der Hände, der Instrumente und Verbandstücke erörtert.

Kümmel's Vortrag „Die Aufgaben des Ingenieurs bei plötzlich eintretenden Seuchen" (Berlin 1893, W. Ernst u. Sohn) beklagt, dass in dem Entwurfe zum Reichs-Seuchengesetze die Ueberwachung aller gesundheitlichen und technischen Anlagen und Betriebe ausschliesslich in die Hände der beamteten Aerzte gelegt sei. Bei aller Anerkennung der ärztlichen Wissenschaft könne behauptet werden, dass die Medicinalbeamten von vielen Einzelheiten unserer technischen Anlagen und Betriebe eine für die wirksame Ueberwachung durchaus nöthige und unentbehrliche Sachkenntniss nicht besitzen. Man hätte deshalb besser gethan, neben dem ärztlichen Sachverständigen auch den Ingenieur zur Geltung gelangen zu lassen; erst durch das Zusammenwirken beider Zweige der Wissenschaft sei das gewünschte Ziel sicher zu erreichen. Nach Lage der Sache habe der Ingenieur jetzt die Pflicht, sich auf sich selbst und die eigenen Kenntnisse zu verlassen, alle Maassregeln in Bau und Betrieb so zu treffen, dass durch sie den Anforderungen der Gesundheitslehre entsprochen werde, um so vorbereitet zu sein, jederzeit dem Einbruche einer Seuche erfolgreich widerstehen zu können.

Die Maassregeln, welche zu treffen sind, umfassen nach Kümmel
1. den Schutz der Gesunden,
2. die Heilung der Erkrankten,
3. die Fortschaffung der Gestorbenen.

Für den Schutz der Gesunden hat man in den Städten die Wasserversorgung verbessert. Es ist aber nöthig, dass eine dauernde Ueberwachung des gelieferten Wassers durch chemische und bacteriologische Untersuchung stattfindet, gleichviel ob dasselbe aus Flüssen, Seen oder aus dem Grundwasser entnommen wird. Soll diese regelmässige Wasserüberwachung aber wirksam geübt werden, so muss der Leiter des Wasserwerkes nicht allein ein tüchtiger Bau- und Maschineningenieur sein, sondern auch eine ausreichende Kenntniss der schädlichen und unschädlichen anorganischen Bestandtheile des Wassers und der Methoden zu deren Feststellung besitzen, mit einem Worte, so weit Chemiker und Bacteriologe sein, dass er die Untersuchungen entweder selbst anstellen oder die von anderer Seite gewonnenen Ergebnisse ausreichend beurtheilen kann. Auch auf die Brunnen sollte diese Ueberwachung ausgedehnt werden.

Besitzen ferner die Städte eine gute Schwemmcanalisation, so muss für zweckmässige Spülung der Siele gesorgt werden, damit keine Ablagerungen und Verstopfungen stattfinden. Eine Desinfection der Siele ist nicht bloss umständlich und kostspielig, sondern auch wenig zuverlässig, weil man mit Erfolg doch nur die pathogenen Keime in unmittelbarer Nähe des Kranken unschädlich machen kann. Nur wo alte schlechte Canäle sich befinden, die meistens verstopft oder nahezu verstopft sind, lässt sich eine Kalkmilch-Desinfection nicht umgehen.

In den Städten ohne Schwemmcanalisation sind die Abortanlagen entweder nach dem Gruben- oder dem Kübelsystem eingerichtet. Das letztere, wenn gut organisirt, ist in den Zeiten einer Seuche einigermaassen sicher zu überwachen; doch wird der Ingenieur sich nicht zu sehr auf das Unterpersonal verlassen, sondern selbst eine scharfe Ueberwachung über die Desinfection der aus verseuchten Häusern stammenden Kübel ausüben müssen, wenn die Weiterverbreitung der Krankheit wirksam verhindert werden soll. Noch schwieriger ist die Ueberwachung bei dem Grubensystem. Ueberlässt hier der Ingenieur dem nöthigen, sehr lästigen Arbeiten dem Unterpersonal, so wird wenig geschehen.

Die Reinhaltung der Strassen sollte zu jeder Zeit als eine wesentliche Aufgabe der Stadtverwaltung betrachtet werden, ganz besonders aber in Zeiten von Seuchen. Nach dem Muster der Reichshauptstadt haben in den letzten Jahren zahlreiche deutsche Städte ihre Strassenreinigung zweckmässig umgestaltet und den früheren mangelhaften Zustand wesentlich verbessert. Hier bleibt aber noch viel zu thun. Besteht eine behördlich eingerichtete Reinigung, so ist das Reinhalten der Strassen während der Seuche leicht zu erreichen; besteht sie nicht, so sollte der Ingenieur sich bemühen, für die Zeit der Seuche eine regelmässige Strassenreinigung auf Kosten der Stadt einzurichten. Strassenkehricht und Hausmüll sind am besten zu verbrennen.

Wichtig ist ferner die Verbesserung der Wohnungsverhältnisse. Es wäre eine lohnende Aufgabe der Baupolizei, die schlimmsten Seuchenherde schon im voraus genau festzustellen, damit die Behörden auf Grund des zu erwartenden Seuchengesetzes beim Einbruche der Krankheit diese Nester gründlich ausnehmen und unschädlich machen könnten. Dabei wäre nicht allein der bauliche Zustand der Gebäude, sondern auch die Art und Einrichtung der Wasserversorgung und Entwässerung festzustellen. Auch sollte es die Aufgabe der Wohnungspolizei sein, die Zahl der Bewohner und die Grösse der vorhandenen Luft- und Lichträume zu ermitteln. Mit einer Polizeiverordnung über das Schlafburschenwesen, das Aftermiethen u. s. w. ist darin nur theilweise geholfen. So lange nicht ein im Sinne des Entwurfes über das gesunde Wohnen erlassenes Gesetz die

Wohnungen aicht, d. h. die Zahl der Bewohner auf das gesundheitlich zulässige Maass beschränkt, so lange werden in solchen Krankheitszeiten sich die Folgen in gleicher Weise wie in Hamburg auch in den anderen deutschen Städten geltend machen.

Sodann gilt es, für ausreichende Desinfection der infectiösen Excrete zu sorgen. Man überträgt diese Arbeit am besten einer besonderen Desinfectionscolonne, die aus Aerzten, Technikern und den nöthigen Hülfsmannschaften gebildet wird.

Auch ein Krankentransportdienst ist einzurichten. Für ihn giebt die Feuerwehr mit ihrer militärischen Organisation den besten Mittelpunkt ab. Zum Transporte dienen Räderbahren und Wagen.

Für die Unterbringung und Heilung der Erkrankten bedarf es der Einrichtung genügend zahlreicher und genügend umfangreicher Krankenanstalten, Spitäler und Baraoken. Die letzteren sind in Holzwerk mit einfacher Bretterverschalung, Cementplattenfussboden auf Sandschüttung zu errichten, später mit doppelter Dach- und Wandverschalung, Linoleumbelag und Heizung zu versehen, um sie auch für die Benutzung in kalter Jahreszeit geeignet zu machen; sie sollen sämmtlich Wasserleitung für warmes und kaltes Wasser, Anschluss an das Canalisationsnetz mit sehr wirksamen Desinfectionsanlagen und grösstentheils elektrische Beleuchtung erhalten, daneben auch alle die Nebenanlagen haben, die bei derartigen Veranstaltungen nothwendig sind.

Das Fortschaffen der Leichen wird selten Schwierigkeiten machen.

In einem Aufsatze „Zum jetzigen Stande der Desinfection" (D. Vierteljahrsschr. f. ö. Gesundheitspfl. 1893, S. 264) bespricht Merke die wirksamen Desinfectionsmittel, das Kochen, den heissen Dampf, die 3 bis 5 proc. Carbolsäure, das $^1/_{10}$ proc. Sublimat, den Aetzkalk und die Kalkmilch, das 3 bis 5 proc. Lysol und das 5 proc. Solutol, erörtert sodann, wie Staat und Gemeinde diese Mittel angewendet haben, und schildert insbesondere die Thätigkeit der öffentlichen Desinfectionsanstalten. Sie müssen nach ihm so gebaut sein, dass völlige Trennung der undesinficirten Objecte von den desinficirten möglich ist, müssen hinreichend grosse Lagerräume für die eingelieferten und abzuholenden Sachen, genügend grosse Räume für die Desinfectoren und Arbeiter, auch für die Aufbewahrung der Inventariengegenstände enthalten und den Desinfectoren Gelegenheit bieten, sich selbst ausgiebig zu reinigen, ehe sie in ihre Häuslichkeit zurückkehren. In der Zeit vom 11. August bis zum 22. October 1892 (Choleragefahr!) wurden seitens der ersten Berliner öffentlichen Desinfectionsanstalt desinficirt:

1051 Wohnungen mit 2940 Gelassen, darunter waren nicht choleraverdächtig 824 Wohnungen mit 1954 Gelassen, ferner 17 Kähne, 6 Hotels, 50 Gemeindeschulen und 5 grössere Steinplätze; ausserdem die Effecten von 2093 Parteien enthielten zusammen 2590 kg Kleidungsstücken, Betten u. s. w. Die Zahl der als choleraverdächtig aufgeführten Parteien beziffert sich auf 540 cbm Effecten. Diese 590 cbm vertheilen sich auf 213 zugereiste Personen mit etwa 30 cbm und auf 227 Berliner Wohnungsinhaber mit 560 cbm. Die Zahl der täglich in dieser Zeit beschäftigt gewesenen Desinfectoren und

Arbeiter schwankte zwischen 85 und 217; die höchste Zahl der an einem Tage zu desinficirenden Gelasse betrug 103, die grösste Zahl der an einem Tage desinficirten Effecten 74 cbm.

Bezüglich der Dampfdesinfectionsapparate stellte er die Forderung auf, dass dieselben nicht zu klein, mindestens 2½ cbm verfügbaren Rauminhalt haben und mit zwei einander gegenüber liegenden Thüren versehen sein müssen, um ein gesondertes Ein- und Ausladen zu ermöglichen; ferner sollen sie stabil gebaut und zur besseren Ausnutzung des Raumes von cubischer Form sein. Der Hin- und Rücktransport der in Leinwandhüllen verpackten Desinfectionsobjecte geschieht in Berlin in besonderen, leicht zu reinigenden Wagen, die äusserlich leicht kenntlich sind, und von denen die eine Hälfte ausschliesslich für den Transport der zu desinficirenden, die andere für den der desinficirten Sachen bestimmt ist. Die Verpackung der Gegenstände wird von einem gut geschulten Personal ausgeführt, und zwar werden sämmtliche Objecte ihrer Grösse und ihrem Volumen entsprechend in besonderen desinficirten keimdichten Hüllen resp. Beuteln, die von der Anstalt geliefert werden, verpackt, um bei ihrem Transporte aus der Wohnung in das Fahrzeug das Ausstreuen der Keime zu verhüten.

Sowohl für die Desinfection in den Anstalten als für die sogleich zu besprechende Wohnungsdesinfection ist das Hauptgewicht auf ein gut ausgebildetes und auch entsprechend zahlreiches Personal zu legen. Er empfiehlt, dasselbe auskömmlich zu besolden, sowie nach Ablegung einer bestimmten Probezeit den Leuten eine feste Anstellung und Pensionsberechtigung zu gewähren, um auf diese Weise intelligente und zuverlässige Arbeitskräfte zu gewinnen.

Es ist selbstverständlich nicht möglich, ein so grosses Personal ständig zu engagiren, dass es auch in Epidemiezeiten, wo die Anforderungen an die Desinfection ganz exorbitante werden können, zur Bewältigung der Arbeit genügt. Um nun in solchen Zeiten über genügend vorbereitete Kräfte verfügen zu können, ist in Berlin die Einrichtung getroffen, dass ein Theil des Strassenreinigungspersonals für Desinfectionszwecke ausgebildet wird, das dann im Nothfalle zur Aushülfe herangezogen werden kann. Im Interesse des Landes erscheint es äusserst wünschenswerth, alljährlich eine grössere Anzahl von Mannschaften in der Armee in diesem Zweige der Desinfection theoretisch und praktisch auszubilden. Man würde durch diese Einrichtung allmälig eine Sanitätsarmee schaffen, die, über das ganze Land zerstreut, beim Einbruch einer Epidemie sofort zur Bekämpfung derselben herangezogen werden könnte.

Was die Desinfection solchen Mobiliars, das eine Dampfdesinfection nicht verträgt, betrifft, so wird dieselbe am besten durch mehrmaliges Abwischen mit in Carbolsäure- oder Lysollösung angefeuchteten Lappen bewirkt, ebenso die der Ledersachen; Pelze werden mit Carbolwasser durchnässt und nach erfolgtem Austrocknen mit in Carbol angefeuchteten Bürsten abgebürstet.

Die Reinigung der Wände geschieht dort, wo Tapeten vorhanden sind, durch Abreiben derselben mit Brot, das nach erfolgter Benutzung verbrannt wird, und nachfolgendem Bewässern mit 3 proc. Carbolsäure- oder Lysollösung, um ein späteres Anstäuben derselben zu verhüten. Getünchte

Wände werden mit Kalkmilch gestrichen, Holzwände mit Kaliseifenwasser gründlich abgewaschen und nachher mit in Carbol- oder Lysolwasser getränkten Lappen nachgewischt. Stein- oder gepflasterter Fussboden und sogenannte Tennen (Lehmfussböden) sind am zweckmässigsten mit 5 proc. Carbol- oder Lysollösung mehrmals aufzuwischen und nachher mit Kalkmilch zweimal hinter einander zu streichen. Holzfussboden wird mehrmals mit Kaliseifenlösung gewaschen und zuletzt mit 5 proc. Carbol- und Lysollösung aufgeweicht. Alle zur Reinigung nöthigen Utensilien und Lösungen liefert die Stadt.

Während der Erkrankung gilt es vor Allem, die in den Ausleerungen der Patienten enthaltenen Krankheitserreger thunlichst sofort, nachdem sie den Körper verlassen haben, unschädlich zu machen.

Erbrochenes wird mit Desinfectionsflüssigkeit aufgenommen und die dazu benutzten Wischlappen sofort verbrannt oder ausgekocht.

Auswurfstoffe sollte man in Krankenhäusern abkochen. Die besudelte Wäsche wird man, wo Dampfdesinfectionsapparate verfügbar sind, diesen übergeben und dann waschen lassen. In der Familie aber soll sie sofort und noch im Krankenzimmer selbst in Behälter geworfen werden, welche mit genügender Menge Wasser und Desinfectionsflüssigkeit versehen sind, so dass die Wäsche vollständig durchnässt wird, soll dann in den Waschkessel entleert und in ihm hinreichend lange gekocht werden.

Bedenklich können unter Umständen in Zeiten von Epidemieen die öffentlichen und privaten Waschanstalten werden. Vor Allem ist zu verbieten, dass Wäsche in Flüssen und Bächen gespült werde, aus denen Wasserbedarf zum Trinken und für häusliche Zwecke entnommen wird.

Hinsichtlich der Desinfection in den kleinen Städten und auf dem Lande äussert der Verfasser sich folgendermaassen:

„Auch hier sind vielfach Desinfectionsapparate aufgestellt; doch fehlt es noch an einer einheitlichen Gestaltung des Desinfectionswesens in Folge der geringen pecuniären Leistungsfähigkeit der Gemeinden und des Fehlens geschulter Desinfectoren, aber auch in Folge einer gewissen Schlaffheit des Handelns.

Das Beste ist, in dem Kreiskrankenhause zwei stabile und einen transportablen Dampfdesinfectionsapparat aufzustellen.

In Zeiten einer Epidemie würde der transportable Apparat für das platte Land reservirt bleiben und dort von einer inficirten Ortschaft zur anderen transportirt werden, während die beiden Apparate im Krankenhause die Effectendesinfection für die Stadt und nähere Umgebung derselben übernähmen. Der transportable Apparat muss einen verfügbaren Rauminhalt von 4 bis 5 cbm und derartige Längenmaasse besitzen, dass auch Matratzen und Strohsäcke in demselben gereinigt werden können. Ausserdem muss derselbe mit den nöthigen Beuteln und Hüllen zum Verpacken der Effecten versehen sein. Die Bedienungsmannschaft hätte zu ihrer Ausbildung einen Cursus in einer grösseren Desinfectionsanstalt durchzumachen, sofern nicht bereits beim Militär ausgebildete Elemente zur Verfügung stehen. Was die Grösse der stabilen Desinfectionsapparate betrifft, so sollten für grössere Städte nur solche von 4 bis 5 cbm verfügbarem Rauminhalt gewählt werden.

Die Anzahl derselben richtet sich selbstverständlich nach der Grösse der Stadt. Von den beiden stabilen Apparaten in kleineren Städten fordert Merke für den einen mindestens 2½, für den anderen mindestens 1½ cbm benutzbaren Raum.

Wird gleichzeitig eine grössere Anzahl von Ortschaften von einer Epidemie befallen, so wird freilich ein solcher transportabler Apparat dem Bedürfniss nicht genügen. Für diesen Fall würde Merke vorschlagen, dass die benachbarten Kreise zur Hülfeleistung mit ihren transportablen Apparaten herangezogen werden. Ausserdem können die Kleidungs- und Bettstücke aus der inficirten Ortschaft in grossen hölzernen Kästen, die innen mit Blech ausgeschlagen und verschliessbar sind und von denen jede Ortschaft eine gewisse Anzahl stets in Bereitschaft zu halten hätte, auf gewöhnlichen Wagen bis zum nächstgelegenen stabilen Apparate geschafft und dort desinficirt werden. Ein solcher Transport bezw. eine Desinfection von inficirten Effecten ist auch in epidemiefreien Zeiten wünschenswerth. Die Desinfection der Wäsche ist in der schon früher geschilderten Weise durch Auskochen zu bewirken, und zwar dürfte es sich empfehlen, besonders in Dörfern, für diesen Zweck eine mit Kochgelegenheit versehene Räumlichkeit einzurichten, in der das Auskochen der in Beuteln verpackten nassen Wäschestücke unter der Aufsicht einer geeigneten intelligenten Persönlichkeit, etwa des Lehrers, vorgenommen werden müsste.

Zur Desinfection von Schiffen und Kähnen werden die mehrfach erwähnten Chemikalien, namentlich die Kalkmilch, herangezogen, und hat man hier besonders darauf zu achten, dass auch das sogenannte Bilgewasser gründlich desinficirt wird. Bezüglich des Eisenbahnverkehrs und der durch diesen bewirkten Verschleppung von Seuchen erscheint, abgesehen von der Desinfection besudelter Wagenabtheile, eine Abänderung der im Zuge befindlichen Aborte in dem Sinne wünschenswerth, dass das Verspritzen der Kothmassen auf dem Schienengeleise durch Anbringen unten geschlossener Behälter, die mit Desinfectionsmassen versehen sind, verhindert wird (Vorschlag von Becher). Ausserdem wäre auf den Bahnhöfen in weit grösserem Umfange, als dies bisher der Fall ist, für eine Vermehrung der Waschgelegenheiten für das Publicum, sowie für warmes Wasser und Seife Sorge zu tragen. Die Desinfection des Gepäckes von Reisenden ist, wenn dies die Natur der Krankheit erfordert, möglichst auf die der beschmutzten Wäsche und Kleider zu beschränken.

Im Uebrigen suche man auch die Spur des Krankheitserregers zu verfolgen, indem man dem Verbleib verdächtiger Massen nachforscht und sie desinficirt, oder indem man verdächtige Lebensmittel vom Verkehr ausschliesst, bezw. vor dem Genuss unschädlich macht.

Zu ersterem Zweck desinficire man in Epidemiezeiten die Closets, Abtritte, Canäle, Rinnsale, ja man möchte sagen, fast ganze Strassen, nur um den Infectionserreger, falls er sich dort irgendwo aufhalten sollte, sicher zu zerstören, was aber in der jetzt üblichen Form, selbst wenn er erwischt würde, wohl schwerlich gelänge und nebenbei nur zu oft zu einer nutzlosen Vergeudung von Desinfectionsmaterial führt.

Weit wichtiger und ungleich erfolgreicher ist die zweite Methode im Kampfe gegen den entschwundenen Krankheitskeim: wir wissen, dass eine

Anzahl derselben in das Trink- und Gebrauchswasser gelangen und auf diesem Wege direct oder indirect in den menschlichen Organismus eingeführt, gesundheitsschädigend wirken kann, wir sind also vollberechtigt, derartiges verdächtiges Wasser — und das ist das Sicherste — von dem Genusse auszuschliessen oder, wo dies nicht möglich ist, vorher zu sterilisiren. Eine Desinfection ganzer Flüsse und grösserer Leitungen lässt sich freilich nicht durchführen, hier hilft nur das Verbot und noch besser eine vernünftige Belehrung der Menschen über den gesundheitlichen Schaden, der ihnen aus dem Genuss solchen inficirten Wassers erwachsen kann; mehr noch freilich nützen wir der Menschheit, wenn wir auf Mittel und Wege sinnen, einer derartigen Infection unseres nothwendigsten Nahrungsmittels vorzubeugen.

Desinfection durch physikalische Mittel.

Rohrbeck (Gesundheitsingenieur 1893, Nr. 1 bis 3) weist darauf hin, dass bei der Construction wirksamer Desinfectionsapparate folgende Punkte zu beachten sind:

1. stete Erzeugung eines wirklich desinfectionskräftigen, also luftfreien, gesättigten Wasserdampfes;
2. absolut sicheres Entfernen der Luft;
3. absolut sicheres Durchdringen der Objecte mit gesättigtem Dampf;
4. die Ausnutzung der latenten Wärme des Dampfes;
5. die Möglichkeit, die Desinfection während des Verlaufes genau controliren zu können;
6. sofort bei einer sich unregelmässig anlassenden Desinfection in den Verlauf einzugreifen, und sie zu einer regelmässigen zu machen;
7. sofort nach Beendigung eines Desinfectionsprocesses einen anderen beginnen zu können, ohne die Sicherheit desselben zu beeinträchtigen;
8. die desinficirten Objecte trocken dem Apparate zu entnehmen.

Nach vielen zeitraubenden Versuchen liessen sich alle Unregelmässigkeiten bei der Desinfection vermeiden, wenn man die Apparate mit einer Kühl- oder Condensationsvorrichtung versah, die in wenigen Minuten erhebliche Druckänderungen im Desinfectionsraume gestattete.

Rohrbeck liess deshalb bei seinem neuen patentirten System durch eine Kühlvorrichtung den Dampf sich sättigen und nachher den durch passende Stellung der Ventile resp. Hähne im Desinfectionsraume eingeschlossenen Dampf condensiren und seine latente Wärme theilweise an die Objecte abgeben.

Die Sicherheit der Desinfection wird nach ihm dadurch gegenüber den bisherigen Methoden ganz wesentlich erhöht. Denn infolge der durch die Condensation des Dampfes bewirkten Luftverdünnung in den Objecten gelingt es, bei der nachherigen Wiedereinleiten von Dampf, die grössten und festesten Objecte — es wurden schliesslich für den Export comprimirte Lumpen gewählt — in verhältnissmässig kurzer Zeit mit grösster Zuverlässigkeit gleichmässig zu durchdringen.

Das Rohrbeck'sche neue System ist derartig, dass man beliebig in strömendem Dampf, in Dampf mit Ueberdruck und mit Hülfe des Vacuums desinficiren, auch beliebig in den Gang der Desinfection eingreifen kann, wenn man aus den Controlinstrumenten ersieht, dass derselbe nicht in normaler Weise verläuft.

Die Desinfectoren Rohrbeck's, nach dem Druckdifferenz (Vacuum)-Systeme, sind einfach- oder doppelwandige, stehende oder liegende Apparate. Zur Aufnahme der Objecte dienen besondere Einsätze, welche dieselben gegen herabtropfendes Condenswasser schützen. Zwei Ventile gestatten, den Dampf entweder in den Desinfectionsraum zu leiten oder bei den doppelcylindrigen Apparaten in den Mantel, bei den einfachen Cylindern in die Heizschlange, wodurch der Apparat nach der stattgehabten Durchdämpfung beide Male als Trockenkammer wirkt. Beim Desinficiren strömt der Dampf von oben in den Desinfectionsraum aus einem in der Längsaxe des Apparates sitzenden perforirten Dampfrohr, und entweicht unten durch mehrere Oeffnungen, die in ein abstellbares Dampfableitungsrohr münden, ins Freie.

Eine am Apparate angebrachte Kühlvorrichtung, die durch eine Zugstange in Thätigkeit gesetzt wird, gestattet, den Desinfectionsraum aussen mit kaltem Wasser zu überrieseln.

Bei der Kühlung wird nach Austreibung der Luft der im Desinfectionsraume abgesperrte Dampf condensirt, die Wärmemenge, welche erforderlich war, um das auf 100^0 erwärmte Wasser in Dampf von 100^0 zu verwandeln (latente oder Verdampfungswärme), frei und, während nur ein geringer Theil an das Kühlwasser abgegeben wird, zum grossen Theil auf die Objecte niedergeschlagen. Gleichzeitig wird die Luft im Inneren der Objecte verdünnt und so beim Wiederzulassen von Dampf derselbe gezwungen, die Objecte begierig zu durchdringen.

Die Wirkung ist höchst energisch, so dass das Eindringen des Dampfes und hoher Hitzegrade in das Innere der Objecte in bisher unerreichter Weise sicher gestellt wird.

Bei den kleineren Apparaten, die genau nach demselben Princip arbeiten, ist der Dampfentwickler in der Regel mit dem Desinfector fest verbunden. Die Apparate sind leicht transportabel, trag- oder fahrbar, und empfehlen sich daher ganz besonders zum Desinficiren an Ort und Stelle, um jede Gefahr einer Verschleppung von Krankheiten zu verhindern. Auch die zum Gebrauche für den praktischen Arzt bestimmten Apparate sind mit einer Condensationsvorrichtung versehen und, wenn auch einfacher construirt, doch nach Rohrbeck's Angabe von zuverlässigster Wirkung.

Pannwitz (D. med. Wochenschrift 1893, Nr. 51) modificirte den gewöhnlichen Waschkessel so, dass er zu Desinfectionszwecken verwendet werden kann, und zwar in folgender Weise:

Der Innenraum ist durch einen herausnehmbaren, gut schliessenden Zwischenboden mit Schlitzschieber in einen kleinen unteren und grösseren oberen Raum getrennt. Der obere Raum hat eine Doppelwandung, zwischen denen, der Innenwand angefügt und die Aussenwand nicht berührend, zwei oder auch mehr Röhren aufsteigen, deren untere Oeffnungen sich im Zwischenboden, deren obere Oeffnungen sich am oberen Umfang der Innenwand befinden. Die letztere hat ausserdem dicht über dem Zwischenboden eine Anzahl kleiner Löcher. Unten in der Aussenwand befindet sich dicht über dem Zwischenboden ein kleiner Dampfhahn, darunter im unteren Raum ein Ablasshahn. Bei kleineren Kesseln fehlt der letztere. Wird bei geöffnetem Schlitzschieber der Kessel mit Wäsche und Wasser gefüllt, so steigt beim Kochen das letztere von unten in den Steigröhren in die Höhe und übersprudelt die Wäsche von oben. Der Kessel erfüllt dann seinen Zweck als sogenannter automatischer Waschkessel mit Brausevorrichtung. Zur Reinigung lässt sich der grössere Theil des Zwischenbodens entfernen. Der Kessel lässt sich nun ohne grosse Mühe in einen wirksamen Desinfectionsapparat umwandeln. Für die Verwendung als eines solchen wird der untere Raum etwa $^2/_3$ mit Wasser gefüllt, dem man zur Erzielung eines höheren Siedepunktes etwas Soda hinzusetzen kann. Wird nun nach Schliessung des oberen Hahnes und des Schlitzschiebers im Zwischenboden der Deckel, dessen eingreifender Rand mit einem Filz- oder Tuchstreifen verstärkt ist, aufgesetzt und durch besondere eigenartige, federnde Klammern dicht geschlossen, so steigt der Dampf beim Erhitzen des Wassers in den Steigröhren auf, durchströmt den Innenraum von oben nach unten und verlässt den Kessel durch den geöffneten Dampfhahn.

Der Dampf kommt hier, wie man es jetzt fordert, von oben, die Luft wird durch ihn aus den Objecten nach unten verdrängt, und er dringt gleichmässig in die letzteren ein. Auch circulirt er innerhalb der Doppelwand und verhütet dadurch die Abkühlung des Binnenraumes. Ist der Dampfhahn ganz geöffnet, so hat der Dampf im Binnenraum 100°, schliesst man den Hahn, so steigt die Temperatur bei gutem Schluss des Deckels bald auf 101°.

Pannwitz glaubt, dass es leicht sein wird, kleinere Gemeinden, Spitäler, Bäder, Asyle, Hotels und grosse Haushaltungen zur Anschaffung eines solchen Desinfections-Waschkessels zu veranlassen, da er jederzeit eben zur Wäschereinigung benutzt werden kann, und da ein kostspieliger Dampfdesinfector in epidemielosen Zeiten ein todtes Capital darstellt. — Auf Veranlassung der Medicinalabtheilung des Kriegsministeriums fanden im Garnisonlazareth Strassburg Versuche mit einem grösseren Apparat statt, denen auch als Vertreter des Ministeriums für Elsass-Lothringen Dr. Krieger und Dr. Levy beiwohnten. Nach einer im Archiv für öffentliche Gesundheitspflege erschienenen gutachtlichen Aeusserung der Letzteren eignet sich der Apparat wegen seiner sicheren Wirkung, Transportabilität, Billigkeit und doppelten Verwendbarkeit besonders für kleinere Gemeinden und Krankenanstalten.

Auch Behrendsen (D. med. Wochenschrift 1893, Nr. 28) construirte einen neuen billigen Sterilisator. Derselbe besteht aus einem cylindrischen Kochgefäss und Einsatz. Zwischen beiden bleibt Raum frei. Der Einsatz hat eine Reihe von Löchern, durch welche der im Kochtopf sich entwickelnde Dampf einströmt, und unten ein Abzugsrohr, welches aussen in der Wand aufsteigt und an der oberen Oeffnung des Kochgefässes hinausführt. Der letzteres und den Einsatz schliessende Deckel ist durch Klammern befestigt. (Der Apparat soll nur zur Sterilisirung von Verbandstoffen und Instrumenten dienen.)

176 Infectionskrankheiten. Chemische Desinfectionsmittel.

Ueber die Beseitigung der Ansteckungsstoffe, insbesondere der flüssigen bei Infectionskrankheiten, schrieb Boretius (Deutsche militärärztliche Zeitschrift 1893, Seite 425). Er empfiehlt, in einfachen, leicht herzustellenden Oefen Choleradejectionen oder den Auswurf Tuberculöser, nach Vermischung mit Torfstreu, zu verbrennen.

Chemisch wirkende Desinfectionsmittel.

H. Will (Zeitschr. f. das ges. Bauwesen 1893, Nr. 17) studirte die Wirkung antifermentativer und antiseptischer Mittel auf die Hefezellen und fand, dass von 26 derartigen Mitteln nur folgende in relativ schwacher Concentration diese Zellen rasch zu tödten vermögen:

1. Sublimat in 1 pro Mille Lösung,
2. Chlorkalk mit 0·2 Proc. act. Chlor,
3. die Javelle'sche Lösung mit 0·2 Proc. act. Chlor,
4. der doppeltschwefligsaure Kalk (mit 4 g SO_2 pro 1 Liter),
5. Wismuthnitrat, sauer reagirend, 5 Proc.,
6. Kaliumpermanganat in 0·8 proc. Lösung,
7. Alkoholische Salicylsäure-Lösung von 5 Proc.,
8. Creolin zu 3 Proc.

Von den Antisepticis zur äusserlichen Reinigung erwiesen sich nach A. Cluss (Habilitationsschrift Halle a. S. 1893) die Fluor-Verbindungen entschieden als die besten. Eine rationale Anwendung derselben ist nach dem Autor aber erst dann möglich, wenn eine genauere Kenntniss der Cultur- und Krankheitshefearten, sowie der übrigen für die Brennerei in Betracht kommenden Organismen und ihr Verhalten gegen Fluorverbindungen erkannt ist.

G. Panfili studirte die Frage, ob der Zusatz von Säuren und von Chlornatrium die Desinfectionskraft des Sublimates erhöht, und fand, dass der Zusatz von Säuren in dieser Beziehung viel wirksamer war, als derjenige von Chlornatrium, dass aber von den Säuren, welche er zusetzte, Weinsäure, Salzsäure und Schwefelsäure, die letztere den günstigsten Erfolg hatte. (Die Versuche wurden angestellt mit Milzbrandsporen und Sublimatlösungen von 1 pro Mille mit 5 und 10 pro Mille Salzsäure, oder 5 und 10 pro Mille Schwefelsäure oder 5 und 10 pro Mille Weinsäure, endlich mit Sublimatlösungen von 1 pro Mille mit 5 und 10 pro Mille Chlornatrium.)

Cresole. Von Cresolen kommen jetzt in den Handel:
1. Creolin von Pearson und Creolin von Artmann,
2. Sanatol (Cresolschwefelsäure),
3. Saprol (Rohcresol und hochsiedende Oele mit 40 Proc. Cresol),
4. Desinfectol Löwensteins (Rohcresol + Harzseife + cresolhaltiges Theeröl),
5. Izal,
6. Sapocarbol II } wie Desinfectol,

Infectionskrankheiten. Chemische Desinfectionsmittel.

7. Cresol von Raschig, (50 proc. Rohcresolseifenlösung),
8. Cresapol,
9. Cresolsaponat,
10. Lysol,
11. Phenolin,
12. Sapocarbol 0, 00, 1,
13. Liquor Cresoli saponatus,
14. Cresolseifenlösung,

} Rohe oder reine Cresole + Seifenlösungen,

15. Aqua cresolica = 1 Thl. Liq. Cresoli sapon. + 9 Thle. Wasser,
16. Solutol, Gemenge von Cresol nnd Cresolnatriumlösung (50 proc. Cresol),
17. Solveol, Gemenge von Cresol und einer Lösung von cresotinsaurem Natrium (25 proc. Cresol),
18. Cresin, Gemenge von Cresolen und einer Lösung von cresoxyessigsaurem Natrium,
19. Tricresol, Gemenge von m-o-p-Cresol und Theeröl,
20. Cresolum purum liquefactum Nördlinger's, d. h. durch Wasser verflüssigtes reines Orthocresol.
(Zusammenstellung nach einer Tabelle der Firma Nördlinger.)

H. Nördlinger bringt ein neues Cresolpräparat als Cresolum purum liquefactum, $C_6H_4 \cdot CH_3 \cdot OH + H_2O$, als Methylderivat des officinellen Acidum carbolicum liquefactum in den Handel. Es reagirt neutral, ist in gewöhnlichem Wasser klar und ohne Zersetzung löslich. Die Lösungen werden weder durch saure Flüssigkeiten, noch durch Erdalkalisalze zersetzt oder getrübt, sind, wenn 1 proc., fast geruchlos, wirken auf die Haut gar nicht ein, machen sie nicht schlüpfrig, erzeugen kein Gefühl von Taubsein und greifen die Instrumente nicht an. Das Nördlinger'sche Präparat enthält angeblich 2 mal so viel Cresol, wie Solutol, Lysol und Raschig's 50 proc. wasserlösliches Cresol, 4 mal so soviel Cresol, wie Solveol, 9 mal so viel Cresol, wie Creolin, 18 mal so viel Cresol, wie Carbolseifenlösung und ist in 33 Theilen Wasser löslich.

M. Gruber (Archiv f. Hygiene XVII, 618) fand, dass die Wasserlöslichkeit des Orthocresols und Paracresols, wie des Gemisches von Cresolen gar nicht gering ist, und dass schon eine Lösung von einem Volumprocent Theerölcresol in Wasser binnen $1/2$ Minute M. pyogenes aureus, 0·5 Proc. derselben Coccenart binnen 10 bis 12 Minuten, den Cholerabacillus binnen 1 bis 2 Minuten tödtet. Die wässerige Cresollösung ist farblos, auch bei Verwendung harten Wassers klar, macht Haut und Instrumente nicht schlüpfriger als Wasser, besitzt einen nicht unangenehmen, aromatischen Geruch, wirkt in 1 Proc. nicht auf die Haut ein, ist leicht herzustellen und nicht theuer. Deshalb empfiehlt Gruber diese 1 proc. Lösung des Theerölcresols insbesondere den Chirurgen und überhaupt den Operateuren, fügt aber hinzu, dass für viele Fälle der gewöhnlichen groben Desinfection 1 oder 2 proc. Lösungen der Carbolsäure, noch besser Cresol-Seifengemische und Lysol vorzuziehen sind, weil sie den Vorzug bieten, dass

178   Infectionskrankheiten.   Chemische Desinfectionsmittel.

sie gleichzeitig reinigen, fettige Flächen benetzen und damit erst der Desinfection zugänglich machen.

Tricresol, eine wasserhelle, klare Flüssigkeit von creosotähnlichem Geruch, sowohl m-, als o- und p-Cresol enthaltend, in kaltem Wasser zu 2·2 bis 2·55 Proc. löslich, bei 185 bis 205° siedend, ist frei von Verunreinigungen, welche die praktische Verwerthung des Cresols beeinträchtigen. Die 1 proc. Lösung dieses Tricresols (von E. Schering in Berlin) ist angeblich diejenige einer 3 proc. Lösung von Carbolsäure, dabei billig, Hände wie Instrumente nicht angreifend, erstere nicht schlüpfrig machend. (Pharmaceutische Zeitung 1893, Nr. 97.)

Thurnauer, Stockmeier und Vanbel (Chem.-Ztg. 1893, Nr. 8, 9, 24, 15) untersuchten die 100 proc. Carbolsäure und stellten fest, dass sie aus dem Cresolgemisch, aus Carbolsäure, Xylenolen und Neutralölen (Naphtalin), sowie Pyridinbasen besteht. Löst man eine sogenannte 100 proc., stark neutralölhaltige Carbolsäure in Harzseife, so erhält man Creolin.

Dahmen (Centralbl. f. Bacteriologie XIV, Nr. 22) bespricht die bactericide Fähigkeit der Vasogene[1]) (oxygenirten Kohlenwasserstoffe von F. W. Klever) nach Studien, welche er selbst angestellt hatte. Eine 10 proc. Vasogenemulsion wirkte selbst nach 3 Stunden auf Cholerabacillen nicht ein; ein Jodoformvasogen mit 1·5 proc. Jodoform beeinflusste auch bei 4 bis 5 stündiger Einwirkung die pyogenen Staphylococcen gar nicht in ihrer Entwickelungsfähigkeit. Dagegen starben Typhusbacillen schon in 1 Proc. Creosot enthaltender Vasogenemulsion binnen 10 Minuten, in einer 2 Proc. Creosot enthaltenden binnen 3 Minuten ab. Auch 50 proc. Creolinseife und Creolinvasogenin prüfte der Verfasser. Letzteres löst sich in Wasser ohne Opalescenz. Das gelöste Creolin vernichtete Staphyloc. pyogenes aureus in 1 proc. Lösung binnen 15, in 2 proc. Lösung binnen 2 Minuten, in 3 proc. Lösung sofort, Cholerabacillen in 1 proc. Lösung binnen 2 Minuten, in 5 proc. Lösung sofort, Typhusbacillen in 1 proc. Lösung binnen 10, in 2 proc. Lösung binnen 3 Minuten, in 3 proc. Lösung sofort, Milzbrandsporen bei 21° Celsius binnen weniger als 24 Stunden (in wie starker Lösung ist nicht gesagt!).

Die 50 proc. Creolinseife (sie ist flüssig und dringt in die feinsten Hautfältchen ein) macht Staphylococcen-Seidenfäden sofort, Milzbrand-Seidenfäden bei 20° in weniger als 24 Stunden steril.

Baeyer (D. med. Wochenschrift 1893, Nr. 39) untersuchte ebenfalls die Klever'schen Vasogene. Soweit seine Studien die Hygiene interessiren, seien sie hier besprochen: Der Verfasser fand, dass das oxygenirte Jodoformvaselin ein Antisepticum und Asepticum von grosser Wirkung ist. dass es die Secretion beschränkt, die Wundheilung beschleunigt, und weist namentlich darauf hin, dass es, mit Wasser verseift, die Haut geschmeidig macht, auch überall in Poren und Ritzen eindringt.

Hueppe (D. med. Wochenschrift 1893, Nr. 21) bespricht die wasserlöslichen Cresole, betont, dass das Theeröl für Creolin viel Kohlenwasser-

---

[1]) Ihre Chemie ist besprochen in der Pharmac. Zeitung 1893, Nr. 66.

stoff, Theeröl für Lysol weniger Kohlenwasserstoff und mehr Phenole enthält, dass aber die letzteren in Seifenlösung leicht, die Kohlenwasserstoffe in ihr schwer löslich sind, dass deshalb beim Verdünnen von Lysol eine Lösung, beim Verdünnen von Creolin eine Emulsion entsteht, und weist dann darauf hin, dass die Desinfection wasserlösliche Cresole verlange, welche durch neutrale Reaction eine Verwendung in der Medicin ermöglichen, aber auch die Desinfectionskraft der bacterientödtenden Agentien besitzen. Als solche Mittel bezeichnet er das Solveol für medicinische Zwecke, das Solutol für die grobe Desinfection. Im Uebrigen spricht er sich über die Cresole hinsichtlich ihrer praktischen Anwendung folgendermaassen aus:

1. Desinfection der Hände. Wendet man dazu Lysol an, so muss Seife und Desinficiens gleichzeitig und gleich lange einwirken, darauf aber die Hand mit sterilisirtem Wasser abgespült und nunmehr abgetrocknet werden. Wählt man dagegen Solveol, so wäscht man sich zuerst die Hände mit Seife und Wasser, dann mit Solveol und trocknet sofort ab.

2. Für die Desinfection als Vorbereitung aseptischer Operationen kommen dieselben Gesichtspunkte in Betracht. Das Solveol, weil seifefrei, ist empfehlenswerther, als das schlüpfrig machende Lysol.

3. Für Instrumente ist die Seife ganz ausgeschlossen.

4. Auch bei antiseptischer Wundbehandlung ist das Berühren der Wunden, Haut oder Schleimhaut mit Seifen ausgeschlossen. Solveol leistet hier mehr als Carbolsäure.

Die Cresole tödten Sporen nicht oder erst im Laufe von Wochen. Wohl aber vermag das Cresol in Säuremischung oder in Form des Roh-Solutols (in 10 proc. Lösung) binnen 24 Stunden Milzbrandsporen zu vernichten. Diese Zeit kann noch vermindert werden, wenn man auf etwa 50 bis 55° erwärmt.

Anschütz (Vergleichende Studien über die Desinfectionskraft des Lysols und Saprols, auf Fäcalien angewendet; Dissertation Rostock 1893) prüfte im hygienischen Institute zu Rostock die desinficirende Wirkung des Lysols und des Saprols auf dünnbreiige Cholera- und Typhusfäces. Er fand, dass ersteres in 2 proc. Lösung (gleiche Volumina 4 proc. Lysol und dünne Fäces wurden gemischt) schon binnen zehn Minuten alle in den Fäces vorhandenen Bacterien tödtete, dass es auch in 2 proc. Lösung binnen zwei Stunden eine mit Typhusfäces bestrichene und wieder trocken gewordene Holzfläche völlig sterilisirte. Des Weiteren fand er, dass das Saprol — 1 ccm auf 50 ccm dünner Typhusfäces geschüttet — sofort den üblen Geruch beseitigte, die Bacterien aber erst nach fast einer Woche tödtete, dass es Sielwasser — 1 ccm Saprol auf 60 ccm geschüttet — erst mit dem fünften Tage keimfrei machte, Urin wenigstens zehn Tage vor der Zersetzung bewahrte, einen Pferdestall ungemein rasch desodorisirte. Derselbe war mit Steinen gepflastert, und in ihm standen nicht weniger als 20 Pferde. Es herrschte in ihm trotz guter Lüftung ein sehr starker Ammoniakgeruch. Der Autor ging nun auf folgende Weise vor: In eine mit zehn Liter Wasser gefüllte Giesskanne that er 10 ccm Saprol, rührte die Mischung tüchtig um, und liess dann die Giesskanne auf der Stallgasse und in den Standorten eines jeden Pferdes entleeren. Der Erfolg war ein ganz unverkennbarer.

180   Infectionskrankheiten. Chemische Desinfectionsmittel.

Der starke Ammoniakgeruch war aus dem Stalle fast plötzlich verschwunden und blieb auch noch an dem darauf folgenden und dritten Tage aus dem Stalle fern. Am vierten Tage jedoch begann sich ein schwaches Auftreten des ammoniakalischen Geruches bemerkbar zu machen, der von Tag zu Tag stärker wurde.

A. Keiler (Archiv f. Hygiene XVIII, 57) bespricht die Desinfectionskraft des Saprols nach eigenen Versuchen. Er fand zunächst, dass 1 proc. Saprol zu ammoniakalischem Urin zugesetzt, Desodorisirung bewirkt, dass aber 1 proc., selbst 5 proc. Saprol Fäcalgemische nicht durchweg, resp. nicht bis zu den tiefen Schichten desodorisiren. Weiterhin ermittelte er, dass 0·5 proc. Saprol Typhusbacillen in wenigen Minuten, 0·25 proc. Saprol Cholerabacillen ebenfalls in wenigen (5) Minuten tödtet, und dass im Allgemeinen 1 proc. Saprol zur Desinfection von Fäcalien ausreicht, dass aber eine sehr lange Zeit zu vergehen scheint, ehe der Inhalt einer Grube durchdrungen und desinficirt wird. Als der Verfasser 173 g Fäces mit 1 ccm Saprol begoss, war erst am sechsten Tage Abtödtung der Bacterien eingetreten, und als er 186 g dünner urinöser Fäces mit 0·5 ccm Saprol begoss, war die Masse selbst am achten Tage nicht völlig keimfrei. Eine höhere Desinfection der Fäces lässt sich also mit Saprol in kurzer Frist nicht erzielen.

Scheurlen (Archiv f. Hygiene XVIII, 35) beschäftigte sich ebenfalls mit dem Saprol und kam dabei zu folgenden Sätzen:

Die Auslaugung des Cresols beginnt fast sofort nach dem Aufgiessen des Saprols, und damit beginnt auch die Mischung mit den untenstehenden Flüssigkeiten, da die mit Cresol gesättigten oberen Schichten untersinken.

Schon nach 24 Stunden ist das untenstehende Wasser bei genügender Anwesenheit von Saprol in eine 0·34 proc. Cresollösung verwandelt.

Das Saprol wirkt vorzüglich desodorisirend. Es tödtet Cholera- und Typhusbacillen in wässerigen Aufschwemmungen und Fäcalien binnen 6 bis 24 Stunden, vermag aber Dauersporen nicht zu vernichten. Zur Vernichtung jener Bacillen genügt ein Zusatz von 1 Thl. Saprol zu 80 Thln. Flüssigkeit.

In einem zweiten Aufsatze (Archiv f. Hygiene XIX, Heft 4) kritisirt Scheurlen die Arbeiten von Keiler, Anschütz und Pfuhl über die desinficirende Wirkung des Saprols, theilt einige neuere eigene Versuche mit und bleibt bei seinem günstigen Urtheile über dieses Präparat bei der Desinfection von Gruben. Am zweckmässigsten wird dieselbe in der Weise vorgenommen, dass nach jeder Leerung der Grube 1½ Proc. des Rauminhalts von Saprol eingeschüttet wird, nachdem man zur Ausgleichung der Oberfläche und zur Vermeidung einer eventuellen Adhäsion des Saprols am Boden eine hinreichende Menge Wasser hineingoss.

Der österreichische oberste Sanitätsrath (Ref. Prof. Gruber) gab über Rein- und Rohsolutol folgendes Gutachten ab (Das österr. Sanitätswesen 1893, Sonderabdruck): Beide Solutol-Sorten besitzen nicht unbedeutende Desinfectionswirkung; doch bleibt diese hinter derjenigen zurück, welche von Hammer und Buttersack gefunden wurde.

„Gegenüber dem so empfindlichen und hinfälligen Choleravibrio bewährten sich zwar beide Sorten gleich gut. Eine 2 proc. Lösung von Roh- wie von Reinsolutol tödtet den Vibrio unter den angegebenen Bedingungen binnen einer halben Minute, eine 1 proc. Lösung binnen zwei Minuten. Gegenüber anderen Bacterienarten zeigte sich aber, wie zunächst hervorgehoben sei, ein auffälliger Unterschied zwischen den beiden Sorten. So tödtete anscheinend eine 0·83 proc. Lösung von Rohsolutol (mit $^1/_2$ Proc. Cresolgehalt) Bact. Coli commune binnen 5 Minuten, Typhusbacterien binnen 3 bis 5 Minuten, Micr. pyogenes aureus binnen 1$^1/_2$ bis 3 Stunden; während die Lösung von Reinsolutol von gleicher Stärke die Abtödtung von Bact. Coli commune erst binnen 30 Minuten, die der Typhusbacterien binnen 10 bis 15 Minuten, die von Micr. pyogenes aureus erst binnen 5 bis 6 Stunden vollendete.

1 Proc. Rohsolutol tödtete Microc. pyogenes aureus bei einer anderen Versuchsreihe binnen 2 Stunden, 1 Proc. Reinsolutol erst binnen 5 bis 6$^1/_2$ Stunden; 2 Proc. Rohsolutol brauchte 10 Minuten zu seiner Abtödtung, 2 Proc. Reinsolutol aber 40 Minuten; 4 Proc. Rohsolutol $^1/_2$ Minute, dagegen 4 Proc. Reinsolutol 3 Minuten.

Reinsolutol ist nach diesen Versuchen ein relativ recht schwaches Desinfectionsmittel, während Rohsolutol — anscheinend wenigstens — gegenüber manchen Mikrobien ziemlich kräftig wirkt.

Da nach allen bisher vorliegenden Untersuchungen den Verunreinigungen des Rohsolutols (Kohlenwasserstoffe, Pyridin, Naphtalin) entweder gar keine oder, in den vorhandenen Verdünnungen, nur unbedeutende Desinfectionswirkung zukommt, so war dieser Unterschied in der Leistungsfähigkeit von Roh- und Reinsolutol sehr auffällig und lag der Verdacht nahe, dass die stärkere Wirkung des Rohsolutols vielleicht nur scheinbar und dadurch bedingt sei, dass die öligen und harzigen Niederschläge, die bei dem Versuche der Lösung des Rohsolutols eintreten, die Mikrobien einhüllen und am Wachsthum behindern, ohne dass sie sofort getödtet werden."

Versuche haben die Richtigkeit dieser Annahme bewiesen. Denn sie lehrten, dass filtrirte Lösungen von Solutol bei Weitem schwächer als unfiltrirte sich erweisen, und dass filtrirte Roh- und Reinsolutollösungen sich nur wenig in ihrer desinficirenden Wirkung unterscheiden.

Freies Cresol ist dem Reinsolutol bei Weitem überlegen, und freie Natronlauge in einer dem Natrongehalte der verwendeten Solutollösung entsprechenden Concentration ist nicht viel weniger wirksam, als Reinsolutol selbst.

In den Solutolen ist der vierte Theil des Cresols in freiem Zustande vorhanden. Noch geringer wirksam würden sie sein, wenn das gesammte Cresol an Natrium gebunden wäre.

Reinsolutol muss in seiner Wirkung auf Milzbrandsporen sehr geringwerthig beurtheilt werden, da es dieselben selbst in 10 proc. Lösung nicht einmal binnen zehn Tagen zu tödten vermag. Etwas wirksamer gegen diese Sporen ist Rohsolutol.

Beide Präparate sind bei erhöhter Temperatur kräftigere Desinfectionsmittel, aber auch in dieser Beziehung weit überschätzt worden.

„In sehr vielen Fällen werden die Cresole am zweckmässigsten in der Form einfacher 1- und 2 proc. wässeriger Lösungen der sogen. 100 proc. Carbolsäure Anwendung finden. In anderen Fällen, wo gleichzeitig Reinigung, besonders solche fetter Oberflächen erreicht werden soll, erscheinen Cresolseifenlösungen, in denen der Wirkungswerth des Cresols unverändert enthalten ist, weit praktischer als die Solutole. Handelt es sich endlich um Lösung und Erweichung von Coagulis, Sputum u. dergl., dann bieten sich Kalkmilch und verdünnte Aetzlaugen als vortreffliche Mittel dar, die, wie aus den Versuchen von Kitasato und Boer, sowie auch aus denjenigen von Heider hervorgeht, die meisten vegetirenden Bacterien und bei hoher Temperatur auch die Sporen in verhältnissmässig kurzer Zeit vernichten."

Vahle (Hyg. Rundschau 1893, Nr. 20) prüfte den Desinfectionswerth des Raschig'schen Cresols und des von Heyden'schen Solveols gegenüber der reinen Carbolsäure unter Verwendung von Culturen des Streptoc. pyogenes, des B. pyocyaneus, des Staphyloc. aureus, der Sporen des Milzbranderregers und fand dabei, dass Lösungen des Raschig'schen Cresols in ihrer Wirkung auf Eitererreger und Milzbrandsporen mit gleichprocentigen Lösungen reiner Carbolsäure etwa auf gleicher Höhe stehen, sie mitunter sogar übertreffen, dass aber die Lösungen des Solveols in ihrer Wirkung auf Eitererreger, besonders aber auf Milzbrandsporen von gleichprocentigen Lösungen der Carbolsäure nicht unerheblich übertroffen werden.

Abel prüfte die antiseptische Wirkung des Ichthyols (Ichthyolammon und Ichthyolnatrium) an Reinculturen von Staphyl. pyogenes aureus und albus, an B. pyocyaneus, B. typhi, B. ozaenae und anthracis, B. cholerae asiat. und B. diphther. Die Ergebnisse seiner Untersuchungen fasste er in folgende Sätze zusammen:

1. Die Ichthyolpräparate — Ichthyolammon und Ichthyolnatrium — sind im Stande, bereits in schwachen Lösungen und in kurzer Zeit die pyogenen Streptococcen und die Erysipelstreptococcen sicher abzutödten. Die Wirkung der verschiedenen in den Handel gebrachten Präparate ist ziemlich genau die gleiche. Bei Erysipel- und Streptococceneiterungen wird sich demnach das Ichthyol — wie es die Erfahrung auch schon gelehrt hat — mit Erfolg anwenden lassen.

2. Der Staphylococcus aureus und albus, der Bacillus pyocyaneus, Bacillus typhi, ozaenae und anthracis, das Spirillum cholerae asiaticae besitzen mehr oder weniger grosse Resistenz gegen Ichthyol, die selbst im Mindestfalle noch so bedeutend ist, dass reines Ichthyol stundenlang einwirken muss, um die Organismen in Culturen zu vernichten. Dasselbe lässt sich für diese Organismen also in keiner Weise den gebräuchlichen Antisepticis an die Seite stellen.

3. Der Diphtheriebacillus wird in frischen Ansiedelungen von schwachen Ichthyollösungen abgetödtet, während ausgebildete Herde schwer beeinflusst werden. Wenn sich das Ichthyol zur Therapie der Diphtherie auch nicht eignete — was immerhin eines Versuches werth wäre —, so kann es doch wohl zur Prophylaxe der Diphtherie (in Gurgelungen und innerlich) zweckmässig Verwendung finden.

4. Das Ichthyol hat bei der Behandlung des Typhus und der Ozaena gute Dienste geleistet, trotzdem es deren Erreger nur schwer unschädlich machen kann. Es ist daher nicht ausgeschlossen, dass auch Infectionen durch die anderen unter 2. genannten Infectionserreger vom Ichthyol günstig beeinflusst werden können, wobei man wenig von seiner antiseptischen Wirkung, die Hauptsache von seinem Einflusse auf den Organismus selbst erwarten darf.

5. Es empfiehlt sich, das Ichthyol nur in Substanz oder in 50 proc. Lösung aufzubewahren und erst vor dem Gebrauche stärkere Verdünnungen mit allen Cautelen anzufertigen. Schwache Lösungen können pathogene Keime, wie z. B. den Staphylococcus aureus, längere Zeit enthalten, und man läuft Gefahr, durch die Anwendung derselben Infectionen hervorzurufen. Schwache Ichthyolconcentrationen, die vorräthig gehalten werden, müssen vor dem Gebrauche durch Aufkochen sterilisirt werden, was dieselben ohne Beeinträchtigung ihrer Wirksamkeit wiederholt vertragen.

Formalin ist 40 proc. Formaldehyd, mischt sich leicht mit Wasser und lässt schon bei gewöhnlicher Temperatur Formalin entweichen. Lässt man es verdampfen, so schlägt es sich auf der Oberfläche der Gegenstände nieder, mit welchen es in Berührung kommt, und vernichtet daselbst die Keime. Der Niederschlag ist Paraformalin = Paraformaldehyd. Verdunstet dieses, so entsteht wieder Formalin.

Schon in der Verdünnung von 1 : 20 000 tödtet letzteres Milzbrandbacillen, in der Verdünnung von 1 : 10 000 (nach einer Stunde) Milzbrandsporen.

Es eignet sich sehr zum Reinigen von Schwämmen (Lösungen von 1 Proc. und nachheriges Ausdrücken), zur Herstellung steriler Verbandmaterialien (Formalith = Formalin + Kieselguhr), zur Aufbewahrung von Schwämmen und Verbandmaterialien in Gefässen, die etwas Formalin enthalten, zur Desinfection von Zimmern, Eisenbahnwagen, Stallungen, zum Einweichen inficirter Wäsche, sowie zum Ausspülen von Nachtgeschirren und ähnlichen Utensilien. (Prospect der Chemischen Fabrik von E. Schering.)

Stahl fand, dass Milzbrandsporen und sporenhaltige Gartenerde, sowie Zeugproben steril wurden, wenn er sie eine Viertelstunde dem Spray einer 2 proc. Formalinlösung aussetzte. Für Tapeten und dünnere Zeuge erwies sich ein Verbrauch von 20 ccm dieser Lösung für 1 qm als ausreichend. An Seidenfäden angetrocknete Milzbrandsporen wurden, in unsterilisirte Verbandwatte eingehüllt, durch 40 proc. Formalinlösung binnen zwei Tagen völlig abgetödtet. (Prospect der Chemischen Fabrik von E. Schering.)

Berlioz und Trillat (Comptes rendus 115, S. 290) ermittelten, dass die Dämpfe des Formols = Formaldehyds binnen wenigen Minuten Typhusbacillen tödten, dass sie überhaupt die Entwickelung von Mikroparasiten schon in geringer Concentration behindern, dass sie toxisch erst dann wirken, wenn man sie mehrere Stunden hindurch einathmet, dass sie schnell in thierische Gewebe eindringen, und dabei antiseptisch wirken.

F. Blum (Das Formaldehyd als Antisepticum, Frankfurt a. M. 1893) fand, dass das Formaldehyd auch in relativ starker Concentration Mikroorganismen abtödtet, aber in nur schwacher Concentration antiseptisch wirkt, die Entwickelung jener Gebilde hindert.

Gegner (Ueber einige Wirkungen des Formaldehyds, Münchener med. Wochenschr. 1893, Nr. 32) ermittelte, dass das Formaldehyd in 40 proc. wässeriger Lösung ein wirksames Desinficiens ist, und räth, Versuche mit Formaldehyddämpfen zur Desinfection von cholerainficirten Räumen zu machen. Das Präparat riecht sehr unangenehm und reizt die Schleimhäute. — K. B. Lehmann (Münchener med. Wochenschrift 1892, Nr. 32) stellte ebenfalls fest, dass eine 40 proc. Formaldehydlösung kräftig desinficirt, dass 30·0 g einer solchen Lösung ausreichen, um einen ganzen Männeranzug in 24 Stunden zu desinficiren. Aber die mit ihr behandelten Kleider riechen unangenehm; sie müssen deshalb hinterher mit Ammoniak besprengt werden. Sehr gut eignet sich das bezeichnete Mittel zur Desinfection von Bürsten und Kämmen. Dieselben brauchen nur in einem Tuche, welches mit einigen Cubikcentimetern Formaldehyd befeuchtet wurde, 24 Stunden aufbewahrt zu werden und sind dann keimfrei. Ebenso können Lederwaaren und Pelzsachen bequem desinficirt werden.

Draer (Centralbl. für Bacteriologie XIV, Nr. 7) prüfte die Wirkung von Acidum sozojodolicum, von Natrium-, Kalium-, Zincum-, Hydrargyrum sozojodolicum sowie Tribromphenol-Wismuth auf Cholerabacillen und stellte dabei Folgendes fest:

1. Das Wachsthum dieser Bacillen in 1 proc. Peptonkochsalzlösung wird aufgehoben, wenn letztere $^1/_{10}$ Proc. Zincum oder Hydrarg. sozojod. oder $^1/_2$ Proc. Acidum sozojod. oder $^1/_2$ Proc. Natr. sozojod. enthält, und wird stark vermindert, wenn die Lösung 1 Proc. Kalium sozojod. enthält, wenig vermindert, wenn sie 1 Proc. Tribromphenol-Wismuth enthält.

2. Vernichtet werden die in Peptonwasser gezüchteten Cholerabacillen durch Zusatz von $^1/_2$ Proc. Acidum sozojod. oder $^1/_2$ Proc. Hydrargyr. sozojod. binnen einer Stunde, durch Zusatz von 1 Proc. Natr. sozojod. binnen zwei Stunden, durch Zusatz von 1 Proc. Kalium und Zincum sozojod. binnen drei Stunden, durch Zusatz von 2 Proc. Tribromphenol-Wismuth nicht vollständig binnen sieben Stunden.

3. Vernichtet werden Cholerabacillen, welche in einem mit Hühnerei verrührten Peptonwasser gewachsen waren, durch Zusatz von 1 Proc. Hydrarg. sozojod. binnen 30 Minuten.

4. Vernichtet werden Cholerabacillen, welche in einem mit diarrhoischen Fäces vermischten, darauf aber sterilisirten Peptonwasser gewachsen waren, vollständig durch Zusatz von 2 Proc. Hydrargyrum sozojod. binnen 30 Minuten, durch Zusatz von 2 Proc. Acid. sozojod. binnen zwei Stunden, nicht vollständig durch Zusatz von 2 Proc. Natrium oder Kalium sozojod. binnen drei Stunden.

Das Ergebniss dieser Studie steht im Widerspruch mit demjenigen, welches Hueppe bei seinen Versuchen über Sozojodolsäure gefunden hat.

Rigler prüfte die Desinfectionskraft der Ammoniakdämpfe (Centralbl. f. Bacteriologie XIII, Nr. 20), indem er diese Dämpfe in einem

Zimmer von bestimmtem Luftraum entwickelte und ihrer Wirkung Bacterienculturen, mit welchen er Fäden imprägnirt hatte, eine Reihe von Stunden aussetzte. Es ergab sich, dass die mit Cholerabacillen und Typhusbacillen imprägnirten Fäden schon nach zwei Stunden getödtet waren, mochten diese Fäden frei liegen oder in trockene Tücher gebracht sein. Länger dauerte es, bis die in feuchte Tücher gelegten Fäden mit Cholera- und Typhusbacillen steril wurden. Fäden mit Milzbrandbacillen erwiesen sich nach drei Stunden, wenn in feuchte Tücher gelegt, nach fünf Stunden, Fäden mit Diphtheritisbacillen unter allen Umständen nach vier Stunden getödtet. Darnach würden die Ammoniakdämpfe ein sehr schätzenswerthes Desinficiens sein. Der Autor empfiehlt es deshalb zur Desinfection von Kleidungsstücken, Möbeln und Wohnräumen, um so mehr, da es billig ist, und die zu desinficirenden Objecte nicht schädigt. Es sei nur nöthig, grosse, flache Schalen mit Ammoniak auf acht bis zehn Stunden in dem zu desinficirenden Raume aufzustellen; nach geschehener Desinfection genüge eine mehrstündige Lüftung, um den Geruch gründlich zu beseitigen.

Seuchengesetz.

Aus dem Jahre 1893 sei auch hier kurz des von dem Deutschen Bundesrathe eingebrachten Entwurfes eines Gesetzes zur Bekämpfung gemeingefährlicher Krankheiten gedacht.

Der Entwurf enthielt in 45 Paragraphen die gesammten auf die Abwehr von Epidemieen bezüglichen Verordnungen. § 1 betraf die Anzeigepflicht und lautete:

Jede Erkrankung und jeder Todesfall an Cholera (asiatischer), Fleckfieber (Flecktyphus), Gelbfieber, Pest (orientalischer Beulenpest), Pocken (Blattern), sowie jeder Fall, welcher den Verdacht einer dieser Krankheiten erweckt, ist der für den Aufenthaltsort des Erkrankten oder den Sterbeort zuständigen Ortspolizeibehörde und gleichzeitig dem beamteten Arzte, jede Erkrankung an Darmtyphus, Diphtherie einschliesslich Croup, Rückfallfieber, Ruhr (Dysenterie), Scharlach ist der für den Aufenthaltsort des Erkrankten zuständigen Ortspolizeibehörde unverzüglich anzuzeigen.

Wechselt der Erkrankte den Aufenthaltsort, so ist dies unverzüglich bei der Ortspolizeibehörde des bisherigen und des neuen Aufenthaltsortes zur Anzeige zu bringen.

Durch Beschluss des Bundesraths können die vorstehenden Bestimmungen auf andere ansteckende Krankheiten ausgedehnt werden.

Landesrechtliche Bestimmungen, welche eine weitergehende Anzeigepflicht begründen, werden durch dieses Gesetz nicht berührt.

Im § 2 wird festgesetzt, dass zur Anzeige der behandelnde Arzt, jede mit der Behandlung oder Pflege beschäftigte Person, der Haushaltungsvorstand, die zum Haushalt gehörigen grossjährigen Personen, die sonstigen Haushaltungsgenossen und derjenige, in dessen Wohnung oder Behausung der Krankheits- bezw. Todesfall sich ereignet, verpflichtet sind. Jeder Fall von Kindbettfieber muss vom Arzt oder der Hebeamme unverzüglich dem beamteten Arzte des Bezirks gemeldet werden. (§ 3) Anzeigen können mündlich oder schriftlich angebracht werden.

Die §§ 6 bis 10 handeln von der Ermittelung der Krankheit durch die Ortspolizei und· den beamteten Arzt. Bei Verdacht auf Cholera, Fleckfieber, Gelbfieber, Pest, Pocken, Rückfallfieber, Typhus kann auf Antrag des beamteten Arztes die Leichenöffnung polizeilich angeordnet werden (§ 7). Ist Gefahr im Verzuge, so kann der beamtete Arzt schon vor dem Einschreiten der Polizei die erforderlichen Abwehrmaassregeln anordnen. Der Vorsteher der Ortschaft hat den Anordnungen des Arztes Folge zu leisten.

In den §§ 11 bis 27 werden die Schutzmaassregeln namhaft gemacht; dahin gehören: Beobachtung kranker oder verdächtiger Personen, Meldung von Personen, welche aus verseuchten Gegenden in seuchenfreie kommen, bei der betreffenden Ortspolizei; Absonderung kranker oder verdächtiger Personen, event. deren Unterbringung in ein Krankenhaus oder in einen sonstigen geeigneten Unterkunftsraum; Kenntlichmachung der Häuser, in welchen Seuchenerkrankungen vorgekommen sind; Beobachtung des Verkehrs mit Gegenständen, welche geeignet sind, die Krankheit zu verbreiten; gesundheitspolizeiliche Beaufsichtigung des Schifffahrts-, Flösserei- und sonstigen Verkehrspersonals; Beschränkung des Schifffahrts-, Flösserei-, Hausirbetriebes, des Marktverkehrs und der Ansammlung von Menschen; Fernhaltung vom Schulbesuche; Beschränkung der Benutzung der öffentlichen Wasseranlagen aller Art; Räumung verseuchter Wohnräume; Desinfection bezw. Vernichtung von Gebrauchsgegenständen; Vorsichtsmaassregeln bei der Aufbewahrung, Beförderung und Bestattung der Leichen. Bei bedrohlicher Ausbreitung einer übertragbaren Augenkrankheit kann eine ärztliche Behandlung durch die höhere Verwaltungsbehörde, und zwar eine unentgeltliche Behandlung angeordnet werden (§ 21).

Nach § 24 kann zur Verhütung der Einschleppung aus dem Auslande 1. Die Ein- und Durchfuhr von Waaren und Gebrauchsgegenständen, 2. der Einlass der Seeschiffe und der dem Personen- oder Frachtverkehr dienenden Fahrzeuge, 3. der Eintritt und die Beförderung von Personen, welche aus dem von der Krankheit befallenen Lande kommen, verboten oder beschränkt werden. Der Bundesrath ist ermächtigt, nähere Vorschriften über die hiernach zu treffenden Maassregeln zu beschliessen. Soweit diese Vorschriften auf die gesundheitspolizeiliche Ueberwachung der Seeschiffe beziehen, können sie auf den Schiffsverkehr zwischen deutschen Seehäfen erstreckt werden.

§ 25. Wenn eine ansteckende Krankheit im Auslande oder im Küstengebiet des Reichs ausgebrochen ist, so bestimmt der Reichskanzler oder für das Gebiet des zunächst bedrohten Bundesstaates im Einvernehmen mit dem Reichskanzler die Landesregierung, wann und in welchem Umfange die gemäss § 24 erlassenen Vorschriften in Vollzug zu setzen sind.

§ 26. Der Bundesrath ist ermächtigt, Vorschriften über die Ausstellung von Gesundheitspässen für die aus deutschen Häfen ausgehenden Seeschiffe zu beschliessen.

Die §§ 28 bis 33 regeln das Entschädigungsverfahren; die §§ 34 bis 42 enthalten die allgemeinen Vorschriften. Die §§ 43 bis 45 sind Strafvorschriften. § 43. Mit Gefängniss bis zu zwei Jahren wird bestraft: 1. wer wissentlich ein von der zuständigen Behörde auf Grund des § 15 Nr. 3 erlassenes Ausfuhrverbot verletzt; 2. wer wissentlich Kleidungsstücke, Leibwäsche, Bettzeug oder sonstige Gegenstände, welche von Personen, die an einer ansteckenden Krankheit (§ 1) litten, während der Erkrankung gebraucht oder bei deren Behandlung oder Pflege benutzt worden sind, oder für welche eine Desinfection polizeilich angeordnet war, vor erfolgter Desinfection in Gebrauch nimmt, an Andere überlässt oder sonst in Verkehr bringt; 3. wer wissentlich Fahrzeuge oder sonstige Geräthschaften, welche zur Beförderung von Kranken oder Verstorbenen der in Nr. 2 bezeichneten Art gedient haben, vor Ausführung der polizeilich angeordneten Desinfection benutzt oder Anderen zur Benutzung überlässt. Sind in den Fällen der Nr. 2 und 3 mildernde Umstände vorhanden, so kann auf Geldstrafe bis zu 1500 Mk. erkannt werden. Ist in Folge der Handlung ein Dritter von der Krankheit ergriffen worden, so tritt Gefängnissstrafe von drei Monaten bis zu drei Jahren ein.

§ 44. Mit Geldstrafe von 10 bis 150 Mk. oder mit Haft nicht unter einer Woche wird bestraft: 1. wer die ihm nach den §§ 2 bis 4 obliegende Anzeige unterlässt oder länger als 24 Stunden, nachdem er von der anzeigepflichtigen Thatsache Kenntniss erhalten hat, verzögert. Die Strafverfolgung tritt nicht ein, wenn die Anzeige, obwohl nicht von den zunächst Verpflichteten, doch rechtzeitig gemacht worden ist; 2. wer im Falle des § 7 dem beamteten Arzte den Zutritt zu dem Kranken oder zur Leiche oder die Vornahme der erforderlichen Untersuchungen verweigert; 3. wer den Bestimmungen im § 7 Absatz 2 zuwider über die daselbst bezeichneten Umstände dem beamteten Arzte die Auskunft verweigert oder wissentlich unrichtige Angaben macht; wer den auf Grund des § 13 erlassenen Anordnungen zuwiderhandelt.

§ 45. Mit Geldstrafe bis zu 150 Mk. oder mit Haft wird, sofern nicht nach den bestehenden gesetzlichen Vorschriften eine höhere Strafe verwirkt ist, bestraft: 1. wer den im Falle des § 10 von dem beamteten Arzte oder dem Vorsteher der Ortschaft getroffenen vorläufigen Anordnungen zuwiderhandelt; 2. wer den auf Grund der §§ 12, 14, 15, 17, 19 bis 22 und 27 getroffenen polizeilichen Anordnungen zuwiderhandelt; 3. wer den auf Grund des § 25 in Vollzug gesetzten oder den auf Grund des § 26 erlassenen Vorschriften zuwiderhandelt. —

Bekanntlich hat der Entwurf, der in der Folge mehrfach geändert ist, Gesetzeskraft nicht erlangt, ist überhaupt, seit dem Ende des Jahres 1893, vollständig aus der Literatur und dem öffentlichen Leben verschwunden.

Tuberculose.

Bacteriologie: Baumgarten (Der Tuberkelbacillus und die Tuberculin-Literatur des Jahres 1891. Braunschweig 1893) bringt in einer Separatausgabe aus dem „Jahresberichte über die Fortschritte in der Lehre von den pathogenen Mikroorganismen" eine sehr werthvolle Uebersicht über den Inhalt von 278 Arbeiten, welche sich mit dem Tuberkelbacillus und der Wirkung des Tuberculins befassen. Sie wird Jedem, welcher die Aetiologie und Prophylaxis der Tuberculose studirt, von sehr grossem Nutzen sein, da sie ungemein vollständig ist.

Petruschky (D. med. Wochenschrift 1893, Nr. 14) fand durch zahlreiche Untersuchungen, dass die Tuberculose am häufigsten mit der Streptococceninfection sich complicirt. (Vergl. darüber Cornet in diesem Jahresberichte pro 1892, S. 215.) Er konnte Streptococcen nicht bloss im Sputum, sondern sehr häufig auch im Blute und in Gewebssäften Tuberculöser nachweisen. Nach seiner Auffassung handelt es sich aber nicht um eine gleichzeitige Infection mit Tuberkelbacillen und Streptococcen, sondern um eine secundäre Invasion der letzteren bei schon bestehender Tuberculose. Die Ueberschwemmung des Organismus mit Streptococcen aber führt zu einer Art Septikämie, zu dem hektischen Fieber der Tuberculösen mit vorgeschrittener Krankheit. Dies Fieber ist charakterisirt durch seine grosszackige Temperaturcurve, die als Streptococcencurve bezeichnet werden kann, da sie auch beim Erysipelas, dem Puerperalfieber, den acuten Eiterungsprocessen beobachtet wird. Sind bei Tuberculösen die Cavernen abgeschlossen oder ihre Oeffnungen verlegt, so zeigt sich die Streptococcencurve; kann der Inhalt entleert werden, so geht das Fieber zurück. Der Autor glaubt, dass die Misserfolge der Tuberculinbehandlung sich zum grossen Theile aus der Anwendung dieses Mittels bei vergeschrittener, mit Streptococceninvasion complicirter Tuberculose erklären. Wenn es gelänge, die septische Infection zu beseitigen, so stehe einer vorsichtigen Behandlung mit Tuberculin Nichts im Wege.

Forster (Hygienische Rundschau 1893, Nr. 15) bringt in einem Aufsatze eine Uebersicht der in seinem Institute angestellten Untersuchungen über die Einwirkung hoher Temperaturen auf Tuberkelbacillen. Es steht nach ihm fest, dass diese Bacillen in der Milch, im Sputum, in Perlknoten durch Erhitzen auf Temperaturen vernichtet werden, welche weit unter 100^0 liegen. Ihre Tödtung erfolgt

bei 55^0 binnen . . . . 4 Stunden,
„ 60^0 „ . . . . 1 Stunde,
„ 65^0 „ . . . . $1/4$ „
„ 70^0 „ . . . . $1/6$ „
„ 80^0 „ . . . . $1/12$ „
„ 90^0 „ . . . . $1/30$ „
„ 95^0 „ . . . . $1/60$ „

Man kann also eine Milch, ohne ihren Geschmack zu verändern, sicher tuberkelbacillenfrei machen, wenn man nur 15 Minuten lang auf 65^0 erwärmt.

Das Pasteurisiren der Kuhmilch durch Apparate, in denen sie an erhitzten Metallflächen vorbeiströmt, genügt nicht, um sicher die etwa in ihr vorhandenen Tuberkelbacillen zu vernichten; wohl aber gelingt dies durch diejenige Art des Pasteurisirens, bei welcher die Kuhmilch nicht strömend in Kesseln oder Flaschen langsam erwärmt und eine gewisse Zeit auf bestimmter Temperatur erhalten wird. Forster empfiehlt, solche Milch, wenn sie in den Handel gelangt, als „krankheitskeimfreie" zu bezeichnen.

Fr. Fischel (Berl. klin. Wochenschrift 1893, Nr. 41) hält es nach seinen Versuchen mit den Bacillen der Säugethier- und Hühnertuberculose für sicher, dass beide lediglich Anpassungsarten sind, dass Zwischenformen zwischen ihnen existiren, dass Varietäten der Form mit Varietäten der Wirkung einhergehen, und dass die Virulenz jener Bacillen von den Differenzen der spontanen oder künstlichen Ernährung beeinflusst wird.

Jakowski (Centralbl. f. Bacteriol. XIV, S. 762) fand im Blute der hektisch-tuberculösen Personen (siebenmal in neun Fällen) pyogene Bacterien, niemals Fraenkel'sche Pneumococcen, bestätigte also, dass in der bezeichneten Periode der Krankheit meist eine Mischinfection vorliegt.

Bollinger (Münchener med. Wochenschrift 1893, Nr. 50) erbrachte den experimentellen Beweis, dass das Blut tuberculöser Rinder Tuberkelbacillen enthalten kann. Er verimpfte das von einer stark perlsüchtigen Kuh stammende Blut subcutan auf 10 Meerschweinchen; von diesen erwies sich eins nach beinahe zwei Monaten als tuberculös. Das Fleisch dieser Kuh, welches doch auch Blut enthielt, war zur Freibank zugelassen worden. Bollinger weist übrigens darauf hin, dass bei Schweinen viel häufiger als bei Rindern Miliartuberculose vorkommt, und dass in dem Blute tuberculöser Schweine sich deshalb weit häufiger die Krankheitserreger finden werden.

Verbreitung der Tuberculose. Hier sei zunächst erwähnt A. Gärtner's umfangreicher Aufsatz: Ueber die Erblichkeit der Tuberculose (Zeitschr. f. Hygiene XIII, S. 101). Er erörtert zunächst die Disposition für diese Krankheit und bezeichnet sie als eine Anlage für das leichtere Haften, das raschere Fortschreiten der Erreger. Diese Anlage kann in schwächenden Momenten allgemeiner und örtlicher Natur, aber auch in mechanischen Verhältnissen und in der chemischen Zusammensetzung der Zellen, wie der Körpersäfte begründet und kann erworben, wie ererbt sein. In einem zweiten Capitel bespricht der Autor den Infectionserreger und seine Abschwächung, erklärt den Nachweis, dass letztere auf künstlichem Wege möglich sei, für nicht sicher erbracht, den Nachweis des Vorkommens natürlich abgeschwächter Tuberkelbacillen für noch weniger sicher erbracht, nach den klinischen Erfahrungen auch nicht für nothwendig. Weiterhin verbreitet er sich über die Vererbung der Tuberculose, über die Uebertragung des Tuberkelbacillus von den Eltern auf die Frucht vor der Geburt. Er registrirt dabei die in der Literatur bekannt gewordenen Fälle von Tuberculose bei menschlichen und thierischen Fötus resp. rechtzeitig geborenen Früchten, giebt namentlich zu, dass die von Berti, von Birch-Hirschfeld, Baumgarten, Aviragnet veröffentlichten Fälle als solche congenitaler Tuberculose beim Menschen anzusehen sind, bespricht darauf die Tuberculose der frühesten Jugend und hebt die Seltenheit dieser, wie der angeborenen hervor. Das nun folgende Capitel über Statistik der Tuberculose bringt die Belege für das starke Ueberwiegen dieser Krankheit im ersten Lebensjahre, für ihren starken Abfall mit dem reiferen Kindesalter, zeigt, dass die Curve des Verlaufes des Tuberculosentodes nach der preussischen Statistik sich derjenigen des Verlaufes der allgemeinen Sterblichkeit nähert, und dass sie auffallend ähnlich derjenigen des Verlaufs der Organkrankheiten, aber unähnlich derjenigen des Verlaufs der Infectionskrankheiten mit Ausnahme der Lungen- und Brustfellentzündungen ist. Der Autor zieht aus diesen Ergebnissen folgende Schlüsse:

1. Es existirt für den tödtlichen Verlauf der Tuberculose eine an das Alter geknüpfte Disposition.
2. Die enorm hohe Sterblichkeit der ersten Jahre spricht dafür, dass neben der Altersdisposition in der allerfrühesten Zeit des Lebens eine Infectionsquelle von grosser Intensität vorhanden ist.
3. Die Statistik kann keine Auskunft darüber geben, ob die Infectionsquelle in der fötalen Periode oder in der ersten extrauterinen Lebenszeit liegt. — Die starke Infectionsmöglichkeit post partum ist gegeben durch die engen Beziehungen der Neugeborenen zur Mutter und zur Familie. Auch in der Nahrung liegt für die Neugeborenen eine grosse Gefahr.
4. Nimmt man eine Altersdisposition und eine häufige Infection in der ersten Lebenszeit an, so steht von Seiten der Statistik Nichts im Wege — zumal die Obductionsbefunde und die klinische Erfahrung beweisen, dass durchaus nicht jede Tuberculose der ersten Kindheit rasch tödtet — mit Baumgarten zu folgern, dass ein Theil der Tuberculose des späteren Lebensalters auf Frühinfection beruht.

Im fünften Capitel schildert der Verfasser den Verlauf der Tuberculose beim Kinde, führt uns Versuche vor, aus denen erhellt, dass kein Grund vorliegt, eine wesentlich hemmende Wirkung der Gewebselemente oder Säfte jugendlicher Thiere gegenüber ausgewachsenen in Bezug auf tuberculöse Infection anzunehmen, spricht sich dahin aus, dass der kindliche Organimus an sich den Eindringlingen gegenüber sehr wahrscheinlich weniger widerstandsfähig sei, als der erwachsene, dass aber unter Umständen, die wir noch nicht kennen, die Eindringlinge in ihrem Wachsthum und ihrer Wirkung beschränkt werden und gar keine oder nur geringe Krankheitssymptome hervorrufen.

Im sechsten Capitel werden die Gründe und Beweise für und gegen die fötale Infection erörtert. Der Verfasser hält letztere für durchaus nicht unwahrscheinlich und betont, dass namentlich die primäre Leber-, Milz-, Nieren-, Knochen-, Gelenk- und Haut-Tuberculose von den Gegnern der fötalen Infection sehr schwer zu erklären sei, während sie durch die Annahme eines hämatogenen Ursprungs sehr einfach erklärt werde.

Im siebenten Capitel bespricht Gärtner das Ergebniss der Thierversuche, die bis dahin angestellt wurden, um ein Urtheil über die Uebertragung des Tuberkelbacillus von den Eltern auf die Frucht zu gewinnen, hebt hervor, dass die Ergebnisse nicht eindeutig sind, und schildert im achten Capitel seine eigenen Versuche. Dieselben bestanden in abdomineller Infection der Mutterthiere, in placentarer Infection der Jungen bei acuter Miliartuberculose und bei chronischer Allgemeintuberculose, in Uebertragung durch Zeugung von Seiten eines tuberculösen Vaters (Vorkommen von Tuberkelbacillen im Sperma von Meerschweinchen mit Lungen- resp. generalisirter Tuberculose, auch im Sperma von Meerschweinchen mit Hodentuberculose) und in Infection des Weibchens durch den Act der Begattung.

Die Versuche ergaben Folgendes:

Bei Mäusen, Kanarienvögeln und Kaninchen gehen recht oft Tuberkelbacillen von der Mutter auf die Frucht über. (Als abdominelle Infection vorgenommen wurde, kam unter 19 Würfen von Mäusen zweimal, unter 9 Kanarieneiern ebenfalls zweimal Tuberculose vor. Von 51 Früchten, deren Mütter Tuberkelbacillen in die Blutbahn eingespritzt erhielten, erkrankten 10 Proc. an Tuberculose. Ferner erwiesen sich mehrere Junge von Mäusen, die an Lungentuberculose bezw. generalisirter Tuberculose erkrankt waren, als tuberculös.)

Die Versuche bei Kaninchen und Meerschweinchen haben nicht den Beweis erbracht, dass die Uebertragung des Tuberkelbacillus vom Vater auf die Frucht stattfindet. Waren die Krankheitserreger zahlreich im Sperma vorhanden, so erfolgte trotzdem nicht die Geburt inficirter Früchte, sondern nur die Infection der Mutter.

Von Belang ist, was der Verfasser über die Lymphdrüsentuberculose sagt. Er hält eine primäre fötale Lymphdrüsentuberculose für möglich. Das starke Befallensein der Lymphdrüsen bei der Tuberculose der Kinder weist nach ihm in erster Linie auf eine Infection vom Lymphstrom hin. Die primäre lymphatische Drüsentuberculose ist aber nur erklärbar, wenn der Tuberkelbacillus das Gewebe durchdringen kann, ohne an seinem Eintrittsort eine Localisation des Krankheitsprocesses zu hinterlassen. Es erscheint nicht ausgeschlossen, dass Tuberkelbacillen aus dem Blute in die Lymphspalten eintreten und in den Lymphdrüsen abgelagert werden.

L. Pfeiffer (Hygienische Untersuchungen, M. von Pettenkofer gewidmet vom Niederrh. Verein f. öffentl. Gesundheitspfl. 1893, S. 165) erörtert Entstehung und Verbreitung der Tuberculose. Er betont, dass die Erfahrung unbedingt zwinge, anzunehmen, von den an Tuberculose leidenden Eltern gehe etwas auf die Nachkommen über, was bei diesen die gleiche Krankheit hervorrufe oder wenigstens Verhältnisse erzeuge, welche dem Krankheitserreger die Ansiedelung und Entwickelung ermöglichen, dass es also entweder eine Vererbung von Tuberculose oder der Disposition zur Tuberculose gebe. Worin bei den von tuberculösen Eltern abstammenden Personen die Disposition bestehe, ob chemische oder physikalische Eigenthümlichkeiten der Zellen und Zellcomplexe den Eindringlingen die Ansiedelung erleichtern, oder ob der Körper nicht im Stande ist, die Eindringlinge zu isoliren, zu tödten, lässt sich zur Zeit nicht entscheiden. Thatsache ist nur, dass solche Individuen eine geringere Widerstandskraft gegen den Erreger der Tuberculose besitzen.

Die Disposition ist graduell verschieden bei den einzelnen Individuen und bei demselben Individuum zu verschiedenen Zeiten. Ernährungszustand, körperliche und geistige Anstrengung, anderweitige Erkrankungen, der Eintritt der Geschlechtsreife steigern oder vermindern die Disposition.

Die Infection kommt in einzelnen Fällen wahrscheinlich durch den Vater beim Zeugungsact oder während des intrauterinen Lebens durch die Mutter, nach der Geburt aber am häufigsten durch Inhalation zu Stande.

Gegen die Vererbung der Tuberculose selbst sind wir machtlos, da das Verbot des Eingehens der Ehe für Tuberculöse nicht ausführbar ist. Gegen die Verbreitung der Tuberculose durch Infection nach der Geburt aber müssen wir ankämpfen durch sorgfältige Verwahrung der Sputa, durch Fürsorge für Verhütung der Disposition und durch Beseitigung derselben, gleichviel ob sie ererbt oder erworben ist.

Dem „Sanitary Inspector" 1893, Vol. VII, Nr. 3 und 4, sei folgende Notiz über die Uebertragung von Tuberculose entnommen: Eine Familie von neun Mitgliedern bezog ein Haus, welches vorher zehn Jahre von zwei tuberculösen Individuen bewohnt worden war. Kurze Zeit darauf zeigten sich bei dreien jener neun Personen, obgleich sie bis dahin sich vorzüglicher Gesundheit erfreut hatten, Symptome von Tuberculose. Dieselben benutzten dasselbe Schlafzimmer, wie die früheren Insassen. Dr. Ducor entnahm Proben der Tapete, sowie Staub von den Wänden und fand in beiden Tuberkelbacillen. Auch wurde festgestellt, dass die früheren Insassen unsauber gewesen waren, ihre Sputa auf die Wände gespuckt hatten.

Von besonderer Bedeutung für die praktische Verwerthung der wissenschaftlichen Arbeiten über Tuberculose war der im Jahre 1893 abgehaltene Congress zum Studium der Tuberculose in Paris.

Hier wies L. H. Petit (Wiener med. Presse 1893, Nr. 35, S. 1396) darauf hin, dass die Tuberkelbacillen im Boden sehr lange lebensfähig und virulent bleiben, dass letzterer deshalb die Tuberculose übertragen kann. Die Leichen Tuberculöser können aus diesem Grunde gefährlich werden. Ausserdem besteht die Möglichkeit, dass die in solchen Leichen sich bildenden Toxine durch das Grundwasser aufgelöst werden und so zu den Quellen und Brunnen gelangen. Der Autor hält es deshalb für nothwendig, tuberculöse Thiercadaver zu verbrennen oder in Kalkgruben zu vergraben, die Leichen tuberculöser Menschen ebenfalls zu verbrennen oder wenigstens im Sarge mit einem bacterientödtenden Mittel zu umgeben. Für die tuberculösen Leichen falle der gegen die Leichenverbrennung geltend gemachte Grund der Möglichkeit der Verheimlichung eines Verbrechens fort, da die Tuberculose meistens sehr langsam verlaufe und diagnostisch leicht sicher zu stellen sei. — Verneuil empfahl auf demselben Congress die Eingrabung der tuberculösen Leichen in Kalkgruben, wenn die Verbrennung nicht durchführbar sei. Nach sechs bis acht Wochen komme es zu einer vollständigen Mumification. Flahaut stimmte ihm zu. D'Hôtel sprach über die Aetiologie der Tuberculose, namentlich ihre Verbreitung durch intimen Verkehr und inficirte Wohnräume, Cadiot über die Tuberculose des Hundes, Siegen über diejenige der Ziege, Legay über die Milch perlsüchtiger Kühe, Cadiot, Gilbert und Roger über die spontane Tuberculose des Pferdes, Héricourt und Richet über Geflügeltuberculose, Bernheim über die Desinfection der Eisenbahnwagen zum Schutze gegen Tuberculose, Nocard über die Prophylaxis der Perlsucht, Armaingaud über gesetzliche Vorschriften zum Schutze gegen die Ausbreitung der Tuberculose.

Auf demselben Congress für Tuberculose wurden nach längerer Discussion folgende Schlusssätze angenommen:

1. Geschlachtetes Fleisch soll erst zum Verkauf kommen, wenn es von einem sachkundigen Beschauer für gesund erklärt wurde.

2. Jedes Thier, welches zu einer staatlich unterstützten Ausstellung zugelassen werden soll, muss vorher mittelst Tuberculin auf Freisein von Tuberculose geprüft sein.

3. In den öffentlichen Schulen müssen Spucknäpfe in ausreichender Zahl vorhanden sein.

4. Durch die Schulen sind Instructionen über Tuberculose zu verbreiten.

5. Die Leichen Tuberculöser sollen vor der Beerdigung desinficirt werden.

6. Die Tuberculösen sind innerhalb besonderer Spitäler in Gruppen zu verpflegen, welche je nach dem Grade der Krankheit zusammengelegt werden.

7. In den Schlachthäusern soll man Apparate zum Sterilisiren tuberculösen Fleisches aufstellen und das sterilisirte Fleisch zum Verkauf ausbieten.

Eine sehr eingehende Uebersicht über Tuberculose, und die in den letzten Jahren veröffentlichten Arbeiten, findet sich in Schmidt's Jahrbüchern 1893, Bd. 239, Nr. 1, S. 31 und Nr. 2, S. 136.

Influenza.

„Die Influenzaepidemie vom Winter und Frühjahr 1891/92 im Grossherzogthum Hessen" (Darmstadt 1893) ist der Titel einer nach den Berichten der Grossherzogl. hessischen Kreisgesundheitsämter verfassten lehrreichen Schrift. Auf eine Einleitung, in welcher auf die Schrift über die Influenzaepidemie vom Winter 1891/92 im Grossherzogthum Hessen hingewiesen wird, folgt eine Besprechung der Witterungsverhältnisse im Winter 1891/92. Sodann wird der Beginn der Epidemie, die Art ihrer Ausbreitung, ihre Heftigkeit und Dauer, die Vertheilung der Fälle auf die Alters- und Berufsklassen, sowie nach dem Geschlechte, der Symptomencomplex, die Sterblichkeit geschildert und zum Schlusse die Verhütung und Behandlung kurz berührt. (Bezüglich der Verhütung heisst es auf S. 67, dass die Berichte der Kreisgesundheitsämter Nichts darüber enthalten, was der Erwähnung werth wäre, und über die Behandlung wird auf S. 68 gesagt, dass dieselbe noch völlig auf dem rein symptomatischen Standpunkte stehe, wie vor zwei Jahren.)

Fr. Engel-Bey (Die Influenzaepidemie in Egypten im Winter 1889/90, Berlin 1893) schildert die Influenzaepidemie in Egypten auf Grund der Ergebnisse einer ärztlichen Enquête, die sich auf 6500 Kranke bezog. Er bespricht dabei den zeitlichen Verlauf der Seuche, die individuellen Verhältnisse der Erkrankten, die Art der Verbreitung und den Einfluss der atmosphärischen Verhältnisse, sucht zu zeigen, dass der menschliche Verkehr eine ungezwungene und leicht verständliche Erklärung für die Ausbreitung abgab, dagegen ein ätiologischer Zusammenhang mit den Factoren der Witterung nicht zu erweisen war. Weiterhin erörtert Engel das klinische Bild der Influenza bei den Egyptern, die Sterblichkeit (44 : 4551 oder circa 1 Proc.) und bringt zuletzt einen Anhang über die Influenzaepidemie des Jahres 1891/92.

Typhus abdominalis.

Bacteriologisches: Ueber den Erreger des Typhus abdominalis handeln folgende Schriften des Jahres 1893 (und 1892):

Fasching (Wiener klin. Wochenschrift 1892, Nr. 18) fand im Eiter posttyphöser Abscesse echte Typhusbacillen.

Hintze (Centralbl. f. Bacteriologie XIV, Nr. 14) wies ebenfalls im Eiter eines an Unterleibstyphus erkrankten Mannes Typhusbacillen nach. Der Eiter war etwa zehn Monate nach der Erkrankung entnommen. Ebenso constatirte er bei eiteriger Pachy- und Leptomeningitis eines 7 jährigen Mädchens nur Typhusbacillen.

Vallet: Le B. coli dans ses rapports avec le bacille d'Eberth et l'étiologie de la fièvre typhoide. Paris 1892. Der Autor hält den B. coli für eine Varietät des B. typhi. Er vermochte ersteren in keimfreier Closetjauche zu cultiviren, während der B. typhi in ihr binnen 1 bis 2 Wochen abstarb, und er glaubt, dass gerade die Passage durch Closetinhalt den B. coli so sehr virulent macht, um den Abdominaltyphus zu erzeugen.

Montefusco (Riforma medica 1893, Nr. 155) setzte eine Bouilloncultur von Typhusbacillen sechs Stunden einer Temperatur von — 10° bis — 15° aus und fand, dass dieselben vollkommen lebensfähig blieben. Auch als er eine solche Cultur fünf Tage lang jeden Tag nur 4 bis 6 Stunden einer Temperatur von — 10° bis — 15° exponirte, zeigte sich keine Abnahme ihrer Lebensfähigkeit. Endlich stellte der Autor durch Versuche an Thieren fest, dass die Virulenz der im Wasser suspendirten oder in Fäcalmassen vertheilten Typhusbacillen durch Temperaturen von — 10° bis — 15° nicht alterirt würde, auch wenn diese mit solchen von + 37° abwechselten.

Remy und Sugg (Recherches sur le bacille d'Eberth-Gaffky, Gand 1893) schildern in einer ausführlichen Monographie die charakteristischen Eigenschaften des Typhusbacillus an der Hand der bisherigen Forschungsergebnisse und ihrer eigenen Studien und kommen dabei zu folgenden Schlüssen:

1. Die echten Typhusbacillen sind morphologisch und biochemisch einander völlig gleich.

2. Die unechten Typhusbacillen weichen von den echten mehr oder weniger erheblich ab, sehr viele sowohl morphologisch, wie biochemisch.

3. Um die echten Typhusbacillen zu diagnosticiren, darf man sich nicht auf ein Kriterium verlassen, sondern muss möglichst viele Kriterien beachten. Die sichersten sind: Beweglichkeit, grosse Zahl Cilien, Nicht-

wachsthum in Nägeli's, Laurent's, Beyerinck's Nährflüssigkeiten, Nichtproduction von Indol in Peptonwasser, Nichtproduction von Gasen in Zucker-Bouillon, in Zucker-Agar, in Zucker-Gelatine, Nichteinwirkung oder sehr schwache Einwirkung auf Lactose, Nichtgerinnung der Milch, endlich sehr geringes Wachsthum auf Nährsubstraten, welche, der Kartoffel ähnlich, Asparagin enthalten.

4. Die Bezeichnung B. coli sollte man nur auf den Bacillus Escherich's anwenden, der sich besonders durch Indolbildung und Erzeugung von Gasen in Zucker-Gelatine auszeichnet.

5. Die Ansicht, der Typhusbacillus sei nur eine Varietät des B. coli, ist bis zur Stunde nicht erwiesen.

Fr. Kiessling (Hyg. Rundschau 1893, S. 724) lieferte ein zusammenfassendes Referat über die Forschungen bezüglich des Bacterium coli commune und besprach in demselben nach einer kurzen historischen Einleitung zunächst die Morphologie und Biologie dieses Mikroorganismus, insbesondere das Wachsthum in und auf verschiedenen Nährsubstraten, das Verhalten gegen chemische Agentien, gegen Licht, gegen niedrige und hohe Temperaturen, gegen sauerstofffreie Luft. Es folgt ein Capitel über die pathogene Bedeutung des Bacterium coli für Thiere, für Menschen, ein anderes über die Beziehungen desselben zu dem B. typhi, über das Verhalten des B. coli im todten Körper und über das saprophytische Vorkommen desselben. Den Schluss bildet ein sorgfältiges Literaturverzeichniss, welches 229 Arbeiten umfasst. Von Interesse ist an dieser Stelle vornehmlich das Ergebniss der Studien über die Differenz zwischen B. coli und B. typhi. Es ist folgendes:

1. Der B. typhi besitzt stärkere Neigung zur Bildung langer Formen, grössere Beweglichkeit und ist ringsum mit Geisselfäden besetzt.

2. Er wächst langsamer und minder kräftig, als B. coli.

3. Er bringt Milch nicht zur Gerinnung.

4. Er hat geringes Reductionsvermögen.

5. Er vermag in zuckerhaltigen Nährböden kein Gas zu bilden.

6. Er producirt in peptonhaltigen Lösungen kein Indol.

7. Die vom B. typhi abgespaltene Milchsäure ist linksdrehend und sehr sparsam.

8. Gegen Säuren und Alkalien ist er weniger widerstandsfähig, als B. coli.

Fremlin (Archiv f. Hygiene XIX, 3) constatirte durch eigene Untersuchungen, dass zwischen B. coli und B. typhi folgende Unterschiede bestehen:

1. Der B. typhi ist viel beweglicher, als B. coli.

2. Der B. typhi hat grössere Neigung, Fäden zu bilden.

3. Das Wachsthum des B. typhi auf Gelatineplatten ist merklich langsamer, als dasjenige von B. coli.

4. Auf Kartoffeln sind die Colonieen des B. typhi fast unsichtbar, im Gegensatz zu denjenigen des B. coli, welches gewöhnlich in breiten, orangefarbenen Strahlen wächst.

5. Der B. typhi hat keine, der B. coli eine starke, gährungserregende Kraft.

6. Der B. typhi bringt die Milch nicht zur Gerinnung, der B. coli bringt sie zur Gerinnung.

7. Der B. typhi hat viele Geisseln, beim B. coli sind sie schwierig zu constatiren.

8. Der B. coli giebt mit Kaliumnitrit Indolreaction, der B. typhi dagegen nicht.

Schild (Centralbl. f. Bacteriologie XIV, Nr. 22) machte die Beobachtung, dass der Typhusbacillus eine viel geringere Widerstandsfähigkeit gegen Formalin besitzt, als das Bacterium coli und ein diesem ähnliches Wasserbacterium. Gut ausgebildete Gelatinereinculturen des Typhusbacillus verlieren nach ihm binnen 75 Minuten die Fähigkeit, auf anderen Substraten weiter zu wachsen, wenn sie in Schalen gesetzt werden, auf deren mit Fliesspapier bedeckten Böden 5 ccm Formalin gegossen waren, während ebensolche Culturen von dem B. coli und jenem Wasserbacterium unter gleicher Einwirkung des Formalins meist noch nach zwei Stunden entwickelungsfähig bleiben. Noch stärker trat der Unterschied hervor, wenn zu den Nährsubstraten Formalin gesetzt wurde. In neutraler Nährbouillon bleibt das Wachsthum des Typhusbacillus schon bei einem Formalingehalt von 1:15000 aus, während B. coli noch bei 1:3000, jenes Wasserbacterium bei 1:6000 sich kräftig entwickelt.

Von grossem Interesse ist Janiszewski's Mittheilung über die Infection eines Fötus durch die typhös erkrankte Mutter (Münchener med. Wochenschrift 1893, Nr. 38). Eine Person, welche im achten Monate schwanger und am Typhus abdominalis erkrankt war, kam mit einem Kinde nieder, welches zwar lebte, aber nach fünf Tagen starb. Bei der Section fand sich mässige Vergrösserung der Milz; auch enthielten Lunge, Milz, Niere, eine Mesenterialdrüse zahlreiche echte Typhusbacillen, welche übrigens auch in den Fäces der Mutter gefunden waren. Damit ist der Beweis geliefert, dass der Unterleibstyphus intrauterin übertragen werden kann, und was aber noch viel wichtiger, dass der Typhusbacillus thatsächlich als Erreger der Krankheit betrachtet werden kann. Zwar hatte man hieran nicht mehr gezweifelt, es fehlte aber noch an absolut beweisenden Thatsachen.

Uffelmann erörterte die Frage, ob eine Uebertragung des Typhusbacillus durch die Luft möglich ist (Wiener med. Presse 1893, Nr. 47). Nach einer kurzen Uebersicht über die neueren Forschungsergebnisse und Ansichten weist er darauf hin, dass diese Frage nur experimentell entschieden werden könne, dass es nöthig sei, festzustellen, ob und eventuell wie lange die Erreger des Typhus der Trocknung widerstehen, ob sie mit den Staubpartikelchen des Bodens, des Strassen- und Hauskehrichts, sowie der Kleider in entwickelungsfähigem Zustande sich in die Luft erheben, mit ihnen verschleppt werden können. Von vornherein lässt sich erwarten, dass dies möglich sei, da sie widerstandsfähiger gegen Trocknung sind, als Cholerabacillen, letztere aber in lebensfähigem Zustande mit Staub verschleppbar sind (Berl. klin. Wochenschrift 1893, Nr. 26). Das Experiment hat diese Annahme als richtig erwiesen. Es ergab, dass echte Typhusbacillen in Gartenerde, in feinem weissen Sande, in Kehrichtmassen, in Leinwand, in Wollzeug sich mindestens vier, acht, zehn Wochen lang lebensfähig erhalten können. Auch wurde erwiesen, dass Staub aus inficirten Kleidungsstoffen in Gelatine Colonieen echter Typhusbacillen erzeugte und Milch inficirte, über welche er weg geblasen wurde.

„Es unterliegt also keinem Zweifel, dass die Typhusbacillen der Trocknung viel besser widerstehen, als die Cholerabacillen, dass sie in Gartenerde, in weissem Sande, in Kehrichtmassen, in Kleidungsstücken, auf welche sie mit den Fäces gelangten, sich eine ganze Reihe von Tagen, selbst länger als zwei Monate, nachdem völlige Lufttrocknung jener Substanzen eintrat, lebend erhalten. Wenn dies aber der Fall ist, wenn der betreffende Staub nach seiner Aufwirbelung noch Gelatine und Milch zu inficiren vermag, so darf auch keinen Augenblick daran gezweifelt werden, dass er infectiös auf den Menschen wirkt, dass also Typhusbacillen in entwicklungsfähigem Zustande durch die Luft verschleppt werden können. Der Versuch mit den Tuchstoffen lehrt auch, wie gefährlich dieselben werden können, wenn sie mit Typhusexcrementen besudelt wurden. Das Klopfen und Bürsten wird die Typhusbacillen mobil machen und dem Munde des Reinigenden und eventuell auch noch Anderen zuführen. Vor einigen Jahren berichtete Gelau über eine Typhusepidemie, welche durch viele Jahre die Mannschaft des 2. hannoverischen Feldartillerie-Regimentes befallen hatte und erst aufhörte, als man die Uniformstücke gründlich desinficirte. Es ergab sich, dass viele Soldaten Hosen trugen, die von den vorher typhös erkrankten getragen, nur ausgeschwefelt worden waren und zum Theil noch Kothreste im Innern aufwiesen. Uffelmann ist früher der Meinung gewesen, dass die Uebertragung wahrscheinlich durch die Finger erfolgte. Nach dem Ergebniss der vorliegenden Untersuchungen lässt sich ebensowohl annehmen, dass die Infection durch Einathmung und Verschlucken des Staubes beim Reinigen der Hosen zu Stande kam."

An der Benutzung der blauen Gelatine zum Nachweis der Typhusbacillen hielt Uffelmann noch immer fest; nur setzte er statt Citronensäure jetzt Carbolsäure hinzu. Die Gelatine enthält von letzterer in 100 ccm = 0·1 ccm, vom Methylviolett, welches vor dem Zusatze in wenig Alkohol und Wasser gelöst wird, 0·002 g. Das Wachsthum der Typhusbacillen in diesem Nährsubstrat vollzieht sich sehr charakteristisch und genau so, wie in der citronensauren Methylviolettgelatine. Zwar wachsen auch andere Bacterien darin in ähnlicher Weise, wie schon früher angegeben ist. Aber die Zahl der ähnlich wachsenden ist nicht gross. Natürlich muss man stets das Wachsthum mit demjenigen echter Typhusbacillen vergleichen, auch die übrigen Proben, insbesondere diejenige mit der Milchzucker-Gelatine hinzufügen.

K. Köhler untersuchte das Verhalten des Typhusbacillus gegenüber verschiedenen chemischen Agentien (Dissertation, Rostock 1893, und Zeitschrift für Hygiene 1893, XIII, 54), nämlich gegen Säuren, Alkalien und Anilinfarbstoffe und kam dabei zu folgendem Ergebnisse:

1. Die Widerstandsfähigkeit des Typhusbacillus gegen Säuren und Anilinfarbstoffe ist eine relativ hohe.
2. Unter den Säuren zeigen sich die Mineralsäuren von bedeutend stärkerer Einwirkung, als die organischen Säuren.
3. Gegen Alkalien ist die Widerstandsfähigkeit des Typhusbacillus eine viel geringere.
4. Bei den genannten Agentien ist der Uebergang von einer Indifferenz zu einem die Entwickelung verlangsamenden und zu einem sie nahezu aufhebenden Einfluss ein plötzlicher.
5. Der Typhusbacillus verträgt stärkere Grade der genannten Agentien, bei Oberflächen-, als bei Tiefen-Wachsthum.

Köhler fand des Weiteren, dass sich fast stets im Wasser Bacterien von gleicher oder grösserer Widerstandsfähigkeit finden, als die Typhusbacillen sie besitzen. Er hält es deshalb für nicht möglich, durch den Zusatz einer der bezeichneten Substanzen zum Nährsubstrat die Typhusbacillen aus Bacteriengemengen rein zu züchten. Doch giebt er zu, dass sich durch einen solchen Zusatz eine grosse Menge anderer Bacterien ausschalten lasse, und dass es möglich sei, durch eine Combination verschiedener Agentien, z. B. von Säuren und Farbstoffen, das Ziel zu erreichen. — Aus der Arbeit sei endlich noch Folgendes mitgetheilt. Der Typhusbacillus verträgt

bis 0·35 Proc. Milchsäure des Nährsubstrats,
„ 0·40 „ Citronensäure des Nährsubstrats,
„ 1·05 „ Phosphorsäure (von 20 Proc.) des Nährsubstrats,
„ 0·25 „ Weinsäure des Nährsubstrats,
„ 0·20 „ Essigsäure „ „
„ 0·15 „ Carbolsäure „ „
„ 0·55 „ Natronlauge (von 33 Proc.) des Nährsubstrats,
„ 0·80 „ Kalilauge (von 33 Proc.) „ „
„ 0·35 „ Methylviolett des Nährsubstrats.

Typhusepidemieen.

Kümmel (Journal für Gas- und Wasserbeleuchtung 1893, Bd. 36, S. 161) stellte zu Altona seit 1888, d. h. seit der ausgebreiteten Hamburg-Altonaer Typhusepidemie regelmässige bacteriologische Untersuchungen des unfiltrirten und filtrirten Elbwassers an. Er ermittelte dabei, dass die Zahl der Keime im unfiltrirten Elbwasser sehr stark schwankte, dass dagegen diejenige der Keime im filtrirten Elbwasser ziemlich die nämliche blieb. Nur sechs Wochen vor dem Beginn der Typhusepidemie von 1891 hob sich die Zahl der Keime im filtrirten Wasser auf die bedeutende Höhe von 1500 in 1 ccm. Da sie jedoch vor der Typhusepidemie von 1892 und auch während derselben niedrig war, so glaubt Kümmel, dass der Ausbruch und die Ausbreitung des Typhus mit dem Leitungswasser nicht in Zusammenhang steht. Er ist vielmehr der Ansicht, dass der Ausbruch des Typhus von Grundwasserschwankungen abhängig war, da er regelmässig bei niedrigem Stande des Grundwassers eintrat.

Zum Studium der Wirkung der Sandfiltration liess Kümmel Probefilter herstellen, und zwar genau nach Art der grossen Altonaer

Sandfilter. Wiederum ergab sich, dass der Keimgehalt des filtrirten Wassers verhältnissmässig wenig schwankte, dass zuvorige Klärung des Wassers die Wirkung des Sandfilters förderte, dass die Filtrationsgeschwindigkeit auf die Zahl der Keime keinen wesentlichen Einfluss ausübte, dass selbst bei einer stossweise sich ändernden Filtrationsgeschwindigkeit keine nennenswerthen Schwankungen in der Zahl der Keime hervortraten, dass aber die Höhe der Sandschicht durchaus nicht ohne Belang war. Mit Bestimmtheit ergab sich grosser Bacterienreichthum des ersten durchfiltrirenden Wassers. Dasselbe ist deshalb nicht in das Reinwasserbassin einzulassen.

L. Eisenlohr und L. Pfeiffer besprachen die Typhusmorbidität in München während der Jahre 1888 bis 1892 (Archiv für Hygiene XVII, Jubelband, S. 647). Hiernach sind während der letzten Jahre im Mittel jährlich nur etwa 25 Personen, im Jahre 1892 sogar nur 11 an Typhus abdominalis gestorben. Wir erfahren ferner, dass in den Jahren 1888 bis 1892 incl. insgesammt 831 Typhusfälle vorkamen, dass während dieser Zeit auf 10000 Einwohner 5·3 solcher Erkrankungen und 0·8 Todesfälle an Typhus gezählt wurden. Die meisten Erkrankungen zeigten sich in den Monaten Juni bis October, die wenigsten im December bis Februar. Die Beziehungen zum Grundwasserstande, der sich seit einer Reihe von Jahren immer mehr erniedrigt, haben aufgehört oder erscheinen wenigstens sehr gestört.

Eisenlohr und Pfeiffer schliessen hieraus mit Buhl und v. Pettenkofer, dass die Grundwasserschwankungen nur eine Hülfsursache für Entstehung von Typhusepidemieen sind. Sie schliessen sich der Meinung des Letzteren an, dass die bessere Wasserversorgung keinen Antheil an der fortschreitenden Abnahme des Typhus hat, da diese sich schon anbahnte, ehe in der Wasserversorgung etwas geändert wurde. Was speciell die Typhusfälle der Jahre 1888 bis 1892 betrifft, so haben die Autoren die Wasserversorgung von 665 Häusern, in denen 831 Fälle von Typhus vorkamen, ermittelt. Von diesen 665 Häusern waren 464 oder 69·9 Proc. mit 70·5 Proc. der Typhusfälle an die sehr gute Hochquellenleitung angeschlossen. Nur 3·7 Proc. der Häuser schöpften ihr Wasser aus Brunnen, und 18 Proc. benutzten Wasser, welches weder aus der Hochquellen- noch aus der Hofbrunnenleitung stammte. Entschieden fällt aber die Abnahme der Typhusfrequenz mit der Einrichtung wasserdichter Abortgruben zusammen. Ausser ihr hat die Canalisirung und die Errichtung des Viehhofes, mit welcher 400 Schlachtstätten wegfielen, einen günstigen Einfluss ausgeübt.

„Ueber die Typhusepidemie beim Infanterie-Leib-Regiment zu München im Mai und Juni 1893" hat eine vom bayerischen Kriegsministerium berufene Commission Bericht erstattet. Derselbe (siehe Münchener med. Wochenschrift 1893, Nr. 35 u. 36) lehrt, dass vom 20. Mai bis zum 27. Juni überhaupt 648 Mann erkrankten, und dass von 446 ins Lazareth Aufgenommenen 334 am Typhus Leidende waren. Die Unteroffiziere, welche getrennte Menage hatten, die Verheiratheten, die Köche, welche zum Reinigen des Kochgeschirres besonderes Wasser benutzten, wurden verschont. Dies lenkte den Verdacht auf das Wasser, welches in der Mannschaftsküche zum Kochen und Reinigen benutzt wurde, als den Träger des Virus. Fleisch und Milch konnten nicht angeschuldigt werden, da man sie vor dem Genusse kochte; auch die Conserven waren einwandsfrei. Typhusbacillen liessen sich weder im Boden, noch im Wasser, noch im Schlamme des verdächtigen Brunnens auffinden. Nichtsdestoweniger neigte die Commission der Ansicht zu, dass das Spülwasser der Mannschaftsküche der Hofgartenkaserne die Krankheitserreger enthielt und verbreitete, und sprach dies in folgenden Schlusssätzen aus:

1. Die verabreichten Nahrungsmittel, namentlich die Conserven und Dörrgemüse sind nicht als Ursache der Typhusepidemie zu betrachten.

2. Die Entstehung derselben beruht auf ungünstigen Untergrundsverhältnissen der Hofgartenkaserne als örtlicher und der abnormen Trockenheit als zeitlicher Ursache.

3. Es muss angenommen werden, dass der Typhuserreger durch das Wasser eines nur zu Reinigungszwecken benutzten Pumpbrunnens bei der Dampfküche in den Spülbehälter dieser Küche gelangte, und dass er hier unter dem Einflusse mittleren Wärmegrades die günstigsten Bedingungen für seine Weiterverbreitung fand.

4. Man wird nach der ganzen Sachlage zu der Annahme gedrängt, dass die weitere Verbreitung des Typhuserregers durch die mit diesem Wasser gespülten und so inficirten Speisetransportkessel und Menagegeschirre der Mannschaften erfolgte.

Fr. Spaet (Archiv f. Hygiene XVII, 255) giebt uns eine Uebersicht über die Verbreitung des Unterleibstyphus im Regierungsbezirke Mittelfranken während der Jahre 1870 bis 1890. Nachdem er die Frequenz dieser Krankheit in den einzelnen Bezirksämtern und Städten vorgeführt hat, geht er zur Besprechung der Aetiologie über und erörtert dabei das autochthone Entstehen des Typhus, die Contagiosität desselben, seine Verbreitung durch Trinkwasser, den Einfluss der Oertlichkeit auf die Entwickelung des Typhus, den Einfluss des Grundwassers, der Bodenbeschaffenheit, der Verunreinigung des Untergrundes, sowie der Jahreszeit. Der Autor vertritt die Ansicht, dass Zeit und Oertlichkeit von hervorragendstem Einflusse auf die Entstehung des Typhus sind, und dass die übrigen Factoren, speciell Contagiosität und Trinkwassergenuss, ganz in den Hintergrund treten.

Von der Möglichkeit einer Uebertragung durch Lebensmittel (Milch) ist in dem Aufsatze einmal die Rede, wo eine Hausepidemie zu Altenmuhr besprochen wird. Ein junger Mann, welcher mit Typhuskranken gar keine Berührung gehabt hatte, trank die Milch, welche von Mägden aus dem verseuchten Hause zu Altenmuhr geholt war, und erkrankte an Typhus. Ebenso erkrankten dann die Mägde, welche die Milch geholt hatten.

L. Loewy (Klin. Zeit- und Streitfragen 1893, Heft 9) beschreibt die Typhusepidemie in Fünfkirchen und schildert dabei zuerst die hygienischen Verhältnisse dieser Stadt, sodann die Epidemie und ihren Verlauf, weiterhin den Infectionsherd derselben und endlich die Erkrankungen nach Alter, Geschlecht der Befallenen, sowie die Mortalität. Da auch v. Fodor diese Epidemie beschrieben hat und im Jahresberichte pro 1892 ein Referat über seine Arbeit gebracht wurde, so sei hier nur Folgendes angeführt:

Nach Loewy wurden während der Epidemie, welche während der Zeit vom 1. November 1890 bis zum 31. März 1891 herrschte, in Summa 1228 Personen befallen, unter ihnen 595 männlichen, 633 weiblichen Geschlechts, 487 im Alter von 0 bis 15 Jahren, 690 im Alter von 0 bis 20 Jahren stehend. Es starben 93 oder 7·5 Proc. der Erkrankten. Auf jeden Erkrankten kamen (im Spitale) 35 Verpflegungstage. — Als Ursache giebt auch Loewy das Trinkwasser an und sucht dies zu beweisen.

Aus dem Tettyewasser wurden Bacillen gezüchtet, welche mit den echten Typhusbacillen völlig identisch waren. Auch unterliegt es keinem Zweifel, dass die Bischofsquelle durch versickernde, typhöse Kothmassen verunreinigt worden war. Das Vorhandensein von Senkgruben über, hinter und an der westlichen Seite dieser Quelle, der starke Druck der niederstürzenden Wassermengen auf die Senkgruben und die kaum 1 m dicke Wand der Bischofsquelle, sowie der Umstand, dass während des Sommers Typhuskranke in der Bischofsmühle gewesen waren, macht es mehr als wahrscheinlich, dass die bezeichnete Quelle inficirt war und dass deren Wasser Träger der Typhusbacillen wurde. Am deutlichsten trat dies hervor durch den Wiederausbruch der Epidemie am 17. Februar. Derselbe erfolgte nach dem Oeffnen der Bischofsquelle und deren Einlass in die Tettyeleitung. Die Epidemie erlosch aber, als die Bischofsquelle geschlossen wurde.

Piltz (D. Medicinal-Zeitung 1893, S. 1121) berichtet über eine Hausepidemie von Unterleibstyphus. Im Laufe von drei Monaten erkrankten elf Personen derselben Familie und von ihnen starben nicht weniger als fünf. Auch die barmherzige Schwester, welche zur Pflege herbeigeeilt war, wurde nach ihrer Rückkehr vom Typhus befallen und dahingerafft. Die Krankheit war durch den 23jährigen Sohn der Familie eingeschleppt worden. Wie sie sich weiter verbreitete, ist nicht ermittelt. Der Brunnen, welcher von der Familie benutzt wurde, lag ausserhalb des Gehöftes und diente auch zur Versorgung anderer Personen. Bei Niemandem von ihnen kam aber ein Typhusfall vor. Deshalb kann in dieser Hausepidemie das Wasser nicht wohl der Träger der Krankheitserreger gewesen sein. Auch die Vertheilung der Fälle über drei Monate spricht gegen diesen Modus.

Kimpen (Vierteljahrsschr. für gerichtl. Medicin, VI. Supplementheft, S. 156) beschreibt die Epidemie von Unterleibstyphus, welche 1891/92 in Ottweiler herrschte. Sie begann in einem Vororte und befiel hier acht Insassen eines Hauses, ohne dass sich ermitteln liess, woher die ursprüngliche Infection stammte. Weiterhin aber traten in Ottweiler über 300 Typhusfälle (7 Proc. der Einwohnerschaft) auf, und zwar fast lediglich bei Individuen, welche Wasser aus einer bestimmten Leitung genossen hatten. Ueber die Aetiologie theilt Kimpen Folgendes mit:

Die Darmentleerungen der ersten acht Kranken in dem Vororte wurden, ohne desinficirt zu sein, in eine Dungstätte und einen Abort geschüttet, an denen ein Gebirgsbach vorbeifliesst. Nur 100 m abwärts befindet sich eine Brunnenstube, welche eine Oeffnung nach dem verseuchten Vorstadthause besitzt. Nun flossen bei Regengüssen Schmutzwässer aus der Nachbarschaft des letzteren durch die eben erwähnte, im Niveau der Erdoberfläche liegende Oeffnung in die Brunnenstube. Da dies von Kimpen selbst beobachtet wurde, da ferner die meisten Typhusfälle in der Nachbarschaft der von jener Brunnenstube aus gespeisten sechs Laufbrunnen auftraten, so ist kaum daran zu zweifeln, dass in dieser grossen Epidemie das Trinkwasser Träger des Infectionserregers war, obgleich Typhusbacillen in ihm nicht nachgewiesen werden konnten. Die Infectionserreger aber stammten ohne Frage von den in der Nähe des ersten verseuchten Hauses deponirten Darmentleerungen her.

Ueber den Zusammenhang einer Typhusepidemie mit dem Genusse von inficirter Milch berichtet Dr. Roth (6. Generalbericht über das Sanitäts- und Medicinalwesen im Reg.-Bezirk Köslin, Kolberg 1893, auf Seite 72) Folgendes: Zu Belgard erkrankte im Monat Juli ein bis zu seiner Erkrankung ausserhalb beschäftigter Arbeitsmann B. am Unterleibstyphus. In demselben Hause erkrankte einige Wochen später ein Kind der Frau K. gleichfalls am Unterleibstyphus. Diese Frau K. hielt eine Kuh und betrieb einen kleinen Milchhandel. Die zum Verkauf bestimmte Milch lagerte in dem einzigen Wohnraume der Familie in einem Spinde, das am Fussende des Bettes der erkrankten Tochter aufgestellt war. Von der Frau K. bezogen die Milch und erkrankten nach einander: 1. Die Tischler O.'schen Eheleute; 2. Frau Maler P., zwei Gehülfen und ein Lehrling, die Frau an mittelschwerem, die beiden Gehülfen an leichtem und der Lehrling an schwerem Unterleibstyphus; 3. Frau S. und zwei Kinder; 4. die Gemeinde-Diakonissin Schwester L.

„Es sind dies sämmtliche Haushaltungen, die überhaupt von der Frau K. Milch bezogen; in sämmtlichen traten in der letzten Hälfte des Juli und der ersten des August Erkrankungen an Unterleibstyphus auf, und zwar erkrankten mit Ausnahme des Mannes der Frau Maler P. und eines Kindes derselben die sämmtlichen Familienangehörigen, im Ganzen 11 Personen, an Typhus. Alle inficirten Personen gaben auf Befragen zu, dass sie die betreffende Milch häufig auch ungekocht, und zwar namentlich als Zusatz zum Kaffee genossen hatten. Diese kleine Epidemie beweist mit der Sicherheit eines Experimentes die Beziehung der fraglichen Milch zur Ausbreitung des Typhus, und zwar war im vorliegenden Falle die Milch direct durch das Typhusgift verunreinigt, da eine Vermittelung durch Wasser vollkommen ausgeschlossen war; weder findet sich auf dem Grundstück der Frau K. ein Hofbrunnen, der event. hätte inficirt werden können, noch kamen um jene Zeit anderweitige Erkrankungen an Typhus vor, die zu dem in Frage kommenden öffentlichen Brunnen in ätiologische Beziehung gebracht werden können. Im vorliegenden Falle wurde die Milch entweder schon beim Melken inficirt, wenn dasselbe mit inficirten Fingern stattfand, eine Möglichkeit, die bei dem Reinlichkeitssinn der in Frage stehenden Menschenklasse sehr nahe liegt, oder die Milch wurde in der Stube inficirt, und zwar gleichfalls entweder direct durch die Finger oder sonstige inficirte Gebrauchsgegenstände oder durch Verstäuben angetrockneter Dejectionen."

Typhus-Prophylaxe. In Baden wurden Maassregeln gegen den Typhus getroffen durch nachstehende Verordnung des Ministers des Innern vom 18. November 1893. (Gesetz- und Verordn.-Bl. 1893, S. 152.)

Auf Grund des § 85 des Polizeistrafgesetzbuchs und § 327 des Strafgesetzbuchs wird unter Aufhebung der Verordnung vom 5. Mai 1881, Gesetz- und Verordnungsblatt, S. 133, verordnet, was folgt:

1. Das Familienhaupt, in dessen Wohnung ein Typhuskranker sich befindet — in Fällen der Verhinderung der Vertreter des Familienhauptes — ist verpflichtet, für Absonderung des Kranken zu sorgen.

Wenn der Kranke nicht in eine Krankenanstalt gebracht wird, hat die Absonderung in der Weise zu geschehen, dass für denselben ein besonderes, wenn möglich von anderen Wohnräumen getrenntes Zimmer gewählt wird, in welchem keine weitere Schlafstätte, als höchstens eine solche für die abwartende Person sich befindet.

Der Zutritt zu dem Raume, in welchem der Kranke sich befindet, ist nur dessen nächsten, in dem gleichen Hausstand lebenden Angehörigen, Aerzten, den zur Pflege erforderlichen Personen, sowie Geistlichen und Notaren gestattet.

Die Absonderung hat fortzudauern, bis der Kranke acht Tage ausser Bett zugebracht hat oder der behandelnde Arzt die Krankheit für beendigt erklärt.

2. In ein anderes Wohngebäude darf der Kranke nur mit Genehmigung des Bezirksarztes verbracht werden.

3. Abtritte dürfen von Typhuskranken nicht benutzt werden. Die Abgänge dieser Kranken sind in wasserdichten Gefässen aufzufangen und sofort in denselben gründlich zu desinficiren. Erst dann dürfen die Abgänge in den Abtritt entleert werden.

Die Verbringung der Abgänge auf Düngerstätten, in Hofräume, Wasserläufe, Abzugsgräben oder auf Grundstücke in der Nähe von Wohnungen ist untersagt.

Die Räumung der Abtrittsgruben in Häusern, in denen Typhuserkrankungen vorkommen, ist während der Dauer dieser Erkrankungen, wenn thunlich, zu unterlassen.

4. Bett- und Leibwäsche von Typhuskranken, sowie Kleidungsstücke, welche mit Abgängen von solchen Kranken beschmutzt sind, dürfen nur nach vorheriger Desinfection aus dem Wohnhause der Kranken verbracht werden.

5. Wasch- und Badewasser von Typhuskranken darf erst beseitigt werden, nachdem Desinfectionsmittel in genügender Menge zugesetzt worden sind und ausreichend lange eingewirkt haben. Die Ableitung in die Strassenrinne hat zu unterbleiben.

Das Reinigen der Wäsche von Typhuskranken, sowie das Spülen von Gefässen, welche mit den Kranken in Berührung gekommen sind, an den Wasserentnahmestellen oder in deren Nähe ist untersagt.

6. Nicht waschbare Gegenstände, Bettstatten, Möbel u. s. w., die mit dem Kranken in Berührung gekommen sind, müssen, ehe sie aus dem Krankenzimmer entfernt werden, mit desinficirender Flüssigkeit sorgfältig abgerieben und vor ihrer Wiederbenutzung gründlich gelüftet werden.

7. Personen (Krankenwärter, Desinfectoren, Wäscherinnen u. s. w.), welche vermöge ihrer Beschäftigung mit Typhuskranken, deren Ausleerungen oder damit beschmutzten Gegenständen in Berührung kommen, müssen jedesmal nachher ihre Hände gründlich desinficiren.

8. Nach Ablauf der Krankheit (Genesung, Tod) sind in den Krankenräumen vor deren Wiederbenutzung die Wände und Fussböden zu desinficiren.

9. Die Desinfectionen sind nach ärztlicher Anleitung gemäss anliegender Anweisung zu bewirken.

10. Der Zutritt zu dem Raume, in dem die Leiche eines an Typhus Gestorbenen sich befindet, ist nur den nächsten Angehörigen, Aerzten und den mit der Bestattung beauftragten Personen erlaubt.

11. Die Leichen der an Typhus Gestorbenen sind, ohne dass sie vorher gewaschen werden, in mit desinficirender Flüssigkeit getränkten Tüchern gehüllt einzusargen. Der Sarg soll gut verpicht sein und zur Beerdigung gefahren werden.

12. Die Ortspolizeibehörden haben, sobald sie von Erkrankungen an Typhus durch den behandelnden Arzt, den Bezirksarzt oder das Bezirksamt Kenntniss erhalten, dem Familienhaupte, in dessen Wohnung Typhuskranke sind, die Beobachtung der in Ziffer 1 bis 9 bezeichneten Bestimmungen schriftlich und unter Hinweisung auf die Strafbestimmungen des § 85 des Polizeistrafgesetzbuchs, § 327 des Strafgesetzbuchs, aufzugeben, sowie für genaue Ueberwachung des Vollzugs aller Anordnungen Sorge zu tragen.

Befindet sich ein Brunnen in der Nähe des Hauses, in welchem eine Typhuserkrankung festgestellt ist, so ist sofort dessen Beschaffenheit zu untersuchen und, wenn sich Mängel ergeben, der Brunnen bis auf weiteres zu schliessen.

13. Erkranken in einer Gemeinde mehrere Personen an Typhus unter Verhältnissen, welche eine epidemische Verbreitung befürchten lassen, so hat der Bezirksarzt an Ort und Stelle über den Ursprung und den Verlauf der Krankheit Erhebungen zu veranstalten, die geeigneten Belehrungen zu ertheilen, sich über den Vollzug der sanitätspolizeilichen Sicherheitsmassregeln zu verlässigen und die Beseitigung sanitärer mit der Krankheit im Zusammenhang stehender Missstände einzuleiten.

Während der Dauer der Epidemie genügen zeitweilige Besuche der betreffenden Gemeinden. Auch kann nach dem erstem Besuch der Bezirksarzt durch Vereinbarung mit den behandelnden Aerzten deren Mitwirkung bei dem Vollzug der sanitätspolizeilichen Anordnungen sichern.

Beim drohenden oder wirklichen Ausbruch einer Typhusepidemie ist von dem Bezirksarzt hierüber, sowie über die getroffenen sanitätspolizeilichen Maassnahmen und deren Vollzug alsbald an das Ministerium des Innern zu berichten.

Ueber den Verlauf und das Erlöschen der Epidemie sind weitere Berichte zu erstatten.

14. Kommen in einem Hause mehrere Typhusfälle unter örtlichen Verhältnissen vor, die die Gefahr der Weiterverbreitung der Krankheit besonders dringlich erscheinen lassen, oder wird die Absonderung nicht genügend vollzogen, so hat die Ortspolizeibehörde auf Antrag des Bezirksarztes den nicht in dem Hause wohnenden Personen, mit Ausnahme der unter

Ziffer 1 Absatz 3 genannten, den Zutritt zu dem Hause oder zu bestimmten Theilen des Hauses durch Anschlag an den Eingängen unter Strafandrohung zu untersagen.

15. Unterliegt bei dringender Gefahr der Weiterverbreitung der Krankheit die Absonderung der Kranken oder die Sperre eines Hauses besonderen Schwierigkeiten, so kann das Bezirksamt die Verbringung des Kranken in ein Krankenhaus anordnen.

Ebenso bleibt dem Bezirksamt vorbehalten, nöthigenfalls weitere zur Verhütung der Verbreitung des Typhus geeignete Maassnahmen zu treffen, insbesondere die Abgabe von Nahrungs- und Genussmitteln aus Häusern, in welchen sich Typhuskranke befinden, zu beschränken oder zu verbieten.

16. Im Bedürfnissfall sind durch die Gemeindebörde Personen aufzustellen, welche auf Kosten der Gemeinde, vorbehaltlich des Ersatzes durch die Betheiligten, die erforderlichen Desinfectionen zu vollziehen haben.

Flecktyphus.

Brannan und Cheesman (Medical Record. New York 1892, June 25) lieferten eine klinische, pathologische und bacteriologische Studie über den Flecktyphus auf Grund der bisherigen Forschungsergebnisse und eigener Untersuchungen. Soweit der Inhalt die Hygiene interessirt, sei er hier mitgetheilt: Die Autoren fanden, dass das aus den Fingerspitzen von sechs Flecktyphuskranken entnommene Blut einen und denselben Bacillus (der von dem Streptobacillus Hlava's morphologisch sich unterschied) in geringer Zahl enthielt. Derselbe war pathogen für Kaninchen und weisse Mäuse. Allerdings erwies sich diese Wirkung als eine derartige, dass sie nicht zu Gunsten des causalen Zusammenhanges zwischen dem Vorhandensein von jenem Bacillus und dem Flecktyphus herangezogen werden kann. Trotzdem neigen Brannan und Cheesman dieser Auffassung zu, weil sie den Bacillus in allen Fällen von uncomplicirtem Flecktyphus, und zwar auf der Höhe der Krankheit beobachteten.

Morisset und J. Meyer (Revue d'hygiène IX) bezeichnen die Stadt Mayenne als einen Herd des Flecktyphus. Dort beobachteten sie im Frühlinge des Jahres 1893 eine Epidemie, welche 13 Personen befiel und 11 derselben dahinraffte. Die Seuche war notorisch eingeschleppt, und zwar wie so oft, von einem Vagabonden; von dem ersten Falle entwickelten sich drei Epidemieherde. In einer Penne erkrankte nur die Inhaberin, in einer anderen der Inhaber, dessen Frau und zwei Söhne, in dem städtischen Spitale endlich zwei Patienten, welche neben einem Flecktyphuskranken lagen, und zwei Wärterinnen. Man ersieht daraus wieder, in wie hohem Grade der Flecktyphus übertragbar ist.

Lancereaux (La semaine médicale 1893, Nr. 31) berichtet über zehn Flecktyphusfälle im Pariser Hôtel-Dieu. Von diesen zehn Patienten waren nicht weniger als sieben Individuen, die aus den Polizeigefängnissen stammten, und zwei waren Wärter, welche sich bei der Pflege von Flecktyphuskranken inficirt hatten. Der Autor berechnet die Dauer der Incubation auf etwa 12 Tage.

Dubieff und Brühl (La semaine médicale 1893, Nr. 24) haben in sechs von neun obducirten Flecktyphusfällen einen Mikroparasiten, den Diplococcus exanthematicus gefunden, welchen sie für den Erreger der Krankheit ansehen. Ausserordentlich reichlich ist derselbe von ihnen im Schleime der Nase, des Schlundes, der Luftwege, sparsam im Blute und der Milz gefunden worden.

Gouget (La semaine médicale 1893, Nr. 15) bespricht die bisherigen Ergebnisse der Forschung hinsichtlich des Erregers des Flecktyphus, die Studien Brautlecht's, Halliers', Hlava's, Lewaschew's, Calmette's, die soeben geschilderten Resultate der Studien von Dubieff und Brühl in einer kritischen Uebersicht und kommt in derselben zu dem Ergebniss, dass die Frage, ob einer der gefundenen Mikrobien und welcher derselben der wirkliche Erreger des Flecktyphus sei, in diesem Augenblicke sich noch nicht entscheiden lasse.

Hlava's Besprechung einer kleinen Flecktyphus-Epidemie des Jahres 1891 (Sitzungberichte der böhmischen Akademie in Prag 1893) enthält folgende Angaben über den bacteriologischen Befund: In der Milz, der Lunge, der Tuba Eustachii wurden ovoide Körper, welche einzeln, oder zu zweien oder vieren an einander gereiht lagen, ebenso schlauchförmige, mit eiförmigen Sprossen besetzte und runde, mit spiraligen Sprossen besetzte gefunden. Ausserdem zeigten sich in den Lungen Vibrionen, die auf Kartoffelgelatine eine röthlich gefärbte Nagelcultur bildeten. Auch in der Milz und der Haut fand der Autor Mikroparasiten, nämlich Pseudo-diphtheritisbacillen und Pneumobacillen, sowie Streptococcen.

Nach Hlava, der ja schon 1889 über bacteriologische Befunde bei Flecktyphus berichtete, trifft man in inneren Organen der an dieser Krankheit Gestorbenen entweder Pneumobacillen oder Diphtheritisbacillen oder Coccen, oder auch Bacillen (Vibrionen) oder sprosspilzähnliche Mikroparasiten. Er glaubt, dass die Bacterien erst secundär in den Körper eintreten, da nicht immer die nämlichen gefunden werden. Auch die sprosspilzähnlichen Gebilde sind nach seiner Ansicht erst secundär in den Organismus gelangt, und zwar von der Mundhöhle aus. Das Exanthem bei dieser Krankheit betrachtet er als miliare Haemorrhagie oder miliare Necrose der Haut oder als Folge einer Hyphomykose.

Durch diese Ausführungen Hlava's wird die Aetiologie der fraglichen Krankheit eher verdunkelt, als aufgehellt, und jedenfalls sehr verworren, zumal wenn man dieselben mit seinen früheren Angaben und den Befunden anderer Autoren zusammenhält.

Cholera.

Bacteriologisches und Experimentelles. Auf dem „Congress für innere Medicin" (1893) stellte Rumpf bezüglich der Aetiologie der asiatischen Cholera folgende Thesen auf (nach der Wiener med. Presse 1893, Nr. 17):

1. Der Kommabacillus ist in ätiologischer Beziehung als der Erreger der asiatischen Cholera anzusehen. Doch bedingt sein Auftreten im Darme nicht nothwendigerweise den Ausbruch von Cholera-Erscheinungen.

2. Der Nachweis von Kommabacillen bei scheinbar gesunden Individuen lässt vermuthen, dass diese Bacillen zeitweilig oder dauernd ihre Virulenz verlieren. Im Laufe einer Epidemie führt der Bacillus einmal zu einer typischen Cholera, ein andermal passirt er den Organismus, ohne seine Vitalität zu verlieren, ohne aber eine Störung des Allgemeinbefindens seines Trägers zu verursachen. Daraus ergiebt sich die Nothwendigkeit, für die Genese der Cholera noch andere Hülfsfactoren anzunehmen. Diese sind aber eher in einer individuellen Disposition als in örtlichen und zeitlichen Verhältnissen zu suchen; doch üben die letzteren zweifellos einen Einfluss auf die individuelle Disposition.

3. Diese besteht hauptsächlich in Verdauungsstörungen in Folge von Genuss schlechter Nahrungsmittel oder von Einwirkung anderer im Darm vorhandener pathogener Ursachen. In dieser Beziehung ist besonders das häufige Auftreten von Cholera nostras und Darmcatarrhen neben der asiatischen Cholera bemerkenswerth.

4. Das Culturverfahren kann trotz der Gegenwart des Kommabacillus im Darme mehrere Tage hindurch negative Resultate liefern. Die Vegetation der Bacillen aus den Stühlen ist eine verschiedene; ihre Vermehrungsfähigkeit kann durch die Anwendung verschiedener Mittel, wie Calomel oder Clysmen mit verseifenden Substanzen, verlangsamt werden.

5. Die Wirkung der Kommabacillen beruht im Wesentlichen auf der Bildung von Toxinen, die einen schädlichen Einfluss auf das Darm- und Nierenepithel üben, die Circulation lähmen und die Wärmebildung hemmen.

6. Die Kommabacillen behalten ihre Lebensfähigkeit im menschlichen Darme bis 18 Tage und vielleicht noch länger. Diesem Umstande, sowie der gleichzeitigen chronischen Intoxication ist ein Theil der secundären Erscheinungen, namentlich das comatöse Stadium, zuzuschreiben.

7. Obgleich die verschiedenen, auf die Bacteriologie gestützten therapeutischen Versuche volle Anerkennung verdienen, muss zugegeben werden, dass es noch kein specifisches Mittel gegen die Cholera giebt.

Alois Pick studirte die Einwirkung von Wein und Bier, sowie von einigen organischen Säuren auf die Cholera- und Typhusbacterien (Archiv für Hygiene XIX, S. 51). Zu diesem Behufe brachte er Aufschwemmungen von frischen Agarculturen des Cholerabacillus in Weine, welche in drei auf einanderfolgenden Tagen je 15 Minuten lang auf 70° erwärmt, also pasteurisirt worden waren, und zwar in weisse und rothe Tischweine, in verschiedene niederösterreichische, in Dalmatiner, in Szegszarder Weine und fand, dass schon nach fünf Minuten alle Cholerabacillen getödtet waren. Dasselbe constatirte er, als er die Weine zu 1 Thl. mit 3 Thln. sterilem Wasser verdünnte. Auch in ihnen war nach fünf Minuten kein Cholerabacillus mehr am Leben. Selbst noch in einer Verdünnung von 1:4 Wasser wirkten die meisten Weine binnen fünf Minuten, zwei zwischen 5 und 10 Minuten tödtend auf die Cholerabacillen. Pick folgert hieraus, dass ein mit diesen Bacillen beladenes Wasser ohne Schaden getrunken werden kann, wenn es im Verhältniss von 1 : 3 mit Wein gemischt, fünf Minuten gestanden hat.

Die von Pick untersuchten Biere vernichteten Cholerabacillen binnen 5 bis 15 Minuten. Am günstigsten wirkte sogenanntes Abzugsbier.

Er ermittelte ferner, dass Essig-, Milch-, Wein- und Citronensäure in der Concentration von 2 pro Mille die in Wasser schwebenden Cholerabacillen binnen fünf Minuten abtödtete, dass die Säuren mit niederem Moleculargewichte in der Concentration von 1 pro Mille diese Wirkung binnen 10 Minuten, in der Concentration von $^1/_2$ pro Mille binnen 30 Minuten erzielten. Essig mit 3·54 pro Mille Säure tödtete die Cholerabacillen in 5 Minuten, Essig mit 0·45 pro Mille Säure in 15 Minuten, frisch gepresster Citronensaft in spätestens 15 Minuten.

Durch abgekühlten Kaffee und Thee konnte in keinem Falle die Abtödtung innerhalb einer halben Stunde erzielt werden.

Auf Typhusbacillen wirkten die Weine sehr verschieden. Einzelne derselben tödteten diese Bacillen binnen 5 Minuten, andere noch nicht binnen 30 Minuten. Nicht günstiger war der Erfolg bei Anwendung von Lager- und Abzugsbier. Unverdünnter Kornbranntwein vernichtete sie binnen 5 Minuten, ein mit Wasser verdünnter noch nicht binnen 30 Minuten. Auch Lösungen von Citronensäure bis 1 Proc. waren wirkungslos. Aber in 2 proc. Essigsäure gingen Typhusbacillen binnen 5 bis 10 Minuten, in 2 proc. Weinsäure binnen 10 bis 30 Minuten, in 2 proc. Citronensäure binnen 15 bis 60 Minuten zu Grunde.

P. Friedrich (Vergleichende Untersuchungen über den Vibrio cholerae asiaticae mit besonderer Berücksichtigung der diagnostischen Merkmale desselben. Arbeiten aus dem Kaiserlichen Gesundheitsamte, Bd. 8, S. 87) stellte sich die Aufgabe, die Abweichungen des Cholerabacillus in der Form, der Entwickelung und dem Wachsthum zu studiren, diese Abweichungen auf ihren diagnostischen Werth zu prüfen und eine Erklärung der Cunningham'schen Angaben über die Verschiedenheit jenes Mikroparasiten nach der Differenz der Localität zu geben. Er verwendete Culturen aus Calcutta, Shanghai, Malta, Finthen, Paris und aus mehreren Spitälern, als Nährmedium aber Fleischwasser-Pepton-Kochsalz-Gelatine, Fleischwasser-Pepton-Kochsalz-Agar, Peptonbouillon, Hammelblutserum, Peptonwasser und Kartoffeln. Das Ergebniss der Untersuchungen Friedrich's war folgendes:

Der Cholerabacillus zeigt nach längerem Wachsthum auf künstlichen Nährböden beträchtliche Abweichungen vom Formentypus, wie ihn die Bacterien des Choleradarmes und die aus Fäces gewonnene Choleracultur veranschaulichen. Veränderungen seiner Form werden durch die Zeitdauer des ausserthierischen Lebens und durch die Zusammensetzung der Nährböden erzeugt, sind aber nicht constant, schwanken vielmehr in nicht unbedeutendem Umfange. Auch gehen aus atypischen wieder typische Formen hervor. Die Beweglichkeit der Bacillen erleidet weder durch die Dauer des ausserthierischen Lebens, noch durch die Aenderung in der Zusammensetzung des Nährbodens eine nennenswerthe Einbusse. Durchgreifende Unterschiede der Form liegen auch in den Cunningham'schen Culturen nicht vor; vielmehr bewegen sich die Formen derselben immer noch in den

Infectionskrankheiten. Cholera. Bacteriologie.

typischen Formenkreisen. Deshalb sind die von Cunningham in seinen Photogrammen angeführten „Differenzen" als hinfällig zu bezeichnen. Arthrosporenbildung ist nicht zu constatiren. Aus den einen Schein von Sporen erweckenden Plasmatheilchen, in welche der Bacillus zerfällt, entstehen keine neuen Bacillen. — Das diagnostisch-wichtigste Kriterium bleibt das Wachsthum des Cholerabacillus in 10 proc. Gelatine; sowohl die Charaktere der Stich- als auch der Platten-Cultur pflegen sich durch Jahre bei Wachsthum auf künstlichen Nährböden zu erhalten. Geringe Unterschiede in der Verflüssigungsfähigkeit seitens der Culturen sind ohne Belang, die Verflüssigungsbilder der Stichculturen aber nur bis zum 8. oder 10. Tage diagnostisch verwerthbar. Vermehrung und Wachsthum in Bouillon sind bei den verschiedenen Culturen nach der Zeit des Eintritts und nach Umfang verschieden; die Bildung der Kahmhaut unterliegt bedeutenden Schwankungen. — Die Säure-Roth-Reaction erweist sich als ein für alle Culturen in gleicher Weise hervortretendes Merkmal und unterscheidet sich nach der Zeit des Eintritts deutlich von derjenigen beim Finkler-Prior'schen, beim Deneke'schen und beim Miller'schen Vibrio, nach Farbennüance gegenüber derjenigen des Vibrio Metschnikoff. Erhebliche Schwankungen zeigt die Pigmentbildung auf der Kartoffel nach Art und Alter der letzteren. Diagnostisch verwerthbar ist das langsame, nur bei höherer Temperatur sich vollziehende Wachsthum auf der Kartoffel. Infectionsversuche an Meerschweinchen und Tauben lassen für die indischen Culturen keine Unterschiede gegenüber den bisher mit dem Cholerabacillus gemachten Erfahrungen erkennen. Also sind die von Cunningham aus den Merkmalen seiner Culturen gezogenen Schlussfolgerungen mit den an ihnen geprüften Formen- und Entwickelungserscheinungen nicht vereinbar, und seine Angaben bezüglich verschiedener Species des Choleraerregers als nicht hinreichend begründet zu erachten.

Auch Podwyssoski (Centralbl. f. allg. Pathol., Bd. IV, Nr. 17) constatirte eine grosse Variabilität der Form des Cholerabacillus, besonders bei dessen Züchtung auf Kartoffeln, ebenso Sclavo (Rivista d'igiene e di sanità publica 1892, Nr. 10).

Einen dem Choleravibrio ähnlichen Kommabacillus beschrieb (Arbeiten aus dem K. Gesundheitsamte VIII, Heft 3) Kiessling. (Siehe auch den vorigen Jahresbericht S. 58.) Ebenso beschrieben Neisser und Rubner (Vibrio Berolinensis), sowie Dunbar Wasserbacillen, welche ungemein grosse Aehnlichkeit mit dem echten Cholerabacillus hatten. (Neisser, Inauguraldissertation, Berlin 1893. Rubner, Hyg. Rundschau 1893, Nr. 16.) Auch A. Heider (Centralbl. f. Bacteriologie XIV, Nr. 11) fand im Wasser des Wiener Donaucanales einen dem Koch'schen Cholerabacillus sehr ähnlichen Spaltpilz, der als entschieden pathogen sich erwies.

Hammerl (Hyg. Rundschau, 1893, Nr. 13) ermittelte, dass die Cholerabacillen, welche aus dem Darm eines Cholerakranken in Duisburg gewonnen waren, nur geringe Virulenz besassen, dass diejenigen aus Shanghai und Finthen nur sehr wenig virulent waren, dass die beiden letzteren Arten jedoch dadurch virulenter wurden, dass sie mehrmals eine Passage durch ein Ei durchmachten. Zellenfreies Blutserum vom Meerschweinchen und vom Menschen vermochte keine Cholerabacillenart zu tödten.

Metschnikoff (Annales de l'institut Pasteur VII, Nr. 7) erkennt unumwunden die Specificität des Koch'schen Cholerabacillus an und bezeichnet ihn als zweifellosen Erreger der asiatischen Cholera, fügt aber hinzu, dass man noch nicht im Stande sei, alle epidemiologischen Thatsachen mit den biologischen Eigenschaften jenes Bacillus in Einklang zu bringen. Was die verschiedenen Vibrionen anbetrifft, so konnte Metschnikoff die schwer pathogene Wirkung des Deneke'schen Kommabacillus für Tauben und Meerschweinchen constatiren, aber zugleich feststellen, dass sie für den Menschen nur dann (in Form leichten Darmcatarrhs) hervortritt, wenn grössere Mengen per os eingeführt wurden. Der Vibrio Finkler-Prior's erzeugte bei directer Einführung in den menschlichen Verdauungstractus nur sehr unbedeutende Erscheinungen, während er Meerschweinchen bei intraperitonealer, Tauben bei intramusculärer Injection tödtete. Der Vibrio Metschnikoff vermochte bei Menschen trotz zuvoriger Einführung von Alkali in den Magen nicht zu schädigen; er ist also für den Menschen nicht pathogen.

Der Koch'sche Cholerabacillus besitzt eine keineswegs constante, nur in Culturen aus sogenannter Massaua-Cholera eine ausserordentlich starke, durch Züchtung in Peptongelatine noch zu steigernde Virulenz. Culturen dieses Bacillus aus den Darmentleerungen von Pariser Cholerakranken des Jahres 1884 zeigten sehr schwache, Culturen desselben aus den Darmentleerungen von Cholerakranken zu Hamburg 1892 und anderen Orten mittelstarke Virulenz. Als Metschnikoff sich und einen Gehülfen mit Hamburger Cholerabacillen inficirte, die er in Bouillon nach zuvoriger Einführung von Alkali in den Magen einnahm, blieben sie gesund und hatten keine Cholerabacillen in den Darmentleerungen. Als er sich und den Gehülfen eine Woche später in gleicher Weise inficirte, bekam sie Kollern im Leibe und gewisse gastrische Unbequemlichkeit. Letztere verschwand urplötzlich, als Beide einen Tag nach dem Auftreten derselben noch einmal mit Hamburger Cholerabacillen sich inficirten. Es trat Neigung zur Obstruction ein. Cholerabacillen waren auch jetzt in den Stühlen nicht nachweisbar. Gleichzeitig mit der letzten Infection Metschnikoff's und seines Gehülfen nahm eine dritte Person Hamburger Cholerabacillen ein und bekam 16 Stunden später wässerig-dünne Stühle, welche bis zum vierten Tage nach der Ingestion andauerten. In den dünnen Entleerungen des zweiten Tages liessen sich grosse Mengen Cholerabacillen nachweisen, ebenso in den festeren des vierten Tages, in den dünneren des fünften Tages. Hiernach glaubt der Verfasser, dass die Einführung mehrere Tage alter Hamburger Cholerabacillen per os einen Schutz gewährt gegen die krankmachende Wirkung frischer Bacillen. Eine Schutzimpfung unter Unterhautzellgewebe aus (nach der Methode Ferran's) hält er für erfolglos.

Beachtenswerth ist das Ergebniss folgenden Versuches: Ein 19jähriger junger Mann, welcher niemals an Indigestionen litt, nahm Pariser Cholerabacillen von sehr schwacher Virulenz (aus dem Jahre 1884), erkrankte jedoch an offenkundiger asiatischer Cholera, und zwar bereits neun Stunden nach dem Einnehmen. Zuerst zeigte sich Kolik, gleich darauf starke Diarrhoe, weiterhin Abnahme der Temperatur, Erbrechen, Anurie, Wadenkrampf. Am dritten Tage nach der Infection begann die Reaction; doch hielt die Diarrhoe noch bis zum 12. Tage an. Während der Akme liessen sich in den Darmentleerungen Cholerabacillen fast in Reincultur nachweisen. Durch Verwendung von Peptongelatine (2 Proc. Gelatine, 1 Proc. Kochsalz und 1 Proc. Pepton) konnte der Verfasser die Bacillen bei diesem Individuum in den festen Entleerungen bis zum 17. Tage nach der Infection constatiren.

Endlich ermittelte er, dass die Bacillen der Pariser Cholera nach ihrer Passage durch den schwer erkrankten Menschen eine Erhöhung der Virulenz, wenn auch nur für kurze Zeit, diejenigen der Hamburger Cholera und der zu Courbevoie nach ihrer Passage durch den Menschen eine Abschwächung der Virulenz erfuhren.

Hasterlik macht Mittheilung über sechs Versuche, in welchen vier Personen freiwillig Reinculturen von Koch'schen Kommabacillen zu sich genommen hatten. Die Menge schwankte zwischen einer ganz geringen Quantität bis zu einer ganzen Gelatinestichcultur. In zwei Versuchen wurden vor der Aufnahme der Cultur 100 g einer 1 proc. Natriumbicarbonicumlösung gereicht. Dreimal blieben Folgeerscheinungen gänzlich aus, zweimal traten Diarrhoen mässigen Grades auf. In drei Versuchen konnten in den ersten Tagen aus dem Stuhle Cholerabacillen gezüchtet werden.

Liebreich (Wiener med. Presse 1893, S. 1078) kritisirt die R. Kochsche Untersuchungsmethode auf Cholerabacillen, insbesondere die Cholera-Roth-Reaction und den Thierversuch. Doch ist es ihm nicht gelungen, den Werth der Koch'schen Methode herabzusetzen und deshalb erübrigt eine nähere Besprechung jener Kritik an dieser Stelle. Wer für die Einwürfe Liebreich's Interesse hat, möge an citirter Stelle oder in dem Berichte über die Verhandlungen der Berl. med. Gesellschaft vom. 17. Mai 1893 nachlesen.

Rigler (Wiener med. Presse 1893, Nr. 15) prüfte die Wirkung verschiedener Gase auf den Cholerabacillus. Nachdem er einen sterilisirten Seidenfaden mit einer Cholerabacillenreincultur imprägnirt hatte, brachte er ihn in eine Glasglocke, welche mit einer anderen, das betreffende Gas enthaltenden, in Verbindung stand. Es ergab sich, dass eine $1/2$ stündige Einwirkung von Ammoniak genügte, um den Seidenfaden steril zu machen, dass Chloroform, Pyridin und Schwefelkohlenstoff dies erst viel später, nach 24 Stunden zu Wege brachten. Des Weiteren ergab sich, dass durch Ammoniakdämpfe freihängende, mit Cholerabacillen imprägnirte Seidenfäden binnen zwei Stunden, wenn sie in eine achtfache Schicht von trockner Leinwand eingepackt waren, binnen drei Stunden, wenn in nasse Tücher gewickelt, erst nach vier Stunden steril wurden. Der Verfasser empfiehlt auf Grund dieser Versuche, das Ammoniak in Gasform zur Desinfection bei Cholera asiatica anzuwenden, und zwar vorzugsweise zur Desinfection feuchter Wohnungen und zu derjenigen von Kleidern.

212   Infectionskrankheiten. Cholera. Bacteriologie.

Ueber die **Abtödtung der Cholerabacillen im Wasser** machte Forster (Hyg. Rundschau 1893, Nr. 16) auf Grund eigener Versuche folgende Angaben: In 120 bis 150 Liter Wasser können 290 bis 360 g Kern- oder Schmierseife binnen 10 bis 15 Minuten jene Bacillen vernichten. Das gleiche Resultat erzielt man mit Sublimat binnen ein bis fünf Minuten, wenn man es im Verhältniss von 1 Thl. zu 3 Millionen Thln. Wasser (oder in Form einer 1 proc. Sublimatseife) zusetzt. Wurde zum Wasser, welches mit Cholerabacillen ziemlich stark inficirt war, 0·005 g Sublimat : 150 Liter hinzugefügt, oder wurde der Körper mit 22 g Sublimatseife eingerieben und dann das inficirte Wasser zum Bade benutzt, so konnten nach fünf Minuten Cholerabacillen nicht mehr nachgewiesen werden.

Forster (Hyg. Rundschau 1893, Nr. 22) stellte in Wiederholung der Versuche von Klein fest, dass es in der That, wie Letzterer behauptet hatte, möglich ist, durch Vorbehandlung mit lebenden oder abgetödteten Culturen beliebiger Arten von Bacterien (Proteus, B. prodigiosus, B. coli, B. typhi, B. Finkler's, Heubacillus) gegen die intraperitoneale Cholerainfection immun zu machen. Sobernheim glaubt, dass man den Gefallenen fallen lassen müsse, die nach intraperitonealer Injection von Cholerabacillen an Meerschweinchen beobachteten Erscheinungen seien auf eine ganz specifische Wirkung zurückzuführen. Denn der ganze Krankheitsverlauf bei allen Versuchsthieren, gleichgültig, mit welcher Art von Bacterien sie intraperitoneal inficirt worden waren, entsprach völlig dem Bilde, unter welchem eine intraperitoneale Injection von Cholerabacillen Meerschweinchen tödtet.

Thomas (Archiv f. experim. Pathologie und Pharmacie 1893, Bd. 32. S. 38) ermittelte, dass bei Meerschweinchen eine Choleraerkrankung eintritt, auch wenn man eine **intravenöse** Injection von Cholerabacillen macht. Nach einer solchen zeigen sich Diarrhoe, Krämpfe, Algidität, Ekchymosirung der Dünndarmmucosa, Injection der Serosa, Vorhandensein von Reiswasser- oder Mehlsuppeninhalt. Auch lassen sich nach ihm jedesmal in dem Darminhalt Cholerabacillen, fast in Reincultur, nachweisen. Als der Autor den Versuchsthieren zwei Tage vorher Alkohol (10 ccm per os) ingerirte und dann — im Stadium der Alkoholintoxication — die intravenöse Injection von Cholerabacillen machte, gingen sie sehr bald an einer Dosis von 0·05 g der Cultur zu Grunde, während nicht alkoholisirte Thiere erst durch grössere Dosen getödtet wurden.

Weukqw (Wratsch 1893, Nr. 8) setzte Cholera-Gelatineculturen einer niederen Temperatur aus und kam dabei zu folgenden Schlüssen:
1. Solche Culturen vertragen ziemlich lange eine niedere Temperatur, ohne an ihrer Entwickelungsfähigkeit Einbusse zu erleiden.
2. Auch wiederholtes Einfrieren tödtet die Cholerabacillen in solchen Culturen nicht.
3. Die Cholerabacillen vertragen sicher eine Temperatur bis — 26° R. (Uffelmann hatte festgestellt, dass sie wenigstens — 24·8° C. vertragen.)

Choleragift.

Sobernheims Untersuchungen (Zeitschr. f. Hygiene XIV, 485) über Choleragift und Choleraschutz ergaben, dass man bei Meerschweinchen nach intraperitonealer Injection von Cholerabacillen diese constant im peritonitischen Exsudat, fast immer im Darminhalt, nicht selten auch im Blute nachweisen kann, dass man dieselben Thiere aber auch nach Injection sterilisirter Culturen des Cholerabacillus unter den nämlichen Symptomen zu Grunde gehen sieht, wie nach Injection der lebenden Bacillen. Sie ergaben ferner, dass Einführung der letzteren und der erhitzten Culturen in den Magen ziemlich gleich wirken, dass Immunisirung der Meerschweinchen gegen intraperitoneale Infection mit Cholerabacillen durch lebende, durch erhitzte und durch filtrirte Culturen derselben, aber auch durch das Serum immunisirter Thiere möglich, gegen Infection vom Magen aus aber nicht möglich ist. Beachtung verdient endlich die Feststellung, dass das Blutserum immunisirter Meerschweinchen Cholerabacillen vernichtet, dasjenige nicht immunisirter Meerschweinchen ihnen gegenüber fast wirkungslos ist.

Pfeiffer und Wassermann (Zeitschr. f. Hygiene XIV, 46) ermittelten, dass die intraperitoneale Injection sehr kleiner Mengen frischer Choleraculturen bei Meerschweinchen kurzdauerndes Fieber, diejenige etwas grösserer Mengen Fieber, darauf subnormale Temperatur, Prostration, diejenige noch grösserer Mengen sehr schwere Symptome der Choleravergiftung und Tod zu Wege bringt. In diesem Falle ist das Peritoneum keimfrei, mit eitrig-fibrinösem Exsudat bedeckt. Verwendet man eine noch grössere Menge, so treten dieselben schweren Symptome und der Tod ein, aber das Exsudat auf dem Peritoneum ist serös, etwas blutig, voll von Bacillen. Hieraus ergiebt sich, dass nach Injection der Bacillen in den zuerst bezeichneten drei Dosen ein Absterben der Krankheitserreger eintritt, dass dasselbe aber nach Injection der höchsten Dose nicht zu Stande kommt. Nachgewiesen wurde auch, dass im Peritoneum immunisirter Meerschweinchen ein Vernichtungsprocess gegen die Cholerabacillen vor sich geht, dass aber derselbe eintritt, wenn die Thiere mit dem Blutserum von Cholerareconvalescenten behandelt wurden, und dass Immunisirung gegen Cholera die Thiere nicht gegen Infection vom Verdauungstractus aus schützt. — Wassermann (Zeitschr. f. Hygiene XIV, 35) fand, wie Sobernheim, dass intraperitoneale Injection frischer und getödteter Cholerabacillen auf Meerschweinchen giftig wirkt. Sehr topisch wirkt der weisse Niederschlag, den man erhält, wenn man eingedickte Cholerabacillenbouilloncultur in Alkohol bringt. Bei einem Cholerareconvalescenten konnte der Autor zwei Tage nach dem Verschwinden der Cholerabacillen aus dem Stuhl noch keine immunisirende Wirkung seines Serums constatiren. Wohl aber vermochte er dies nach vier Wochen, und nach weiteren ungefähr vier Wochen erwies sich die immunisirende Wirkung sogar noch zehnmal stärker. Das Blutserum eines zweiten Cholerareconvalescenten wirkte noch fünf Monate nach Ueberstehen der Krankheit immunisirend. Eine Heilwirkung des Blutserums hat Wassermann an Meerschweinchen nicht feststellen können.

Vincenzi (D. med. Wochenschrift 1893, Nr. 18) constatirte, dass Tauben und Meerschweinchen durch minimale Mengen Cholerabacillen getödtet werden, dass das Blutserum gesunder Meerschweinchen ein der Entwickelung dieser Bacillen sehr günstiges Nährmedium ist, dass das Filtrat von Cholerabouillonculturen und von Culturen, welche auf 65° oder 120° erhitzt waren, immunisirend wirkt, und dass das Blutserum immunisirter Thiere die Cholerabacillen rasch vernichtet und Schutzkraft gegen dieselben besitzt. Ebenso ermittelte er, dass gleichzeitige Verimpfung von Cholerabacillen und Blutserum an derselben Stelle ohne Erfolg ist, dass directe, intravenöse Injection des Blutserums bei Meerschweinchen mitunter die schon ausgebrochene Infection heilen kann, und endlich, dass das Blutserum seine immunisirende Kraft durch Trocknung nicht verliert.

Pawlowsky und Buchstab (D. med. Wochenschrift 1893, Nr. 22) immunisirten Kaninchen und Meerschweinchen, indem sie ihnen zuerst bei 56° erwärmte Choleraculturen, darauf Culturen schwacher und zuletzt solche hoher Virulenz intraperitoneal, intravenös, subcutan oder per os einführten. Wenn sie dann das Blutserum der durch intraperitoneale Injection immunisirten Thiere anderen Thieren einverleibten, so waren diese gegen virulente Cholera geschützt. Mitunter gelang es, schon cholerakranke Thiere durch solches Serum zu heilen.

Klein (British med. Journal 1893, März 25) zeigte, dass die Injection einer Reihe von Bacterienculturen ganz die gleichen Symptome, wie diejenige einer Choleracultur hervorruft und zog daraus den Schluss, dass die pathogene und die immunisirende Wirkung von Bacterienculturen durch ihre Proteine erzeugt wird.

Kanthack und Wesbrook (British medical Journal 1893, Nr. 1706) constatirten durch zahlreiche eigene Versuche, dass auf die intraperitoneale, sowie die subcutane und intramusculäre Injection des B. prodigiosus, B. pyocyaneus oder des B. cholerae asiaticae stets eine Vermehrung der betreffenden Mikrobien in der Bauchhöhle, ihr Erscheinen in der Pleurahöhle, im Blute zur Folge hat und glauben deshalb, dass in solchen Fällen Intoxication und Infection vorliegt. Sie ermittelten ferner, dass Injection von B. prodigiosus gegen Verimpfung von B. pyocyaneus schützt, und dass Meerschweinchen, welche mit frischer Choleracultur immunisirt wurden, gegen intraperitoneale Verimpfung stark virulenter Choleraculturen immun sind. Aber sie stellten auch im Gegensatz zu Klein fest, dass die Spaltpilzproteïne keineswegs immer gegen die krankmachende Wirkung der Spaltpilze schützt. So starben weisse Ratten, welche nach Injection frischer Milzbrandcultur völlig gesund geblieben waren, sehr bald, wenn ihnen alsdann eine Cultur von B. pyocyaneus eingeimpft wurde. Die Proteïne der Bacterien können also nicht gleichartig und gleichwerthig sein, wie Klein behauptet. Kanthack und Wesbrook fanden auch, dass Bouillonculturen des B. prodigiosus die Versuchsthiere schützen gegen frische Aufschwemmungen des B. pyocyaneus und dass das Blutserum eines choleraimmunisirten Meerschweinchens und Menschen andere Meerschweinchen gegen die Injection frischer Choleraculturen immun macht, dass aber das Blutserum eines choleraimmunisirten Meerschweinchens keinen Schutz verleiht gegen die Injection von Aufschwemmungen des B. prodigiosus und B. pyocyaneus.

In den wichtigsten Punkten bestreiten also die beiden Verfasser die Angaben und Sätze Kleins; sie können nicht zugestehen, dass man Bacterienproteïne und Bacterienstoffwechselproducte streng zu scheiden im Stande ist, und erklären es für nicht bewiesen, dass die Immunisirung stets durch die Proteïne, nicht durch die Stoffwechselproducte der Bacterien zu Stande kommt.

Emmerich und Tsuboi (Münchener med. Wochenschrift 1893, Nr. 25) stellen die neue Theorie auf, dass die Cholera asiatica eine Nitritvergiftung ist, welche durch die Cholerabacillen veranlasst wird. Die von ihnen zur Stütze dieser Auffassung vorgebrachten Argumente sind folgende:

1. Die Uebereinstimmung der Krankheitssymptome und der pathologisch-anatomischen Veränderungen bei Cholera asiatica und Nitritvergiftungen von Mensch und Thier.

2. Der spectroskopische Nachweis des Absorptionsstreifens des Methämoglobins im Blute von an Cholera verendeten Meerschweinchen.

3. Die Thatsache, dass alle Bacterien, welche die Eigenschaft haben, Nitrate zu Nitriten zu reduciren, in viel geringerer Menge und viel langsamer Nitrit bilden als die Cholerabacillen, wobei zugleich in Betracht kommt, dass die meisten derselben sich im Darme des Menschen nicht oder wenigstens nicht in dem Masse zu vermehren vermögen, wie die Cholerabacillen, welche die für das weitere Zustandekommen der Salpetrigsäurevergiftung nothwendigen Eigenschaften besitzen, aus Kohlehydraten Säuren zu bilden.

4. Das Vorkommen von reichlichen Nitratmengen im Trinkwasser und in den vegetabilischen Nahrungsmitteln des Menschen, wodurch die Production von für die Vergiftung ausreichenden Mengen von Nitrit im Darm ermöglicht wird.

5. Die Beobachtung, dass die Cholerabacillen aus Kohlehydraten Säure produciren, infolgedessen dieselben beim Menschen, auch wenn keine Nitrate im Darme vorhanden sind, Durchfälle erzeugen, welche übrigens auch allein schon durch den mechanischen Reiz zu Stande kommen, den die Kommabacillen, wie alle fein vertheilten Körper, verursachen. Sind gleichzeitig Nitrate im Darme, so wird die durch die eben erwähnten Ursachen entstehende Cholerine zur Cholera.

6. Die Beobachtung, dass Cholerabacillen in 10 ccm Bouillon bei 36° schon innerhalb vier Stunden die gesammte zugesetzte Nitratmenge (0·01) zu Nitrit reducirt hatte, woraus zu entnehmen ist, dass diese Bacillen auch im menschlichen Darme die oft grammweise vorhandenen Nitrate in wenigen Stunden zu reduciren vermögen und so eine acute Vergiftung herbeiführen.

7. Die höchst merkwürdige Thatsache, dass der Mensch ungemein empfindlicher ist gegen Nitrite, als alle lebenden Wesen, insbesondere auch die Säugethiere, so dass z. B. die gleiche Menge Nitrit (0·02), welche nöthig ist, ein Kaninchen von 2 kg Körpergewicht zu tödten, auch ausreicht, um bei einem Menschen von 70 kg Körpergewicht die schwersten Intoxications-

erscheinungen zu verursachen. Die Immunität der Thiere gegen Cholera ist zum Theile hierin begründet, wohl auch darin, dass der Darm dieselben Bacterien enthält, welche Nitrite rasch zu Ammoniak reduciren.

8. Die merkwürdige Analogie zwischen Cholera asiatica und Arsenik-, sowie Nitritvergiftung beim Menschen.

9. Die vollständige Uebereinstimmung der Krankheitssymptome bei Meerschweinchen, welche mit Cholera inficirt wurden und solchen, welche entsprechend der Koch'schen Methode nach Einführung von Soda und Injection von Opium in die Bauchhöhle mit Nitrit allmälig vergiftet wurden.

10. Die Thatsache, dass nitratreiche Nahrung (Rübenfütterung) die künstliche Cholerainfection bei Meerschweinchen begünstigt und deren Verlauf beschleunigt.

11. Die Beobachtung, dass Cholerabacillen, welche ein grösseres Reductionsvermögen besitzen, auch eine intensivere Infection bei Meerschweinchen bewirken, als solche mit geringerer Nitritbildung vermögen.

Klemperer (Berl. klin. Wochenschrift 1893, Nr. 31) bekämpft die Emmerich'sche Nitrittheorie. Er hebt hervor, dass der Nachweis erbracht werden müsse, es entspreche die Virulenz der Cholerabacillen vollkommen ihrer Fähigkeit, Nitrite zu bilden, dass dies aber nicht geschehen sei. Es könne ein Gift sehr wohl den Symptomencomplex der Cholera erzeugen, ohne deshalb mit den Cholerabacillen in Beziehung zu stehen. Durch eine Reihe von Versuchen ermittelte der Autor, dass Kaliumnitrit in kleinen Dosen gegen tödtliche Dosen desselben oder gegen das Choleravirus nicht schützt, dass dagegen Thiere, welche gegen letzteres immun gemacht waren, durch tödtliche Dosen Kaliumnitrit getödtet wurden. Den Methämoglobinstreifen konnte er im Blute der Choleraversuchsthiere nicht finden.

Emmerich und Tsuboi (Münchener med. Wochenschr. 1893, Nr. 32) vertheidigen sich gegen Klemperer, indem sie betonen, dass die Cholerabacillen erheblich mehr Nitrite bilden, als alle bekannten Bacterien und thatsächlich Nitrate in Nitrite zu reduciren vermögen. Sie führten Hunden per os Cholerabacillen ein und stellten fest, dass nach Neutralisirung des Magensaftes ebenfalls eingeführte Nitrate thatsächlich sehr bald in Nitrite umgesetzt wurden, und dass dann offenkundige Symptome einer Nitritvergiftung sich einstellten. Auch wiesen sie darauf hin, dass die menschliche Cholera asiatica etwas anderes ist, als die Meerschweinchencholera.

Salus (Archiv f. Hygiene XIX, Heft 4) fand bei seinen Studien über das Verhalten der Cholerabacillen im Taubenkörper, dass sie im virulenten Zustande auch für Tauben eine sehr hohe Virulenz besitzen, und dass die bei diesen Thieren durch jene Bacillen entstehende Erkrankung auf Infection — Septikämie — beruht, indem die verimpften Mikrobien sich sehr lebhaft im Blute vermehren, auch wenn die Verimpfung nur eine intramusculäre war. Er stellte ferner fest, dass die gegen Cholera immunisirten Tauben gegen den Vibrio Metschnikoff, und die mit letzterem immunisirten gegen Cholerabacillen immun waren, und hob zuletzt hervor, dass, wenn diese beiden Mikrobien auch nicht identisch (Hammerl), sie doch sehr nahe verwandt seien.

C. Flügge erörterte (Zeitschrift f. Hygiene XIV, 122) „die Verbreitungsweise und Verhütung der Cholera auf Grund der neueren epidemiologischen Erfahrungen und experimentellen Forschungen". Sein 202 Seiten umfassender, mit einem Literaturverzeichniss schliessender Aufsatz bespricht zunächst die localistische Lehre, sodann die Frage, welche zweifellose Thatsachen sind durch die epidemiologische Beobachtung bezüglich der Verbreitungsweise der Cholera ermittelt, und darauf die Frage, ob die Bodentheorie auch noch heute eine Erklärung für die Räthsel der Choleraverbreitung giebt. Weiterhin schildert er die biologischen Eigenschaften des Cholerabacillus, die Constanz seines Vorkommens bei Cholerakranken, die Ausschliesslichkeit seines Vorkommens bei solchen, sein Verhalten gegen Trocknung, gegen Hitze, gegen Chemikalien, seine Wirkung auf Thiere und Menschen bei Infectionsversuchen, und die Infectionsquellen und Infectionswege bei der natürlichen Verbreitung des Erregers. Es folgt ein Capitel über die Frage, ob die Choleraverbreitung sich aus den festgestellten Eigenschaften des Cholerabacillus erklären lässt und zum Schluss ein Capitel über die Prophylaxis der Cholera.

Als Ergebniss der Studie hebe ich folgende Sätze des Verfassers hervor:

Die Cholera gehört zweifellos zu den ansteckenden Krankheiten. Das Eigenthümliche leichter directer Uebertragung erklärt sich aus dem Umstande, dass die vom Kranken ausgeschiedenen Erreger in relativ frischem Zustande dem Magen und Darm des Gesunden zugeführt werden müssen, um zu inficiren.

Die bedeutsame Rolle des Trinkwassers erhellt aus der Erkenntniss, dass weder die Luft, noch der oberflächliche Boden, sondern nur das Wasser und Nahrungsmittel die Cholerabacillen länger conserviren, dass das Wasser aber besonders gefährlich ist, weil es die Keime leichter unversehrt durch den Magen hindurchführt und leichter gleichzeitig auf viele Menschen überträgt. Wo centrale Wasserleitungen inficirt sind, entstehen plötzliche Massenepidemieen, wo Brunnen inficirt sind, localisirte Epidemieen, wo Wasserläufe inficirt sind, Ausbreitungen der Seuche längs derselben.

Die Seltenheit der Choleraepidemieen auf Seeschiffen hängt damit zusammen, dass es auf ihnen, wenn sie gut gehalten sind, nicht so viel Gelegenheit zu directer Uebertragung des Erregers giebt, wie in den Wohnungen der Aermeren. Dazu kommt, dass das Trinkwasser entweder frei von Cholerabacillen ist oder es doch nach einigen Tagen wird, und dass die ersten Fälle leichter Beachtung finden.

Die eigenthümlichen örtlichen Schwankungen in der Ausbreitung der Cholera erklären sich aus den Lebensverhältnissen, Lebensgewohnheiten und Sitten, welche hier die Uebertragung erleichtern, dort erschweren, ferner aus der Verschiedenheit in der sanitären Behandlung der ersten Fälle, der Verschiedenheit in der Behandlung der Infectionsquellen, in der Gangbarkeit der Infectionswege, in der Disposition für die Krankheit. Die Differenz in der örtlichen Disposition hängt ab von den Lebensgewohnheiten, der Wohlhabenheit, der Art der Wasserversorgung. Was die zeitliche Disposition betrifft, so werden von der höheren Temperatur 1. die Infectionsquellen unterstützt, da im Wasser und auf Nahrungsmitteln die Cholerabacillen dann wuchern können; 2. die Einführung der letzteren (durch den vermehrten Genuss von Wasser, von rohem Obste) und die individuelle Empfänglichkeit (durch Bestehen von Magen-Darmcatarrhen) begünstigt.

Die Prophylaxis soll auf folgende Sätze sich stützen:

„Die Cholera verläuft gewöhnlich unter deutlich merkbaren Symptomen, so dass Cholerakranke bei einer Revision bezw. zeitweisen Beobachtung von Reisenden erkannt werden können. Vom Erkrankungstage ab werden noch bis zum 12. Tage Cholerabacillen in den Dejectionen entleert. Dieselben sind in feuchter Wäsche, auf feuchten Nahrungsmitteln und im Wasser mehrere Tage bis Wochen haltbar, an allen anderen Gegenständen, Waaren, Briefen binnen 24 Stunden abgestorben. Die Incubationszeit beträgt einen bis höchstens fünf Tage."

Die Schutzmassregeln sind 1. vorbereitende zur Bekämpfung der localen Disposition in contagionistischem Sinne; 2. solche beim Herannahen und Ausbruch der Seuche: Verhinderung der Einschleppung, Revision von Reisenden, Seequarantänen, Ueberwachung des Flussschiffsverkehrs, Isolirung der Erkrankten, Anzeigepflicht, Desinfection der Entleerungen, der mit ihnen beschmutzten Gegenstände, Kochen der Nahrung, Erhitzen derselben, Beschaffung tadellosen Wassers, Beseitigung der persönlichen Disposition durch sorgfältige Behandlung jeder gastrischen Störung.

Die Schrift „Die Choleraepidemie in Hamburg 1892" von F. Hueppe und E. Hueppe, Berlin 1893, erörtert im ersten Theile die Epidemiologie. F. Hueppe hebt hervor, dass die Seuche diesmal keine Rücksicht auf den Boden, auf Marsch und Geest nahm, dass anfangs vorwiegend Schiffer und Hafenarbeiter, sowie deren Angehörige erkrankten, dass sehr bald aber eine Ausbreitung der Cholera über die ganze Stadt eintrat, und dass Alles auf das Wasser als den Träger der Erreger der Krankheit hinweist. Es kommt hinzu, dass die Differenzen in der Frequenz der Seuche zu Hamburg, Altona und Wandsbek nur aus der Differenz in ihrer Wasserversorgung sich erklären lassen, da diese Differenz die einzig durchgreifende ist. Die Quelle der Infection des Wassers konnte nicht sicher ermittelt werden. F. Hueppe glaubt aber, dass in der zweiten Hälfte des August zu Hamburg Bedingungen vorhanden waren, welche es ermöglichten, dass die Cholerabacillen, welche ins Wasser gelangt waren, sich viele Tage lebensfähig erhielten. (Niedriger Wasserstand, hohe Temperatur der Elbe und der Häuser mit ihren Wasserreservoirs.) Für eine Abhängigkeit der Hamburger Epidemie von den Grundwasserschwankungen hat sich kein Anhaltspunkt ergeben. Auch ist Nichts ermittelt worden, was darauf hinwiese, dass die den Boden reinigende Canalisation in Hamburg schlecht functionirt habe.

Nach der allgemeinen Infection des Hafens und (von diesem aus) des Leitungswassers, die das explosive Auftreten zur Folge hatte, bildeten sich zahlreiche Seucheherde, bei denen sociale Missstände, schlechte Verhältnisse der Wohnungen, der Hauswasserreservoirs und des Untergrundes von Einfluss gewesen sein werden. Die unmittelbare Contagion trat, gegenüber der secundären Herdbildung zurück. Es zeigte sich wieder, dass die Cholera in der Regel keine ansteckende Krankheit ist, und dass die Theorie ihrer

Contagiosität gründlich Fiasco gemacht hat. (? Ref.) Zu einem reinen Hohn auf diese Auffassung wurde die Desinfection, wie man sie in Hamburg handhabte. Dieselbe kann nur einen Zweck haben, wenn sie die Dejectionen, das Erbrochene, die beschmutzten Objecte ins Auge fasst und unschädlich zu machen sucht. F. Hueppe fordert die Isolirung jedes wirklichen Cholerakranken und jedes Choleraverdächtigen, erklärt die Quarantäne aller Reisenden aus inficirten Orten für Unfug und werthlos, jede Desinfection der Reisenden für überflüssig, strenge Ueberwachung des Schiffsverkehrs für dringend geboten.

Im zweiten Theile bespricht derselbe die Hamburger Krankenanstalten, die Experimente mit Cholerabacillen und die Choleratherapie, die Choleradiagnose, das Wesen der Cholera selbst, die in ihrer Schwere nicht dem Wasserverluste, sondern der Giftbildung parallel geht, eine wesentlich miasmatische Krankheit und in Folge des Saprophytismus der Cholerabacillen von örtlichen, wie zeitlichen Verhältnissen abhängig ist.

Im dritten Theile beschäftigt sich Else Hueppe mit dem persönlichen Gesundheitsschutze und der Krankenpflege bei der Cholera, weist darauf hin, dass Reinlichkeit nöthiger sei als Desinfection, dass man für billige oder unentgeltliche Abgabe guter Nahrungsmittel an die Aermeren sorgen müsse, dass die Bäcker in ihrem Gewerbe scharfer Controle bedürfen, dass man, wie den Wärtern desinficirbare, mantelartige Anzüge, so den Wärterinnen auch die Arme bedeckende, schürzenartige, hinten zu bindende, weisse Ueberzüge über die Kleider zu geben habe, und das Wartepersonal besser ausbilden müsse. Sie empfiehlt ferner Brecheimer statt der Spuckgläser, Steckbecken, welche nur mit einer Schicht Wasser gefüllt sind, Verwendung von Closetpapier zur Reinigung der Kranken, welche noch Nachtstühle benutzen, Verwendung von Watte zur Reinigung der schwer Erkrankten und Einpacken der besudelten Wäsche gleich am Bette in Wäschebeutel. Zum Schluss bespricht die Verfasserin die Ernährung bei der Cholera.

In einem Aufsatze: „Socialer Seuchenboden" (Hygienische Untersuchungen, M. von Pettenkofer gewidmet, 1893, Bonn) weist Finkelnburg darauf hin, dass für die Verbreitung der Cholera ausser feuchter und niedriger Lage der Wohnungen, sowie Verunreinigung des Untergrundes wesentlich die Wohlhabenheit und die sociale Lebenshaltung der Bevölkerung entscheidende Factoren sind, und bemüht sich, die Richtigkeit dieses Satzes für die Hamburger Choleraepidemie von 1892 an der Hand der Mittheilungen des statistischen Bureaus der Steuerdeputation des Hamburgischen Staates zu zeigen. Die Annahme, dass das dichtere Zusammenwohnen und der Schmutz bei den niederen Klassen die grössere Frequenz der Cholera durch Erzeugung häufigerer Gelegenheit der Ansteckung hervorrufe, hält Finkelnburg für nicht richtig, da die Cholera erfahrungsgemäss ihre ersten Anfälle überall bei Personen der elendesten Volksklassen zu machen pflegt, und da auch bei einer so allgemeinen Bacillenzufuhr, wie sie im Jahre 1892 in Hamburg stattbatte, die Erkrankungen sich stets an kleinere örtliche Seuchenherde banden, in denen eine social schlecht gestellte Bevölkerung hauste. „Die epidemiologische Forschung weist bestimmt darauf hin, dass von einer Cholerabacillen trinkenden oder athmenden Bevölkerung zunächst immer nur derjenige geringere Theil einem Vergiftungsprocess erliegt, welcher durch besondere, an sociales Wohnungs- und Ernährungselend geknüpfte Bedingungen das Zustandekommen einer solchen Giftbildung in oder um sich vorbereitet birgt." Vielleicht werden die Cholerabacillen erst unter bestimmten Bedingungen giftig. In wie weit die letzteren an den Boden, die Wohnräume, an hauswirthschaftliche Medien, oder an die Beschaffenheit der Menschen, oder an die Gesammtheit der socialen Factoren geknüpft sind, bleibt Sache weiterer Forschungen. Alles aber spricht gegen die absolute und permanente Wirkung der Cholerabacillen. Deshalb ist der Schwerpunkt der Prophylaxis nicht auf die Bacillenjagd, sondern auf die Beseitigung örtlicher und socialer Uebelstände zu richten.

H. Buchner bespricht in einer Schrift über Choleratheorieen etc. (D. Vierteljahrsschrift f. öffentl. Gesundheitspflege XXV, 432) in kritischer Darstellung 1. die „contagiöse Lehre" von der Cholera, 2. die localistische Theorie der Cholera, 3. die Frage, ob es ein ektogenes Stadium des Cholerabacillus giebt, 4. die zeitlich-örtliche Disposition für Choleraepidemieen, 5. die diblastische Theorie[1]) und hebt bei Erörterung der letzteren hervor, dass sie, wenn sie sich beweisen liesse, im Stande wäre, ohne Schwierigkeit sämmtliche Eigenthümlichkeiten der Choleraausbreitung zu erklären, so die ungleiche Ansteckungsfähigkeit der Cholera, das bevorzugte Erkranken gewisser Bevölkerungsgruppen, das besondere Verhalten der Schiffscholeraepidemieen, den Einfluss von Jahreszeit, wie von Bodenfeuchtigkeit. Den Standpunkt Buchner's in allen diesen Fragen kennzeichnet am besten der Schluss seines Aufsatzes: „Sollte die contagiöse Lehre der Wahrheit entsprechen, was ich übrigens unmöglich glauben kann, dann bliebe, so lange Indien virulente Choleravibrionen liefert, der immer erneute Kampf mit Isolir-, Desinfections- und Absperrmaassregeln, so oft irgendwo verdächtige oder wirkliche Cholerafälle sich ereignen, verbunden mit der Sorge für thunlichst keimfreie Speisen und Getränke, die einzige Möglichkeit der Abwehr. Aufwendungen für Reinhaltung des Städtebodens haben in diesem Falle keine hygienische, höchstens eine ästhetische Berechtigung, da es unter Zugrundelegung der rein contagiösen Vorstellung gleichgültig sein kann, welche Vorgänge etwa im Boden sich abspielen. Liesse sich dagegen die diblastische Theorie beweisen, dann würden zwar Desinfections- und Isolirmaassregeln gegenüber dem contagiösen Keim in Geltung bleiben müssen, weil dieselben auch bei dieser Vorstellungsweise theoretisch ebenso begründet und gefordert sind, wie bei der rein contagiösen: aber es wäre doch ein Unterschied, weil man nicht alles Heil von dieser praktisch recht unzuverlässigen Seite her erwarten würde. Die durch die contagiöse Lehre mit Nothwendigkeit gross gezogene Angst vor dem Kommabacillus würde sich daher mässigen, und der unsinnigen, von Hueppe

---

[1]) Buchner denkt eben, dass Protozoen durch vorgängige oder gleichzeitige Ansiedelung im Darmepithel den Cholerabacillen einen geeigneten Boden bereiten.

mit vollstem Rechte anlässlich der Hamburger Epidemie getadelten zweck- und ziellosen Verschwendung von Desinfectionsmitteln, die gar nichts nützt, sondern durch Vergeudung der Kräfte am unrechten Orte indirect schadet, würde eben deshalb Einhalt gethan. Die Hauptsache aber wäre, dass man auf Grund dieser Vorstellungsweise noch andere, viel mächtigere und zuverlässigere Mittel der Abwehr besässe, nämlich eben jene stabilen, auf Reinigung und Reinhaltung des Untergrundes abzielenden sanitären Einrichtungen, welche von der localistischen Theorie schon längst gefordert wurden und an vielen Orten bereits verwirklicht sind. Die Verdienste Pettenkofer's, des unermüdlichen Vorkämpfers für Städteassanirung in Deutschland, betrachte ich in dieser Beziehung als ausserordentlich grosse. Ihm ist es nach meiner Ueberzeugung zu danken, wenn wir den kommenden Choleragefahren mit wesentlich grösserer Zuversicht entgegengehen können, als dies auf der blossen Grundlage der contagionistischen Abwehrmaassregeln möglich wäre."

E. Barth's Monographie: „Die Cholera, mit Berücksichtigung der speciellen Pathologie und Therapie" (Breslau 1893) behandelt die Geschichte der Cholera, ihre Mortalität und Morbidität, die Epidemiologie, die Aetiologie, die Ausbreitung und Verschleppung, die verschiedenen Theorieen über die Ursachen der Cholera, die specielle Pathologie und Therapie, die Prophylaxe der Krankheit, und bringt in einem Anhange das preussische Regulativ für ansteckende Krankheiten vom Jahre 1835, sowie die von der Deutschen Reichsregierung im Herbste 1892 zur Abwehr der Cholera getroffenen Maassnahmen. Acht Anlagen über Schutzmaassnahmen, Instructionen etc., auch der Entwurf des Gesetzes über Bekämpfung gemeingefährlicher Krankheiten bilden den Schluss. Ein, allerdings nur unvollständiges, Literaturverzeichniss ist dem Werke voraufgeschickt.

J. Petri's Werk „Der Cholerakurs im kaiserl. Gesundheitsamte" (Berlin 1893, Richard Schoetz) enthält einen bacteriologischen und einen epidemiologischen Theil. Ersterer bringt alles Wissenswerthe über die bacteriologische Diagnose der Cholera, über die Morphologie der Cholerabacillen, ihr typisches Wachsthum, ihre Unterscheidung von anderen Bacillen gleicher oder ähnlicher Form, die Untersuchung von Darmentleerungen und des Wassers auf Cholerabacillen, die Desinfection choleraverdächtiger Abgänge. Der epidemiologische Theil verbreitet sich über die Aetiologie der Cholera, die Selbstversuche von Pettenkofer, Emmerich, Hasterlik, die Biologie des Cholerabacillus, die Art der Verbreitung der Cholera, (Schiffscholera, Cholera und Flussverkehr, Verlauf der Cholera in den befallenen Ortschaften), die Factoren, welche die Verbreitung beeinflussen, die Constatirung der ersten Fälle, die prophylaktischen Maassregeln, welche bei constatirtem Ausbruch der Seuche zu treffen sind, die generellen Schutzmaassregeln und diejenigen, welche als internationale angewandt werden müssen. Ein Anhang enthält officielle Verordnungen und Anweisungen bezüglich der Choleraprophylaxis.

Podwyssosky (Centralbl. f. allg. Pathologie 1893, Nr. 17) fand, dass auf sauer reagirenden Kartoffeln cultivirte Cholerabacillen körnig zerfallen, dass eine ähnliche Degeneration aber auch bei alten Choleraculturen sich constatiren lässt. (Dies wird Jeder bestätigen, der sich mit der Biologie des Cholerabacillus befasste. Referent.)

William (Zeitschr. f. Hygiene XV, Heft 1) stellte Versuche über den Einfluss der Trocknung auf Cholerabacillen und über die Verbreitung derselben durch Luftströme an. Es gelang ihm nicht, Choleracolonieen auf geeigneten Nährsubstraten zu gewinnen, wenn er mit Cholerabacillen geimpften, trocken gewordenen Staub eine Strecke weit fortblies. Wenn derselbe jedoch ohne nennenswerthen Zwischenraum auf einen geeigneten Nährboden fiel, entwickelten sich einige Cholerabacillencolonieen. Wurde der vorher inficirte trockene Staub in einem grösseren Raume vertheilt, so liessen sich solche Colonieen niemals nachweisen.

Uffelmann studirte die Bedingungen, unter denen die Lebensdauer der Cholerabacillen sich verlängert (Berliner klinische Wochenschrift 1893, Nr. 38). Auf dieses Studium führte ihn die Thatsache, dass die asiatische Cholera vielfach am nämlichen Orte nach völlig freien Pausen auftritt, ohne dass eine erneute Einschleppung der Krankheitserreger stattfand. Da letztere bei der Trocknung und im Wasser, in Sielwasser, in Fäcalien, auf und in Nahrungsmitteln verhältnissmässig rasch zu Grunde gehen, so muss es Bedingungen geben, unter welchen sie sich länger lebend erhalten, unter welchen sie selbst Monate hindurch entwickelungsfähig bleiben. Da sie Dauersporen nicht bilden, so war an die Möglichkeit zu denken, dass eine schützende Hülle ihr Absterben durch Trocknung um ein Wesentliches hinauszuschieben vermag. Doch ergaben Versuche, in denen Cholerafäces unmittelbar vor dem Trockenwerden mit Bodenschlamm, Thonschlamm oder Fäcalmasse breiiger Consistenz in 0·001 m dicker Schicht auf Porcellan, Papier, Leinen und Flanell überzogen wurden, dass die Cholerabacillen durch die vor völliger Trocknung der Cholerafäces geschaffene Decke in der That conservirt werden, dass die Verlängerung ihrer Lebensdauer aber keine sehr erhebliche ist. Die auf Porzellan angetrockneten Cholerafäces enthielten, gleichviel mit welcher Decke sie überzogen worden waren, lebende Cholerabacillen in der Regel nur zwei bis drei, einige wenige Male fünf und sechs Tage, die auf Papier, Leinwand und Flanell angetrockneten ebenfalls allerhöchstens vier und sechs Tage nach der Infection. Der Nachweis geschah durch das Plattencultur- und das Schottelius'sche Verfahren, in den letzen Versuchen, die mit diarrhoischen, künstlich inficirten Darmentleerungen angestellt wurden, auch durch das Peptonwasserverfahren.

Es lag aber auch die Möglichkeit vor, dass die Cholerabacillen bei niedriger Temperatur sich länger lebensfähig erhalten, d. h. bei einer solchen Temperatur, welche sie selbst nicht tödtet, welche aber das Wachsthum anderer, ihnen feindlicher Bacterien behindert. Deshalb wurde eine Reihe von Versuchen über die Dauer der Lebensfähigkeit der Cholerabacillen in Flusswasser, in Sielwasser, in Fäcalmassen, im Gemisch von Fäces und Urin, sowie endlich im Bodenmaterial bei einer Temperatur angestellt, welche im Durchschnitt bei $+ 6^0$ C. lag, aber von

+ 4·5° bis + 7° C. schwankte, ausnahmsweise auf ganz kurze Zeit 8° erreichte.

Die Cholerabacillen waren aus Choleräfäces vom Januar 1893 in Gelatine fortgezüchtet und wurden den oben genannten Medien in verschiedener Menge zugesetzt, die letzteren nach diesem Zusatze in einem Eisschranke aufbewahrt, dessen Temperatur täglich viermal und öfter controlirt wurde.

Der Nachweis der Cholerabacillen geschah durch Platten- und Rollculturen und durch das Peptonwasserverfahren. Letzteres erwies sich als ungemein brauchbar und lieferte vielfach noch positive Resultate, wenn durch das Plattenculturverfahren sich Cholerabacillen nicht mehr sicher nachweisen liessen. Das Ergebniss der Untersuchungen aber war folgendes:

Es blieben die Cholerabacillen
  im Wasser der Ober-Warnow bei Rostock wenigstens 20 Tage,
  im Rostocker Leitungswasser . . . . . „ 23 „
  im „ Sielwasser . . . . . „ 7 „
  in Fäcalmassen . . . . bis 38 „
  in Fäcal-Urinmassen . . . . 7 bis 10 „
  in Gartenerde . . . . wenigstens 12 „

am Leben.

Endlich wurde zu ermitteln versucht, wie lange die Cholerabacillen bei einer Temperatur von etwa 0° (Eisschmelzwasser) sich lebend erhalten. Das inficirte Material befand sich in dünnwandigen Reagensgläsern; diese standen zum Theil direct in dem Schmelzwasser auf einem mit Klemmer versehenen eisernen Gestelle, zum Theil innerhalb eines Glasgefässes, letzteres aber und das Gestell in einem grossen eisernen Behälter, dessen Eismasse täglich ein- bis zweimal ergänzt wurde und der selbst in einem Eisschranke stand. Die Temperatur in dem oben erwähnten Glasgefässe betrug, so oft sie gemessen wurde, 0 bis + 1° C.

Die Fäces, welche U. anwandte, waren diarrhoisch, zum gleichen Volumen mit frischem Urin gemischt. Zu 10 ccm der Mischung kamen 10 Tropfen (0,5 ccm) der stark trüben Cholerabacillenaufschwemmung. Es gelang, entwickelungsfähige Cholerabacillen in dieser Mischung einmal bis zum zwölften Tage, ein anderes Mal bis zum neunten Tage nachzuweisen. Auch mittelst des Peptonwasserverfahrens war es nicht möglich, sie über diesen Termin hinaus aufzufinden, so dass also wiederum die Mischung von Urin und Fäces sich einem längeren Fortleben nicht günstig erwies, aber doch die conservirende Wirkung der Schmelzwassertemperatur deutlich hervortrat.

Im Sielwasser, welches im Eisschmelzwasser stand, liessen sich entwickelungsfähige Cholerabacillen mit voller Bestimmtheit noch 12 Tage nach dem Einsetzen, in Gartenerde mit gleicher Bestimmtheit noch 16 Tage nach dem Einsetzen constatiren. Beide Medien waren so stark inficirt, dass, unmittelbar nachdem dies geschehen, die Cholerabacillen zu den übrigen auf Gelatine wachsenden Bacterien sich verhielten etwa wie 10 : 15 bis 20.

Aus allem Diesem folgt, dass sowohl die Bildung einer schützenden Hülle, als eine niedrige Temperatur Bedingungen sind, unter welchen die Cholerabacillen länger am Leben bleiben, dass aber eine niedrige Temperatur — von derjenigen unter Null sieht U. ab, da sie nach einer gewissen Zeit tödtend wirkt — viel kräftiger conservirt, als die Hülle wenigstens derjenigen Art und Dicke, welche bei den vorstehend beschriebenen Versuchen zu Stande kam.

Für die Aetiologie ergiebt sich hieraus, dass Flusswasser, Sielwasser, sowie Fäcalien und nicht trocknender Boden in der kühlen Jahreszeit lebende Cholerabacillen ziemlich lange beherbergen können. Das Wiederauftreten der Cholera nach längerer Pause ist an der Hand dieser Feststellungen in vielen Fällen in welchen dies bislang nicht möglich oder schwierig war, leicht zu erklären, zumal gar nicht ausgeschlossen erscheint, dass unter anderen Verhältnissen, das heisst bei anderer chemischer, wie bacteriologischer Beschaffenheit des Wassers, Sielwassers und Bodens, sowie in Fäcalien, welche fast nur Reinculturen der Cholerabacillen enthalten, eine noch längere Lebensdauer derselben bei niederer Temperatur vorkommt, als von U. constatirt wurde. — Endlich weist jenes Resultat auf die Nothwendigkeit hin, auch den Inhalt von Latrinen, in welchem nach der bisherigen Auffassung die Cholerabacillen sehr rasch zu Grund gehen, sehr sorgfältig zu desinficiren, wenn choleraverdächtige oder wirkliche Cholerastühle hineingebracht waren. Denn, wenngleich die Krankheitserreger in einem Gemisch von Fäces und Urin auch bei niederer Temperatur schneller, als in Fäces allein zu Grunde zu gehen scheinen, so haben sie sich doch in jenem Gemisch bei etwa 6⁰ C. über eine Woche, bei einer dem Nullpunkt nahekommenden Temperatur bis zu 12 Tagen lebend erhalten. Ueberdies ist auch hier unter anderen Verhältnissen eine noch längere Lebensdauer sehr wohl denkbar. Die Mittheilungen Dehio's (siehe diesen Jahresbericht pro 1892, S. 251) mahnt in dieser Beziehung zu grösster Vorsicht.

A. Mendoza (Centralbl. f. Bacteriologie XIV, 692) fand mittelst der neuen von R. Koch empfohlenen Methode zur Zeit des Herrschens der Cholera in den Provinzen Taragona, Viscaga und Guipuzcoa Cholerabacillen im Wasser des Ebro, Cadayna, Nervion, Galindo und Uruola.

Zur Biologie des Cholerabacillus lieferte Uffelmann einige weitere Beiträge (Berliner klin. Wochenschrift 1893, Nr. 7, Nr. 26, Nr. 27). Der erste Aufsatz beschäftigt sich mit dem Einfluss der Kälte auf die Lebensfähigkeit jenes Krankheitserregers. Dieser Einfluss wurde studirt an Wasser, welches mit Cholerabacillen inficirt in Reagensgläsern oder offen in Schalen der starken Kälte des Januars 1893 ausgesetzt wurde. Es ergab sich, dass die Cholerabacillen eine zwischen — 4·9⁰ und — 15·5⁰ liegende Luftkälte fünf volle Tage, eine zwischen —14·3⁰ und — 24·8⁰ liegende Kälte drei bis vier volle Tage überstanden. Des Weiteren wurde festgestellt, dass sie auch in Gartenerde, welche einer Kälte von — 24·8⁰, darauf von — 20·7⁰ und von —16·2⁰ ausgesetzt war, drei volle. Tage am Leben blieben.

Der zweite Aufsatz behandelt experimentell die Frage, ob lebende Cholerabacillen mit dem Boden- und Luftstaub durch die

Infectionskrankheiten. Cholera und ihre Verbreitung.

Luft verschleppt werden können, und bejaht sie. Es wurde Gartenerde, oder Kehricht von der Strasse und Zimmerkehricht in einer Schale verrieben, durch trockene Hitze sterilisirt, dann mit einer Cholerabacillenaufschwemmung inficirt, wieder getrocknet, nach dem Lufttrockenwerden wieder verrieben und dann verstäubt, sei es durch Blasen mit dem Munde, sei es durch einen Kautschukballon. Die verstäubte Masse wurde auf fast erstarrter Nährgelatine in Petri'schen Schalen, auch in steriler Milch aufgefangen. Es ergab sich, dass in dünnen Schichten von Gartenerde, feinem weissen Sande und von Kehricht Cholerabacillen, welche ihnen mittelst Aufschwemmung in Wasser oder mittelst dünner Fäcalmassen einverleibt waren, durch Trocknung an der Luft — bei Ausschluss der Sonnenstrahlen — zwar der überwiegenden Mehrzahl nach binnen 24 Stunden zu Grunde gehen, dass jedoch ihrer nicht wenige das Stadium des Lufttrockenwerdens jenes Materials um mehrere Stunden, vereinzelte dasselbe Stadium noch länger, nämlich einen vollen Tag, ausnahmsweise drei Tage überdauerten. Dies ist von nicht geringem Belange. Denn, wenn überhaupt lebende Cholerabacillen an lufttrockenem, verstäubungsfähigem Materiale vorkommen können, so muss auch die Möglichkeit zugegeben werden, dass sie mit dem, sei es durch Wind, sei es durch mechanisches Aufrühren aufwirbelnden Staube verschleppt werden und mit diesem in unseren Mund oder auf bezw. in Nahrungsmittel, selbst ins Wasser von Bächen, Flüssen etc. gelangen. Diese Art der Uebertragung wird allerdings keine häufige sein, weil von dem Augenblicke des Lufttrockenwerdens der Erdmasse oder des Kehrichts die Zahl der Cholerabacillen sich stetig und ziemlich rasch vermindert, weil die Trocknung des fäcal-verunreinigten Materiales an sich noch keine Staubbildung zur Folge hat, und besonders weil in natura der Process des Absterbens der Cholerabacillen vielfach durch das Sonnenlicht wesentlich beschleunigt wird. Aber es handelt sich hier auch nur um die Entscheidung der Frage, ob überhaupt lebende Cholerabacillen mit dem Luftstaube verschleppt werden können; und diese Möglichkeit ist nach dem Ergebniss der Versuche Uffelmann's geradezu als bewiesen anzusehen. Denn ebenso gut, wie in diesen durch schwaches oder mässig starkes Anblasen von den vorher inficirten lufttrockenen, feingepulverten Boden- und Kehrichtmassen Staubtheilchen mit lebenden Cholerabacillen fortgerissen wurden, ebenso und sogar noch besser wird ein kräftiger Windstoss dieselben von der obersten Lage des Bodens oder des Kehrichts abblasen können, wenn sie inficirt, dann lufttrocken und auf irgend eine Weise zerkleinert, verrieben, in Staub verwandelt wurde, bevor alle Cholerabacillen zu Grunde gingen.

Renk studirte in ähnlicher Weise im Winter 1893 die Einwirkung der Kälte auf die Lebensfähigkeit der Cholerabacillen, indem er Wasser mit Cholerabacillen inficirte, dem Gefrieren aussetzte, aufthaute, und mittelst der Cholerarothreaction und des Peptonwasserverfahrens prüfte. Das Ergebniss fasste er dahin zusammen, dass bestimmt nach fünf Tagen ununterbrochener Frostwirkung (26. Februar bis 3. März) alle Cholerabacillen getödtet waren, dass aber die Abtödtung etwas später eintrat (nach sechs bis sieben Tagen), wenn die

Frostwirkung unterbrochen wurde. Auch in diesen letztgenannten Proben gelang schon nach fünf Tagen der Nachweis der Cholerabacillen nicht mehr so sicher, wie Anfangs. Es blieben von den vier Peptonröhrchen jeder Probe bald eines, bald zwei, bald drei steril, d. h., es gelang die Cholerarothreaction nicht, während das vierte, bezw. die anderen solche noch zu Stande kommen liessen. Die Zahl der noch lebensfähigen Keime war daher sicher eine ganz geringe gewesen.

Ausbreitung der Cholera.

Von Veröffentlichungen über die Cholera im Jahre 1892 sei zunächst die dem Deutschen Reichstage vorgelegte amtliche Denkschrift über die Choleraepidemie 1892 erwähnt. Sie zerfällt in die eigentliche 64 Folioseiten grosse Denkschrift und ebenso umfängliche Anlagen mit graphischen Darstellungen, Uebersichtskarten, statistischen Tabellen, ferner die wichtigsten Verordnungen, die zur Cholerabekämpfung erlassen worden waren, schliesslich eine Uebersicht über den Stand der Cholera in Russland.

Die eigentliche Denkschrift, welche auf jene Anlagen stetig Bezug nimmt, zerfällt in drei Theile, deren erster die Entwickelung der Epidemie und ihren Ausbruch in Deutschland, deren zweiter die Maassnahmen gegen die Cholera betrifft. Hier sind wieder die Abwehrmaassregeln gegen das Ausland, ferner die zur Weiterverbreitung und Unterdrückung der Seuche im Inlande und die von der Heeres- und Marineverwaltung getroffenen Maassnahmen jede für sich besonders besprochen. Schliesslich wird der Stand der Cholera zu Ende 1892 und die Aussicht für die Zukunft besprochen. Der dritte Theil befasst sich mit dem Einfluss der Choleraepidemie auf die Verkehrsbeziehungen zum Auslande und bringt zum Ausdruck, in welcher Weise man in 22 ausländischen Staaten Maassnahmen gegen eine Einschleppung der Cholera aus Deutschland traf.

Die zweite Denkschrift, die dem preussischen Landtag vorgelegt wurde, behandelt die gegen die Cholera in Preussen 1892 getroffenen Maassnahmen, auf 20 Folioseiten. 85 weitere bringen auch hier statistische Uebersichten, Abdruck von Ministerialerlassen, Polizeiverordnungen, Dienstanweisungen für Ueberwachung des Eisenbahnverkehrs und des Verkehrs auf den grossen Flüssen, Erfahrungssätze über den Betrieb von Wasserwerken mit Sandfiltration, Rathschläge für praktische Aerzte, für das Publicum, für die Schiffer u. dergl. Kurz, sie enthalten eine Zusammenstellung der wichtigsten, behördlichen preussischen Verordnungen aus dem Cholerajahre.

Für Hamburg sei hier angeführt, dass die betreffenden speciellen, amtlichen Zusammenstellungen über die Cholera 1892 enthalten sind in dem Jahresberichte des Medicinal-Inspectorates über die medicinische Statistik des Hamburgischen Staates. Auch hier erläutern zahlreiche statistische und graphische Uebersichten, sowie verschiedene Stadtpläne, in welche in üblicher Weise für die einzelnen Stadttheile deren Mortalität und Morbidität eingetragen ist, das Verständniss in hohem Maasse.

Während des Jahres 1893 kamen in fast allen Ländern Europas Choleraerkrankungen vor, die sich auch an verschiedenen Stellen zu mehr oder weniger grossen Herden verdichteten. Abgesehen von Russland, lässt sich jedoch von einem besonderen Wüthen der Seuche nicht recht sprechen. Vielmehr handelte es sich meist nur um beschränktere Zahlen und meist, zumal in Deutschland, gelang es rasch, die Seuche zunächst zu beschränken und dann bald zu unterdrücken.

Hier begann das Jahr mit der Fortsetzung einer kleinen Nachepidemie in Hamburg-Altona und Umgebung, der im Herbste ein nochmaliges Aufflackern folgte. Ein besonderes Interesse nahm sodann die in Nietleben bei Halle im Beginn des Jahres plötzlich aufgetretene Epidemie in Anspruch. Hierüber, wie über eine im September und October in Stettin und Umgebung stattgehabte kleine Epidemie wird später ausführlicher die Rede sein. — Geringeres Interesse hatten die hauptsächlich von Nachbarländern aus eingeschleppten vereinzelten Fälle, wie sie im Sommer und Herbst z. B. in den Grenzgegenden Ostpreussens, andererseits in der Rheingegend und auch in Berlin, im November auch im Havelgebiete vorkamen. Meist waren es Schiffer, die erkrankten.

In Frankreich, wo die Nachrichten oft recht unzuverlässig waren, kamen schon vom Jahresanfange an Cholerafälle, besonders in den südlichen Departements vor, die im Sommer an Zahl und Ausbreitung zunahmen, sich auch gelegentlich nach weiteren Landestheilen fortsetzten.

Offenbar von hier aus wurde im Sommer auch Spanien und Italien inficirt. Hier war es besonders Piemont und Neapel, später auch Palermo, wo in verhältnissmässig geringerer Zahl Cholerafälle in Erscheinung traten. Uebrigens erlosch die Seuche hier wie in Spanien, wo sie auf nördliche Gegenden beschränkt war, gegen das Ende des Octobers. — Auch in Frankreich hörte sie dann allmählich auf.

Sonst kamen Cholerafälle mehrfach in den Niederlanden und besonders, zumal im Spätsommer, in Belgien, vereinzelt auch in Schweden vor, während von östlichen Ländern vorzüglich Galizien, einzelne Theile von Ungarn, Rumänien, theilweise auch Bosnien und Siebenbürgen heimgesucht waren.

Am stärksten herrschte die Cholera aber in Russland, zumal in seinen westlichen Landestheilen. Bis zum November 1892 waren nicht weniger als 551 473 Personen erkrankt und 266 200 (= 48·9 Proc.) gestorben. — War auch im Winter 1892/93 ein gewisses Erlöschen beobachtet worden, so traten doch bereits im Frühjahr wieder vermehrte Fälle auf und die Seuche nahm bis zum Herbste rasch so zu, dass im September wieder Sperrmaassnahmen von Seiten Preussens getroffen werden mussten. Im Winter trat wieder der übliche Nachlass ein.

Endlich herrschte in Mekka während der Pilgerfahrt im Sommer eine schwere Choleraepidemie, die aber im Herbste erlosch, nicht ohne vorher Ausläufer weiter in die asiatische Türkei entsandt zu haben. Auch in Constantinopel (Skutari) wurde eine Anzahl von Fällen beobachtet.

Von Einzelarbeiten über die Cholera 1893 seien folgende angeführt:

Ein längerer Aufsatz R. Koch's: Die Cholera in Deutschland während des Winters 1892/93 (Zeitschrift für Hygiene XV, 89) schildert uns zunächst die Nachepidemie in Hamburg vom 6. December 1892 an, sodann die Winterepidemie in Altona, weiterhin die Epidemie in der Irrenanstalt zu Nietleben bei Halle und schliesst mit einer kurzen Betrachtung über Aetiologie und Prophylaxis der Cholera im Allgemeinen. Aus dem reichen Inhalt sei Folgendes hervorgehoben:

Die Hamburger Herbstepidemie erlosch am 23. October; am 9. und 11. November folgten vereinzelte Fälle. Den Beginn der Nachepidemie kann man auf den 6. December verlegen. Sie dauerte bis zum 4. März und befiel im Ganzen 64 Personen. Dass ihre geringe Ausbreitung gegenüber der herbstlichen nicht Folge der kühleren Jahreszeit war, geht aus dem Umstande hervor, dass während letzterer, und zwar während der kältesten Periode, zu Nietleben eine schwere Epidemie herrschte. Auch ist kaum anzunehmen, dass die Nachepidemie deshalb so milde verlief, weil die Einwohnerschaft Hamburgs verseucht war; denn diese fluctuirt sehr stark, und ein grosser Theil war bei Beginn der Herbstepidemie geflüchtet, bei Aufhören derselben zurückgekehrt. Die Erklärung ist eine andere: Im August und September 1892, wo die Cholera explosiv auftrat, war wesentlich das Wasser der Träger des Erregers. In den Monaten December 1892 bis März 1893 dagegen bildeten sich in ausgesprochener Weise umschriebene Herde, an denen nicht plötzlich mehrere Fälle sich zeigten, sondern meist ein Fall an den anderen sich anschloss. Hier fand die Infection sicherlich auf verschiedene Weise statt, entweder unmittelbar durch den Cholerakranken, oder durch inficirte Wäsche, Kleidung, Betten, Nahrungsmittel, Wasser. Der Einblick in die Art der Verbindung des einen Falles mit dem anderen ist aber nicht immer klar; er wurde wesentlich dadurch erschwert, dass die Erkrankungen sich fast ausschliesslich auf die untersten, dicht zusammengedrängten und fortwährend fluctuirenden Schichten der Bevölkerung beschränkten. Bezeichnend für diesen Typus der Choleraepidemie war eben das regelmässige Auftreten der Herde, die durch Einschleppung entstanden, ein schrittweises Umsichgreifen erkennen liessen. Unzweifelhaft betheiligt war das Wasser in der Nachepidemie bei der Cholera, welche unter den Mannschaften von zwei im Hamburger Hafen liegenden Schiffen — Marciano und Gretchen Bohlen — während des Januar 1893 auftrat.

Die Mortalität in der Nachepidemie zu Hamburg betrug nur 28 Proc. gegen circa 50 Proc. der Choleramortalität überhaupt und circa 45 Proc. in der Herbstepidemie. Doch war sie nur scheinbar geringer. Denn in der Nachepidemie wurden relativ viele Leichterkrankte, welche während einer grossen Epidemie gar nicht als cholerakrank angesehen zu werden pflegen, als Cholerakranke gezählt, da man aus der Untersuchung ihrer Entleerungen die Diagnose richtig stellen konnte.

Wichtig ist, dass während der Nachepidemie auch bei einzelnen scheinbar ganz gesunden Individuen Cholerabacillen in den Entleerungen gefunden wurden. Denn solche Individuen sind unzweifelhaft Träger von Krankheitserregern, sind als infectiös zu betrachten, wenn sie auch selbst sich nicht krank fühlen und nicht krank erscheinen. Für die Prophylaxis hat dies eine grosse Bedeutung. Würde man nur die klinisch verdächtigen und nachträglich durch bacteriologische Untersuchung als Cholera ermittelten Fälle durch Isolirung und Desinfection unschädlich machen, dann müssen die Bemühungen, alle Cholerakeime zu vernichten, vielfach vergeblich sein; vor Allem aber werden die der Untersuchung entgehenden leichtesten Fälle in Bezug auf Verschleppung der Seuche die allergefährlichsten sein.

Die Erfahrungen in der Hamburger Nachepidemie führen auch zum richtigen Verständniss der absichtlichen oder unabsichtlichen Cholera-Infectionsversuche. (Macnamara's Fälle: Deutsche med. Wochenschrift 1885, Nr. 37a. Die Infectionen im Laboratorium des K. Gesundheitsamtes, im Laboratorium des Danziger Stadtlazareths, die Versuche in Paris, München, Wien.) Wir ersehen ja, dass von einer gewissen Anzahl Personen, welche einer Infection ausgesetzt sind, cholerainficirtes Wasser trinken, wie die 19 Personen Macnamara's, nur ein gewisser Procentsatz schwer, ein anderer leicht, ein anderer gar nicht erkrankt. Anderentheils findet die Leichtigkeit der Laboratiumsinfectionen ein vollständiges Analogon in der Leichtigkeit jener relativ zahlreichen Erkrankungen der Hamburger Nachepidemie. „Selbst wenn die absichtlichen Infectionen ganz negativ ausgefallen wären, würden sie gegen die Specificität der Cholerabacterien nicht das Geringste beweisen, da auch unter den gruppenweise auf gewöhnlichem Wege Inficirten die Mehrzahl nicht krank wird. Wenn derartige Experimente den beabsichtigten Zweck haben sollen, müssen sie den natürlichen Verhältnissen angepasst sein. Es müssten also eine grössere Anzahl von Personen sich der Infection mit Cholerabacterien aussetzen. Einige müssten sie bei leerem Magen zugleich mit vielem kalten Wasser zu sich nehmen; andere müssten, wenn sich Durchfall und Cholerabacterien in den Ausleerungen eingestellt haben, Diätfehler begehen u. s. w."

Die Winterepidemie in Altona begann, als diejenige zu Hamburg (am 26. December) ihren Höhepunkt erreicht hatte, und befiel diesmal Individuen, bei denen mit wenigen Ausnahmen eine Infection auf Hamburger Gebiet ausgeschlossen erschien, und von denen viele unter einander in keinem Zusammenhange standen. An drei Stellen traten Gruppenepidemieen auf, von denen eine als Brunnenepidemie sich charakterisirte. (In dem Wasser des betreffenden Brunnens wurden thatsächlich Cholerabacillen nachgewiesen.) Die Mortalität war in der Altonaer Winterepidemie 57·4 Proc., also hoch, im Verhältniss zu der Hamburger Winterepidemie ausserordentlich hoch.

Was die Choleraepidemie in der Irrenanstalt zu Nietleben betrifft, so begann sie am 14. Januar 1893 mit der Erkrankung eines Pfleglings. Es folgten am 15. Januar sechs andere Fälle, die, wie der erste, tödtlich verliefen, am 16. Januar elf Fälle, von da an bis zum 13. Februar noch 104 Fälle. Befallen wurden 63 Männer, unter ihnen drei Aerzte, 59 Frauen, unter ihnen sieben Wärterinnen und drei Beamtenfrauen. Die Seuche war über die ganze Anstalt ziemlich gleichmässig vertheilt. Als ursächlicher Factor der Ausbreitung konnte der Boden mit Sicherheit ausgeschlossen werden, da die Gebäude auf festem Felsen stehen. Auch die Versorgung der Anstalt mit Lebensmitteln bot keinen Anhaltspunkt dafür, dass durch dieselben die Allgemeininfection vermittelt worden sei. Es blieb demnach nur die Annahme übrig, dass das Wasser Träger des Choleraerregers gewesen war. In der That wurde derselbe gefunden 1) auf der Frauenseite in dem Schmutzwasser bei seinem Eintritt in das Rieselgelände der Anstalt, 2) auf dem Rieselgelände selbst, 3) in dem Wasser, welches durch das Hauptdrainrohr das Rieselgelände verliess, 4) auf der Männerseite in der Flüssigkeit beim Eintritt derselben in das Rieselgelände und beim Verlassen des letzteren, 5) im Wasser der wilden Saale unterhalb der Mündung des Saugrabens, 6) im filtrirten Wasser des Filters II und 7) in einer Wasserprobe aus einem Leitungshahn der Anstalt selbst. Der Infectionserreger muss in letztere auf irgend eine Weise verschleppt sein, ist dann mit dem Abwasser der Anstalt über die damals gefrorenen Rieselfelder hinweg in den Saugraben, aus diesem in die wilde Saale gelangt und aus ihr durch die Wasserleitung der Anstalt wieder zugeführt. Weshalb der Frauenpavillon P ganz verschont blieb, obwohl auch er das Leitungswasser benutzte, liess sich nicht bestimmt feststellen. Die Wärterin soll ihren Pfleglingen stets abgekochtes Wasser verabreicht haben. Doch wird dies nur geschehen sein, als die Seuche schon als solche constatirt worden war. Auch die Gärtnerei blieb verschont. Sie liegt auf stark verunreinigtem Alluvium, welches dem Wechsel von Feuchtigkeit unterworfen, nach der Bodentheorie ein besonders günstiger Boden für Cholera sein musste. Die Insassen erhielten ebenfalls Leitungswasser und gaben zu, es getrunken zu haben. Es waren ihrer nur fünf. R. Koch meint, dass auf diese geringe Zahl wohl Gewicht zu legen sei, wenn man eine Erklärung für das Verschontbleiben finden wolle.

Völlig unaufgeklärt bleibt die Aetiologie des ersten Falles. Vielleicht ist er auf den Wechsel des Wärterpersonals zurückzuführen. Ein aus Halle engagirter Mann, der vorher in Hamburg gewesen war, litt in den ersten Tagen seiner Anstellung zu Nietleben an starkem Durchfall. Dies war in der ersten Woche des Decembers 1892. R. Koch betont, dass die Zeit bis zum ersten Cholerafall doch recht lang sei, um bestimmt annehmen zu können, dass jener Durchfall Cholera gewesen sei. Neuere Feststellungen Uffelmann's (Berlin. klin. Wochenschrift 1893) lehren aber, dass die Cholerabacillen in der kühlen Jahreszeit sehr wohl mehrere Wochen hindurch in Fäces lebend sich erhalten können.

Die prophylaktischen Maassnahmen nach Ausbruch der Nietlebener Epidemie waren Isolirung der Erkrankten, Desinfection der Entleerungen, der mit ihnen beschmutzten Gegenstände, Desinfection der Wasserleitung mit 3 proc. Carbolsäure, Desinfection der Rieselfelder durch diejenige des zur Rieselung verwendeten Wassers mit Kalkmilch, Aufkochen des Leitungswassers, Benutzung sonstigen unverdächtigen Wassers, Warnung vor dem Gebrauche des Saalewassers.

An die Nietlebener Epidemie schlossen sich mehrere Cholerafälle in der Umgegend von Halle an. Interessant war der Cholera-Ausbruch in Trotha, der auf Verschleppung des Erregers durch das Wasser zurückgeführt werden konnte.

Fielitz (Deutsche med. Wochenschrift 1893, Nr. 5) berichtet über die Choleraepidemie in der Irrenanstalt Nietleben Folgendes: Im Sommer und Herbst 1892 waren in der Nietlebener Anstalt ziemlich viele Durchfälle und Brechdurchfälle vorgekommen. Am 14. Januar 1893 erkrankte und starb ein Mann an Cholera asiatica. Vom 14. bis 29. Januar traten 113 Erkrankungen mit 44 Todesfällen auf. Die Seuche trat explosiv auf bei 22° C. Kälte. Es waren Cholerabacillen durch die Entleerungen des ersten Patienten auf die Rieselfelder der Anstalt gelangt. Da diese gefroren waren, so kamen die Bacillen nicht in den Boden, sondern in den Fluss, und zwar nur 50 m oberhalb der Stelle, an welcher die Entnahme des Wassers für die Anstalt sich befindet. Auch die Cholerafälle in Trotha und in Wettin nahe bei Halle a. S. liessen sich auf den Genuss von Saalewasser zurückführen.

Ueber die Cholera-Epidemie in Stettin und im Kreise Randow im Herbst 1893 schrieben die Kreisphysiker R. Schulze und M. Freyer (Zeitschr. f. Med. Beamte 1893, Nr. 21, S. 521). Dieselbe fand im September und October statt und hatte in Stettin 76 Erkrankungen mit 37 Todesfällen zur Folge. Zuerst erkrankten Kohlen- und Schiffsarbeiter an derselben Stelle am Oder-Danzig-Canal wie 1892, doch liessen sich nur 32 = 42·11 Proc. der Fälle auf den Fluss als Infectionsursache zurückführen. Von den übrigen Kranken sind zwei Gruppen Hausinfectionen zu fünf und acht Kranken, während für 31 = 40·79 Proc. der Erkrankungen die Erklärung nicht recht durchsichtig war; wahrscheinlich aber waren sie auf eine Störung der Filterwerke in der Wasserleitung zurückzuführen.

Im Kreise Randow erkrankten 32 Personen, von denen 22 starben. Auch hier war die Infection meist auf die Benutzung des verseuchten Wassers der Oder zum Trinken, wie zu Wirthschaftszwecken zurückzuführen.

Roth (Zeitsch. f. Hygiene XV, Heft 1) schildert uns den Verlauf der Cholera im Regierungsbezirk Cöslin während der Jahre 1831 bis 1892. Die bezeichnete Krankheit trat dort 1831/32, 1848/49, 1852, 1859, 1866/67 und 1892 auf. Am meisten wurden die 30- bis 40 jährigen Individuen, nächst ihnen die zwei- bis fünfjährigen, am wenigsten die Greise befallen. Was die Jahreszeit anbetrifft, so traten die Epidemieen ausnahmslos in dem Semester vom Juli bis December, allermeistens im August und October auf. Hinsichtlich der Oertlichkeit ist bemerkenswerth, dass ganz besonders tief und feucht gelegene Quartiere heimgesucht wurden. Aber es kam auch vor, dass die Cholera in Kreisen und Orten mit gleichen oder ähnlichen Bodenverhältnissen sich sehr abweichend verhielt. Entschiedenen Einfluss auf die Ausbreitung hatte der Verkehr. Der Einfluss des Wassers wurde nur einmal (1849 in Falkenburg) angeschuldigt.

Einen Fall von Laboratoriumscholera beschreiben Freymuth und Lickfett (D. med. Wochenschrift 1893, Nr. 19). Im Danziger hygienischen Institute traten bei dem Diener, welcher Choleraculturen in den Händen gehabt und gleich darauf ein Butterbrot gegessen hatte, Symptome von leichter Cholera auf, d. h. dünne Entleerungen, Kollern im Leibe, Dyspepsie, Brechneigung, Durst, Schwindel, Gefühl von Schwäche in den Beinen, aber keine Wadenkrämpfe, keine Albuminurie. Die Entleerungen des Patienten enthielten echte Cholerabacillen. — Zur schnellen Diagnose benutzte Lickfett folgendes Verfahren: Er trug auf ein Objectglas in dünner Schicht Glycerinagar auf, überstrich ihn nach dem Erstarren mit einer Mischung des verflüssigten Agars und einigen Oesen voll der zu unter-

232 Infectionskrankheiten. Cholera in Mekka, Hamburg (1892).

suchenden Darmentleerungen, brachte das Glas darauf in einen Brutschrank bei 38 bis 39° C. und konnte schon nach 5½ Stunden die Choleracolonieen bei Benutzung von Zeiss' Objectiv DD und Ocular 4 deutlich erkennen.

In Mekka hat 1893 die Cholera arg gehaust. Auf die grossen Gefahren, welche von dorther drohen, machte aufs Neue Mackie im British medical Journal 1893, Nr. 1700 aufmerksam, indem er einen Bericht des ägyptischen Arztes Chaffy, der nach Mekka entsandt worden war, wiedergiebt. Derselbe meldet, dass das Spital, die Zelte und Häuser der Stadt voll von Cholerakranken waren, dass daselbst viele Choleraleichen halb verwest auf den Strassen lagen und selbst, wenn auf den Friedhof gebracht, dort mehrere Tage unbeerdigt blieben, dass auch in Moona zahlreiche Leichen in Haufen neben einander lagen, und dass er die Strasse von Moona bis Mekka mit ihnen bedeckt fand.

Auch Ardouin berichtete, dass in der Quarantänestation El For die Zustände den Anforderungen nicht entsprachen, und dass auch die Aerzte mit einzelnen Ausnahmen nicht die nöthige Erfahrung besassen. Wie nothwendig aber die angemessene Fürsorge in dieser Station ist, geht daraus hervor, dass nach Ardouin daselbst 31 000 Menschen in Quarantäne gehalten wurden.

Zufolge einer Notiz in der „Nordd. Allg. Zeitung" 1893, Nr. 496 hat der Sultan der Türkei zur Beseitigung der sanitären Uebelstände in Dscheddah und Mekka beschlossen, vor dem erstgenannten Hafenorte ein Spital, vor Mekka ein Unterkunftshaus für 6000 Pilger, ein Spital und eine grosse Apotheke zu errichten.

Ueber Choleraepidemieen von 1892 sei noch nachgetragen:

Niederstadt (12. Jahresbericht des Hamburger Vereins für öffentl. Gesundheitspflege 1893) bringt nach einer Uebersicht über die Ergebnisse verschiedener Wasseruntersuchungen auf Hamburger Gebiet folgende Zusammenstellung über die Cholerafälle auf demselben. Es kam während der Epidemie von 1892 eine Erkrankung in

der inneren Stadt	auf 120 Personen
St. Georg	„ 135 „
St. Pauli	„ 118 „
den Vororten rechts der Alster	„ 160 „
„ Vororten links der Alster	„ 144 „
„ südöstlichen Vororten	„ 91 „
„ Vororten jenseit der Elbe u. auf dem Landgebiet	„ 391 „

Auffallend erscheint die hohe Sterblichkeitsziffer der südöstlichen Vororte; hier befindet sich das aufgeschwemmte Marschland. Der Hammerbrook ist ungesund, und deshalb müsse ein Anbau dort möglichst verhindert werden. Mit der Reinigung des Wassers muss noch etwas Anderes Hand in Hand gehen: Die Abwässer dürfen nicht mehr in die Elbe geleitet werden, und wenn schon, nicht undesinficirt. Man soll Rieselfelder anlegen, wie in Berlin und in so vielen englischen Städten. Das Zunehmen der Bevölkerung wird immer stärker werden, dagegen kein stärkerer Wasserzufluss erfolgen.

Th. Rumpel (Allg. Brauer- und Hopfenzeitung 1893, 1091) ermittelte aus der amtlichen Statistik der Hamburger Cholerasterbefälle vom Jahre 1892, dass die Mitglieder des Braugewerbes die niedrigste (0·23 Proc.), diejenige der Heiz- und Leuchtstoffherstellung die höchste (4·64 Proc.) Cholerasterblichkeit hatten. Eine viel Bier consumirende Klasse war also auffallend wenig heimgesucht worden. Der Autor stellte gleichzeitig fest, dass Cholerabacillen in unter- und obergährigen Bieren, auch in Porter und Ale binnen 60 Minuten sicher zu Grunde gehen, und zog daraus den Schluss, dass eine Uebertragung der Cholera durch Bier nahezu ausgeschlossen ist, wenn nicht eine Infection des Trinkgefässes statt hatte. (Der Leser vergleiche hiermit das Referat über Th. Weyl's Arbeit, S. 246 f. des vorigen Jahresberichtes.)

Arnould (Rév. d'hyg. XV, 1 und 2) vertritt die Ansicht, dass die Cholera des Jahres 1892 in Frankreich autochthon, wenn auch nicht spontan, auftrat. Nach ihm ist für die Verbreitung des Choleraerregers in erster Linie der Mensch selbst, und zwar der kranke, der im Incubationsstadium befindliche und auch der aus einem inficirten Orte kommende, gesunde anzuschuldigen. Die Uebertragung erfolgt in der Regel, wie er glaubt, durch Wäsche und Kleider, unter Umständen aber auch durch den menschlichen Körper, wenn dieser mit Choleraentleerungen besudelt ist. Arnould meint aber, dass die Verbreitung wesentlich durch Verstäubung zu Wege kommt. Eine Verbreitung durch Trinkwasser will er nicht zugeben, wohl aber dient schlechtes Trinkwasser dazu, den Menschen für den Choleraerreger disponirt und indifferente Bacterien virulent zu machen.

Die internationale Prophylaxe erachtet er für sehr geringwerthig, die örtliche für ungemein wichtig, die bacteriologische Diagnose nicht für nöthig.

In der Revue d'hygiène 1893, 7 beschreiben Proust, Netter und Thoinot die asiatische Cholera des Jahres 1892 im Departement Seine et Oise und betonen, dass in allen Ortschaften, in denen sie auftrat, das aus der Seine entnommene Trinkwasser der vornehmste Träger des Choleravirus war. Insbesondere suchen sie dies unter Darlegung der Verhältnisse von Argenteuil zu beweisen. Diese Stadt, in welcher 125 Cholerasterbefälle vorkamen, entnahm ihr Wasser, statt wie gewöhnlich, aus der Oise, während des Juni 1892 aus der Seine, und zwar an einer sehr verunreinigten Stelle derselben. In demselben Monat traten die ersten Fälle von Cholera in Argenteuil auf.

In Nantes (Étude sur la situation sanitaire de Nantes en 1892, Nantes 1893) wurde nach G. Bertin die asiatische Cholera durch eine Fischhändlerin aus Paris eingeschleppt. Ihre Wäsche und Kleidung konnte nur zum Theil mittelst schwefliger Säure und Sublimatlösung desinficirt werden; zum Theil war sie undesinficirt in der Loire gereinigt worden. Auch hatte man die Darmentleerungen undesinficirt in den Abort gebracht, und aus diesem waren überlaufende Massen in einen Canal und aus diesem in eben jenen Fluss gelangt. Sechszehn Tage nach jenem ersten Falle trat ein zweiter auf, und zwar wiederum bei einem Fischhändler; dann folgten bis zum Ende des Jahres noch 106 Fälle und in den Nach-

234 Infectionskrankheiten. Cholera. Dresdener Convention.

barorten deren 25. Der Verfasser nimmt an, dass die Choleraerkrankungen in der Stadt durch das Wasser entstanden, welches aus der Loire entnommen wird. Zwar liegt die Entnahmestelle 500 m oberhalb der Einmündung des Canals. Aber es besteht eine lebhafte Fluth, welche die excrementitiellen Stoffe sehr wohl stromaufwärts gebracht haben kann. Im Wasser der Loire fand man Bacillen, welche ungemein grosse Aehnlichkeit mit den echten Cholerabacillen hatten.

Von Interesse ist, dass nach fast zweimonatlicher cholerafreier Pause (vom 28. December 1892 bis 22. Februar 1893) wieder ein Fall auftrat, dass dann wieder eine Pause sich einstellte, vom 20. März an aber zahlreiche Fälle zur Anzeige gelangten.

Choleraprophylaxe.

Auf der internationalen Sanitäts-Convention zu Dresden (15. April 1893) wurde folgende Uebereinkunft bezüglich der Abwehrmassregeln gegen Cholera getroffen. (D. Reichsanzeiger vom Sonnabend, den 3. Juni 1893.)

Die Regierung eines verseuchten Landes muss durch Benachrichtigung der diplomatischen oder consularischen Vertretungen in der Hauptstadt den übrigen Regierungen die Bildung eines Choleraherdes anzeigen und denselben mindestens einmal wöchentlich weitere Mittheilungen über den Verlauf der Seuche machen. Von wirklichem Werth ist diese Benachrichtigung nur dann, wenn die betreffende Regierung selbst von dem Auftreten von Cholera und choleraverdächtigen Krankheitsfällen auf ihrem Gebiet stets zuverlässig unterrichtet ist. Deshalb wird bei verschiedenen Regierungen die Einführung der Anzeigepflicht für die Aerzte bei Cholarafällen empfohlen.

Jede Regierung soll ferner sofort diejenigen Schutzmaassregeln veröffentlichen, deren Anordnung sie bezüglich der Herkünfte aus einem verseuchten Lande oder aus einem verseuchten örtlichen Bezirk für erforderlich hält. Als verseucht gilt jeder örtliche Bezirk, in welchem ein Choleraherd amtlich festgestellt ist. Als nicht mehr verseucht gilt jeder örtliche Bezirk, in welchem zwar ein Choleraherd bestanden hat, in dem aber seit fünf Tagen weder ein Todesfall, noch ein neuer Erkrankungsfall an Cholera vorgekommen ist. Als Grund zur Anwendung der Maassregeln soll es nicht gelten, wenn in einem örtlichen Bezirk vereinzelte Fälle vorgekommen sind, die keinen Choleraherd bilden. Ist ein Bezirk verseucht, so sollen keine Vorbeugungsmaassregeln gegen diejenigen Herkünfte ergriffen werden, welche aus demselben mindestens fünf Tage vor dem Ausbruch der Epidemie ausgeführt worden sind.

Die einzigen Gegenstände oder Waaren, welche als Träger des Ansteckungsstoffes von der Einfuhr ausgeschlossen werden dürfen, sind: 1. Leibwäsche, alte und getragene Kleidungsstücke (Bekleidungsgegenstände des täglichen Gebrauchs), gebrauchtes Bettzeug. Wenn diese Gegenstände als Reisegepäck oder in Folge eines Wohnungswechsels (Umzugsgut) zur Versendung kommen, so unterliegen dieselben der Desinfection. 2. Hadern und Lumpen. Es dürfen indessen nicht verboten werden:

a) hydraulisch zusammengepresste Lumpen, welche in eisenbeschlagenen Ballen im Grosshandel versendet werden und mit Ursprungsmarken und Nummern versehen sind, die von den Behörden des Bestimmungslandes anerkannt sind, b) neue Abfälle, welche direct aus Spinnereien, Webereien, sowie aus Confections- und Bleichanstalten kommen; Kunstwolle (Shoddy) und neue Papierschnitzel.

Die Durchfuhr von Waaren und Gegenständen, welche Träger des Ansteckungsstoffes sein können, darf nicht untersagt werden, sofern dieselben so verpackt sind, dass unterwegs eine Berührung damit nicht möglich ist. Ebenso soll der Umstand, dass Waaren oder Gegenstände, welche Träger des Ansteckungsstoffes sein können, durch einen verseuchten örtlichen Bezirk befördert worden sind, kein Hinderniss für ihre Einfuhr in das Bestimmungsland bilden, sofern die Beförderung so erfolgt ist, dass unterwegs eine Berührung mit von Choleraentleerungen beschmutzten Gegenständen nicht hatt stattfinden können.

Der Desinfection sollen in allen Fällen unterworfen werden schmutzige Wäsche, alte und getragene Kleidungsstücke und sonstige Gegenstände, welche zum Gepäck eines Reisenden oder zum Mobiliar eines Umziehenden (Umzugsgut) gehören und die aus einem für verseucht erklärten örtlichen Bezirk stammen, sofern dieselben nach der Ansicht der localen Gesundheitsbehörde als mit Choleraentleerungen beschmutzt zu erachten sind. Im Uebrigen darf die Desinfection nur bei solchen Waaren und Gegenständen angewendet werden, welche nach der Ansicht der localen Gesundheitsbehörde als mit Choleraentleerungen beschmutzt zu erachten sind, oder deren Einfuhr verboten werden kann. Die Desinfection muss so ausgeführt werden, dass sie die Gegenstände möglichst wenig beschädigt. Briefe und Correspondenzen, Drucksachen, Bücher, Zeitungen, Geschäftspapiere u. s. w. (ausschliesslich der Postpackete) sollen weder einer Einfuhrbeschränkung, noch auch einer Desinfection unterliegen. Landquarantänen sollen in Zukunft nicht mehr errichtet werden. Nur die an Cholera oder unter choleraverdächtigen Erscheinungen kranken Personen dürfen zurückgehalten werden. Die Reisenden können in Bezug auf ihren Gesundheitszustand einer Ueberwachung durch das Eisenbahnpersonal unterzogen werden. Das ärztliche Eingreifen soll sich auf eine Besichtigung der Reisenden und die Fürsorge für die Kranken beschränken. Wenn eine ärztliche Besichtigung stattfindet, so soll dieselbe thunlichst mit der Zollrevision verbunden werden, damit die Reisenden möglichst wenig aufgehalten werden. Die aus einem verseuchten Orte kommenden Reisenden sind nach ihrer Ankunft am Bestimmungsort thunlichst einer fünftägigen, vom Tage der Abreise an zu rechnenden gesundheitspolizeilichen Ueberwachung zu unterwerfen. Für gewisse Kategorieen von Personen, insbesondere a) für Zigeuner und Vagabunden, b) für Auswanderer und solche Personen, welche in Trupps reisen oder die Grenze überschreiten, ist die Ergreifung besonderer Maassnahmen vorbehalten.

Im Seeverkehr gilt als verseucht ein Schiff, welches entweder Cholera an Bord hat, oder auf welchem während der letzten sieben Tage neue Cholerafälle vorgekommen sind; als verdächtig, auf welchem zur Zeit der Abfahrt oder während der Reise Cholerafälle vorgekommen sind, auf dem aber während der letzten sieben Tage kein neuer Fall sich ereignet hat, und als rein ein Schiff, welches, wenngleich es aus einem verseuchten Hafen kommt, weder vor der Abfahrt, noch während der Reise, noch auch bei der Ankunft einen Choleratodes- oder Krankheitsfall an Bord gehabt hat.

Verseuchte Schiffe unterliegen folgenden Bestimmungen: 1. Die Kranken werden sofort ausgeschifft und isolirt. 2. Die übrigen Personen müssen womöglich gleichfalls ausgeschifft und einer Beobachtung unterworfen werden, deren Dauer sich nach dem Gesundheitszustand des Schiffes und nach dem Zeitpunkt des letzten Krankheitsfalles richtet, die indessen den Zeitraum von fünf Tagen nicht überschreiten darf. 3. Die schmutzige Wäsche, die Bekleidungsgegenstände des täglichen Gebrauchs und sonstige Sachen der Schiffsmannschaft und der Reisenden sollen, sofern dieselben nach der Ansicht der Hafengesundheitsbehörde als mit Choleraentleerungen beschmutzt zu erachten sind, ebenso wie das Schiff oder auch nur der mit Choleraentleerungen beschmutzte Theil desselben, inficirt werden.

Verdächtige Schiffe sind nachstehenden Bestimmungen unterworfen: 1. Aerztliche Revision; 2. Desinfection: die schmutzige Wäsche, die Bekleidungsgegenstände des täglichen Gebrauchs und sonstige Sachen der Schiffsmannschaft und der Reisenden sollen, sofern dieselben nach der Ansicht der Hafengesundheitsbehörde als mit Choleraentleerungen beschmutzt zu erachten sind, desinficirt werden. 3. Auspumpen des Kielwassers nach erfolgter Desinfection und Ersatz des an Bord befindlichen Wasservorraths durch gutes Trinkwasser.

Reine Schiffe sind sofort zum freien Verkehr zuzulassen, wie auch immer ihr Gesundheitspass lauten mag. Die einzigen Bestimmungen, welche die Behörde des Ankunftshafens ihnen gegenüber treffen darf, bestehen in den auf verdächtigen Schiffen anwendbaren Maassregeln (ärztliche Revision, Desinfection, Auspumpen des Kielwassers und Ersatz des an Bord befindlichen Wasservorraths durch gutes Trinkwasser). Die Reisenden und die Schiffsmannschaften können in Bezug auf ihren Gesundheitszustand bis zum Ablauf eines Zeitraums von fünf Tagen, dessen Beginn von dem Tage der Abfahrt des Schiffes aus dem verseuchten Hafen gerechnet wird, einer gesundheitspolizeilichen Ueberwachung unterworfen werden. Die zuständige Behörde des Ankunftshafens ist unter allen Umständen berechtigt, eine Bescheinigung darüber zu verlangen, dass auf dem Schiffe im Abgangshafen keine Cholerafälle vorgekommen sind. Besondere Maassregeln können getroffen werden für mit Personen stark besetzte Schiffe, namentlich für Auswandererschiffe, sowie für alle anderen Schiffe, welche ungünstige gesundheitliche Verhältnisse aufweisen. Die zur See ankommenden Waaren dürfen in Bezug auf Desinfection, Einfuhrverbote, Durchfuhrverbote und Quarantäne nicht anders behandelt werden als die zu Lande beförderten Waaren. Jedem Schiff, welches sich den von der Hafenbehörde ihm auferlegten Maassregeln nicht unterwerfen will, soll es frei stehen, wieder in See zu gehen. Das Schiff kann jedoch bei Anwendung gewisser Vorsichtsmaassregeln die Erlaubniss zur Löschung seiner Waaren erhalten.

Jedes Land muss wenigstens einen Hafen an der Küste jedes seiner Meere mit ausreichenden Einrichtungen und Anstalten versehen, um Schiffe, ohne Rücksicht auf ihren Gesundheitszustand, aufnehmen zu können. Die

Infectionskrankheiten. Cholera. Maassnahmen in Deutschland.

Küstenfahrzeuge unterliegen besonderen, zwischen den betheiligten Ländern zu vereinbarenden Bestimmungen.

Die „Dresdener Convention" wurde unterzeichnet von den Bevollmächtigten von Deutschland, Oesterreich-Ungarn, Italien, Frankreich, Holland, Russland, der Schweiz, Belgien, Luxemburg und Montenegro; Grossbritannien trat am 19. Februar 1894, Liechtenstein und Serbien Anfang 1895 bei.

Die ebenfalls an der Sitzung betheiligten Bevollmächtigten von Dänemark, Spanien, Griechenland, Portugal, Rumänien, Schweden, Norwegen und von der Türkei nahmen das Ergebniss der Berathungen nur ad referendum.

Von der die Dresdener Convention ergänzenden „Pariser Conferenz" vom Februar 1894, betreffend den Schutz der Mekka-Pilger etc., wird im Jahresberichte über 1894 ausführlicher die Rede sein.

Auf Grund der Beschlüsse der Dresdener Versammlung erging dann, als im Sommer 1893 wieder eine gewisse Choleragefahr für Deutschland eintrat, das

Rundschreiben des Reichskanzlers (Reichsamt des Innern) vom 27. Juni 1893 an sämmtliche Bundesregierungen, betreffend Maassnahmen gegen die Cholera.

Bei der zunehmenden Ausbreitung der Cholera in Frankreich und deren Fortdauer in Russland ist die Gefahr nicht ausgeschlossen, dass die Seuche im laufenden Jahre wieder nach Deutschland eingeschleppt wird. Es erscheint deshalb geboten, bereits jetzt alle Vorbereitungen zu treffen, um erforderlichen Falls ohne Verzug und mit Nachdruck den Kampf gegen die Krankheit wieder aufnehmen zu können.

Wenngleich die Maassnahmen, welche ich im Vorjahre mit meinem Schreiben vom 29. August den Bundesregierungen empfohlen habe, sich im Allgemeinen bewährt haben, so erschien es mir doch nothwendig, dieselben auf Grund der seitdem gemachten Erfahrungen und im Hinblick auf die Bestimmungen der Dresdener Sanitätsconvention einer Revision durch die Choleracommission unterziehen zu lassen.

Indem ich die „Maassregeln" in der abgeänderten, durch lateinische (Cursiv-) Schriftzeichen kenntlich gemachten Fassung zur gefälligen Kenntnissnahme ergebenst übersende, gestatte ich mir, der in meinem Schreiben vom 29. August v. J. ausgesprochenen, durch die Erfolge des letzten Sommers bestätigten Ueberzeugung, dass die wirksame Bekämpfung der Seuche durch ein überall gleichmässiges Vorgehen bedingt ist, wiederholt Ausdruck zu geben, unterlasse aber nicht, auch diesmal hervorzuheben, dass nicht auf formelle, sondern nur auf materielle Uebereinstimmung der in den einzelnen Bundesstaaten getroffenen Maassnahmen mit den in der Anlage aufgestellten Grundsätzen Werth zu legen ist. Wenn ich hierbei wie im Vorjahre davon Abstand nehme, im Bundesrathe eine Verständigung über die zu treffenden Maassnahmen herbeizuführen, so ist hierfür ausser der Dringlichkeit der Angelegenheit die Erwägung bestimmend gewesen, dass eine einheitliche Regelung der Seuchenpolizei für das Reich durch das im Entwurf vorliegende, vom Bundesrath bereits angenommene Gesetz, betreffend die Bekämpfung gemeingefährlicher Krankheiten, in Aussicht steht [1].

---

[1] Vergl. S. 185 bis 187 dieses Jahresberichtes.

238 Infectionskrankheiten. Cholera. Maassnahmen in Deutschland.

Da die Ausführungsbestimmungen zu diesem Gesetze vom Bundesrath zu beschliessen sein werden, erschien es nicht zweckmässig, denselben vorher mit Verhandlungen in der gleichen Richtung zu befassen. Uebrigens stimmen die beifolgenden Maassnahmen mit den Grundsätzen jenes Entwurfs vollständig überein; nur ist, entsprechend dem Beschluss des Bundesrathes vom 22. d. M. (Bundesraths-Protokolle § 403), betreffend die Dresdener Sanitätsconvention, dem Inhalt der letzteren bei Umarbeitung der Maassnahmen Rechnung getragen, damit die Bestimmungen der Uebereinkunft schon vor der formellen Ratification, soweit thunlich, in Anwendung gebracht werden.

Im Einzelnen gestatte ich mir, auf die Ausführungen meines Schreibens vom 29. August v. J. ergebenst Bezug zu nehmen und nur hinsichtlich einiger Abänderungen Folgendes zu bemerken:

1. Nach Titel I der Anlage I zur Dresdener Sanitätsconvention ist die Reichsverwaltung verpflichtet, den der Uebereinkunft beigetretenen Staaten diejenigen Orte des Reiches, an denen sich ein Choleraherd gebildet hat, mitzutheilen. Diese Verpflichtung wird sie nur dann erfüllen können, wenn eine gemeinsame Meldestelle besteht, welche von allen in Deutschland vorkommenden Cholerafällen unverzüglich Kenntniss und dadurch die Möglichkeit erlangt, nach einheitlichen Grundsätzen zu beurtheilen, an welchen Orten Choleraherde als vorhanden anzunehmen sind. Zu einer solchen Stelle eignet sich das Kaiserliche Gesundheitsamt. Es ist deshalb in Ziffer 1 der Maassnahmen statt der bisherigen telegraphischen Benachrichtigung des Reichsamtes des Innern von jedem Cholerafalle in einer Stadt die telegraphische Verständigung des Gesundheitsamtes von jedem ersten festgestellten Cholerafall in einer Ortschaft vorgesehen. Die tägliche telegraphische Uebermittelung gedrängter Uebersichten über weitere Cholera-Erkrankungs- und Todesfälle hat sich aus den bereits in meinem Schreiben vom 7. September v. J. erörterten Gründen als dringend wünschenswerth erwiesen und ist jetzt um so weniger entbehrlich, wenn das Gesundheitsamt in der Lage sein soll, über Bildung von Choleraherden sich ein zutreffendes Urtheil zu bilden. Jedoch hat das im vergangenen Jahre aufgestellte Formular für die dem Gesundheitsamte einzusendenden Wochennachweisungen eine wesentliche Vereinfachung erfahren.

Auf Grund der mir zugehenden Berichte des Gesundheitsamtes werde ich die Mittheilung etwaiger Choleraherde an die Vertreter der der Dresdener Sanitätsconvention beigetretenen ausländischen Staaten von hier aus bewirken und zugleich die Bundesregierungen von dem Veranlassten in Kenntniss setzen. Auch werde ich Sorge tragen, dass sämmtlichen Bundesregierungen täglich eine Zusammenstellung der bei dem Gesundheitsamte eingehenden Cholerameldungen aus dem Reiche kurzer Hand zugeht.

2. Um voreiligen Beschränkungen des Verkehrs durch die nach Nr. 5 der Maassnahmen zulässige Einführung der Meldepflicht für zureisende Personen vorzubeugen, wird es sich empfehlen, ausschliesslich die höheren Verwaltungsbehörden zum Erlass bezüglicher Anordnungen zu ermächtigen. Auch wird die Meldepflicht, um unnöthige Belästigungen zu vermeiden, nur den Ankömmlingen aus solchen von der Cholera ergriffenen Orten oder Bezirken aufzuerlegen sein, wo sich ein Seuchenherd gebildet hat.

3. Als besonders gefährliche Wege für die Weiterverbreitung der Cholera haben sich wie bei früheren Epidemieen so auch im Vorjahre die Wasserstrassen gezeigt. Es wird deshalb geboten sein, dem Verkehr auf den Binnenwässern besondere Aufmerksamkeit zuzuwenden. Anlage IV zu Nr. 6 der Maassnahmen enthält eine Zusammenstellung derjenigen Grundsätze, welche für die Einrichtung einer gesundheitspolizeilichen Ueberwachung des Binnenschifffahrts- und Flössereiverkehrs auf Grund der vorjährigen Erfahrungen und vorbehaltlich der nach Maassgabe örtlicher Verhältnisse etwa gebotenen Aenderungen anempfohlen werden können.

4. Die in Nr. 7 der Maassnahmen ausgesprochene Verpflichtung der Polizeibehörden, die Ausfuhr bestimmter Waaren aus solchen Orten, an denen sich ein Choleraherd gebildet hat, zu verbieten, beruht auf den Bestimmungen des Titels III der Anlage I der Dresdener Sanitätsconvention, wonach die Beschränkung der Schutzmaassregeln ausschliesslich auf verseuchte Bezirke an die Voraussetzung geknüpft ist, dass die Regierung des verseuchten Landes die erforderlichen Anordnungen trifft, um die Ausfuhr solcher Gegenstände, welche Träger des Ansteckungsstoffes sein können, aus dem verseuchten Bezirke zu verhüten. Auch ist es nur dann unbedenklich, von jedem Einfuhrverbote gegen inländische Choleraorte Abstand zu nehmen (Abs. 2 der Nr. 7 der Maassnahmen), wenn durch entsprechende Vorschriften die Ausfuhr ansteckungsverdächtiger Waaren aus einem verseuchten Orte oder Bezirke, soweit möglich, verhindert wird.

Sollten Einfuhrverbote gegenüber dem Auslande sich als nothwendig erweisen, so werden dieselben auf die in Titel IV, Abtheilung I der Anlage I der Dresdener Sanitätsconvention aufgeführten Gegenstände beschränkt bleiben müssen. Ich gehe davon aus, dass solche Einfuhrverbote, wie im vergangenen Jahre, in den einzelnen Bundesstaaten durch landespolizeiliche Verordnung erlassen werden. Zur Herbeiführung thunlichster Einheitlichkeit gegenüber den ausländischen Regierungen darf ich jedoch ergebenst ersuchen, vor dem Erlass von Einfuhrverboten, sofern es sich nicht lediglich um eine Beschränkung des Waarenverkehrs in den Grenzbezirken handelt, sich mit mir gefälligst ins Benehmen setzen zu wollen.

5. Mit Rücksicht auf die Wichtigkeit, welche einer schleunigen Feststellung des Charakters der Krankheit bei zweifelhaften Erkrankungsfällen für die wirksame Einleitung der Unterdrückungsmaassnahmen zukommt, ist in Abtheilung II, Litt. B. der Maassnahmen ein besonderer Hinweis auf die Einsendung geeigneter Untersuchungsobjecte an die mit der bacteriologischen Untersuchung betrauten Stellen aufgenommen. Die der Anlage VIII beigegebene „Anweisung zur Entnahme und Versendung choleraverdächtiger Untersuchungsobjecte" enthält nur an zwei Stellen Abänderungen von der mit meinem Schreiben vom 4. September v. J. übersandten gleichartigen Anweisung.

6. Die Bestimmungen über die Absonderung cholerakranker Personen, sowie über deren Unterbringung in ein Krankenhaus haben eine von dem vorjährigen Wortlaute abweichende, dem Text des § 13 des Seuchengesetz-Entwurfs angepasste Fassung erhalten. Ihre Durchführung wird selbstverständlich nur in denjenigen Bundesstaaten in Betracht kommen können, wo ein Krankenhauszwang zulässig ist.

Die Anlage III der Maassnahmen, enthaltend die Grundsätze für die Einrichtung des Eisenbahnverkehrs in Cholerazeiten, werde ich mir mittelst besonderen Schreibens binnen Kurzem nachzusenden gestatten[1]).

Inwieweit es sich empfiehlt, die Maassnahmen in der neuen Fassung ihrem ganzen Umfang nach zur Kenntniss der betheiligten Kreise zu bringen oder lediglich die Abänderungen und Ergänzungen im Anschluss an die vorjährigen Bekanntmachungen zu veröffentlichen, darf ich der gefälligen dortseitigen Erwägung ergebenst anheimstellen. Mit besonderem Danke würde ich es erkennen, wenn d.......... geneigt wäre, im Hinblick auf die vielfach übertriebenen, Handel und Verkehr unnöthiger Weise schädigenden Maassnahmen, wie sie von einzelnen Localbehörden im vorigen Jahre getroffen sind, die Behörden dahin mit Weisung zu versehen, dass über die in den Anlagen aufgeführten Beschränkungen des Personen- und Waarenverkehrs bei der Abwehr und Bekämpfung der Cholera in keinem Falle hinausgegangen werden darf.

Von den dortseits ergehenden Anordnungen zur Bekämpfung der Cholera

---

[1]) Ist inzwischen durch Rundschreiben vom 13. Juli d. J. geschehen und die Anlage III nachstehend mit abgedruckt.

240   Infectionskrankheiten. Cholera. Maassnahmen in Deutschland.

ersuche ich, wie im Vorjahre, dem Kaiserlichen Gesundheitsamte nach Maassgabe meines Schreibens vom 13. Mai 1885 gefälligst regelmässig Mittheilung machen zu wollen.

Maassregeln gegen die Cholera.

A. Allgemeine Maassnahmen seitens der Behörden.

1. Die Polizeibehörden müssen **von jedem Erkrankungs- oder Todesfalle an Cholera oder choleraverdächtigen Krankheiten sofort in Kenntniss gesetzt werden**. Wo bereits eine Verpflichtung zur Anzeige derartiger Erkrankungs- und Todesfälle besteht, soll dieselbe neu eingeschärft werden, wo sie noch nicht oder nur betreffs der Erkrankungsfälle besteht, ist sie einzuführen bezw. auf die Todesfälle auszudehnen. Namentlich sind auch die Führer der Flussfahrzeuge zur Anzeige der auf diesen vorkommenden Fälle zu verpflichten. Auf Grund der eingegangenen Anmeldungen haben die Ortspolizeibehörden Listen nach anliegendem Muster (Anlage I) fortlaufend zu führen.

Die Polizeibehörde hat, sobald der Ausbruch oder der Verdacht des Auftretens von Cholera gemeldet ist, unverzüglich Ermittelungen durch den beamteten Arzt über Art, Stand und Ursache der Krankheit vornehmen zu lassen.

Jeder erste festgestellte Cholerafall in einer Ortschaft ist alsbald telegraphisch dem Kaiserlichen Gesundheitsamte mitzutheilen; demselben sind ferner täglich gedrängte Uebersichten über die weiteren Erkrankungs- und Todesfälle unter Benennung der Ortschaften und Bezirke auf gleichem Wege zu übermitteln.

Ausserdem ist über den Verlauf der Seuche in den einzelnen Ortschaften wöchentlich dem Kaiserlichen Gesundheitsamte nach Maassgabe des anliegenden Formulars (Anlage II) Kenntniss zu geben. Die Wochenberichte sind so zeitig abzusenden, dass bis Montag Mittag die Mittheilungen über die in der vorangegangenen Woche bis Sonnabend einschliesslich gemeldeten Erkrankungen und Todesfälle im Gesundheitsamt eingehen.

Hat sich an einem Orte ein Choleraherd entwickelt, so ist es nothwendig, dass fortlaufende Nachrichten über den Gang und Stand der Seuche, wo möglich täglich, in geeigneter Weise zur öffentlichen Kenntniss gebracht werden.

2. Die zuständigen Behörden haben ihr besonderes Augenmerk darauf zu richten, ob etwa **Messen, Märkte und andere Veranstaltungen**, welche ein ähnliches gefährliches Zusammenströmen von Menschen zur Folge haben, an oder in der Nähe solcher Orte zu verhindern sind, in welchen die Cholera ausgebrochen ist.

3. **Schulkinder**, welche ausserhalb des Schulortes wohnen, dürfen, so lange in dem letzteren die Cholera herrscht, die Schule nicht besuchen, desgleichen müssen Schulkinder, in deren Wohnort die Cholera herrscht, vom Besuch der Schule in einem noch cholerafreien Orte ausgeschlossen werden. An Orten, wo die Cholera **heftig** auftritt, sind die Schulen zu schliessen.

Gleichartige Bestimmungen müssen auch hinsichtlich des Besuches *jedes anderweitigen* Unterrichtes erlassen werden.

4. Für den **Eisenbahnverkehr** gelten die in der Anlage III enthaltenen Bestimmungen.

5. Die Polizeibehörde eines Ortes wird je nach den Umständen auf solche **Personen** ein besonderes Augenmerk zu richten haben, welche dort sich aufhalten, nachdem sie kurz zuvor in von der Cholera heimgesuchten Orten gewesen waren. Es empfiehlt sich, die Zugereisten einer, *nach ärztlichem Dafürhalten zu bemessenden, aber nicht über fünf Tage vom Tage der Abreise aus dem Choleraorte hinausgehenden* Beobachtung zu unterstellen; jedoch in schonender Form und so, dass Belästigungen der Personen thunlichst vermieden werden.

Die von der Landescentralstelle für zuständig erklärten Verwaltungsbehörden können für den Umfang ihres Bezirkes oder für Theile desselben anordnen, dass

Infectionskrankheiten. Cholera. Maassnahmen in Deutschland.

zureisende Personen, sofern sie sich innerhalb einer Frist von fünf Tagen vor ihrer Ankunft in von Cholera betroffenen Orten oder Bezirken aufgehalten haben, ihre Ankunft der Ortspolizeibehörde schriftlich oder mündlich zu melden haben.

6. *Besondere Maassregeln, insbesondere Beschränkungen des Aufenthaltes oder der Arbeitsstätte, können bei Krankheits- oder Ansteckungsverdacht erforderlich werden gegen Obdachlose oder einen festen Wohnsitz nicht besitzende oder berufs- oder gewohnheitsmässig umherziehende Personen (Zigeuner, Landstreicher, fremdländische Auswanderer, die Bevölkerung der Flussfahrzeuge, und der die öffentlichen Gewässer befahrenden Holzflösse).*

7. *Die Polizeibehörde des von Cholera ergriffenen Ortes hat dafür zu sorgen, dass inficirte oder infectionsverdächtige Gegenstände vor wirksamer Desinfection nicht in den Verkehr gelangen. Insbesondere ist dort, wo sich ein Choleraherd entwickelt hat, die Ausfuhr von Milch, von gebrauchter Leibwäsche, gebrauchtem Bettzeug, alten und getragenen Kleidungsstücken, sowie von Hadern und Lumpen zu verbieten.* Ausgenommen sind die auf hydraulischem Wege zusammengepressten, in mit Eisenband verschnürten Ballen im Grosshandel versandten Lumpen, ferner neue Abfälle, die direct aus Spinnereien, Webereien, Confections- und Bleichanstalten kommen, Kunstwolle, neue Papierschnitzel, sowie endlich unverdächtiges Reisegepäck. Für den Postpacketverkehr aus Choleraortschaften kann vorgeschrieben werden, dass der Inhalt der Packete auf der Verpackung oder der Begleitadresse bezeichnet sein muss.

Einfuhrverbote gegen inländische Choleraorte sind nicht zulässig. *Inwieweit die Einfuhr bestimmter Waarengegenstände aus dem Auslande zu untersagen ist, unterliegt der Bestimmung der Landescentralbehörde.*

Es kann angebracht sein, gebrauchte Betten, Leib- und Bettwäsche und Kleidungsstücke, welche aus Choleraorten mitgebracht sind, zu desinficiren. *Ausserdem dürfen nur solche Gegenstände, welche nach ärztlichem Dafürhalten als mit Choleraentleerungen beschmutzt anzusehen sind, zwangsweise einer Desinfection unterworfen werden.*

8. Im Uebrigen ist eine Beschränkung des Gepäck- und Güterverkehrs sowie des Verkehrs mit Post- (Brief- und Packet-) Sendungen nicht *zulässig*.

9. Für den Transport der Kranken sind dem öffentlichen Verkehr dienende Fuhrwerke (Droschken u. dergl.) nicht zu benutzen. Hat eine solche Benutzung trotzdem stattgefunden, so ist das Gefährt zu desinficiren.

10. Die Leichen der an Cholera Gestorbenen *sind in mit einer desinficirenden Flüssigkeit getränkten Tüchern gehüllt einzusargen. Der Sarg muss dicht und am Boden mit einer reichlichen Schicht Sägemehl, Torfmull oder eines anderen aufsaugenden Stoffes bedeckt sein. Die Leichen sind* thunlichst bald aus der Behausung zu entfernen, namentlich dann, wenn ein gesonderter Raum für die Aufstellung nicht vorhanden ist. *Das Waschen der Leichen ist zu vermeiden.* Ihre Ausstellung *in Sterbehause oder im offenen Sarge* ist zu untersagen, das Leichengefolge möglichst zu beschränken und dessen Eintritt in die Sterbewohnung zu verbieten.

Die Beerdigung der Choleraleichen ist unter Abkürzung der für gewöhnliche Zeiten vorgeschriebenen Fristen thunlichst zu beschleunigen.

Die Beförderung von Leichen solcher Personen, welche an der Cholera gestorben sind, nach einem anderen, als dem ordnungsmässigen Beerdigungsorte, ist zu untersagen.

11. In den von Cholera ergriffenen oder bedrohten Ortschaften ist *die gesundheitspolizeiliche Beaufsichtigung des Verkehrs mit Nahrungs- und Genussmitteln besonders sorgfältig zu handhaben. In Ausnahmefällen kann es nöthig werden,* Verkaufsräume zu schliessen *oder Vorräthe zu vernichten.*

12. Für reines Trink- und Gebrauchswasser ist bei Zeiten Sorge zu tragen; als solches ist *an Choleraorten das Wasser aus Kesselbrunnen von ge-*

242 Infectionskrankheiten. Cholera. Maassnahmen in Deutschland.

*wöhnlicher Bauart, welche gegen Verunreinigung von oben her nicht genügend
geschützt sind*, nicht anzusehen und nicht zu benutzen, wenn vorwurfsfreies
Leitungswasser zur Verfügung steht. Zu empfehlen sind eiserne Röhrenbrunnen,
welche direct in den Erdboden und in nicht zu geringe Tiefe getrieben sind
(abessinische Brunnen). *Wasserwerke müssen einer beständigen Aufsicht unterworfen sein* (vergl. Anlage V). Brunnen, *welche nach Lage oder Bauart einer
gesundheitsgefährlichen Verunreinigung ausgesetzt sind*, sind zu schliessen.

Jede Verunreinigung der Entnahmestellen von Wasser zum Trink- oder
Hausgebrauch und ihrer nächsten Umgebung, insbesondere durch Haushaltsabfälle,
ist *zu verbieten, insbesondere ist* das Spülen von Gefässen und Wäsche, welche
mit Cholerakranken in Berührung gekommen sind, an den Wasserentnahmestellen oder in deren Nähe strengstens zu untersagen.

13. Für rasche Abführung der Schmutzwässer aus der Nähe der Häuser
ist Sorge zu tragen. In öffentliche Wasserläufe oder sonstige Gewässer sollten
Schmutzwässer *aus Choleraorten* nur eingeleitet werden, nachdem Desinfectionsmittel (Anlage VI) in genügender Menge zugesetzt worden sind und ausreichend
lange eingewirkt haben.

14. Vorhandene Abtrittsgruben sind, so lange die Epidemie noch nicht
am Orte ausgebrochen ist, zu entleeren; während der Herrschaft der Epidemie
dagegen ist die Räumung, wenn thunlich, zu unterlassen.

Eine Desinfection von Abtritten und Pissoirs ist in der Regel nach nur an
den dem öffentlichen Verkehr zugänglichen, nach Lage oder Art des Verkehrs
besonders gefährlichen Anlagen dieser Art (Eisenbahnstationen, Gasthäusern und
dergleichen) erforderlich. Auf peinliche Sauberkeit ist in allen derartigen öffentlichen Anlagen zu halten.

15. Die Desinfectionen sind nach Maassgabe der anliegenden Anweisung
zu bewirken. In grösseren Städten ist auf Einrichtung öffentlicher Desinfectionsanstalten, in welchen die Anwendung heissen Wasserdampfes als Desinfectionsmittel erfolgen kann, hinzuwirken. Die auf polizeiliche Anordnung erfolgenden
Desinfectionen sollten unentgeltlich geschehen.

16. Eine, etwa nach dem Muster der Anlage VII auszuarbeitende Belehrung über das Wesen der Cholera und über das während der
Cholerazeit zu beobachtende Verhalten ist in eindringlicher Weise zur
Kenntniss des Publicums zu bringen.

B. *Besondere Maassregeln*, welche an den einzelnen von Cholera
bedrohten oder ergriffenen Orten zu treffen sind.

Wo nicht bereits dauernd Gesundheitscommissionen bestehen oder für den
Fall drohender Choleragefahr vorgesehen sind, sind solche einzurichten.

Schon vor Ausbruch der Epidemie sind die Zustände des Ortes in Bezug
auf die in Abschnitt A, Nr. 11 bis 14 erwähnten Punkte einer genauen Untersuchung zu unterziehen und ist auf Beseitigung der vorgefundenen Missstände
unter besonderer Berücksichtigung der früher vorzugsweise von Cholera betroffenen Oertlichkeiten, hinzuwirken, sowie das sonst Erforderliche in die Wege
zu leiten.

*Sobald verdächtige Krankheits- oder Todesfälle vorgekommen, sind geeignete
Untersuchungsobjecte in vorgeschriebener Verpackung mit jeder nur thunlichen
Beschleunigung an die von den Landesbehörden im Voraus zu bezeichnenden
Stellen behufs bacteriologischer Feststellung zu senden. Es ist erwünscht, dass
in dieser Weise bereits vor Eintreffen des beamteten Arztes vom behandelnden
Arzt vorgegangen wird.*

Ist die Cholera *festgestellt*, so sind:
1. die Cholerakranken *von anderen, als den zu ihrer Behandlung und Pflege
bestimmten Personen abzusondern*. *Kranke, deren ungünstige häusliche Verhältnisse eine sachgemässe Pflege und Absonderung nicht gestatten*, sind — falls

Allgemeine Maassnahmen. Berichterstattung.

der beamtete Arzt es für unerlässlich und ohne ihre Schädigung für zulässig erklärt — in ein Krankenhaus oder in einen anderen geeigneten Unterkunftsraum zu überführen.

Verdächtig Erkrankte sind bis zur Beseitigung des Verdachtes wie Cholerakranke zu behandeln.

Unter Umständen kann es sich empfehlen, die Kranken in der Wohnung zu belassen und die Gesunden aus derselben fortzuschaffen. Eine derartige Evacuation kann nothwendig werden betreffs derjenigen Häuser, welche früher von der Cholera gelitten haben und ungünstige sanitäre Zustände (Ueberfüllung, Unreinlichkeit und dergleichen) aufweisen. Zur Unterbringung der Evacuirten eignen sich am besten Gebäude auf frei und höher gelegenen Orten und namentlich an solchen Stellen, welche in früheren Epidemieen von der Seuche verschont geblieben sind.

2. Besonders wichtig ist es, bei den ersten Fällen in einem Orte eingehende und umsichtige Nachforschungen anzustellen, wo und wie sich die Kranken inficirt haben, um gegen diesen Punkt die Maassregeln in erster Linie zu richten.

3. Die Gesundheitscommissionen haben sich beständig durch fortgesetzte Besuche in den einzelnen Häusern der Ortschaft über den Gesundheitszustand der Bewohner in Kenntniss zu erhalten, den sanitären Zuständen derselben (Reinlichkeit des Hauses im Allgemeinen, Beseitigung der Haushaltsabfälle und Schmutzwässer, Abtritte u. s. w.) ihre besondere Aufmerksamkeit zuzuwenden und auf die Abstellung von Missständen hinzuwirken, namentlich auch *die Schliessung* gefährlich erscheinender Brunnen zu *veranlassen*.

4. In Häusern, wo Cholerafälle vorkommen, hat die Commission die erforderlichen *Maassnahmen* wegen Desinfection der Abgänge, sowie der Umgebung des Kranken oder Gestorbenen *in die Wege zu leiten* und die Ausführung zu überwachen. Ganz besondere Aufmerksamkeit ist der Desinfection der Betten und der Leibwäsche des Kranken oder Gestorbenen zu widmen. Um der Verheimlichung inficirter Gegenstände vorzubeugen, ist es nöthig, dass eine Entschädigung für vernichtete Gegenstände gewährt werde.

5. Alle Personen, welche vermöge ihrer Beschäftigung mit Cholerakranken, deren Effecten oder Entleerungen in Berührung kommen (Krankenwärter, Desinfectoren, Wäscherinnen u. s. w.), sind auf die Befolgung der Desinfectionsvorschriften (Anlage VI) besonders hinzuweisen.

6. Der *Bedarf an Unterkunftsräumen, Pflegepersonal*, ärztlicher Hülfe, Arznei-, Desinfections- und *Transportmitteln* ist bei Zeiten sicher zu stellen. Desgleichen ist ein Raum zur Unterbringung von Leichen bereit zu halten.

Anlage I.
Liste der Cholerafälle.

1. Ort der Erkrankung	2. Wohnung (Strasse, Hausnummer, Stockwerk)	3. Familienname	4. Geschlecht m. w.	5. Alter	6. Stand oder Gewerbe	7. Stelle der Beschäftigung	8. Tag der Erkrankung	9. Tag des Todes	10. Bemerkungen (insbesondere auch ob, wann u. woher zugereist)
		des Erkrankten							

244 Infectionskrankheiten. Cholera. Maassnahmen in Deutschland.

Zu Anlage I.

```
                         Zählkarte.
Ort der Erkrankung . . . . . . . . . . . . . . . . . .
Wohnung (Strasse, Hausnummer, Stockwerk) . . . . . . . . .
Des Erkrankten
    Familienname . . . . . . . . . . . . . . . . . .
    Geschlecht: männlich, weiblich. (Zutreffendes ist zu unterstreichen)
    Alter . . . . . . . . . . . . . . . . . . . . .
    Stand oder Gewerbe . . . . . . . . . . . . . . .
    Stelle der Beschäftigung . . . . . . . . . . . . .
Tag der Erkrankung . . . . . . . . . . . . . . . . .
Tag. des Todes . . . . . . . . . . . . . . . . . . .
                        Bemerkungen
         (insbesondere auch ob, wann und woher zugereist)
. . . . . . . . . . . . . . . . . . . . . . . . . .
```

Anlage II.

Wöchentlich dem kaiserlichen Gesundheitsamte einzusendende Nachweisung

über die in der Zeit vom ... bis ... ten ... 189 .. vorgekommenen Cholerafälle. Choleraverdächtige Fälle sind nicht aufzunehmen.

Name der Ortschaft (mit Angabe des Verwaltungsbezirks)	Einwohnerzahl (letzte Volkszählung)	Neu erkrankt sind	Davon innerhalb der letzten 5 Tage vor der Erkrankung oder bereits krank von auswärts zugegangen	Gestorben sind	Bemerkungen, insbesondere Tag des Ausbruches im Berichtsjahre; Angabe des Ortes, woher die in Spalte 4 angeführten Personen zugezogen u. s. w.
1.	2.	3.	4.	5.	6.

Anlage III.

Grundsätze für die Einrichtung des Eisenbahnverkehrs in Cholerazeiten.

1. Von den Gesundheitsbehörden wird den Eisenbahndirectionen mitgetheilt, welche Stationen mit den erforderlichen Krankentransportmitteln versehen sind und eine geeignete Krankenunterkunft bieten. Auf allen diesen Stationen, welche im Folgenden als Krankenübergabestationen bezeichnet sind, ist von der Eisenbahnverwaltung vorsorglich auf die Bereitstellung der erforderlichen Räumlichkeiten zur vorläufigen Unterbringung von auf der Eisenbahn Erkrankten bis zu ihrer Aufnahme in eine Krankenanstalt Bedacht zu nehmen. Wenn ein besonderes Gelass nicht verfügbar gemacht werden kann, so genügt es, einen Raum auszuwählen, welcher im Bedürfnissfalle sofort behufs Aufnahme von Kranken geräumt werden kann. Im Nothfalle ist der Kranke bis zur Abholung in dem auszurangirenden, auf ein Nebengeleise zu stellenden Wagen, in welchem er befördert worden ist, zu belassen.

2. Bei Annäherung der Cholera an die Grenze werden auf den von den Landescentralbehörden zu bezeichnenden Zollrevisionsstationen des Grenzgebietes, wo ein erheblicher Zutritt von Reisenden aus dem von der Cholera ergriffenen Lande stattfindet, Aerzte bei der Ankunft der Züge ständig anwesend sein, um an der Cholera Erkrankten oder der Erkrankung Verdächtigen

Krankheitsberichte. Einrichtung des Eisenbahnverkehrs.

ihre Hülfe angedeihen zu lassen. Eine Untersuchung aller Reisenden ist nicht die Aufgabe der Aerzte; diese werden jedoch bei der Zollabfertigung anwesend sein und eintretenden Falles über die Nothwendigkeit der Desinfection von schmutziger Wäsche, getragenen Kleidungsstücken und sonstigen etwa mit Choleraentleerungen beschmutzten Gegenständen Entscheidung treffen (vergl. Nr. 13).

3. Im Inneren des Landes findet beim Auftreten der Cholera eine regelmässige Untersuchung der Reisenden nicht statt; es werden jedoch dem Personal die Stationen bekannt gegeben, auf welchen Aerzte sofort erreichbar und zur Verfügung sind. Die Bezeichnung dieser Stationen erfolgt durch die Landescentralbehörde unter Berücksichtigung der Verbreitung der Epidemie und der Verkehrsverhältnisse.

4. Auf den zu 2 und 3 bezeichneten Stationen sind zur Vornahme der Untersuchung Erkrankter die erforderlichen Räume, welche thunlichst mit einem Closet versehen sein oder unmittelbar zusammenhängen müssen, von der Eisenbahnverwaltung, soweit sie ihr zur Verfügung stehen, herzugeben.

5. Ein Verzeichniss sämmtlicher unter 1 bis 3 bezeichneten Stationen, aus welchen auch ersichtlich ist, wo Aerzte sofort erreichbar und zur Verfügung sind, ist, nach der geographischen Reihenfolge der Stationen geordnet, jedem Führer eines Zuges, welcher zur Personalbeförderung dient, zu übergeben.

6. Die Schaffner haben dem Zugführer von jeder während der Fahrt vorkommenden auffälligen Erkrankung, insbesondere von schwerem Brechdurchfall, sofort Meldung zu machen.

Die Sorge um den Erkrankten hat sich zunächst auf eine möglichst bequeme Lagerung desselben zu erstrecken, und ist die Sache desjenigen Schaffners, dessen Aufsicht der betreffende Wagen untersteht.

Der Erkrankte ist der nächsten im Verzeichniss aufgeführten Uebergabestation zu übergeben, wenn er dies wünscht oder wenn sein Zustand eine Weiterbeförderung unthunlich macht. Berührt der Zug vor der Ankunft auf der Uebergabestation eine Zwischenstation, so hat der Zugführer sofort beim Eintreffen dem diensthabenden Stationsbeamten Anzeige zu machen; dieser hat alsdann der Krankenübergabestation ungesäumt telegraphisch Meldung zu erstatten, damit möglichst die unmittelbare Abnahme des Erkrankten aus dem Zuge selbst durch die Krankenhausverwaltung, die Polizei- oder die Gesundheitsbehörde veranlasst werden kann.

Verlangt der Erkrankte seine Reise fortzusetzen, so ist die ärztliche Entscheidung darüber, ob der Reisende weiter befördert werden darf, auf der nächsten Station, auf welcher ein Arzt anwesend ist, einzuholen.

Will der Erkrankte den Zug auf einer Unterwegsstation vor der nächsten Uebergabestation (Nr. 1) verlassen, so ist er hieran nicht zu hindern. Der Zugführer hat aber dem diensthabenden Beamten der Station, auf welcher der Erkrankte den Zug verlässt, Meldung zu machen, damit der Beamte, falls der Erkrankte nicht bis zum Eintreffen ärztlicher Hülfe auf dem Bahnhofe, wo er möglichst zu isoliren sein würde, bleiben will, seinen Namen, Wohnort und sein Absteigequartier feststellen und unverzüglich der nächsten Polizeibehörde unter Angabe der näheren Umstände mittheilen kann.

7. Sobald eine Choleraerkrankung eintritt, sind sämmtliche Mitreisende, ausgenommen Angehörige des Erkrankten, welche zu seiner Unterstützung bei ihm bleiben wollen, aus dem Wagenabtheil, in welchem sich der Erkrankte befindet, und wenn mehrere Wagenabtheile einen gemeinschaftlichen Abort haben, aus diesen sämmtlichen Abtheilen zu entfernen und in einen anderen Abtheil, und zwar abgesondert von den übrigen Reisenden unterzubringen. Bei der Ankunft auf der Krankenübergabestation sind diejenigen Personen, welche sich mit dem Kranken in demselben Wagenabtheil befunden haben, sofort dem etwa anwesenden Arzte zu bezeichnen, damit dieser denselben die nöthigen Weisungen ertheilen kann.

Im Uebrigen muss das Eisenbahnpersonal beim Vorkommen verdächtiger Erkrankungen mit der grössten Vorsicht und Ruhe vorgehen, damit Alles vermieden wird, was zu unnöthigen Besorgnissen unter den Reisenden oder beim sonstigen Publicum Anlass geben könnte.

8. Der Wagen, in welchem sich ein Cholerakranker befunden hat, ist sofort ausser Dienst zu stellen und der nächsten geeigneten Station zur Desinfection zu übergeben. Die näheren Vorschriften über diese Desinfection, sowie über die sonstige Behandlung der Eisenbahn-Personen- und Schlafwagen bei Choleragefahr enthält die als Anlage I beigefügte Anweisung.

9. Mit dem Inhalte der in Anlage II beigefügten Anweisung zur Ausführung der Desinfection bei Cholera sind sämmtliche Eisenbahnbeamte genau bekannt zu machen.

Die Zugbeamten haben, wenn sie mit Ausleerungen Erkrankter in Berührung gekommen sind, sich sorgfältig zu reinigen und etwa beschmutzte Kleidungsstücke desinficiren zu lassen (vergl. Anlage VI); die in gleiche Lage gekommenen Reisenden sind auf die Nothwendigkeit derselben Maassnahmen aufmerksam zu machen.

Alle Personen, welche mit Cholerakranken in Berührung kommen, müssen nach stattgehabter gründlicher Reinigung ihrer Hände unbedingt vermeiden, die letzteren mit ihrem Gesicht in Berührung zu bringen, da durch directe Zuführung des Krankheitsstoffes durch den Mund in den Körper eine Ansteckung erfolgen kann. Es ist deshalb auch streng zu vermeiden, während oder nach dem Umgange mit Kranken vor erfolgter sorgfältiger Reinigung der Hände zu rauchen oder Speisen und Getränke zu sich zu nehmen.

10. Eine besondere Sorgfalt ist der Erhaltung peinlicher Sauberkeit in allen Bedürfnissanstalten, Abtritten und Pissoirs auf den Stationen zuzuwenden; die Sitzbretter der Aborte sind durch Abwaschung mit einer Lösung von Kaliseife (siehe Anlage VI unter I, 3) mindestens einmal täglich zu reinigen. Eine Desinfection der Aborte, welche alsdann mit Kalkmilch (siehe Anlage VI unter II, 8) und unter wiederholtem Uebergiessen der Fussböden mit Kalkmilch, soweit sie diese Behandlung vertragen, zu bewirken ist, erfolgt lediglich auf den Stationen der Orte, an welchen die Cholera ausgebrochen ist, und auf solchen Stationen, wo dies ausdrücklich angeordnet werden sollte. Die zur Beseitigung üblen Geruchs für die warme Jahreszeit allgemein getroffenen Bestimmungen werden jedoch hierdurch nicht berührt.

11. Der Boden zwischen den Gleisen ist, sofern er auf den Stationen in Folge Benutzung der in den Zügen befindlichen Bedürfnissanstalten verunreinigt ist, durch wiederholtes Uebergiessen mit Kalkmilch gehörig zu desinficiren.

12. Eine Beschränkung des Eisenbahngepäck- und Güterverkehrs findet, abgesehen von dem bezüglich einzelner Gegenstände ergangenen Ausfuhr- und Einfuhrverbote, nicht statt.

13. Eine Desinfection von Reisegepäck und Gütern findet künftig nur in folgenden Fällen statt:

a) Auf den zu 2 bezeichneten Zollrevisionsstationen erfolgt auf Anordnung der ständig anwesenden Aerzte die Desinfection von schmutziger Wäsche, alten und getragenen Kleidungsstücken und sonstigen Gegenständen, welche zum Gepäck eines Reisenden gehören, sofern dieselben nach ärztlichem Ermessen als mit Choleraentleerungen beschmutzt zu erachten sind.

b) Die Desinfection von Express-, Eil- und Frachtgütern erfolgt nur bei solchen Gegenständen, welche nach Ansicht der Ortsgesundheitsbehörde als mit Choleraentleerungen beschmutzt zu erachten sind.

Briefe und Correspondenzen, Drucksachen, Bücher, Zeitungen, Geschäftspapiere u. s. w. unterliegen keiner Desinfection.

Einrichtung des Eisenbahnverkehrs. Eisenbahnwagen. 247

Die Einrichtung und Ausführung der Desinfection wird von den Gesundheitsbehörden veranlasst, welchen von dem Eisenbahnpersonal thunlichst Hülfe zu leisten ist.

14. Sämmtliche Beamte der Eisenbahnverwaltung haben den Anforderungen der Polizeibehörden und der beaufsichtigenden Aerzte, soweit es in ihren Kräften steht und nach den dienstlichen Verhältnissen ausführbar ist, unbedingt Folge zu leisten und auch ohne besondere Aufforderung denselben alle erforderlichen Mittheilungen zu machen. Von allen Dienstanweisungen und Maassnahmen gegen die Choleragefahr und von allen getroffenen Anordnungen und Einrichtungen ist stets sofort dem dabei in Frage kommenden Gesundheitsbehörden Mittheilung zu machen.

15. Ein Auszug dieser Anweisung, welcher die Verhaltungsmaassregeln für das Eisenbahnpersonal bei choleraverdächtigen Erkrankungen auf der Eisenbahnfahrt enthält, ist in Anlage 2 beigefügt. Von diesen Verhaltungsmaassregeln ist jedem Fahrbeamten eines jeden zur Personenbeförderung dienenden Zuges ein Abdruck zuzustellen.

16. Von jedem durch den Arzt als Cholera erkannten Erkrankungsfall ist seitens des betreffenden Stationsvorstehers sofort dem vorgesetzten Betriebsamt und der Ortspolizeibehörde schriftliche Anzeige zu erstatten, welche, soweit sie zu erlangen sind, folgende Angaben enthalten soll:

a) Ort und Tag der Erkrankung.
b) Name, Geschlecht, Alter, Stand oder Gewerbe des Erkrankten.
c) Woher der Kranke zugereist ist.
d) Wo der Kranke untergebracht ist.

Anlage 1 zu Anlage III.

Anweisung über die Behandlung der Eisenbahn-Personen- und Schlafwagen bei Choleragefahr.

I. Behandlung der gewöhnlichen Personenwagen.

1. Während der Dauer einer Choleraepidemie im Inlande oder in einem benachbarten Gebiete ist für eine besonders sorgfältige Reinigung und Lüftung der Personenwagen Sorge zu tragen.

Die in den Zügen befindlichen Bedürfnissanstalten sind regelmässig zu desinficiren und zu dem Zwecke die Trichter und Abfallrohre nach Reinigung mit Kalkmilch zu bestreichen, die Sitzbretter mit Kaliseife zu reinigen (vergl. Nr. 4, Anlage VI unter II, 8).

2. Ein Personenwagen, in welchem ein Cholerakranker sich befunden hat, ist sofort ausser Dienst zu stellen und der nächsten geeigneten Station zur Desinfection zu überweisen, welche in nachstehend angegebener Weise zu bewirken ist.

Bei Personenwagen 1. und 2. Classe sind die etwa durch Entleerung des Kranken beschmutzten Stellen, auch der Polsterungen — mit Lappen, die mit Kaliseifenlösung (vergl. Nr. 4) befeuchtet sind, sorgfältig und wiederholt abzureiben; demnächst ist der inficirte Wagen durchweg einer gründlichen Reinigung zu unterwerfen, und sodann in einem warmen, luftigen und trockenen Raume mindestens sechs Tage lang aufzustellen.

Bei Personenwagen 3. und 4. Classe sind die inneren und äusseren Seitenwände des Wagens, Fussböden, Sitze, Trittbretter mit Kaliseifenlösung abzuwaschen, insbesondere die etwa durch Ausleerung der Kranken beschmutzten Stellen sorgfältig und wiederholt abzureiben; demnächst ist der inficirte Wagen mindestens 24 Stunden lang unbenutzt an einem warmen, luftigen und trockenen Raume aufzustellen.

Die bei der Reinigung beschmutzter Stellen verwendeten Lappen sind zu verbrennen.

248 Infectionskrankheiten. Cholera.] Maassnahmen in Deutschland.

3. Bei Massentransporten von Personen der 3. und 4. Wagenclasse, welche aus einer von der Cholera ergriffenen Gegend herkommen, muss, auch wenn während der Fahrt ein Erkrankungsfall sich nicht ereignet hat, besondere Sorgfalt auf die Reinhaltung der Wagen verwendet werden. Wenn irgend thunlich, sind dieselben nach jedesmaliger Beendigung eines solchen Transportes ebenso zu behandeln, wie bezüglich der Personenwagen 3. und 4. Classe in Nr. 2 bestimmt ist. Doch können die Wagen, nachdem sie trocken geworden sind, sofort wieder benutzt werden.

4. Zur Herstellung von Kalkmilch wird 1 Liter zerkleinerter reiner gebrannter Kalk, sogenannter Fettkalk, mit 4 Liter Wasser gemischt, und zwar in folgender Weise:

Es wird von dem Wasser etwa $^3/_4$ Liter in das zum Mischen bestimmte Gefäss gegossen, und dann der Kalk hineingelegt. Nachdem der Kalk das Wasser aufgesogen hat und dabei zu Pulver zerfallen ist, wird er mit dem übrigen Wasser zu Kalkmilch verrührt.

Dieselbe ist, wenn sie nicht bald Verwendung findet, in einem gut geschlossenen Gefässe aufzubewahren und kurz vor dem Gebrauche umzuschütteln.

Zur Herstellung von Kaliseifenlösung werden 3 Theile Seife (sog. Schmierseife oder grüne oder schwarze Seife) in 100 Theilen heissem Wasser gelöst (z. B. $^1/_2$ kg Seife in 17 Liter Wasser).

II. Behandlung der Schlafwagen und der in denselben befindlichen Ausrüstungsgegenstände.

1. Werden von dem Laufe der Schlafwagen Gegenden berührt, in welchen Cholerafälle vorgekommen sind, so muss nach Beendigung der Fahrt die gebrauchte Wäsche desinficirt werden. Zu diesem Zwecke ist dieselbe mindestens 24 Stunden lang in einer Lösung von Kaliseife (vergl. I Nr. 4) zu belassen, demnächst mit Wasser zu spülen und zu reinigen. Zur Wäsche sind zu rechnen: die Laken, die Bezüge der Bettkissen und der Decken, sowie die Handtücher.

2. Die Closets sind wie unter I Nr. 1 bestimmt, zu behandeln.

3. Ist ein Schlafwagen von einem Cholerakranken oder der Cholera verdächtigen Reisenden benutzt worden, so ist ausserdem die Desinfection des Wagens selbst erforderlich. Letztere hat in der unter I, Nr. 2 vorgeschriebenen Weise zu erfolgen, jedoch sind die von dem Kranken benutzten Bettkissen, Decken und beweglichen Matratzen, nachdem sie zunächst mit Kaliseifenlösung stark angefeuchtet sind, in Dampfapparaten zu desinficiren. Am besten sind solche Apparate, in welchen der Dampf unter Ueberdruck (nicht unter $^1/_{10}$ Atmosphäre) zur Verwendung kommt.

4. Für den Fall, dass es sich als nothwendig erweisen sollte, einen Schlafwagenlauf gänzlich einzustellen, bleibt Bestimmung vorbehalten.

III. Allgemeine Bestimmungen.

1. Die vorstehenden Bestimmungen finden sinngemässe Anwendung bei Erkrankungen von Zug- und Postbeamten in den von ihnen benutzten Gepäck- und Postwagen.

2. Die mit der Desinfection beauftragten Arbeiter haben jedesmal, wenn sie mit inficirten Dingen in Berührung gekommen sind, sich gründlich zu reinigen und etwa beschmutzte Kleidungsstücke desinficiren zu lassen (vergl. Anlage VI).

Eisenbahnwagen. Fahrpersonal. 249

Anlage 2 zu Anlage III.

Verhaltungsmaassregeln für das Eisenbahnpersonal bei choleraverdächtigen Erkrankungen auf der Eisenbahnfahrt.

1. Von jeder auffälligen Erkrankung, welche während der Eisenbahnfahrt vorkommt, insbesondere von schwerem Brechdurchfall, hat der Schaffner dem Zugführer sofort Meldung zu machen.

2. Die Sorge um den Erkrankten hat sich zunächst auf eine möglichst bequeme Lagerung desselben zu erstrecken, und ist Sache desjenigen Schaffners, dessen Aufsicht der betreffende Wagen untersteht.

3. Ein Verzeichniss sämmtlicher Stationen, welche mit den erforderlichen Krankentransportmitteln ausgerüstet sind und eine geeignete Krankenunterkunft bieten (Krankenübergabestationen), wird, nach der geographischen Reihenfolge der Stationen geordnet, jedem Führer eines Zuges, welcher zur Personenbeförderung dient, übergeben. Aus dem Verzeichniss ist auch ersichtlich, auf welchen Stationen ständig Aerzte sofort erreichbar und zur Verfügung sind.

Der Erkrankte ist der nächsten im Verzeichniss aufgeführten Uebergabestation zu übergeben, wenn er dies wünscht oder wenn sein Zustand eine Weiterbeförderung unthunlich macht. Berührt der Zug vor der Ankunft auf der nächsten Uebergabestation eine Zwischenstation, so hat der Zugführer sofort beim Eintreffen dem diensthabenden Stationsbeamten Anzeige zu machen; dieser hat alsdann der Krankenübergabestation ungesäumt telegraphisch Meldung zu erstatten, damit möglichst die unmittelbare Abnahme des Erkrankten aus dem Zuge selbst durch die Krankenhausverwaltung, die Polizei- oder Gesundheitsbehörde veranlasst werden kann.

Verlangt der Kranke seine Reise fortzusetzen, so ist die ärztliche Entscheidung darüber, ob der Reisende weiter befördert werden darf, auf der nächsten Station, auf welcher ein Arzt anwesend ist, einzuholen. Will der Erkrankte den Zug auf einer Unterwegsstation vor der nächsten Uebergabestation verlassen, so ist er hieran nicht zu hindern, der Zugführer hat aber dem diensthabenden Beamten der Station, auf welcher der Erkrankte den Zug verlässt, Meldung zu machen, damit der Beamte, falls der Erkrankte nicht bis zum Eintreffen ärztlicher Hülfe auf dem Bahnhofe, wo er möglichst zu isoliren sein würde, bleiben will, seinen Namen, Wohnort und sein Absteigequartier feststellen und unverzüglich der nächsten Polizeibehörde unter Angabe der näheren Umstände mittheilen kann.

4. Sobald eine Choleraerkrankung eintritt, sind sämmtliche Mitreisende, ausgenommen Angehörige des Erkrankten, welche zu seiner Unterstützung bei ihm bleiben wollen, aus dem Wagenabtheil, in welchem sich der Erkrankte befindet und, wenn mehrere Wagenabtheile einen gemeinschaftlichen Abort haben, aus diesen sämmtlichen Abtheilen zu entfernen und in einem anderen Abtheil, und zwar abgesondert von den übrigen Reisenden unterzubringen.

5. Die Zugbeamten haben, wenn sie mit Ausleerungen Erkrankter in Berührung gekommen sind, sich sorgfältig zu reinigen und etwa beschmutzte Kleidungsstücke desinficiren zu lassen; die in gleiche Lage gekommenen Reisenden sind auf die Nothwendigkeit derselben Maassnahmen aufmerksam zu machen.

Anlage IV.

Grundsätze für die gesundheitliche Ueberwachung des Binnenschifffahrts- und Flössereiverkehrs.

1. Zur Verhütung der Choleraverbreitung durch den Binnenschifffahrts- oder Flössereiverkehr werden (falls nicht für einzelne Stromstrecken Einschränkungen sich empfehlen) alle stromauf- oder stromabwärts fahrenden oder auf

dem Strome liegenden Fahrzeuge (Schiffe jeder Art und Grösse und Flösse) womöglich täglich nach Maassgabe der nachstehenden Vorschriften ärztlich untersucht. Die ärztliche Untersuchung erfolgt in Ueberwachungsbezirken entweder auf dem Strome während der Fahrt — oder an bestimmten Ueberwachungsstellen. Um dem Ueberwachungsdienste innerhalb eines in Betracht kommenden Stromgebietes die erforderliche Einheitlichkeit zu sichern, ist es zweckmässig, die Leitung des gesammten Dienstes einem hierfür besonders zu ernennenden Commissar zu übertragen.

Inwieweit Dienstfahrzeuge der Ueberwachung unterliegen sollen, richtet sich nach den besonderen Vereinbarungen zwischen dem Commissar und den betheiligten Verwaltungen.

2. Es empfiehlt sich, jedem Ueberwachungsbezirke mindestens zwei Aerzte zuzutheilen. Dem einen Arzte wird die Leitung des gesammten Ueberwachungsdienstes innerhalb des Bezirkes, einem anderen die Stellvertretung des Leiters, im Falle derselbe amtlich in Anspruch genommen oder sonst behindert ist, übertragen.

Dem leitenden Arzte wird seitens der zuständigen Verwaltungsbehörde das nöthige Personal an Executivbeamten, Bootsleuten, Krankenwärtern und Mannschaften zum Kranken- und Leichentransporte und zur Durchführung der Desinfection überwiesen, soweit es nicht für zweckmässig erachtet wird, die Annahme desselben den leitenden Aerzten selbst zu übertragen.

Innerhalb eines Bezirkes können nach Bedarf Nebenüberwachungsstellen eingerichtet werden, welche in der Regel nur mit einem Arzte zu besetzen sind.

3. Für den Dienst auf dem Strome wird für jeden Ueberwachungsbezirk mindestens ein Dampfer bereit gestellt.

Die Dampfer sind mit den nöthigen Arznei- und Desinfectionsmitteln, einer Trage und mit einem so ausreichenden Vorrath an unverdächtigem Trinkwasser dauernd ausgerüstet zu halten, dass von letzterem erforderlichenfalls ein Theil an die passirenden Fahrzeuge abgegeben werden kann.

Neben den Dampfern sind für jeden Ueberwachungsbezirk die nöthigen Boote zur Verfügung zu stellen.

Sämmtliche Dienstfahrzeuge der Ueberwachungsbezirke führen eine weisse Flagge.

Es empfiehlt sich, die etwaigen Telephonanlagen der Strombau- und anderer Specialverwaltungen für den Ueberwachungsdienst zur Verfügung zu stellen.

4. Jede Ueberwachungsstelle ist durch eine weithin sichtbare Tafel mit der Aufschrift „Ueberwachungsstelle — Halt!" und durch eine grosse weisse Flagge kenntlich zu machen.

In jedem Ueberwachungsbezirke, und zwar in möglichster Nähe der Ueberwachungsstellen, sind, falls nicht bereits vorhanden, Einrichtungen zu treffen, welche gesondert

a) die Unterbringung und Behandlung von Kranken,
b) die Unterbringung und Beobachtung von Verdächtigen

ermöglichen.

Auch sind die erforderlichen Desinfectionsmittel in genügender Menge zu beschaffen und bereit zu halten.

An den Ueberwachungsstellen und anderen geeigneten Orten der Ueberwachungsbezirke, insbesondere den regelmässigen Anlegestellen, ist dafür Sorge zu tragen, dass die Fahrzeuge unverdächtiges Trinkwasser einnehmen können. Die Stellen, an denen das Wasser zu entnehmen ist, sind durch Tafeln etc. kenntlich zu machen, auf denen in weithin lesbarer Schrift der Vermerk „Wasser für Schiffer" anzubringen sein wird. Die mit dem Untersuchungsdienste betrauten Beamten haben darauf zu achten, dass jedes Fahrzeug brauchbares Trinkwasser an Bord hat. Bei jeder Schiffsrevision ist die Bemannung eindringlich vor der Gefahr des Trinkens und sonstiger Benutzung des Fluss- und

Ueberwachung der Binnenschifffahrt. 251

Canalwassers zu warnen. Auch ist dahin zu wirken, dass jeder Schiffsführer sich im Besitze der Druckschrift: „Wie schützt sich der Schiffer vor der Cholera? zusammengestellt im Kaiserlichen Gesundheitsamt", befindet.

Es ist Vorsorge zu treffen, dass im Bedarfsfalle die Benutzung von Begräbnissplätzen für Beerdigung von Coleraleichen nicht auf Schwierigkeiten stösst.

Die Vorstände der Ueberwachungsbezirke haben bei jeder Gelegenheit darauf zu achten und dahin zu wirken, dass nichts, was zur Verbreitung der Cholera geeignet ist, insbesondere nicht undesinficirte Stuhlentleerungen in das Wasser gelangen. Es ist darauf hinzuwirken, dass besondere Gefässe zur Aufnahme von Stuhlentleerungen auf jedem Fahrzeuge vorhanden sind.

5. Die in dem Stromgebiete verkehrenden Fahrzeuge sind, unbeschadet der für die regelmässig verkehrenden Personendampfer etwa anzuordnenden Ausnahmen, zu verpflichten, an jeder Ueberwachungsstelle ohne Aufforderung anzuhalten und das Untersuchungspersonal an Bord zu nehmen.

Dieselbe Verpflichtung ist den auf dem Strome befindlichen Fahrzeugen in dem Falle aufzuerlegen, wenn sie von dem durch die weisse Flagge kenntlichen Untersuchungsfahrzeuge durch ein Zeichen (Anrufen, Dampfpfeife, Glockensignal oder Heben und Senken der Flagge) dazu aufgefordert werden.

Jedes auf dem Strome verkehrende Fahrzeug hat eine gelbe und eine schwarze Flagge bei sich zu führen. Die gelbe Flagge ist bei dem Vorhandensein einer unter den Erscheinungen der Cholera erkrankten Person, die schwarze Flagge bei dem Vorhandensein einer Leiche aufzuziehen. Fahrzeuge, auf denen sich eine solche Person oder eine Leiche befindet, haben bei Annäherung eines Untersuchungsfahrzeuges ohne Aufforderung zu halten.

In welchem Umfange der Schifffahrtsverkehr während der Nachtstunden zu beschränken ist, wird mit Rücksicht auf die dabei in Betracht kommenden Umstände (örtliche Verhältnisse, Jahreszeit) festzusetzen sein.

6. Die in Nr. 1 vorgesehene Untersuchung ist so zu handhaben, dass den Fahrzeugen ein möglichst geringer Aufenthalt bereitet und der Verkehr so wenig als möglich gehemmt wird. Sie wird folgendermaassen ausgeführt:

Der Arzt begiebt sich in Begleitung eines Polizeibeamten auf das Fahrzeug und unterzieht alle auf demselben befindlichen Personen einer Untersuchung auf Choleraerkrankung, der begleitende Polizeibeamte durchsucht dasselbe nach etwa versteckten Personen. Werden Personen, welche unter den Erscheinungen der Cholera erkrankt sind, vorgefunden, so sind dieselben sofort vom Fahrzeuge zu entfernen, ebenso grundsätzlich die übrigen Insassen. Dieselben sind in den in Nr. 4 bezeichneten Räumen unterzubringen. Sofern zur Absonderung der anscheinend Gesunden ausreichende Unterkunftsräume nicht vorhanden sind, können solche Personen vorläufig auf dem Fahrzeuge belassen werden.

Die Beobachtung der anscheinend Gesunden hat fünf Tage zu dauern. Ereignete sich die Erkrankung auf einem dem regelmässigen Personenverkehr dienenden Dampfer, so werden nach Lage des Falles weniger störende Anordnungen zu treffen sein.

Zum Transporte der Kranken sind die Untersuchungsfahrzeuge thunlichst nicht zu benutzen. In der Regel wird dazu der Handkahn des untersuchten Fahrzeuges verwendet werden können. Derselbe ist vor der Zurückgabe zu desinficiren.

Von den Abgängen der Kranken ist sofort (nach Anlage VIII) eine Probe an die dazu bestimmte Untersuchungsstelle abzusenden. Zum Transporte geeignete Gefässe und Verpackungsmaterial sind vorräthig zu halten.

Die Kleidungs- und Wäschestücke der Kranken sind sofort zu desinficiren. Das Bettstroh ist zu verbrennen oder, mit Kalkmilch übergossen, zu vergraben. Die Wohn- und Schlafräume, die Küche, der Abort, bezw. das zu Stuhlleerungen bestimmte Gefäss, sowie das Kiel- (Bilge-) Wasser des Fahrzeuges, auf welchem Kranke vorgefunden wurden, sind zu desinficiren; ausserdem sind alle Räume des Fahrzeuges auf etwa vorhandene Abgänge zu durchsuchen.

252 Infectionskrankheiten. Cholera. Maassnahmen in Deutschland.

Für die Bewachung des geräumten Fahrzeuges ist Sorge zu tragen. Die erforderlichen Desinfectionen werden nach Maassgabe der Anlage VI ausgeführt.

7. Die vorgeschriebenen Desinfectionsmaassregeln sind unter der persönlichen Verantwortung des leitenden Arztes auszuführen, und zwar, bis ein völlig sicheres Hülfspersonal herangebildet ist, unter der persönlichen Aufsicht eines Arztes.

8. Diejenigen Fahrzeuge, auf denen Choleraleichen oder verdächtig Erkrankte vorgefunden wurden, sind nach erfolgter Desinfection fünf Tage zu beobachten.

Eine Beobachtung von gleicher Dauer kann über solche Fahrzeuge verhängt werden, deren Führer oder Mannschaften ihre Person oder ihre Fahrzeuge der Untersuchung zu entziehen suchen, dem Untersuchungspersonal Widerstand leisten oder sonst die Annahme begründen, dass eine Verheimlichung von cholerakranken oder choleraverdächtigen Personen oder verseuchten Gegenständen und eine Vereitelung der zur Verhütung der Choleraeinschleppung oder Verbreitung vorgeschriebenen Maassregeln beabsichtigt wird.

9. Werden auf dem untersuchten Fahrzeuge Kranke nicht gefunden, so wird demselben nach Erfüllung der Vorschriften der Nr. 10 die Weiterfahrt gestattet. Es sind jedoch regelmässig die auf demselben etwa vorhandenen Aborte bezw. die zu Stuhlentleerungen bestimmten Gefässe und, sofern anzunehmen ist, dass im Flusswasser selbst Cholerakeime vorhanden sind, thunlichst auch das Kiel- (Bilge-) Wasser zu desinficiren. Die Desinfection des Kiel- (Bilge-) Wassers kann unterbleiben, wenn nachgewiesen wird, dass eine solche im Laufe desselben Kalendertages bereits stattgefunden hat, oder eine Untersuchung desselben mit Lackmuspapier durchweg eine starke alkalische Reaction ergiebt.

Bei den regelmässig verkehrenden Personendampfern kann eine Desinfection des Kiel- (Bilge-) Wassers bei Gelegenheit der täglichen Untersuchungen unterbleiben, wenn eine Desinfection desselben in angemessenen Zwischenräumen anderweit sichergestellt ist.

10. Jedem Führer eines Schiffes oder Flosses ist über die stattgehabte Untersuchung und den Umfang der etwa vorgenommenen Desinfection eine Bescheinigung nach dem beigegebenen Formular auszustellen, in welcher die auf dem Schiffe vorgefundenen Personen unter gesonderter Angabe der Familienangehörigen des Führers, der Mannschaften und der sonst an Bord befindlichen Personen, wenigstens der Zahl nach aufgeführt sind. Bei der Revision ist noch besonders darauf zu achten, dass die Zahl der auf dem Schiffe oder Flosse anwesenden Personen genau übereinstimmt mit der auf der letzten Revisionsbescheinigung angegebenen Zahl der Insassen. Werden weniger Personen auf dem Fahrzeuge vorgefunden, als zuletzt angegeben, so sind unverzüglich sorgfältige Ermittelungen über den Verbleib der Fehlenden anzustellen und erforderlichenfalls dieserhalb den zuständigen Polizeibehörden Mittheilungen behufs weiterer Veranlassung zu machen. Dieser Personennachweis ist jedoch für die dem regelmässigen Personenverkehr dienenden Dampfer nicht erforderlich.

Für einzelne Stromstrecken kann es sich empfehlen, auf den Namen lautende Bescheinigungen für jede auf einem Flosse befindliche Person auszustellen, auf welchem die Ergebnisse der stattgehabten Untersuchungen vermerkt werden.

Ueber die Zahl und Art der untersuchten Fahrzeuge, ausgeführten Desinfectionen und angeordneten Beobachtungen sowie über die Zahl der untersuchten an Cholera oder choleraverdächtigen Erscheinungen erkrankten und der Beobachtung überwiesenen Personen sind genaue Nachweisungen zu führen.

11. Die leitenden Aerzte haben über alle Fälle von Cholera und choleraverdächtigen Erkrankungen, sowie über alle Todesfälle thunlichst genaue Aufklärung namentlich bezüglich des Entstehungsherdes und einer etwa bereits erfolgten Krankheitsverschleppung zu suchen, sowie Material zur wissenschaft-

Binnenschifffahrt. Wasserwerke mit Sandfiltern. 253

lichen Bearbeitung zu sammeln. Periodische bacteriologische Untersuchungen des Flusswassers sind, soweit ausführbar, zu veranlassen.

Wahrnehmungen von gesundheitspolizeilicher Wichtigkeit, namentlich verdächtige Erkrankungen unter den Bewohnern des Ufergebietes, sind von dem leitenden Arzte unverzüglich und auf kürzestem Wege dem Commissar oder, wo ein solcher nicht ernannt ist, der zuständigen Polizeibehörde zu melden; ferner ist von demselben über jeden Erkrankungs- und Todesfall, bei welchem Cholera festgestellt ist oder Choleraverdacht vorliegt, telegraphische oder schriftliche Anzeige an den Commissar, die obere Verwaltungsbehörde des Bezirkes, sowie an den zuständigen beamteten Arzt zu erstatten.

Dem Kaiserlichen Gesundheitsamte sind über die gelegentlich der Schifffahrtsüberwachung vorgefundenen Choleraerkrankungen und Todesfälle regelmässig Mittheilungen auf thunlichst kürzestem Wege zu machen; ebenso ist demselben das aufgesammelte wissenschaftliche Material zugängig zu machen.

Die leitenden Aerzte haben täglich nach Schluss des Dienstes eine Anzeige über den Umfang und das Ergebniss der im Laufe des Tages bewirkten Untersuchung an den Commissar zu erstatten. Zu diesem Zwecke empfiehlt es sich, den leitenden Aerzten der Ueberwachungsbezirke bezw. Ueberwachungsstellen Postkarten mit vorgedrucktem Formular zu liefern. Diese Karten sind noch am Tage der Ausfertigung zur Post zu befördern.

12. Die zur wirksamen Durchführung der vorstehenden Maassregeln erforderlichen Polizeiverordnungen und sonstigen Verfügungen sind seitens der Landesbehörden zu erlassen. Bei denselben hat der Commissar die nöthigen Anträge direct zu stellen.

(Vorderseite.)   Formular.

Bescheinigung über ärztliche Untersuchung und Desinfection des ... von ... nach .... geführt durch ..... mit (Zahl) Personen an Bord

der Untersuchung			der Desinfection			des untersuchenden Arztes Namensunterschrift
Ort	Tag	Stunde	Befund	Umfang	Tag	Stunde	

(Rückseite.)

Verzeichniss der an Bord des vorseitig genannten Fahrzeuges befindlichen Personen.

                                       Anzahl

I. Familienangehörige des Führers: . . .
II. Mannschaften: . . . .
III. sonst an Bord befindliche Personen: . .
     Bemerkungen:

Anlage V.

Anforderungen, welche in Cholerazeiten an öffentliche Wasserwerke mit Sandfiltern zu stellen sind.

1. Das Filtrat jedes einzelnen Filters muss, so lange es in Thätigkeit ist, täglich einmal bacteriologisch untersucht werden. Jedes Filter muss daher eine Vorrichtung haben, welche gestattet, dass Wasserproben unmittelbar nach dem Austritt aus dem Filter entnommen werden können.

2. Filtrirtes Wasser, welches mehr als etwa 100 entwickelungsfähige Keime in 1 ccm enthält, darf nicht in den Reinwasserbehälter geleitet werden. Das Filter muss daher so eingerichtet werden, dass ungenügend gereinigtes Wasser

254 Infectionskrankheiten. Cholera. Maassnahmen in Deutschland.

entfernt werden kann, ohne sich mit dem durch die anderen Filter gut gereinigten Wasser zu vermischen.

Sämmtliche grössere Wasser-Filterwerke sind auf die Ausführung der vorstehenden Forderungen hin einer staatlichen Controle zu unterwerfen.

Anlage VI.
Anweisung zur Ausführung der Desinfection bei Cholera.

I. Als Desinfectionsmittel werden empfohlen:

1. Kalkmilch.

Zur Herstellung derselben wird 1 Liter zerkleinerter reiner gebrannter Kalk, sogenannter Fettkalk, mit 4 Liter Wasser gemischt, und zwar in folgender Weise: Es wird von dem Wasser etwa $^{3}/_{4}$ Liter in das zum Mischen bestimmte Gefäss aufgegossen und dann der Kalk hineingelegt. Nachdem der Kalk das Wasser aufgesogen hat und dabei zu Pulver zerfallen ist, wird er mit dem übrigen Wasser zu Kalkmilch verrührt.

Dieselbe ist, wenn sie nicht bald Verwendung findet, in einem gut geschlossenen Gefässe aufzubewahren und vor dem Gebrauch umzuschütteln.

2. Chlorkalk.

Der Chlorkalk hat nur dann eine ausreichende desinficirende Wirkung, wenn er frisch bereitet und in wohlverschlossenen Gefässen aufbewahrt ist. Die gute Beschaffenheit des Chlorkalks ist an dem starken, dem Chlorkalk eigenthümlichen Geruch zu erkennen.

Er wird entweder unvermischt in Pulverform gebraucht, oder in Lösung. Letztere wird dadurch erhalten, dass 2 Theile Chlorkalk mit 100 Teilen kaltem Wasser gemischt, und nach dem Absetzen der ungelösten Theile die klare Lösung abgegossen wird.

3. Lösung von Kaliseife (sog. Schmierseife oder grüne oder schwarze Seife). 3 Theile Seife werden in 100 Theile heissem Wasser gelöst (z. B. $^{1}/_{2}$ kg Seife in 17 Liter Wasser).

4. Lösung von Carbolsäure.

a) Carbolseifenlösung.

Zur Verwendung kommt die sog. „100 proc. Carbolsäure" des Handels, welche sich in Seifenwasser vollständig löst.

Man bereitet sich die unter Nr. 3 beschriebene Lösung von Kaliseife. In 10 Theile dieser noch heissen Lösung wird 1 Theil Carbolsäure unter fortwährendem Umrühren gegossen.

Diese Lösung ist lange Zeit haltbar und wirkt schneller desinficirend, als einfache Lösung von Kaliseife.

b) Carbolsäurelösung.

Soll reine Carbolsäure (einmal oder wiederholt destillirte) verwendet werden, welche erheblich theurer, aber nicht wirksamer ist, als die sogenannte „100 proc. Carbolsäure", so ist zur Lösung das Seifenwasser nicht nöthig, es genügt dann einfaches Wasser.

5. Dampfapparate.

Am besten sind solche Apparate, in welchen der Dampf unter Ueberdruck (nicht unter $^{1}/_{10}$ Atmosphäre) zur Verwendung kommt. *Die Bedienung der Apparate ist, wenn irgend angängig, ausgebildeten Desinfectoren zu übertragen.*

6. Siedehitze.

Mehrstündiges Auskochen in Wasser, Salzwasser oder in Lauge wirkt desinficirend. Die Flüssigkeit muss während dieser Zeit beständig im Sieden gehalten werden und die Gegenstände vollkommen bedecken.

Unter den angeführten Desinfectionsmitteln ist die Wahl nach der Lage der Umstände zu treffen. Insbesondere wird, wenn es an der unter Nr. 4 vorgesehenen 100 proc. Carbolsäure mangeln sollte, auf die unter 1 bis 3 angegebenen Mittel zurückzugreifen sein. Sollten auch diese Mittel nicht zu beschaffen sein, so wird im Nothfall Carbolsäure mit geringerem Gehalte an wirksamen Stoffen, welche demgemäss in grösserer Menge zu verwenden ist, oder ein anderes wissenschaftlich als gleichwerthig anerkanntes Mittel zu verwenden sein.

II. Anwendung der Desinfectionsmittel.

1. Die *Ausleerungen* der Cholerakranken (Erbrochenes, Stuhlgang) werden möglichst in Gefässen aufgefangen und mit ungefähr gleichen Theilen Kalkmilch (I, Nr. 1) *gründlich* gemischt. Diese Mischung muss mindestens eine Stunde stehen bleiben, ehe sie als unschädlich beseitigt werden darf.

Zur Desinfection der flüssigen Abgänge kann auch Chlorkalk (I, Nr. 2) benutzt werden. Von demselben sind mindestens zwei gehäufte Esslöffel voll in Pulverform auf ½ Liter der Abgänge hinzuzusetzen und gut damit zu mischen. Die so behandelte Flüssigkeit kann bereits nach 20 Minuten beseitigt werden.

Unter Umständen können die Entleerungen durch einstündiges Kochen (mit Wasser) unschädlich gemacht werden; alsdann sind die Gefässe, welche mit den Entleerungen in Berührung waren, ebenfalls eine Stunde auszukochen.

Die desinficirten Ausleerungen können in den Abort oder in die für die sonstigen Abgänge bestimmten Ausgussstellen geschüttet oder vergraben werden.

Schmutzwässer sind in ähnlicher Weise zu desinficiren, und *zwar ist von der Kalkmilch so viel zuzusetzen, dass das Gemisch rothes Lackmuspapier stark und dauernd blau färbt. Erst eine Stunde nach Eintritt dieser Reaction darf das Schmutzwasser abgelassen werden.*

2. Hände und sonstige Körpertheile müssen jedesmal, wenn sie mit inficirten Dingen (Ausleerungen der Kranken, beschmutzter Wäsche u. s. w.) in Berührung gekommen sind, durch gründliches Waschen *mit einer desinficirenden Flüssigkeit*, z. B. Chlorkalklösung (I, Nr. 2) oder Carbolsäurelösung (I, Nr. 4), desinficirt werden.

3. Bett- und Leibwäsche, sowie andere Kleidungsstücke, *Teppiche und dergleichen* werden in ein Gefäss mit Kaliseifenlösung oder Carbolsäurelösung gesteckt. *Die Menge der Flüssigkeit ist so reichlich zu bemessen, dass dieselbe nach dem Durchfeuchten der Gegenstände noch überall über den letzteren steht.*

In dieser Flüssigkeit bleiben die Gegenstände, und zwar in Kaliseifenlösung mindestens 24 Stunden, in Carbolseifen- oder Carbolsäurelösung mindestens 12 Stunden, ehe sie mit Wasser gespült und weiter gereinigt werden. *Das dabei ablaufende Wasser kann als unverdächtig behandelt werden.*

Wäsche u. s. w. kann auch in Dampfapparaten, sowie durch Auskochen desinficirt werden. Aber auch in diesem Falle muss sie zunächst mit einer der genannten Desinfectionsflüssigkeiten (I, Nr. 3 und 4) stark angefeuchtet und in gut schliessenden Gefässen oder Beuteln verwahrt, oder in Tücher, welche ebenfalls mit Desinfectionsflüssigkeit angefeuchtet sind, eingeschlagen werden, damit die mit dem Hantiren der Gegenstände vor der eigentlichen Desinfection verbundene Gefahr verringert wird. Auf jeden Fall muss derjenige, welcher solche Wäsche u. s. w. berührt hat, seine Hände in der unter II, Nr. 2 angegebenen Weise desinficiren.

4. Kleidungsstücke, welche nicht gewaschen werden können, sind in Dampfapparaten (I, Nr. 5) zu desinficiren.

Gegenstände aus Leder sind *entweder nach Nr. 3, Abs. 1 u. 2 zu behandeln* oder mit Carbolsäure-, *Carbolseifen-* (I, Nr. 4) oder Chlorkalklösung (I, Nr. 2) abzureiben.

Pelzwerk wird auf der Haarseite bis auf die Haarwurzel mit einer der unter I, Nr. 3 und 4 bezeichneten Lösungen durchweicht. Nach 12stündiger Ein-

wirkung derselben darf es ausgewaschen und weiter gereinigt werden. *Pelzbesätze an Kleidungsstücken von Tuch werden zuvor abgetrennt.*

5. Holz- und Metalltheile der Möbel, sowie ähnliche Gegenstände, werden mit Lappen sorgfältig und wiederholt abgerieben, die mit Carbolsäure-, *Carbolseifen*- oder Kaliseifenlösung (I, Nr. 4 oder 3) befeuchtet sind. Ebenso wird mit dem Fussboden von Krankenräumen verfahren. Die gebrauchten Lappen sind zu verbrennen.

Der Fussboden kann auch durch Bestreichen mit Kalkmilch (I, Nr. 1) desinficirt werden, welche erst nach Ablauf von zwei Stunden durch Abwaschen wieder entfernt werden darf.

6. Die Wände der Krankenräume, sowie Holztheile werden mit Kalkmilch (I, Nr. 1) getüncht *oder mit einer desinficirenden Flüssigkeit (I, Nr. 3, 4) abgewaschen.*

Tapeten werden mit Brot abgerieben; die verwendeten Brotkrumen sind zu verbrennen.

Nach geschehener Desinfection sind die Krankenräume, wenn irgend möglich, 24 Stunden lang unbenutzt zu lassen und reichlich zu lüften, *im Winter zu heizen.*

7. Durch Choleraausleerungen beschmutzter Erdboden, Pflaster, sowie Rinnsteine, in welche verdächtige Abgänge gelangen, werden am einfachsten durch reichliches Uebergiessen mit Kalkmilch (I, Nr. 2) desinficirt.

8. Soweit Abtritte im Hinblick auf den öffentlichen Verkehr (A, Nr. 14 der „Maassnahmen") zu desinficiren sind, empfiehlt es sich, täglich in jede Sitzöffnung. mehrmals Kalkmilch oder ein anderes gleichwerthiges Mittel in einer der Häufigkeit der Benutzung entsprechenden Menge zu giessen. Tonnen, Kübel u. dergl., welche zum Auffangen des Kothes in den Abtritten dienen, sind nach dem Entleeren reichlich mit Kalkmilch oder einem anderen gleichwerthigen Mittel innen und aussen zu bestreichen.

Die Sitze selbst sind mit *Kalkmilch oder einer der drei Lösungen* von Kaliseife, *Carbolseife* oder *Carbolsäure* zu reinigen.

9. Wo eine genügende Desinfection in der bisher angegebenen Weise nicht ausführbar ist, z. B. bei *Matratzen und* Federbetten in Ermangelung eines Dampfapparates, oder wenn ein Mangel an Desinfectionsmitteln eintreten sollte, sind die zu desinficirenden Gegenstände mindestens sechs Tage lang ausser Gebrauch zu setzen und an einem warmen, trockenen, vor Regen geschützten, aber womöglich dem Sonnenlicht ausgesetzten Orte gründlich zu lüften.

Strohsäcke können mit ihrem Inhalt im Dampfapparat desinficirt werden; zweckmässiger ist es, mit dem Stroh nach Nr. 10 zu verfahren *und die Hülle wie die Wäsche (Nr. 3) zu desinficiren.*

Polstermöbel, deren Holzwerk keinen Fournierbelag hat und nicht durch Leim zusammengehalten wird, können im Dampfapparat desinficirt werden. Ist letzteres nicht angängig, so werden die Holztheile mit Kaliseifen- oder Carbolsäurelösung abgewaschen, sonst, wie in Abs. 1 angegeben, behandelt.

Gegenstände von geringem Werthe sind zu verbrennen *oder in Gruben zu schütten, daselbst mit Kalkmilch zu übergiessen und mit Erde zu bedecken.*

Die Desinfection ist dort, wo sie geboten erscheint, insbesondere wenn Orte. die dem öffentlichen Verkehr zugänglich sind, gefährdet erscheinen, oder wo sonst eine Infection zu besorgen ist oder stattgefunden hat, mit der grössten Strenge durchzuführen. Im Uebrigen ist aber vor einer Vergeudung von Desinfectionsmitteln eindringlich zu warnen; unnöthige und unwirksame Desinfectionen bedingen unnöthigen Kostenaufwand und vertheuern die Preise der Desinfectionsmittel, verleiten aber auch das Publicum zur Sorglosigkeit in dem Gefühle einer trügerischen Sicherheit.

Reinlichkeit ist besser als eine schlechte Desinfection.

Anweisung zur Desinfection, Belehrung.

11. Der Kiel- (Bilge-) Raum der im Fluss- und Binnenschifffahrtsverkehr benutzten Fahrzeuge wird durch Eingiessen von Kalkmilch, welche, sofern Raum und Ladung es zulassen, zuvor mit der zehnfachen Wassermenge zu verdünnen ist, desinficirt.

Die frisch zubereitete Desinfectionsflüssigkeit (s. o. I, 1) wird an verschiedenen Stellen des Kielraumes dem Kiel- (Bilge-) Wasser — erforderlichenfalls unter Anwendung eines Trichters — zugesetzt und durch Umrühren mittelst Stangen oder dergleichen mit demselben gemischt. Von der Flüssigkeit muss soviel eingegossen werden, dass das im Bilgeraum entstehende Gemisch einen Streifen rothes Lackmuspapier stark und dauernd blau färbt; diese Prüfung ist nicht dort, wo die Kalkmilch zugesetzt worden ist, vielmehr an einer anderen geeigneten Stelle auszuführen, und zwar in der Weise, dass das Lackmuspapier vor etwaiger Berührung mit der Wandung, z. B. durch ein Blechrohr geschützt ist.

Wo die Raumverhältnisse es zulassen, wird die Desinfection in der Regel am einfachsten durch Zusatz von soviel Desinfectionsflüssigkeit erreicht, dass die ursprüngliche Menge des Bilgewassers etwa verdoppelt ist.

Vor Ablauf von mindestens einer Stunde darf das mit der Desinfectionsflüssigkeit versetzte Bilgewasser nicht ausgepumpt werden.

Ein Hineinschütten von gebranntem Kalk in den Kielraum hat keine genügend desinficirende Wirkung.

Eiserne Fahrzeuge, welche Bilgewasser nicht haben, bedürfen in der Regel keiner Desinfection des Kielraumes.

Anlage VII.

Belehrung über das Wesen der Cholera und das während der Choleraseit zu beobachtende Verhalten.

1. Der Ansteckungsstoff der Cholera befindet sich in den Ausleerungen der Kranken, kann mit diesen auf und in andere Personen und die mannigfachsten Gegenstände gerathen und mit denselben verschleppt werden.

Solche Gegenstände sind beispielsweise Wäsche, Kleider, Speisen, Wasser, Milch und andere Getränke; mit ihnen allen kann auch, wenn an oder in ihnen nur die geringsten, für die natürlichen Sinne nicht wahrnehmbaren Spuren der Ausleerungen vorhanden sind, die Seuche weiter verbreitet werden.

2. Die Ausbreitung nach anderen Orten geschieht daher leicht zunächst dadurch, dass Cholerakranke oder kürzlich von der Cholera genesene Personen den bisherigen Aufenthaltsort verlassen, um vermeintlich der an ihm herrschenden Gefahr zu entgehen. Hiervor ist um so mehr zu warnen, als man bei dem Verlassen bereits angesteckt sein kann und man andererseits durch eine geeignete Lebensweise und Befolgung der nachstehenden Vorsichtsmaassregeln besser in der gewohnten Häuslichkeit, als in der Fremde und zumal auf der Reise, sich zu schützen vermag.

3. Jeder, der sich nicht der Gefahr aussetzen will, dass die Krankheit in sein Haus eingeschleppt wird, hüte sich, Menschen, die aus Choleraorten kommen, bei sich aufzunehmen. Schon nach dem Auftreten der ersten Cholerafälle in einem Orte sind die von daher kommenden Personen als solche anzusehen, welche möglicherweise den Krankheitskeim mit sich führen.

4. In Cholerazeiten soll man eine möglichst geregelte Lebensweise führen. Die Erfahrung hat gelehrt, dass alle Störungen der Verdauung die Erkrankung an Cholera vorzugsweise begünstigen. Man hüte sich deswegen vor allem, was Verdauungsstörungen hervorrufen kann, wie Uebermaass von Essen und Trinken, Genuss von schwerverdaulichen Speisen.

Ganz besonders ist alles zu meiden, was Durchfall verursacht, oder den Magen verdirbt. Tritt dennoch Durchfall ein, dann ist so früh wie möglich ärztlicher Rath einzuholen.

5. Man geniesse keine Nahrungsmittel, welche aus einem Hause stammen, in welchem Cholera herrscht. Solche Nahrungsmittel, durch welche die Krankheit übertragen werden kann, z. B. *frisches Obst, frisches Gemüse, Milch sind an Choleraorten nur in gekochtem Zustande zu geniessen, sofern man über die unverdächtige Herkunft nicht zuverlässig unterrichtet ist. Nach gleichen Grundsätzen ist mit derartigen Nahrungsmitteln zu verfahren, welche aus Choleraorten herrühren.* Insbesondere wird vor dem Gebrauche ungekochter Milch gewarnt.

6. Alles Wasser, welches durch Koth, Urin, Küchenabgänge oder sonstige Schmutzstoffe verunreinigt sein könnte, ist strengstens zu vermeiden. Verdächtig ist Wasser *aus Kesselbrunnen gewöhnlicher Bauart, welche gegen Verunreinigungen von oben her nicht genügend geschützt sind*, ferner aus Sümpfen, Teichen, Wasserläufen, Flüssen, sofern das Wasser nicht einer wirksamen Filtration unterworfen worden ist. Als besonders gefährlich gilt Wasser, das durch Auswurfstoffe von Cholerakranken in irgend einer Weise verunreinigt ist. In Bezug hierauf ist die Aufmerksamkeit vorzugsweise dahin zu richten, dass die vom Reinigen der Gefässe und beschmutzter Wäsche herrührenden Spülwässer nicht in die Brunnen und Gewässer, auch nicht einmal in deren Nähe gelangen. Den besten Schutz gegen Verunreinigung des Brunnenwassers gewähren eiserne Röhrenbrunnen, welche direct in den Erdboden und in nicht zu geringe Tiefe desselben getrieben sind (abessinische Brunnen).

7. Ist es nicht möglich, sich ein unverdächtiges Wasser im Sinne der Nr. 6 zu beschaffen, dann ist es erforderlich, das Wasser zu kochen, und nur gekochtes Wasser zu geniessen.

8. Was hier vom Wasser gesagt ist, gilt aber nicht allein vom Trinkwasser, sondern auch von allem zum Hausgebrauch dienenden Wasser, weil im Wasser befindliche Krankheitsstoffe auch durch das zum Spülen der Küchengeräthe, zum Reinigen und Kochen der Speisen, zum Waschen, Baden u. s. w. dienende Wasser dem menschlichen Körper zugeführt werden können.

Ueberhaupt ist dringend vor dem Glauben zu warnen, dass das Trinkwasser allein als der Träger des Krankheitsstoffes anzusehen sei, und dass man schon vollkommen geschützt sei, wenn man nur untadelhaftes oder nur gekochtes Wasser trinkt.

9. Jeder Cholerakranke kann der Ausgangspunkt für weitere Ausbreitung der Krankheit werden, und es ist deswegen rathsam, die Kranken, soweit es irgend angängig ist, nicht im Hause zu pflegen, sondern einem Krankenhause zu übergeben. Ist dies nicht ausführbar, dann halte man wenigstens jeden unnöthigen Verkehr von dem Kranken fern.

10. Es besuche Niemand, den nicht seine Pflicht dahin führt, ein Cholerahaus.

Ebenso besuche man zur Cholerazeit keine Orte, wo grössere Anhäufungen von Menschen stattfinden (Jahrmärkte, grössere Lustbarkeiten u. s. w.).

11. In Räumlichkeiten, in welchen sich Cholerakranke befinden, soll man keine Speisen oder Getränke zu sich nehmen, auch im eigenen Interesse nicht rauchen.

12. Da die Ausleerungen der Cholerakranken besonders gefährlich sind, so sind die damit beschmutzten Kleider und die Wäsche entweder sofort zu verbrennen oder in der Weise, wie es in der gleichfalls veröffentlichten Desinfectionsanweisung (II, Nr. 3) angegeben ist, zu desinficiren.

13. Man wache auf das Sorgfältigste darüber, dass **Choleraausleerungen nicht in die Nähe der Brunnen und der zur Wasserentnahme dienenden Flussläufe** u. s. w. gelangen.

14. Alle mit dem Kranken in Berührung gekommenen Gegenstände, welche nicht vernichtet oder desinficirt werden können, müssen in besonderen Desinfectionsanstalten vermittelst heisser Dämpfe unschädlich gemacht oder mindestens sechs Tage lang ausser Gebrauch gesetzt und an einem trockenen, möglichst sonnigen, luftigen Orte aufbewahrt werden.

15. Diejenigen, welche mit dem Cholerakranken oder dessen Bett und Bekleidung in Berührung gekommen sind, sollen die Hände *und die etwa beschmutzten Kleidungsstücke* alsbald desinficiren. (II, Nr. 3 der Desinfectionsanweisung.) Ganz besonders ist dies erforderlich, wenn eine Verunreinigung mit den Ausleerungen des Kranken stattgefunden hat. Ausdrücklich wird noch **gewarnt, mit ungereinigten Händen Speisen zu berühren oder Gegenstände in den Mund zu bringen, welche im Krankenraume verunreinigt sein können,** z. B. Ess- und Trinkgeschirr, Cigarren.

16. Wenn ein Todesfall eintritt, ist die **Leiche** sobald als irgend möglich aus der Behausung zu entfernen und in ein Leichenhaus zu bringen. Kann das Waschen der Leiche nicht im Leichenhause vorgenommen werden, dann soll es überhaupt unterbleiben.

Das Leichenbegängniss ist so einfach als möglich einzurichten. Das Gefolge betrete das Sterbehaus nicht, und man betheilige sich nicht an Leichenfestlichkeiten.

17. Kleidungsstücke, Wäsche und sonstige Gebrauchsgegenstände von Cholerakranken oder -Leichen dürfen unter keinen Umständen in Benutzung genommen oder an andere abgegeben werden, ehe sie desinficirt sind. Namentlich dürfen sie nicht undesinficirt nach anderen Orten verschickt werden.

Den Empfängern von **Sendungen**, welche derartige Gegenstände aus **Choleraorten** erhalten, wird dringend gerathen, dieselben sofort womöglich einer Desinfectionsanstalt zu übergeben oder unter den nöthigen Vorsichtsmaassregeln selbst zu desinficiren.

Cholerawäsche soll nur dann zur Reinigung angenommen werden, wenn dieselbe zuvor desinficirt ist.

18. Andere Schutzmittel gegen Cholera, als die hier genannten, **kennt man nicht,** und es wird vom Gebrauch der in Cholerazeiten regelmässig angepriesenen medicamentösen Schutzmittel (Choleraschnaps u. s. w.) abgerathen.

Anlage VIII.

Rathschläge an praktische Aerzte wegen Mitwirkung an sanitären Maassnahmen gegen die Verbreitung der Cholera.

Der Erfolg der seitens der Behörden zur Bekämpfung der Cholera getroffenen Anordnungen hängt zum nicht geringen Theil davon ab, dass ihre Durchführung auch seitens der praktischen Aerzte die wünschenswerthe Förderung erhält. Ihre Fachkenntnisse setzen sie in besonderem Grade in den Stand, die Bedeutung der Anordnungen zu würdigen, und durch die Art ihres Verkehres mit dem Publicum haben sie vielfach Gelegenheit, ihren gewichtigen Einfluss auf dasselbe im Interesse des öffentlichen Wohles geltend zu machen. Die Mitglieder des ärztlichen Standes haben so oft ihren Gemeinsinn bei ähnlichen Gelegenheiten in hohem Maasse bethätigt, dass an ihrer Bereitwilligkeit, auch ihrerseits bei der Bekämpfung der Cholera im Allgemeinen, wie bei den Einzelfällen mitzuwirken, nicht gezweifelt werden darf. Die Punkte, in welchen die Thätigkeit der Aerzte nach dieser Richtung am vortheilhaftesten einsetzen würde, sind in den nachstehenden Rathschlägen zusammengestellt.

Infectionskrankheiten. Cholera. Maassnahmen in Deutschland.

1. Jeder choleraverdächtige Fall ist unverzüglich, eventuell telegraphisch [1]) *der Behörde* zu melden.

2. Bis zur Feststellung der Natur der Erkrankung sind dieselben Sicherheitsmaassregeln anzuwenden, in Bezug auf Desinfection, Isolirung u. s. w., wie bei einem wirklichen Cholerafall.

3. Sämmtliche Ausleerungen der Kranken sind zu desinficiren nach der beigegebenen Anweisung.

Dasselbe gilt von den durch Ausleerungen beschmutzten Gegenständen, wie Bett- und Leibwäsche, Fussboden u. s. w.

4. Der Kranke ist möglichst zu isoliren und mit geeigneter Wartung zu versehen. Lässt sich dies in der eigenen Behausung nicht durchführen, dann ist darauf hinzuwirken, dass er in ein Krankenhaus oder in einen anderweitigen, womöglich schon vorher für Verpflegung von Cholerakranken bereit gestellten und mit Desinfectionsmitteln ausgerüsteten Raum geschafft wird.

5. Das Wartepersonal ist zu unterweisen, wie es sich in Bezug auf Desinfection der eigenen Kleidung, der Hände, des Essens im Krankenraum u. s. w. zu verhalten hat.

6. Es ist darauf zu halten, dass der Desinfectionsstoff nicht durch Wegschütten der undesinficirten Ausleerungen, durch Waschen der beschmutzten Kleidungsstücke, Gefässe u. s. w. in die Nähe von Brunnen oder in Wasserläufe gebracht wird. Liegt der Verdacht einer schon geschehenen Infection von Wasserentnahmestellen vor, dann ist die Ortsbehörde davon zu benachrichtigen, und es ist zu beantragen, dass verdächtigen Brunnen geschlossen und die Anwohner inficirter Gewässer vor Benutzung derselben gewarnt werden.

7. Ist bei der Ankunft des Arztes bereits der Tod eingetreten, dann sind die Leiche und die Effecten derselben unter Aufsicht und Verschluss zu halten bis zum Eintreffen der Medicinalbeamten, oder bis seitens der Ortspolizeibehörde weitere Bestimmungen getroffen werden.

8. Ueber wie die Art und Weise, wie die Infection im vorliegenden Falle möglicherweise zu Stande gekommen ist, ob dieselbe zu einer Weiterverschleppung der Krankheit bereits Veranlassung gegeben hat (Verbleib von inficirten Effecten u. s. w.) und über weitere verdächtige Vorkommnisse am Orte der Erkrankung sind Nachforschungen anzustellen.

9. Bei den ersten verdächtigen Fällen an einem Orte, bei welchen die Sicherung der Diagnose von grösstem Werthe ist, wird von den Dejectionen des Kranken eine nicht zu geringe Menge *in nicht desinficirtem Zustande* behufs bacteriologischer Untersuchung in ein reines *trockenes* Glas zu füllen sein. Im Nothfalle genügen für diesen Zweck wenige Tropfen. Auch ein Stück der beschmutzten Wäsche kann Verwendung finden.

Die wohl verpackten Gegenstände sind sofort unter Beachtung der nachstehenden „Anweisung (Zu Anlage VIII.) zur Entnahme und Versendung, choleraverdächtiger Untersuchungsobjecte" an die für den Bezirk bezeichnete Untersuchungsstelle zu senden.

Zu Anlage VIII.

Anweisung zur Entnahme und Versendung choleraverdächtiger Untersuchungsobjecte.

1. Die zur Untersuchung bestimmten *Proben* sind womöglich in ganz frischem Zustande abzusenden. Je länger sie bei der Zimmertemperatur stehen, um so ungeeigneter werden sie für die Untersuchung; ebenso wirken nachtheilig irgend welche Zusätze (auch Wasser).

2. Von Leichentheilen kommen nur Abschnitte des mit verdächtigem Inhalt angefüllten Dünndarmes in Betracht. Vorkommenden Falles ist die betreffende

---

[1]) Kosten für Porto und Telegramme werden ersetzt werden.

Versendung von Cholera-Untersuchungsobjecten. — Malaria. 261

Section sobald als möglich vorzunehmen. Vom Dünndarm sind womöglich drei doppelt unterbundene, 15 cm lange Stücke herauszunehmen, und zwar
a) aus dem mittleren Theile des Ileum, b) etwa 2 m und c) dicht oberhalb der Ileocoecalklappe. — Besonders werthvoll ist das letztbezeichnete Stück, es sollte niemals bei der Sendung fehlen.

3. Die unter 1. und 2. erwähnten Gegenstände werden, und zwar Entleerungen und auch Leichentheile von jedem Erkrankten bezw. Gestorbenen getrennt, *ohne vorausgegangene Desinfection* in passende trockene Glasgefässe gebracht. Dieselben müssen genügend stark in den Wandungen und sicher verschliessbar sein. Dünne, bauchige Einmachegläser, deren Rand einen festen Verschluss nicht zulässt, sind zu verwerfen. Am besten sind die sogenannten Pulvergläser der Apotheken mit weitem Halse und eingeschliffenem Glasstöpsel. Andere Gläser müssen einen glatten cylindrischen Hals haben, der durch einen reinen, gut passenden Korkstöpsel fest verschlossen wird. Für dünnflüssige Entleerungen können auch Arzneiflaschen benutzt werden. Alle Verschlüsse sind durch übergebundene feuchte Blase oder Pergamentpapier zu sichern. Siegellacküberzüge sind nur im Nothfalle zu verwenden. Nach Füllung und Verschluss sind die Gefässe mit einem fest aufzuklebenden oder sicher anzubindenden Zettel zu versehen, der genaue Angaben über den Inhalt unter Bezeichnung der Person, von welcher er stammt, und der Zeit der Entnahme (Tag und Stunde) enthält.

Sofern die Gefässe nicht mit einer dicht schliessenden, festen Hülse umgeben sind, müssen sie unter Benutzung von Papier, Heu, Stroh, Häcksel oder anderem elastischen Material in einem kleinen Kistchen derart verpackt *werden, dass sie* darin beim Transport sicher und fest liegen und, falls mehrere Gefässe zusammengepackt werden, nicht an einander stossen.

Am besten bleiben die *Proben* erhalten, wenn sie in Eis verpackt (in wasserdichten Behältern) zur Versendung kommen. Zerbrechliche Cigarrenkisten sind ungeeignet.

Das Kistchen wird mit deutlicher Adresse und mit der Bezeichnung „durch Eilboten zu bestellen" versehen.

5. Die Sendung ist, wenn thunlich, zur Beförderung in der Nacht aufzugeben, damit die Tageswärme auf den Inhalt nicht einwirkt.

Malaria.

In seinem Aufsatze „über das Wesen der Malaria" (Deutsche med. Wochenschrift 1893, S. 721) weist Bacelli darauf hin, dass schwere Fälle dieser Krankheit vorkamen, in denen man während der ersten Tage die Plasmodien nachzuweisen nicht im Stande ist, dass dieselben auch in ebensolchen schweren Fällen nur sparsam auftreten können und dass man deshalb einen ursächlichen Zusammenhang zwischen der Zahl der Mikroparasiten und der Intensität der Erkrankung nicht behaupten darf. Er hebt ferner hervor, dass mitunter im Blute reichliche Plasmodien gefunden werden, ohne dass es zum Fieber kommt. Dieselben haben dann aus irgend einem Grunde keine Sporen gebildet. Stellt sich Fieber ein, so sind allemal im Blute Plasmodien im Zustande der Spaltung oder Sporenbildung nachzuweisen. Weiterhin zeigt der Verfasser, dass ebenso, wie schwere Fälle der Malaria, so auch Todesfälle an ihr vorkommen, ohne dass es möglich ist, in dem Blute Plasmodien aufzufinden.

Die Malaria-Infection beruht wahrscheinlich auf einem Zerfall der rothen Blutkörperchen und einer damit einhergehenden chemischen Blutdyskrasie, welche durch Veränderung des Hämoglobins oder durch Verhinderung der Umwandlung desselben in Oxyhämoglobin erzeugt wird. Der Fieberanfall aber ist stets eine Folge der Einwanderung von Plasmodiensporen in das Blut aus den durch die Plasmodien zerstörten rothen Blutkörperchen.

Von Interesse ist eine Mittheilung L. Vincenzi's (Bullet. della reale accad. med. di Roma VI) über den Plasmodienbefund bei F. interm. quotidiana. In der fieberfreien Periode (bei einem Patienten, der schon einigemal Malaria durchgemacht hatte) liessen sich im Blute neben Flagellaten nur halbmondförmige Gebilde nachweisen. Als dann die Quotidiana begann, verschwanden letztere; es traten jetzt aber die Marchiafava-Cellischen Plasmodien auf. Nach dem Aufhören der Quotidiana fehlten dieselben gänzlich.

Mannaberg's Monographie: „Die Malaria-Parasiten" (Wien 1893) bespricht nach einer geschichtlichen Einleitung zunächst die Methode der Untersuchung der Malaria-Plasmodien, schildert darauf die letzteren nach ihrer Morphologie und Biologie, und behandelt weiterhin die Frage der Unität oder Multiplicität der genannten Parasiten. Es folgen ein Capitel über die Stellung derselben im zoologischen System, ein anderes über ihre Eintheilung und specielle Charakteristik, sowie über Mischinfectionen, noch ein anderes über die Diagnose der Malaria-Plasmodien, über das Causalverhältniss zwischen ihnen und den Krankheitssymptomen, über Spontanheilung der Malaria, Phagocytismus und Chininwirkung, endlich über Züchtungsversuche. Den Schluss bildet ein sehr vollständiges, 216 Schriften umfassendes Literatur-Verzeichniss. Beigegeben sind dem Werk vier lithographirte Tafeln und mehrere graphische Darstellungen. — Ausser Stande, im Referate den reichen Inhalt so zu besprechen, wie er es verdient, sei nur Folgendes angeführt:

Mannaberg theilt die Malaria-Parasiten ein, wie folgt:

1. solche mit Sporulation, ohne Halbmonde,
   a) Quartanparasit,
   b) Tertianparasit,
2. solche mit Sporulation und Halbmonden,
   a) pigmentirter Quotidianparasit,
   b) unpigmentirter Quotidianparasit,
   c) maligner Tertianparasit.

Treten im Blute Halbmonde auf, so kann man mit Sicherheit schliessen, dass kurz vorher ein Fieberanfall statt hatte. So lange aber Halbmonde und ihre Sphären den ausschliesslichen Befund im Blute bilden, pflegt kein Fieber vorhanden zu sein. Damit letzteres zu Stande kommt, müssen neben den Halbmonden endoglobuläre amöboïde Körperchen auftauchen; wenigstens ist dies als Regel zu betrachten.

Der Organismus kann mehr als eine Parasitenart beherbergen (Mischinfection). Am häufigsten combiniren sich die pigmentirten und unpigmentirten Quotidianparasiten, oder der Parasit der Tertiana und Quartana.

Die Gegenwart auch nur eines einzigen Malaria-Parasiten im Blute sichert die Diagnose.

Die **Anämie** und die **Melanämie** der Malariakranken entstehen dadurch, dass die Blutkörperchen von den Eindringlingen aufgezehrt und zerstört werden. Die Malaria selbst aber ist eine Protozoën-Sepsis und ein Analogon der Bacterien-Sepsis; d. h. die Symptome der Malaria müssen als Folge der Wirkung des Protozoëngiftes auf den Organismus angesehen werden.

Im Kampfe des letzteren gegen die Eindringlinge kommt die **Phagocytose** zur Geltung, und zwar in der Milz, wie in dem Knochenmark. Die Spontanheilung beruht aber auch auf dem Umstande, dass zahlreiche Parasiten steril bleiben und dass der Fieberanfall selbst zahlreiche halb und ganz ausgewachsene Parasiten vernichtet. Das dem Körper einverleibte Chinin tödtet die Parasiten im Blute, wirkt aber nicht auf die Halbmonde.

Alle Versuche, die Malariaparasiten zu züchten, sind bislang missglückt. Wahrscheinlich leben sie ausserhalb des menschlichen Körpers nicht als Saprophyten, sondern gleichfalls als Parasiten.

Marchiafava und **Bignami** beschäftigten sich in ihrer Arbeit „über die Varietäten der Malariaplasmodien und über das Wesen der Malariainfection (Deutsche med. Wochenschrift 1893, 51, 52) mit den schweren Sommer-Herbst-Malariaformen, welche in die Quotidiana und bösartige Tertiana zerfallen. Jene ist an die Entwickelung einer Amöbe gebunden, deren Lebenscyclus sich in ungefähr 24 Stunden vollendet. Der Lebenscyclus der bösartigen Tertiana dauert 48 Stunden. Letztere unterscheidet sich von derjenigen der Tertiana communis durch die Grösse, die Ringform der jugendlichen Individuen, das reichliche, nicht bewegliche Pigment, die kleineren und spärlicheren Spaltungsformen (besonders im Blute der Eingeweide), durch die dunkle Färbung und Runzelung der eingewanderten rothen Blutkörperchen und durch die Halbmondform.

Die Entscheidung darüber, ob ein Malariafall zu dieser perniciösen Art gehört, wird durch den Parasiten bestimmt. Die Amöben der bösartigen Formen besitzen eine grosse Proliferationsfähigkeit und grössere Giftigkeit, wie die der anderen. Sie wirken nicht nur auf die Blutelemente ein, sondern auch auf das Gefässsystem und das Parenchym von Milz, Leber und Knochenmark.

Babes und **Gheorghiu** gelangten in ihren Etudes sur les différentes formes de la malaria (Arch. de Méd. expérim. et d'Anat. pathol. 1. S., V, p. 186, 1893), die sie an 44 Malariakrankheiten anstellten, zu ähnlichen Ergebnissen. Auch sie nehmen eine feststehende Beziehung zwischen dem Typus des Parasiten, der Jahreszeit und der Fieberform an. Doch gehen sie nicht so weit, wie die Italiener, dass sie jeder Fieberform ihre besondere Parasitenart zusprechen.

Einige histologische Befunde bei tropischer Malaria beschrieb H. **Stieda** (Centralbl. f. Path. und path. Anat. IV, 9 u. 10) auf Grund der Untersuchungen, die er im Freiburger pathologischen Institut an den inneren Organen eines an Malaria perniciosa verstorbenen europäischen Mitgliedes der deutschen Schutztruppe in Bagomoyo angestellt hatte. Er fand interstitielle Entzündungsherde in der Leber und Leucocytose. Im Parenchym der Leber war das Pigment eisenhaltig, in den Gefässen, ebenso auch in der Milz eisenfrei. Im Pankreas fanden sich vereinzelte interstitielle Entzündungsherde und in den Gefässen spärliche eisenhaltige Körnchen. Die Nieren zeigten Pigment in den gewundenen Harncanälchen, deren Epithel an einzelnen Stellen nekrotisch war. Gerade Harncanälchen und Glomeruli waren frei von diesem Pigment.

Dysenterie.

In einem Aufsatze über die gegenwärtigen Kenntnisse bezüglich der Dysenterie in anatomischer und ätiologischer Hinsicht (Centralbl. für allg. Path. und path. Anatomie 1893) vertritt Wesener die Ansicht, dass die epidemische Ruhr durch specifische pflanzliche Mikroparasiten, die endemische Ruhr in den Tropen durch Amöben, die sporadische Ruhr entweder durch mechanische Einflüsse (Druck von Kothmassen), oder durch toxische Agentien, oder durch Bacterien (B. coli), welche auf alterirte Schleimhaut wirken, erzeugt wird.

Quincke und Roos (Berl. klin. Wochenschrift 1893, Nr. 45) fanden in einem Falle von Dysenterie die von Lösch beschriebenen Amöben, in einem zweiten Falle andere pathogene Amöben, bei 12 von 24 Personen ähnliche, jedoch (für Katzen) nicht pathogene Amöben.

Walther Kruse und Al. Pasquale berichten (D. med. Wochenschrift 1893, Nr. 15, 16) über das Ergebniss ihrer Reise nach Egypten zum Studium der Dysenterie und des Leberabscesses. Den beiden Autoren standen mehr als 50 Fälle von Dysenterie und 15 Fälle von Leberabscessen zur Verfügung; auch waren sie in der Lage, 14 mal eine Obduction vorzunehmen. Ausserdem untersuchten sie normale Fäces auf Anwesenheit von Amöben und stellten Thierexperimente an mit amöbenhaltigem Material. Dabei ergab sich Folgendes:

1. Die Amöben der normalen Fäces, morphologisch von denen der dysenterischen Fäces nicht zu unterscheiden, sind ganz harmlose Darmbewohner und auch für Katzen nicht pathogen.

2. In den Entleerungen der an egyptischer Dysenterie erkrankten Personen ist die Anwesenheit von Amöben Regel. Ihre Grösse schwankt von 10 bis 50 μ; ihr Körper zeigt im Stadium der Beweglichkeit meistens eine Scheidung in Ento- und Ectoplasma. Manche Amöben wechseln beständig ihre Form. In der Ruhe nehmen sie der Regel nach rundliche Gestalt an; aus dem Stadium der Ruhe aber gehen sie allmälig in dasjenige der Degeneration über.

3. Der Nachweis der Amöben im Stuhle der Kranken und im Darm der Gestorbenen stösst häufig auf Schwierigkeiten. Sie sitzen vorzugsweise in der Submucosa, welche dem Substanzverlust benachbart ist.

4. Spricht schon das regelmässige und in Egypten fast ausschliessliche Vorkommen der Amöben bei der dort heimischen Dysenterie, sowie ihr Eindringen in die lebenden Gewebe der Darmwand für ihre ätiologische Bedeutung bei dieser Infection, so ergeben sich aus dem Thier-

experiment noch gewichtigere Gründe dafür. Das für die Reproduction der Dysenterie am meisten geeignete Versuchsthier ist die Katze. Durch Einspritzung von Material, das Dysenterieamöben enthält, z. B. von dysenterischem Stuhl, in das Rectum von Katzen lässt sich mit ziemlicher Sicherheit im unteren Darmabschnitt dieser Thiere ein Process erzeugen, der seinem anatomischen Charakter nach zwar nicht völlig der Dysenterie des Menschen entspricht, aber doch unzweifelhaft einen Vergleich mit letzterer gestattet: er ist als ein hämorrhagischer Catarrh zu definiren, der mit meist kleinen oberflächlichen, seltener ausgedehnten Ulcerationen verbunden ist und namentlich bei jungen Katzen den Tod herbeiführen kann. Nie sahen die Autoren trotz einer recht erheblichen Versuchszahl — mit Einschluss der Controlthiere wurde an etwa 40 Katzen experimentirt — die Geschwürsbildung so weit in die Tiefe gehen, wie es bei der menschlichen Dysenterie die Regel ist. Dass die Amöben die wesentlichen Träger dieses Processes sind, lässt sich schon daraus mit Wahrscheinlichkeit schliessen, dass sie sich in erstaunlicher Maasse im Dickdarm der Katze vermehren und innerhalb des erkrankten Gewebes, namentlich in den Drüsen der Schleimhaut in Schaaren angetroffen werden. Ueber die Schleimhaut hinaus, in die Submucosa, scheinen sie dagegen kaum jemals vorzudringen. Ein noch schlagenderer Beweis für die specifische Rolle der Dysenterieamöben ist jedoch folgender Versuch: Mit dem Eiter eines nach Dysenterie entstandenen Leberabscesses, der zwar lebende Amöben in grosser Zahl, aber, wie Mikroskop und Culturverfahren bewies, keine Bacterien enthielt, wurde ebenfalls der oben beschriebene Process im Dickdarm der Katzen erzeugt. **Es dürfte dieses Experiment fast den gleichen Werth haben, als wenn die Infection der Versuchsthiere mit einer Reincultur von Amöben ausgeführt worden wäre.**

5. Eine Züchtung von Dysenterieamöben ist zur Zeit noch nicht möglich. Diejenigen, welche Kartulis züchtete, waren nichts anderes, als Stroh-Amöben.

6. Die egyptische Dysenterie entspricht weder der sogenannten catarrhalischen Form, noch der diphtheritischen unseres Landes.

7. Neben den Amöben finden sich in dem Blute, den Organen und nahe den Ulcerationsstellen der an egyptischer Dysenterie Gestorbenen noch Streptococcen, typhus-bacillenähnliche Mikrobien, dem Diphtheriebacillus ähnliche Mikrobien (Bac. clavatus). Die Amöben sind regelmässig, soweit sie ins Gewebe vordringen, von Bacterien begleitet, oft von ihnen überflügelt. Es handelt sich also um eine Mischinfection. Die Amöben spielen sehr wahrscheinlich die primäre Rolle; unter ihrem Einfluss, wobei nicht bloss an den mechanischen Transport zu denken ist, gelangen jene Bacterien zum Wachsthum und zur schädlichen Wirkung.

8. Die Erfahrungen der beiden Autoren über Leberabscesse bestätigen durchaus den Satz von Kartulis, dass diejenigen, die im **Zusammenhang stehen mit einer vorhergegangenen oder gleichzeitig verlaufenden Dysenterie, Amöben enthalten, die sogenannten idiopathischen Abscesse aber nicht.** Die bacteriologischen Befunde waren dagegen mannigfaltiger und vor allen Dingen öfters positiv. So hatten sie unter sechs dysenterischen Abscessen nur einmal und

unter neun idiopathischen nur zweimal ein absolut negatives Resultat zu verzeichnen. Neben den Amöben fanden sie zweimal Streptococcen, einmal Streptococcen und Staphylococcen, einmal Staphylococcen und sporenbildende Bacillen (multiple Abscesse), einmal dem Typhusbacillus ähnliche Bacterien (sogenanntes Bacterium coli); ohne die Amöben zweimal Streptococcen, einmal Staphylococcen, dreimal den Bacillus pyocyaneus und einmal dem Typhusbacillus ähnliche Bacterien. Wie man sieht, ist also ein bedeutender Unterschied zwischen den beiden Arten von Leberabscessen, den Gehalt von Bacterien betreffend, nicht vorhanden. Man könnte daraus schliessen, dass die Agentien, die den Abscess hervorrufen, bei beiden Formen die gleichen seien. Indessen dürfte es doch nicht angängig sein, den Amöben hier bloss die Rolle als Bacterienträger zuzuerkennen, ihre Fähigkeit, Gewebsläsionen zu veranlassen, ist durch die sonstigen Experimente wohl über allen Zweifel erhaben. Wahrscheinlich handelt es sich auch bei der Entstehung des dysenterischen Leberabscesses um combinirte Wirkungen von Amöben und Bacterien. In der Pathogenese der idiopathischen Abscesse treten vielleicht an Stelle der Amöben andere Einflüsse toxischer Natur.

West und Lavéran (nach Rivista internazionale d'igiene 1893, S. 421) theilten ihre Beobachtungen über die Amöbendysenterie mit. Ersterer vertritt die Ansicht, man müsse eine acute catarrhalische, eine acute diphtheritische und eine Amöbendysenterie unterscheiden. Letztere ist nach ihm verbreiteter, als man gewöhnlich glaubt. Höchst wahrscheinlich wird sie erzeugt durch den Genuss unreinen, amöbenhaltigen Wassers. Lavéran berichtete über eine kleine Epidemie von Dysenterie. Bei 9 von 10 Patienten gelang es ihm nicht, Amöben zu finden, bei einem dagegen gelang es. Daraus schliesst der Autor, dass die Amöben nicht als Ursache der acuten Dysenterie unserer Zone betrachtet werden dürfen; er bestreitet aber keineswegs die Existenz einer Amöbendysenterie überhaupt.

Lepra.

Im „Centralblatt für Bacteriologie" XIII, Nr. 14, 15 bringt Wolters eine Uebersicht über den Stand des Wissens bezüglich des Leprabacillus. Er weist darauf hin, dass nach dem Ergebniss zahlreicher Studien alle makroscopisch als erkrankt erscheinenden Gewebe des leprösen Organismus Leprabacillen enthalten, dass letztere aber im Blute nur während des acuten Stadiums nachweisbar sind. Weiterhin hebt der Autor hervor, dass die Ueberimpfung oder Verfütterung von Lepramaterial oder von Lymphe Leproser auf Thiere der verschiedensten Art bei den Versuchen der meisten Forscher ohne Erfolg waren, und glaubt deshalb, dass eine Uebertragung auf Thiere unbewiesen ist, da in den wenigen Fällen, in denen eine locale lepröse Erkrankung der Verimpfung folgte, möglicherweise eine Verschleppung der Bacillen durch Leucocyten vorlag. Auch die angeblichen Uebertragungen der Lepra von kranken Menschen auf gesunde erscheinen ihm nicht sicher festgestellt.

Wolters hält es aus allen diesen Gründen noch nicht für bewiesen, dass die Lepra zu den Infectionskrankheiten gehört. Eine Cultivirung des Leprabacillus auf künstlichen Nährböden ist bislang noch nicht gelungen.

Zambaco-Pascha (Semaine médicale 1893, Nr. 29, in Nr. 37, S. 289) weist darauf hin, dass die Lepra ausser im nördlichen Frankreich auch in südlichen Theilen desselben vorkommt. In der Normandie versteckt sie sich vielfach unter dem Namen anscheinend neuer Krankheiten, z. B. Maladie de morvan, Syringomyelie (Anästhesie, Missgestaltung der Hände zur Greifenklaue, Sensibilitäts- und trophische Störungen), auch wohl als Sclerodaktylie, Morphea, locale Asphyxie und symmetrische Gangrän. In einem in der Academie der Medicin gehaltenen Vortrage (Bull. de l'Acad. méd. 1893, Nr. 15, S. 504) weist er darauf hin, dass im Süden und Westen Frankreichs bei einiger Aufmerksamkeit auch die classischen tuberösen und nervösen Formen sich häufig genug fänden. Auch Leloir in Lille (Bull. de l'Acad. méd. 1893, Nr. 8, S. 215) schliesst sich der Ansicht Zambaco's vom Vorkommen modificirter Leprafälle im Norden von Frankreich, ja selbst in Paris an. Von ganz besonderer Wichtigkeit ist Pindikowsky's Mittheilung über eine in Deutschland bestehende Lepraepidemie. Er fand dort im Kreise Memel 13 unter Beihülfe der Behörden bekannt gewordene Fälle, die sämmtlich bacterioscopisch untersucht sind.

J. Neumann-Wien beschreibt in einem Aufsatze über neue Lepraherde in Europa neun Fälle, die er bei einer im Auftrage der Regierung nach Bosnien und der Herzegowina unternommenen Reise festgestellt hat. Alle betrafen die tuberöse Form und acht Kranke waren Muhamedaner, die in Schmutz und Elend lebten.

In einem Aufsatze zur Leprafrage in den russischen Ostseeprovinzen (Wochenschr. für prakt. Dermat. 1893, Nr. 9, S. 421) giebt P. Schneider-Pernau an, dass in Livland 276, in Esthland 26, in Kurland 76 leprose Fälle beständen. 1887 wurde zuerst in Dorpat die Gesellschaft zur Bekämpfung der Lepra in Livland begründet. Später entstanden Leprosorien in Dorpat für 25 Kranke, am Ripussee für 50 Kranke und in Riga (1891) für 40 Kranke.

Ueber eine Lepraenquete in Egypten berichtet Franz Engel-Bey (Monatsh. f. pract. Dermat. 1893, Nr. 12, S. 559), indem er zunächst angiebt, dass die ersten Leprafälle um 4260 v. Ch. in einem Papyrus erwähnt seien. Während eine summarische Schätzung 1882 : 1018 Fälle, 1889 : 1425 Fälle ergab, wurden durch Fragebogen von den Districtsärzten für 1889/90 2204 Fälle (1773 m. 431 w.) festgestellt. Fische wurden von den Betheiligten nicht gegessen. Engel fordert die Errichtung von Lepraspitälern, ähnlich wie in Norwegen.

Armauer Hansen unterzieht in der Lancet (II, 18, p. 1053, 1893) den Bericht der leprosy commission in India 1890/91 einer scharfen Kritik, da durch die Commission unsere Kenntnisse in der Lepra nicht erweitert seien. Er empfiehlt, anstatt halber Maassnahmen die Einführung der norwegischen Methode; ihr sei es zu danken, dass in Norwegen, die

1856 noch auf 2833 sich beziffernde Zahl von Leprafällen jetzt auf 700 herabgemindert sei.

Von sonstigen Arbeiten über Lepra sei noch erwähnt ein Aufsatz von Beavon Rake-London „The question of the communicability of leprosy" (New York med. Rec. 1893, p. 715), ferner von Münch-Kiew „Die Zaraath (Lepra) der hebräischen Bibel" (Dermat. Studien, 16 Heft. Erg.-Heft 2 d. Monatsh. f. prakt. Dermatol. 1893), in der er jede Verwandtschaft der Zaraath mit der Lepra für ausgeschlossen erklärt (? Herausgeber). Er hält die Zaraath vielmehr für übereinstimmend mit der Pjersj-Krankheit, die noch heute in Turkestan herrscht.

Schliesslich sei auf das zusammenfassende Referat über Lepra in Schmidt's Jahrbüchern 1894, Bd. 242, Nr. 5, S. 146 ff. hingewiesen.

Drüsentumoren.

Delbet (Semaine médicale 1893, Nr. 54) glaubt, dass zahlreiche Drüsentumoren infectiöser Natur sind. Er beobachtete einen Fall, in welchem an mehreren Körperstellen solche Tumoren auftraten, ohne dass eine hereditäre Belastung vorlag, und konnte in einigen den Staphyloc. pyog. aureus oder albus, in anderen Tumoren andere Mikrobien nachweisen, und weist darauf hin, dass die Drüsenanschwellungen oft multipel vorkommen und gleichzeitig an den verschiedensten Körperstellen auftreten, dass besonders die Drüsen befallen werden, welche die Lymphbahnen der Tonsillen aufnehmen, und dass Tuberculose dem Auftreten der Tumoren in einem Theile der Fälle folgt, in einem anderen Theile mit ihm von Anfang an einhergeht.

Carcinom.

Korotneff suchte durch seine Untersuchungen über den Parasitismus des Carcinoms (Berlin, 1893) den Beweis zu erbringen, dass die krebsigen Geschwülste in der That durch Mikroparasiten erzeugt werden. Er fand in jedem von ihm untersuchten Carcinom Sporozoen, die entweder als Gregarinen, oder als Coccidien, oder als Amöben auftraten. Die letzteren hält er für die bösartigsten. Sie sind activ-beweglich und produciren höchst wahrscheinlich das Toxin, welches die Krebscachexie hervorruft. (Die übrigen interessanten Angaben über die pathologischanatomischen Veränderungen, über die Umwandlungen der Sporozoen nach ihrem Eindringen wolle der Leser im Original nachsehen; sie interessiren mehr den pathologischen Anatomen, als den Hygieniker.)

Eklampsie.

Gerdes (D. med. Wochenschrift 1893, S. 603) beharrt bei der Auffassung, dass die Puerperal-Eklampsie eine Infectionskrankheit ist. Es gelang ihm, aus dem Blute, aus inneren Organen, aus dem Serum der Bauch- und Pleurahöhle, sowie des Subduralraumes specifische Bacillen zu isoliren, welche, in Reincultur Thieren injicirt, sich als krankmachend erwiesen. Er glaubt, dass die Decidua der ursprüngliche Herd der Infection ist, und dass die Erreger derselben in Folge von Auflockerung der Zotten durch Endometitris und in Folge des Wehendruckes in die uterinen Blutsinus, von da in den Kreislauf und in die Organe gelangen. Seine Schlusssätze sind folgende:

1. Der Eklampsiebacillus ist die einzige Ursache der Eklampsie und kommt bei keiner anderen Krankheit vor.

2. Eklampsieähnliche Krämpfe, welche aus anderen Ursachen während der Geburt auftreten, sind von der wahren Eklampsie zu trennen.

3. Letztere Krankheit ist streng begrenzt und wohl charakterisirt.

4. Die schweren Veränderungen innerer Organe Puerperal-Eklamptischer sind wahrscheinlich durch die Toxine, welche der Eklampsiebacillus erzeugt, hervorgerufen, jedenfalls aber durch die Mikrobien allein, welche in den Organen sich finden, nicht zu erklären.

Diphtherie.

Allgemeines. Behring's „Geschichte der Diphtherie", Leipzig, 1893, beginnt mit dem Briefe Bretonneau's an Blache und Guersant, betreffend die Contagiosität der Diphtherie, und bringt darauf eine historisch-kritische Uebersicht über die epidemiologischen, klinischen, wie pathologisch-anatomischen Beobachtungen von Diphtherie. Es folgt die Geschichte der ätiologischen Untersuchungen, eine historisch-kritische Uebersicht über die klinischen Beobachtungen und experimentellen Forschungen, betreffend Heilung und Verhütung der Diphtherie, eine Darstellung der wissenschaftlichen Voraussetzungen der Blutserumtherapie, die Aufzählung und Classificirung der bisher bekannt gegebenen Methoden der Diphtherie-Immunisirung, eine Erörterung der Bedingungen, unter denen die Immunisirung gegen Diphtherie sich vollzieht und eine Besprechung des Diphtherie-Heilserums. Der Verfasser erklärt den Diphtheriebacillus für leicht haftend, zumal bei jugendlichen Individuen und unter gewissen atmosphärischen Verhältnissen, welche Reizzustände der Schleimhäute erzeugen. Zum Entstehen von Epidemieen gehört aber nach ihm eine gewisse Virulenz der Diphtheriebacillen und das Vorhandensein einer grösseren Zahl von Individuen, welche die Krankheit noch nicht überstanden haben, deshalb nicht immun sind. In Bezug auf diesen letztbezeichneten Punkt kann Uffelmann die Ansicht nicht theilen, dass Diejenigen, welche die Diphtherie überstanden haben, in der Regel immun sind. Nach seinen eigenen Erfahrungen schafft sogar das Ueberstehen dieser Krankheit eine erhöhte Disposition für dieselbe.

Bacteriologie und Pathologie. Einen interessanten Beitrag zur Frage von der Lebensdauer der Diphtheriebacillen lieferte R. Abel (Centralblatt für Bacteriologie XIV, Nr. 23). Er berichtet zunächst über zwei Diphtheritisfälle in einer Stettiner Familie (Tochter und Vater) und erwähnt dabei, dass die Versuche der Eltern, die Ursache ausfindig zu machen, die Aufmerksamkeit auf einen Baukasten lenkten, welcher neun Jahre früher dem diphtheritisch erkrankten Kinde einer anderen Familie als Spielzeug gedient hatte, und dann auf dem Boden des Hauses aufbewahrt worden war. Der Autor untersuchte nun etwa sechs Monate nach dem

Auftreten der Diphtheritisfälle die Bauklötze, indem er sie mit steriler Bouillon abwusch und diese auf Serum- oder Agarröhrchen aussäte, auch 1 ccm einem Meerschweinchen subcutan injicirte und den Rest in den Brutapparat brachte. Auf einem Serumröhrchen wuchs eine Diphtheritiscolonie; ebenso liessen sich in der Bouillon Bacillen nachweisen, welche den Diphtheritisbacillen sehr ähnlich waren, insbesondere auf Serumaussaaten. $^{1}/_{10}$ ccm einer Aufschwemmung, welche mit der Serumreincultur und Kochsalzlösung hergestellt war, wurde einem Meerschweinchen subcutan injicirt. Dasselbe starb nach zwei Tagen und bot bei der Section die typischen Symptome der Infection mit Diphtheritisbacillen. Ebenso erlag das mit 1 ccm der abgespülten Bouillon geimpfte Thier und zeigte alle Erscheinungen der Diphtheritis. Die Culturen, welche aus dem Infiltrat an den Infectionsstellen beider Thiere gewonnen wurden, glichen völlig den echten Diphtheritisculturen. Also waren an den Bauklötzen virulente Diphtheritisbacillen vorhanden gewesen. Sie konnten vor neun Jahren oder erst kürzlich durch die Excrete des in der Familie zuerst erkrankten kleinen Kindes dahin gelangt sein. Abel vertritt nun die Ansicht, dass die Infection der Bauklötze nicht mehr von der ersten Patientin, sondern von der letzten herrühre, da alle Versuche mit Diphtheritisbacillen und diphtheritischen Membranen eine viel kürzere Lebensdauer der Krankheitserreger, als eine solche von neun Jahren ergeben habe. Nach Versuchen Löffler's bleiben Seidenfäden-Reinculturen im Zimmer drei bis vier Wochen, im Exsiccator fünf bis zehn bis vierzehn Wochen, Diphtheritisbacillen, in Membranen oder Schleim eintrocknend, vier bis acht bis höchstens vierzehn Wochen am Leben. Abel selbst fand alte eingetrocknete Agarculturen noch nach 172 Tagen entwickelungsfähig; Park constatirte eine Lebensdauer der Diphtheritisbacillen in Agarculturen von sieben Monaten, in Membranen von vier Monaten. (Die Epidemiologie erwähnt allerdings Fälle, welche auf eine viel längere Persistenz des Krankheitserregers hinweisen, und man thut gut, dies nicht zu ignoriren, da man im Laboratorium niemals die Verhältnisse sich so schaffen und so nachahmen kann, wie sie in natura sind. Uffelmann selbst sind aus seiner früheren Praxis einzelne Fälle bekannt, in denen Personen, welche eine Wohnung bezogen, in der Diphtheritis vorgekommen war, und die etwas über ein Jahr, resp. ein Jahr und sechs Monate leer gestanden hatte, so bald an Diphtheritis erkrankten, dass man an einen ursächlichen Zusammenhang zwischen der Erkrankung und dem Beziehen der Wohnung nicht zweifeln konnte. Abel erwähnt einige Fälle, in denen der Infectionsstoff sich über mehrere Jahre erhalten haben soll, aus dem Werke von Johannessen über die Diphtheritis in Norwegen 1888, will dieselben aber als beweisend nicht anerkennen und glaubt, dass das Diphtheritiscontagium sich höchstens ein Jahr erhalte.)

In einem Aufsatze über das Vorkommen der Löffler'schen Diphtheriebacillen (Berl. klin. Wochenschrift 1893, Nr. 11) zeigt C. Fränkel, dass bei echter Diphtherie virulente und abgeschwächte Löffler'sche Bacillen vorkommen, dass letztere aber auch unter pathologischen Verhältnissen angetroffen werden, welche ausserhalb des Machtbereiches der Diphtherie liegen und sogar häufige Bewohner der ganz gesunden Schleimhaut des Mundes oder Schlundes sind, ja dass bei beliebigen, nicht diphtheritischen Erkrankungen der Rachenorgane auf ihrer normalen Schleimhaut virulente Löffler'sche Bacillen auftreten. Der Autor weist auch darauf hin, dass Uhthoff die Pseudodiphtheriebacillen auf der gesunden, wie auf der verschiedenartig erkrankten Conjunctiva und Cornea in zahlreichen Fällen nachweisen konnte, und dass er (Fränkel) selbst die virulenten Diphtheriebacillen in einem Fall von Croup der Conjunctiva auffand, einer Krankheit, welche von den Ophthalmologen als unbedenklich und gutartig, nicht übertragbar angesehen wird. Mit Recht hebt er endlich hervor, dass die Diphtheriebacillen in diesem ihrem Verhalten grosse Aehnlichkeit mit dem Pneumococcus, dem Streptococcus pyogenes, dem B. coli haben, dass das Vorkommen pathogener und virulenter Bacterien allein noch nicht immer zur Infection führt, dass für das Zustandekommen derselben eine Disposition des Organismus und seiner Gewebe erforderlich ist. Die einzelnen Schleimhäute scheinen in verschiedenem Grade der diphtheritischen Infection zugänglich zu sein, und von ihnen scheint die Conjunctiva nur eine geringe Empfänglichkeit zu besitzen.

Frosch (Zeitschrift f. Hygiene XIII, Nr. 1) vermochte in zehn von fünfzehn Diphtheritisfällen mit Sicherheit Diphtheritisbacillen im Gehirn, in Lunge, Leber, Milz, Nieren, Lymphdrüsen, im Blute, in Pleuraflüssigkeit aufzufinden. (Unter den nöthigen Cautelen entnahm er der sehr bald nach dem Tode secirten Leiche das Blut, die Parenchympartikelchen, das Pleurasecret und brachte sie auf Agarplatten, die dann 24 bis 48 Stunden hindurch in den Brutschrank gestellt wurden.)

Die Frage, ob das Ueberstehen von echter Diphtheritis Immunität gegen die Wiederkehr verleiht, wird von Griffiths (British med. Journal 1893, 22. April) auf Grund der folgenden interessanten Beobachtung verneint. Ein fünfjähriges Mädchen, welches an zweifelloser Diphtheritis mit starker Entwickelung von Membranen und Nephritis erkrankte und nach drei Wochen genesen war, wurde vier Wochen später, also sieben Wochen nach der ersten Erkrankung auf's Neue von Diphtheritis, und zwar noch viel stärker befallen, als das erste Mal. Sie starb in Folge der Mitaffection des Kehlkopfes. — Diese Beobachtung von Griffiths stimmt mit solchen überein, welche Uffelmann selbst gemacht hat. (Siehe S. 270.)

Klemensiewiez und Escherich constatirten (Centralbl. f. Bacteriologie XIII, 5, 6), dass das Blutserum von zwei Kindern, welche eben eine zweifellose Diphtheritis durchgemacht hatten, zu 1 bis 5 ccm injicirt, eine immunisirende Kraft hatte, wenigstens Meerschweinchen gegenüber, welche mit virulenter Cultur des Diphtheritisbacillus geimpft wurden, dass aber das Blutserum von Individuen, welche keine Diphtheritis überstanden hatten, diese Eigenschaft, schützend zu wirken, nicht besass.

Escherich (Berl. klin. Wochenschrift 1893, Nr. 21) schildert nach einer historischen Einleitung die Morphologie und Biologie des Pseudodiphtheriebacillus, der von dem echten Diphtheriebacillus unschwer zu unterscheiden ist. Er hat nicht die Länge des letzteren, wächst auf festem Nährboden zu dicken, weissen Knöpfen, bräunt die Agarmasse und erzeugt in Lackmusbouillon keine Säurereaction; seine Verimpfung auf Meerschweinchen hat keine Erkrankung und keine Immunisirung zur Folge. Nur wenn es gelingt, den echten Diphtheriebacillus zu constatiren, ist die Diagnose der Krankheit gesichert. Da der echte Bacillus sich auch bei völlig gesunden Personen findet, so hält es der Autor für wichtig, mit Diphtherie die Krankheit zu bezeichnen, bei der die klinisch bekannten örtlichen und allgemeinen Symptome der Einwirkung des diphtheritischen Virus erkennbar sind.

Diagnose der Diphtherie. Feer (Corresp. Blatt f. Schweizer Aerzte 1893) konnte auf den Tonsillen von drei Kindern, die in einem mit Diphtheritiskranken belegten Zimmer untergebracht waren, aber keine Beläge zeigten, echte Diphtheritisbacillen, allerdings in nur geringer Zahl, nachweisen. Von diesen drei Kindern war eines völlig gesund, zwei hatten catarrhalische Angina. Nach dieser Beobachtung untersuchte er in jedem Falle letztgenannter Krankheit, wie bei allen gesunden Kindern, welche in dem Diphtheritis-Saale lagen, den Schleim der Tonsillen und fand einige Male den echten Diphtheritisbacillus, einige Male den Pseudodiphtheritisbacillus. Von grossem wissenschaftlichen und praktischen Interesse ist endlich die Mittheilung, dass der Aufenthalt in dem Diphtheritis-Saale achtmal wirkliche Diphtheritisinfectionen, zweimal gewöhnliche Angina zur Folge hatte, und einmal gar keine Erkrankung bewirkte.

L. Concetti (La pediatria 1893, Nr. 3 ff.) constatirte mehrfach bei leichter Angina auf den Tonsillen echte Diphtheritisbacillen, ohne dass er auch nur Spuren einer Membranbildung zu entdecken vermochte. Er fand aber neben den durch echte Diphtheritisbacillen erzeugten Diphtheritis-Anginen auch solche, bei welchen nur Streptococcen oder Staphylococcen, sowie Pneumococcen im Belage zu entdecken sind. Das Toxin der Bacillen ist nach ihm ein eiweissartiger, dem Nucleïn nahestehender Körper. Um die Mikroparasiten im Schleime oder den Membranen nachzuweisen, übertrug er Partikelchen derselben in Glycerinagar; um die Virulenz festzustellen, bediente er sich aber des Versuchs an Tauben, denen er in die vorher geritzte Mucosa des Rachens etwas von den Belägen einimpfte.

Abbott und Griskey (John Hopkins Hospital Bulletin 1893, Nr. 30) fanden bei Meerschweinchen, welche nach Infection mit virulenten Diphtheritisbacillen gestorben waren, Knötchen im Netze, die fast immer neben Leucocyten echte Diphtheritisbacillen enthielten, und Howard (John Hopkins Hospital Bulletin 1893, Nr. 30) entdeckte die letzteren bei Endocarditis, welche ohne Diphtheritis auftrat.

Goldscheider (Zeitschr. f. klin. Medicin XXII) beobachtete 40 Fälle von Angina und Diphtherie in der ersten medicinischen Klinik zu Berlin. In fünf von diesen 40 Fällen fand er ausschliesslich Löffler'sche Bacillen, in sechs Fällen Pseudodiphtheritisbacillen, die in drei derselben mit Streptococcen, in zwei mit Staphylococcen, in einem mit Streptococcen und Staphylococcen vereint vorkamen. In sechs Fällen und einem Falle von Scharlachaegina konnte er nur Streptococcen, in elf Fällen und drei Fällen von

Scharlachangina nur Staphylococcen nachweisen. Diejenigen Fälle, in welchen bloss Streptococcen sich fanden, hatten im Allgemeinen einen längeren und schwereren Verlauf, als diejenigen, in denen bloss Staphylococcen nachgewiesen wurden. In acht Fällen constatirte Goldscheider Strepto- und Staphylococcen vereint. — Wenn er Streptococcen und Diphtheritisbacillen auf die Conjunctiva oder in die Vagina von Versuchsthieren strich, so entstand eine heftige Entzündung.

Ueber den Einfluss der Familiendisposition auf die Verbreitung der Diphtherie schrieb Eigenbrodt (D. Vierteljahrsschrift f. öffentl. Gesundheitspfl. 1893, Heft 3, S. 517) auf Grund seiner Beobachtungen, die er unter Anderem bei einer Epidemie im Neuen Palais zu Darmstadt im Jahre 1878 gemacht hatte. Damals erkrankten nur Glieder der grossherzoglichen Familie und keine anderen Personen. Mit der hieraus gefolgerten Annahme einer Familiendisposition will Eigenbrodt die Erfahrung in Zusammenhang bringen, dass die Diphtherie in kleinen Ortschaften, wo die Bewohner mehr oder weniger mit einander verwandt seien, anfänglich schwere Epidemien hervorrufe, von denen die grossen Städte dann nachträglich inficirt würden. — Der Herausgeber möchte hierbei auf das häufige Vorkommen von Hypertrophie der adenoiden Mund- und Rachengebilde bei vielen Gliedern derselben Familie, die sich auch forterbt, hinweisen. Naturgemäss finden auf diesen Gebilden die Diphtheriebacillen ceteris paribus einen günstigeren Nährboden als auf normalen Schleimhäuten.

Epidemiologie. Ueber die Diphtheritisepidemie vom Jahre 1893 in Highstown berichtet der „Sanitary Inspector" (1893, Vol. VII, Nr. 3, 4) Folgendes:

Der Ausbruch war ein explosiver, der Abfall ebenfalls ein plötzlicher. Als Ursache ergab sich Folgendes: Ein junger Bursche, welcher Milchkannen wusch und das Melken auf einer Milchfarm besorgte, erkrankte an Diphtheritis. Mit Sicherheit darf angenommen werden, dass er schon befallen war, als er noch in der Farm seiner Thätigkeit oblag, und dass er die Milch inficirte. Für die Annahme, dass letztere die Trägerin des Erregers war, wird geltend gemacht, dass ausserhalb des genannten Ortes noch die Tochter des Milchfarmbesitzers und seine Nichte an Diphtheritis erkrankten. In Highstown selbst aber wurden nur solche Personen befallen, welche Milch von dem Milchfarmbesitzer bezogen hatten.

Franklin (Intern. med. magazine, Philadelphia 1893, October) führt eine im Juli 1893 zu Highstown ausgebrochene Diphtheritisepidemie auf den Genuss von Milch zurück. Die Fälle traten nur in den Häusern auf, welche von einem bestimmten Milchhändler versorgt wurden, und mehrfach konnte festgestellt werden, dass in den betr. Familien nur Diejenigen erkrankten, welche die Milch genossen hatten. Auch hörte die Epidemie auf, als dem Händler verboten war, seine Milch fernerhin zu verkaufen. Dazu kommt, dass der Austräger der Milch reichlich eine Woche vor dem Auftreten der ersten Fälle an milder Diphtheritis gelitten hatte.

Diphtherieheilserum. Mit der Angelegenheit der Behandlung der Diphtherie mit Diphtherieheilserum beschäftigen sich folgende

Abhandlungen: 1. Behring, Stand der Diphtherie-Heilungsfrage („Deutsch. med. Woch.", Nr. 17). — 2. H. Kossel, Ueber die Behandlung diphtheriekranker Kinder mit „Diphtherieheilserum" (ibid.). — 3. Behring und Boer, Die Werthbestimmung des Diphtherieheilserums („Deutsch. med. Woch.", Nr. 18). — Behring, Ueber sogenannte „septische" Fälle von Diphtherie („Deutsch. med. Woch.", Nr. 23). — 5. Behring, Ueber den Begriff der „Reinheit" beim Diphtherieheilserum nebst einer Zurückweisung von mehreren Einwänden gegen die Serumtherapie (ibid.).

Nach Behring vermag das Heilserum die Krankheit zu verhüten; wenn es vor dem Ausbruch der eigentlichen Symptome angewandt wird, vermag es ferner die Krankheit vor der Verschlimmerung zu bewahren, schwere und vorgeschrittene diphtheritische Infectionen rückgängig zu machen und in günstiger verlaufende umzuwandeln. Die Ergebnisse der Anwendung beim Menschen gestatteten aber damals noch kein sicheres Urtheil. Von elf Fällen, über welche Kossel berichtet, starben trotz der Impfung mit Heilserum zwei. Im Uebrigen betont Behring, dass letzteres nur gegen das diphtheritische Virus, nicht gegen die Complication der Krankheit wirksam ist.

Wernicke versuchte zwei Hunde durch Verfütterung von Fleisch eines diphtheritisimmunen Schafes zu immunisiren. Es ergab sich, dass ein Hund nach dieser Verfütterung und nachfolgender Infection mit Diphtheritisvirus am Leben blieb, der andere dagegen an Diphtheritis starb, wenn auch erst nach Ablauf von 13 Tagen. Der Autor vermochte ferner durch Verfütterung von Organen eines an Diphtheritis gestorbenen Schafes bei einem Hunde Immunität zu erzeugen, und stellte auch fest, dass alte, schwach virulente Diphtheritisbouillonculturen Meerschweinchen gegen sonst tödtliche Dosen von Diphtheritisvirus schützen.

Das Serum der immunisirten Hunde wirkte immunisirend und selbst heilend auf Meerschweinchen gegen diphtheritische Infection, heilend auch dann noch, wenn das Serum erst 24 Stunden nach der diphtheritischen Infection einverleibt wurde.

Von grossem Belange ist die Notiz, dass ebensolches Serum immunisirter Hunde bei drei diphtheritischen Kindern zur Anwendung gelangte, und dass diese sämmtlich genasen. Man muss allerdings bedenken, dass die Diphtheritis auch spontan heilt.

Diphtheritis-Prophylaxe. Marquez (Revista médico-quirurgica americana 1893, p. 4) empfiehlt zur Prophylaxis der Diphtheritis folgende Maassnahmen:

1. Isolirung des Erkrankten, eventuell in einem Spitale.

2. Die Pflegepersonen müssen beim Verlassen des Krankenzimmers die Kleidung wechseln und sich desinficiren.

3. Die Kinder der betreffenden Familie sind in einem anderen Hause unterzubringen, dort täglich von einem Arzte zu überwachen und 12 bis 20 Tage vom Schulbesuche auszuschliessen.

4. Weder der Kranke noch dessen Familie dürfen Besuche empfangen.

Infectionskrankheiten. Diphtherie-Prophylaxe. Tetanus.

5. Erbrochene oder ausgeräusperte und ausgehustete Massen wie Darmentleerungen sind in 5 proc. Carbolsäure oder 2 proc. Kupfervitriollösung oder 1 proć. (soll wohl heissen 1°/₀₀) Sublimatlösung aufzufangen.

6. Im Zimmer des Kranken darf Niemand ausser demselben essen, trinken oder rauchen.

7. Es ist darauf zu achten, dass die Membranen und andere Entleerungen nicht das Bett, die Wände und Möbel verunreinigen. Wer mit diesen Membranen in Berührung kam, muss sofort die Hände desinficiren.

8. Inficirte Kleidungsstücke und Wäsche sind in desinficirende Lösungen zu bringen.

9. Die Leiche muss in einem, mit 5 proc. Carbolsäure durchfeuchteten Leinwandlaken eingeschlagen, zwischen zwei Lagen von Kalk und Kohle in den Sarg gelegt werden.

10. Alte, von den Kranken benutzte Kleidungsstücke sollen nach 12- bis 24 stündiger Durchtränkung mit Desinfectionsflüssigkeit zwei bis drei Stunden in heissem Wasser verbleiben, dann mit Seifenwasser gereinigt und zwei bis drei Tage der Sonne ausgesetzt werden.

11. Die Möbel sind mit 5 proc. Carbolsäure abzureiben, die Krankenräume durch Verbrennen von Schwefel zu desinficiren.

12. Personen, welche mit dem Kranken in Berührung kamen, werden am besten durch ein warmes Bad und mit Hülfe von Phenylseife, Sublimat- oder Boraxseife desinficirt.

13. Zur Desinfection der Hände benutzt man Sublimat- oder Carbolseife, Bürsten und 1°/₀₀ Sublimatlösung.

14. Kann man die Wäsche und Kleidungsstücke nicht in angegebener Weise desinficiren, so verbrenne man sie.

Tetanus.

Heyse (D. med. Wochenschrift 1893, Nr. 14) macht die Mittheilung, dass er aus dem Cervicalsecret einer an Tetanus puerperalis erkrankten Person nach der Methode Kitasato's Tetanusbacillen züchten und mit jenem Secret bei Thieren Tetanus erzeugen konnte. Von ebenso grossem Interesse ist die Angabe Heyse's, dass er auch in dem Schmutzmaterial, welches er einer Dielenritze aus der Wohnung jener Patientin entnommen hatte, echte Tetanusbacillen nachzuweisen im Stande war.

Die Behandlung des Tetanus dürfte während des Jahres 1893 zu einem vorläufigen, sehr erfreulichen Abschlusse gekommen sein, indem einerseits mit Behring und Kitasato's Heilserum, andererseits mit Tizzoni und Cattani's Antitoxin, eine Reihe günstiger Erfolge von verschiedenen Beobachtern festgestellt wurden. Die Italiener benutzten anfänglich Serum von immunisirten Hunden und Kaninchen, das in Alkohol gefällt und in Pulverform aufbewahrt wurde, um zur Injection mit sterilisirtem Wasser aufgenommen zu werden, während Behring das mit 0·5 proc. Carbolsäure zersetzte Serum selbst verwandte. Später (siehe S. 276) benutzte Tizzoni ebenfalls die Behring'sche Methode, wobei zur Herstellung des Heilserums Pferde dienten.

Ueber den Immunisirungswerth und Heilwerth des Tetanusheilserums bei weissen Mäusen schrieb Behring und sein Mitarbeiter Knorr (Zeitschrift f. Hygiene u. Infectionskrankheiten 1893, Nr. 3) und bezeichneten als für den ersteren bei 20 g schweren weissen Mäusen in Betracht kommend: 1. die Beschaffenheit des den Tetanus erzeugenden Materiales und seine Dosirung; 2. die Herstammung des Serum und den Zeitraum, der zwischen Serumeinspritzung und Infection verstrichen ist.

Behring bestimmt diesen Wirkungswerth dadurch, dass er feststellt, wie viel Gewicht lebenden Thieres (weisse Mäuse) durch Injection von 1 ccm des Serum gegen die nachherige Application der sonst für diese Thiere tödtlichen Minimaldosis von Tetanusgift unempfänglich gemacht werden kann. Beträgt dieses durch 1 ccm immunisirbare Lebendgewicht z. B. 10000 g, so hat das Serum einen Wirkungswerth von 1 : 10000 u. s. w. Behring hat z. B. ein Pferd auf einen so hohen Grad von Immunität gebracht, dass sein Blutserum den Wirkungswerth von 1 : 10 Millionen besitzt. Mit 1 ccm dieses Serum würden sich also 500 000 Mäuse von je 20 g Gewicht, oder 143 Menschen von je 70 kg Gewicht gegen die tödtliche Minimaldosis von Tetanusgift immunisiren lassen.

Als Beispiel einer derartig beobachteten günstigen Heilung sei näher beschrieben der von Lesi geschilderte (Centralblatt f. Bacteriologie 1893, XIV, 393) zwölfte Fall von Heilung des Tetanus traumaticus durch Blutserum. Ein Gärtner, welcher sich am rechten Fusse durch ein im Dung befindliches Stück Glas verletzt hatte, bekam sechs Tage später Tetanus. Tizzoni, der die Behandlung übernahm, machte eine subcutane Injection von 50 ccm eines Blutserums, welches von einem durch Tizzoni und Cattani immunisirten Pferde stammte. Sofort machte sich ein Nachlass der Krämpfe bemerklich. Später wurde die Injection wiederholt, doch nur mit 20 ccm desselben Serums. Gleich darauf verfiel der Patient in tiefen Schlaf, welcher während der folgenden Nacht fast gar nicht unterbrochen wurde. Am folgenden Morgen, als sich Muskelzuckungen im Rücken einstellten, fand nochmals eine Injection statt, diesmal von 10 ccm. Wiederum trat entschiedener Nachlass ein. Als am nächstfolgenden Tage der Patient über leichte Schmerzen im Nacken und Rücken klagte, der Trismus etwas stärker hervortrat, injicirte man wiederum 20 ccm des Serums. Von nun an begann die definitive Convalescenz, und drei Tage später verliess der Kranke das Bett.

Lesi nimmt keinen Anstand, die Heilung auf Rechnung der Impfung mit dem Blutserum zu setzen, da der Tetanus ein schwerer war, und da auf jede Injection des Serum ein entschiedener Nachlass der Symptome fast sofort folgte, und man bei vorurtheilsfreier Prüfung zugestehen muss, dass sehr Vieles für die Richtigkeit seiner Auffassung spricht. Bei der Erfolglosigkeit anderer Mittel scheint es dringend geboten, in jedem Falle von Tetanus das Heilserum in der von Tizzoni angegebenen Weise anzuwenden.

Aehnliche günstige Beobachtungen theilten aus Deutschland mit: A. Baginsky in Berlin (Berl. klin. Wochenschrift 1893, Nr. 9), ferner Brunner, Moritz, von Ranke und von Ziemssen in München (Münch. med. Wochenschrift 1893, Nr. 30) und von Rotter (Deutsche med. Wochenschrift 1893, Nr. 7). Aus Italien Gattai (Riforma med. IX, 151, 1893), Magagni (Riforma med. IX, 28, 1893) u. A. In Frankreich gab Berger durch seinen Vortrag über einen von ihm mit unglücklichem Erfolg behandelten Tetanusfall die Veranlassung zu einer Discussion in der Academie der Medicin (Bull. de l'Acad. de Méd. 21, 1893). Im Anschluss hieran hoben Verneuil (Gaz. de Paris 1893, 31—33) und Péan (Bull. de l'Acad. 1893, 31) die Nothwendigkeit der strengsten desinficirenden und antiseptischen Behandlungen auch der kleinsten Wunden, bei denen Tetanusinfection vorliegen könnte, hervor. Ersterer betonte auch von Neuem die Wichtigkeit einer Amputation in geeigneten Tetanusfällen (Bull. de l'Acad. Med. 1893, 22). In gleichem Sinne äusserte sich auch an anderer Stelle (Acad. de Méd. et de Pharm. mil. 1893, Nr. 4) Ferraton. Endlich sei noch hervorgehoben, wie Rotter a. a. O. darauf hinweist, wie die Prognose einer Tetanuserkrankung wesentlich davon abhinge, wie lange das Incubationsstadium dauerte und wie schnell sich das ganze Krankheitsbild entwickelte.

Endlich sei angeführt, dass sich eine treffliche Zusammenstellung neuerer Arbeiten über Tetanus, deren Inhalt näher angegeben wird, in Schmidt's Jahrbüchern, Band 240, Nr. 1, S. 74, und Band II, S. 186 befindet.

Pellagra.

V. de Giaxa (Annali dell' istitato d'igiene sperimentale della r. università di Roma III, 1) untersuchte bacteriologisch das Maismehl verschiedener Herkunft, das von Pellagrösen verzehrte Maismehl, die von ebensolchen Kranken genossene Polenta, die Darmentleerungen von Personen, welche mit Mais sich ernährten, auch von Pellagrösen, das verdorbene Maismehl und kam dabei zu dem Wahrscheinlichkeitsschluss, dass die Pellagra keine Krankheit allgemeiner, auch nicht von localer Infection ist, dass sie vielmehr auf specifische Keime zurückzuführen ist, welche mit Maisbrot oder Polenta in den Verdauungstractus eingeführt, eine specifische, toxisch wirkende Substanz erzeugen, die geeignet ist, Symptome, wie diejenigen der Pellagra, hervorzurufen.

Beri-Beri.

M. Glogner (die Stellung der Beri-Beri unter den Infectionskrankheiten, Virchow's Archiv, Band 122, Heft 1, S. 50) stellte die Behauptung auf und sucht zu begründen, dass die Beri-Beri eine Protozoen-Krankheit ist. Er weist darauf hin, dass dieselbe mit der Malaria den bald intermittirenden, bald remittirenden und unregelmässigen Typus gemein hat, dass für beide Leiden die örtliche Disposition, wie das Heilende einer Ortsveränderung ausser Frage steht, und dass viele Forscher (Lacerda, Ogata, Taylor, Pekelharing u. A.) im Blute, selbst in inneren Organen der Beri-Beri-Kranken Mikroorganismen gefunden haben, zeigt dann, dass auch er selbst im Blute solche Gebilde beobachtete, dass dieselben aber keine Bacterien, sondern Amöben sind und giebt zuletzt an, dass die Beri-Beri wie die Malaria-Erkrankung durch Chinin günstig beeinflusst wird.

Pneumonie.

Ueber den Einfluss der meteorologischen Verhältnisse auf die Entstehung der croupösen oder fibrinösen Pneumonie schrieb P. J. Kolsky (Moskau 1892, mit zehn Diagrammen und vielen Tabellen. Russisch). Der Arbeit ist ein Material von 3580 Fällen des ersten städtischen und Marienhospitals zu Warschau und von 2618 im statistischen Bureau gesammelten Fällen aus den Jahren 1877 bis 1888, andererseits die meteorologischen Beobachtungen des Observatoriums am Constantinoff'schen Institut der Feldmesser zu Grunde gelegt. Hierbei zeigte sich ein Zusammenhang zwischen Witterungsverhältnissen und Entstehung der Krankheit, und zwar tritt diese in Moskau auf bei unternormalen Temperaturen mit ungewöhnlich geringen Tagesschwankungen (in milden Wintern), bei hohem Barometerstande, schwachen und kalten trockenen Nordwinden und spärlichen Niederschlägen. Die Jahrescurven der Pneumonie zeigen eine gewisse Parallelität zu den Barometercurven. Im Einzelnen hat indess kein meteorologisches Element gefunden, das der Pneumoniecurve entsprochen hätte. Uebrigens will Kolsky hiermit sich nicht gegen die parasitäre Entstehung der Krankheit aussprechen, er glaubt nur, dass die Entwickelung des Krankheitserregers durch meteorologische Verhältnisse beeinflusst werde.

Pleuritis.

Ludwig Ferdinand, königl. Prinz von Bayern, untersuchte (D. Arch. f. klin. Med., Bd. 50) in 25 Fällen von Pleuritis das Exsudat auf Gehalt an Bacterien und fand, dass von den 9 serösen Exsudaten 2 Pneumoniecoccen, 2 Staphylococcen, 5 keine Mikrobien enthielten (4 davon bei Tuberculösen), dass das eine serös-eitrige Exsudat Diplococcen, von den 12 übrigen Exsudaten 2 Diplococcen, 5 Streptococcen, 2 Tuberkelbacillen, 2 Diplococcen und Streptococcen, 1 Streptococcen und Staphylococcen, das eine jauchig-eitrige Exsudat Staphylococcen und Proteus und Sarcine enthielten.

Auf Grund dieser Befunde und des Ergebnisses der Studien anderer Autoren kam der Verfasser zu folgenden Sätzen:

1. Die Mehrzahl der serösen Exsudate ist bacterienfrei.
2. Die Mehrzahl der bacterienfreien Exsudate ist tuberculöser Natur.
3. Es giebt seröse Exsudate, die echte Eiterungserreger enthalten, die aber trotzdem serös bleiben.
4. Dieser Satz gilt nicht für die Streptococcenexsudate.
5. Die Mehrzahl der Empyeme ist verursacht durch den Streptococcus pyogenes, aber auch andere Eiterungserreger können die Ursache eines Empyems sein, so dass letzteres als das Product einer in Folge besonderer Umstände auf der Pleura erfolgten Ansiedelung der ersteren angesehen werden muss.
6. Die Infection der Pleuren schliesst sich in den meisten Fällen an eine Läsion des Lungengewebes an, die ein Eindringen der sie verur-

sachenden oder begleitenden pathogenen Keime in die Pleurahöhle ermöglicht. Daneben muss die Möglichkeit des Entstehens einer exsudativen Pleuritis durch toxische oder mechanische Einwirkung anerkannt werden.

Die Prognose ist bei den serösen, metapneumonischen Exsudaten am besten, nächst ihnen bei den serösen Staphylococcenexsudaten. Weniger gut ist sie bei den primären Staphylococcen, den primären Streptococcen — den jauchigen Exsudaten.

Pocken und Pockenimpfung.

Ueber Alter und Ursprung der Menschenblattern schrieb Hagemann (Dortmund, Zeitschr. f. Med.-Beamte 1893, Nr. 17). Er geht dabei bis auf Arabien (2000 v. Chr.), China (1120 v. Chr.), ferner Moses und die Schilderungen von Hippokrates und den römischen Autoren zurück, und bespricht weiter die Mittheilungen der Autoren über die früheren Zeiten des Mittelalters.

Ueber die 1892 im Deutschen Reiche und im Auslande vorgekommenen Todesfälle von Pocken sei den medicinal-statistischen Mittheilungen aus dem Kaiserl. Gesundheitsamte (2. Bd., 1. H.) Folgendes entnommen:

In Deutschland gelangten 107 Todesfälle = 0·0213 pro 100 000 zur Anzeige, 58 mehr als 1891, aber 20 weniger als im Durchschnitt von 1886/92 (0·0260 pro 100 000). Sie kamen in 54 Orten zur Anzeige, von denen 41 auf Preussen, 7 auf Elsass-Lothringen, je 2 auf Bayern und Mecklenburg-Schwerin und je 1 auf Königreich Sachsen und Hamburg entfielen.

Ein Vergleich dieser Pockensterblichkeit mit der anderer europäischer Länder ergab, dass von je 100 000 in grösseren Städten lebenden Einwohnern 1892 an Pocken starben:

in Deutschland (237 Städte) 0·36, gegen 0·14 im Jahre 1891
„ Oesterreich (33   „) 23·16, „   29·19 „ „ „
„ Ungarn   (29   „)   4·61, „   0·62 „ „ „
„ Schweiz   (15   „)   2·74, „   0·60 „ „ „
„ Belgien   (86   „) 42·09, „   29·44 „ „ „
„ Frankreich (108   „) 14·84, „   15·62 „ „ „
„ England   (33   „)   1·18, „   0·19 „ „ „
„ Italien   (69   „)   4·42, „   7·13 „ „ „

Aus der Statistik über den Werth der Vaccination sei Folgendes angeführt:

Bekanntlich wurde im Jahre 1888 in Italien, als eine heftige Pockenepidemie daselbst herrschte, die obligatorische Schutzpockenimpfung eingeführt.

Der durchschlagende Erfolg dieser Maassregel schon nach wenigen Jahren ergiebt sich aus nachstehender Tabelle der Zahl der Erkrankungen und Todesfälle an Pocken in Italien während der Jahre 1888/92:

280   Infectionskrankheiten. Pockenimpfungen.

Jahr	Zahl der Erkrankungen	Zahl der Todesfälle	Procentsatz
1888	64 070	18 110	28·26
1889	39 730	13 416	33·76
1890	22 207	7 120	32·06
1891	13 840	2 728	19·71
1892	9 206	1 453	15·78

Es hat also nicht nur die Zahl der Erkrankungs- und Todesfälle an Blattern überhaupt ganz erheblich abgenommen, sondern es ist auch das Procentverhältniss der Todesfälle zu den Erkrankungen ein günstigeres geworden. (Aerztl. Central-Anzeiger 1894, Nr. 46.)

Heine (Brit. med. Journal 1892, Nr. 1646) impfte mit dem Inhalte einer Variola-Pustel ein Kalb. Es folgte eine blatternähnliche Eruption. Mit dem Inhalte einer der Pusteln des Kalbes impfte Heine sich selbst, aber ohne Erfolg, wie er glaubt deshalb, weil er mehrmals revaccinirt worden war. Mit derselben Lymphe impfte er ein zweites Kalb und mit der Lymphe des ersten Kalbes einen seit mehr als 30 Jahren nicht vaccinirten Arzt. Bei dem zweiten Kalbe entwickelten sich normal aussehende Pusteln, deren Inhalt, auf einen Säugling verimpft, normale Vaccinenpusteln erzeugte. Bei dem Arzte entwickelten sich ebenfalls typische Vaccinenpusteln. Als das erste Kalb 11 Tage nach der Impfung mit frischer Vaccine geimpft wurde, trat keine Reaction an den Impfstellen ein, und als an dem Säuglinge, vier Wochen nach der erfolgreichen Impfung, noch einmal eine Vaccination vorgenommen wurde, blieb diese ohne Erfolg.

Was sogenannte Impfschädigungen anlangt, so sind im Königreiche Sachsen im Jahre 1892 ausser den stärkeren Randentzündungen mit gutartigem Verlaufe, welche wie früher ziemlich oft verzeichnet werden, noch einige Fälle von Verschwärung der Impfpusteln und von Eiterung des Unterhautzellgewebes, sowie von Wanderrose vorgekommen. Im Zusammenhange mit der Impfung scheinen zwei Todesfälle zu stehen. In einem Dorfe des Medicinalbezirkes Bautzen starb ein Kind an Tetanus 14 Tage nach der Impfung; die Impfpusteln waren in Verschwärung übergegangen, die mit Carbolwasser getränkten Verbandstücke waren unsauber gehalten; man vermuthete, dass das Kind bei günstigem Wetter im Freien auf dem Boden gesessen und sich auf diese Weise inficirt habe. Der zweite Fall kam im Medicinalbezirke Glauchau vor. Hier war ein ekzematöses Kind trotz Abrathen des Arztes auf besonderen Wunsch der Eltern geimpft worden, weil früher ein Kind anscheinend durch die Impfung von derselben Hautkrankheit befreit worden war. Zwar verliefen die Impfpusteln normal, aber das Ekzem verschlimmerte sich derart, dass das geschwächte Kind unter dem Hinzutritt einer hypostatischen Pneumonie zu Grunde ging. (Aus dem 24. Jahresberichte des Königl. Sächsischen Landes-Med.-Collegiums, S. 156.)

Ferner berichtete Oskar Rosenthal über einen Fall von Syphilis, wie er von der Impfung mit animaler Lymphe entstand. (Berliner klin. Wochenschr. 1892.) Die Richtigkeit seiner Annahme hat aber den späteren kritischen Nachbeobachtungen und eingehenderen Feststellungen von anderer Seite her nicht Stand halten können. (Herausgeber.)

Epstein (Jahrbuch f. Kinderheilkunde, Bd. 35, S. 442) beobachtete nach der Impfung zwei Fälle von hämorrhagischer Diathese und 14 Fälle von Erythema vaccinosum.

L. Perl berichtet in der „Berliner klinischen Wochenschrift" 1893, Nr. 28 über die Entstehung von acuter Nephritis nach der Schutzpockenimpfung. Fünf Tage nach der Erstimpfung eines fast drei Jahre alten Mädchens stellten sich Symptome von Nephritis ein. Der Urin war sparsam, trübe, braunroth, enthielt Eiweiss, Blutfarbstoff, Blutkörperchen, Cylinder. Auffallend war das Fehlen von Fieber. Genesung trat nach sechs Tagen ein.

Meningitis cerebrospinalis epidemica.

Einen lehrreichen Beitrag zur Kenntniss der Aetiologie der epidemischen Genickstarre lieferte Leichtenstern (Centralbl. f. allg. Gesundheitspfl. 1893). Nach ihm wurden in Cöln während des Jahres 1885 111 Fälle dieser Krankheit, während des Jahres 1886 ihrer 34, während der Zeit von 1885 bis 1892 incl. überhaupt 194 bekannt. Es entfielen von ihnen

22 Fälle auf das Alter von 1 bis 5 Jahren,
21 „ „ „ „ „ 6 „ 10 „
17 „ „ „ „ „ 11 „ 15 „
42 „ „ „ „ „ 16 „ 20 „
37 „ „ „ „ „ 21 „ 25 „
17 „ „ „ „ „ 26 „ 30 „
7 „ „ „ „ „ 31 „ 35 „
11 „ „ „ „ „ 36 „ 40 „
22 „ „ „ „ „ 41 „ 70 und mehr Jahren.

Die Krankheit befiel also hauptsächlich das Kindes- und das Blüthealter.

Von den 194 Fällen gehörten 114 dem männlichen, 80 dem weiblichen Geschlechte an.

Ergriffen wurden vorzugsweise blühende, oder doch gesunde Individuen der minder gut situirten Bevölkerungsclasse.

Das Maximum der Epidemie von 1885 fiel auf den April, Mai und Juni; mit dem Eintritt der heissen Jahreszeit sank die Frequenz rasch abwärts. Die Epidemie von 1886 erreichte ihre Höhe bereits im Februar.

Von 180 genau eruirten Fällen ereigneten sich

je 1 in 150 Häusern,
„ 2 „ 7 „
„ 3 „ 1 Hause,
„ 4 „ 1 „
„ 9 „ 1 „

Die Verbreitung über die Stadt Cöln war eine ausserordentlich gleichmässige; von Krankheitsherden konnte man kaum etwas spüren.

282   Infectionskrankheiten. Wundinfectionskrankheiten.

Nicht ohne Interesse ist die Mittheilung Leichenstern's, dass im Bürgerspital, welches die meisten der Erkrankten aufnahm, vier Wärter der medicinischen Station, keine der chirurgischen erkrankten.

Zörkendorfer (Wiener med. Presse 1893, S. 1502) erbringt den Beweis, dass die Erreger der Meningitis suppurativa von den Nebenhöhlen der Nase auf die Meningen übergreifen können und bestätigt damit, was schon vorher Ortmann und Samter (Virchow's Archiv) ausgesprochen hatten. Der Autor berichtet über die Section einer 30jährigen Frau, welche in comatösem Zustande auf die Klinik des Prof. v. Jaksch gebracht worden war. Es ergab sich eitrige Meningitis der Convexität und an der Basis, Auflockerung und Röthung der Schleimhaut in der Nase, wie in den Nebenhöhlen derselben, Ansammlung der Keilbeinhöhle mit dickem, grüngelbem Eiter. In Präparaten aus diesem und dem meningitischen Eiter fand Zörkendorfer zahlreiche Fränkel-Weichselbaum'sche Diplococcen. Da eine andere Invasionspforte nicht nachzuweisen war, so hält er den Uebergang der Krankheitserreger von der Nase auf die Meningen für erwiesen.

Wundinfectionskrankheiten.

M. Jordan (Beitr. zur klin. Chirurgie X, Nr. 3, S. 587) bespricht in einem lesenswerthen Aufsatze die acuten Infectionen und die acute Osteomyelitis. Er betont, dass die ersteren durch chemische und durch bacterielle Reize hervorgerufen werden können. Von den eitererregenden Mikrobien kommen in Betracht: die pyogenen Staphylococcen und Streptococcen, der Staphyloc. cereus albus und flavus, der Microc. tenuis, der Microc. tetragenus, der Pneumococcus, der B. pyogenes foetidus, der B. typhi, das B. coli, der B. pyocyaneus. Die Infection aber ist abhängig von der Zahl der Eindringlinge, von ihrer Virulenz, von dem Zustande der Gewebe, richtiger ihrer Widerstandskraft. Als Eingangspforten dienen die Haut, die Schleimhaut, vielleicht selbst diejenige des Darmes. (Jordan nimmt an, dass auch eine intacte Haut zur Eingangspforte werden kann.) Austrittspforten sind die Haut (der Schweiss), die Ausführungsgänge der Mamma, diejenigen der Speicheldrüsen, die Niere, wenn sie alterirt ist.

Die acute Osteomyelitis wird erzeugt

1. durch Staphylococcen (in der Mehrzahl der Fälle),
2. durch Streptococcen,
3. durch Pneumococcen,
4. durch Typhusbacillen.

Diese Mikrobien traten durch die Haut, die Schleimhäute, die Lungen in den Körper ein. Die Thatsache, dass die Osteomyelitis besonders bei jugendlichen Individuen auftritt, erklärt der Verfasser aus dem Umstande, dass die Eitererreger sich mit Vorliebe an den Wachsthumszonen des Knochens niederlassen und vermehren.

Canon (H. f. Chirurgie, Bd. 37, Heft 5, 6, und D. med. Wochenschrift 1893, Nr. 43) ermittelte, dass in fast allen Fällen von Sepsis Mikrobien im Blute sich nachweisen lassen, dass sie in demselben sogar in sehr grosser

Zahl sich finden, und dass die Toxine, welche durch das Wachsthum der Mikrobien im Blute entstehen, den Körper in besonderer Weise schädigen, während die Toxine, welche durch das Wachsthum der Bacterien in localen Herden entstehen, nur zum Theil in die Säftemasse gelangen. Die Bacterien, welche er bei Sepsis in Blüthe fand, waren Streptococcen oder Staphylococcen; bei Diphtheritis fand er im Blute Streptococcen, Staphylococcen oder Diphtheritisbacillen, bei Phthisis pulmonum Staphylococcen, aber in mehreren Fällen schwerer Phlegmone und Pyämie (beim Lebenden) keine Bacterien.

Die Sepsis wird nach des Autors Ansicht stets hervorgerufen durch Vermehrung von Eitererregern im Blute, während bei der Pyämie nur eine Durchschleppung solcher Erreger durch das Blut, aber eine Metastasenbildung besteht. In beiden Krankheiten sind es die Toxine, welche das Fieber erregen.

Zahncaries.

C. Jung bespricht in seiner Inauguraldissertation (Berlin 1892) die Bacterien der Zahncaries nach seinen Studien im zahnärztlichen Institute zu Berlin. Er strich kleine Stückchen cariöser Zähne auf Agarplatten, brachte sie in Bouillon und in Röhrchen mit verflüssigtem Agar, um letztere bei 35° aufzubewahren. Es gelang Jung, zehn Arten von Mikroorganismen zu isoliren, die fast alle den Bacillen angehörten[1]). Obligat-anaërobe Spaltpilze vermochte er nicht aufzufinden. Nach seiner Ansicht sind im ersten Stadium der Caries, demjenigen der Entkalkung, Mundbacterien der höchsten Wahrscheinlichkeit mit betheiligt[1]). Später dringen specifische Cariesbacterien in das schon alterirte Zahngewebe ein und vermögen dann selbst die Säure zu liefern, welche zur weiteren Entkalkung nöthig ist. Er vertritt ferner die Ansicht, dass auch bei der Auflösung des entkalkten Zahngewebes Mundbacterien mitbetheiligt sind, dass sie aber nur die oberflächlichen Lagen angreifen, und dass für die tieferen Lagen stets die eigentlichen Cariserreger das deletäre Element sind.

Kindbettfieber[2]) und seine Verhütung (Hebammenwesen).

Löhlein (Die Verhütung des Kindbettfiebers, 1893) empfiehlt folgende Maassnahmen zur Verhütung des Kindbettfiebers. Nur bei inficirt in die Anstalt gebrachten, bei gonorrhoisch erkrankten Frauen ist vor Einführung der Hand und der Instrumente eine Carbolirrigation und Auswaschung der Vagina vorzunehmen. Jede Schwangere aber, welche vor Wehenanfang zur Aufnahme gelangt, erhält ein Reinigungsbad, wird an den äusseren Geschlechtstheilen, dem Hypogastrium, der oberen Partie der Oberschenkel, gründlich (mit Seife) gereinigt, alsdann ebendort mittelst Sublimatlösung von 1:2000 desinficirt. Auch zur Desinfection der Hände

---

[1]) Sie haben alle die Fähigkeit, Säure zu bilden. Ob die verschiedenen Arten der Caries stets durch dieselben Bacterien erzeugt werden, kann der Autor nicht entscheiden.

[2]) Vergl. auch S. 268 unter „Eklampsie".

des Untersuchenden soll Sublimatlösung, ausnahmsweise die ganze Fürbringer'sche Hände-Desinfection, zur Anwendung kommen. Bei übelriechendem Wochenflusse oder wenn Eihautreste zurückblieben, sind Irrigationen der Vagina mit 2½ proc. Carbolsäure vorzunehmen. Auch wenn in den ersten Tagen die Temperatur über 38·5° C. hinausgeht, soll man Irrigationen der Vagina und des Uterus mit 3 proc. Carbolsäure anwenden, Kranke aber einer bestimmten Wärterin überweisen, welche keine andere Frau pflegen darf.

Zum Schutze der nicht in einer Anstalt Entbundenen fordert Löhlein vor Allem die Beschränkung jedes operativen Eingriffs auf das absolut Nothwendige, ferner sorgsame Berücksichtigung der Regeln der Reinlichkeit resp. Antisepsis, endlich genaue Belehrung der Hebammen hinsichtlich der Ursachen und der Verhütung des Kindbettfiebers. Deshalb soll man die Reformbestrebungen, welche den Bildungsgrad und die Ausbildung der Hebammen zu fördern, die letzteren vor dem socialen Herunterkommen und Verlust ihres Wissens, wie Könnens zu bewahren suchen, unterstützen und darauf hinwirken, dass Specialvorschriften seitens der Behörden für die Hebammen in Bezug auf die aseptische Pflege der Kreissenden und Wöchnerinnen erlassen werden.

Maisch (Das Kindbettfieber und die Hebammenfrage, Berlin 1893) findet die Ursachen der Missstände im Hebammenwesen erstens in mangelhafter Intelligenz, zweitens an ungenügenden Einnahmen und drittens an nicht ausreichender Aufsicht und Fürsorge für Weiterbildung der Hebammen. Zur Abhülfe schlägt er vor, es solle die Auswahl der Schülerinnen dem Kreisphysicus übertragen werden, demselben aber obliegen, mit Vertrauensmännern des Kreises sich zu berathen. Weiterhin fordert er, dass der Bezirksausschuss die Kosten der Ausbildung bezahle, dass im standesamtlichen Register eine Rubrik eingerichtet werde: N. N. im Wochenbett gestorben, woran, wie lange nach der Geburt?, dass die Leichenschau von einem Arzte besorgt werde, dass man Nach- und Repetitionscurse einführe, bei Anlass von Klagen Verweise und Nachprüfungen, keine Geldstrafen verfüge, das Jahresgehalt aufbessere, die Standesehre durch Bildung von Vereinen, die Fortbildung durch Vorträge u. s. w. zu heben sich bemühe. Den anderwärts gemachten Vorschlag, Diaconissen der Geburtshülfe heranzubilden, hält der Verf. für beachtenswerth.

Eckstein (Wiener med. Wochenbericht 1893, Nr. 8) empfiehlt, anstatt der gewöhnlichen Hebammentaschen die Verwendung von Blechbehältern, in denen Thermometer, Nagelbürste, Glasrohre, Flaschen mit Desinfectionslösung angebracht sind, und empfiehlt für den gewöhnlichen Irrigator einen Heberschlauch, welchen man in einen Blechkasten mit gekochtem und entsprechend abgekühltem Wasser einbringt.

Einen Beitrag zur Hebammenfrage lieferte Hönck (Zeitschr. f. Geburtsh. u. Gynaekol. 1892, 1, S. 107) auf Grund von 14 Tabellen, in denen nach Aufzeichnungen des Medicinalbureaus in Hamburg die in der Praxis einer dortigen Hebamme vorgekommenen Kindbettfieberfälle eingetragen waren. Diese Tabellen ergaben die Häufigkeit einer Uebertragung von Krankheitskeimen durch die Hebammen. Zu ihrer Verhütung fordert Hönck die Vornahme einer gründlichen Desinfection der Hebammen und aller ihrer bei und nach der Entbindung gebrauchten Sachen auf Staatskosten. Dabei sei eine genaue Erkrankungsstatistik nothwendig, wie solche Schatz in Rostock für Mecklenburg-Schwerin mit Erfolg durchgeführt habe. Hier erfolgt die ausserordentliche Desinfection in der Rostocker Lehranstalt. Ein Anhang bringt die in Mecklenburg zur Verhütung des Wochenbettfiebers 1885 eingeführte Instruction für die Hebammen.

Bereits zu Ende 1892 ist ein neues Preussisches Hebammen-Lehrbuch „im Auftrage des Herrn Ministers der geistlichen, Unterrichts- und Medicinal-Angelegenheiten" (mit 43 Holzschnitten, Berlin, Aug. Hirschwald) erschienen. — Das von Dohrn (Königsberg) verfasste Buch unterscheidet sich, abgesehen davon, dass es die inzwischen weiter ausgebaute Lehre der Antisepsis überall durchgehend eingehend berücksichtigt, in seiner ganzen klareren Darstellung und Abfassung vortheilhaft von der vorhergegangenen Litzmann'schen Ausgabe.

Von besonderer Wichtigkeit sind ausserdem die nach vielfachen Anfragen bei Regierungen und von hervorragenden Fachleuten umgearbeiteten Capitel von der Wendung, der Lösung der Nachgeburt, Unterbindung der Nabelschnur und den Credé'schen antiseptischen Einträufelungen 2 proc. Höllensteinlösung bei Vorhandensein bösartigen Scheidenflusses der Mutter.

Die Anordnung des Lehrstoffs, bei dem viele der früheren, dem Begriffsvermögen der Hebammen zu fern liegende anatomische und physiologische Darstellungen wegblieben, gliedert sich in 10 Theile und zwei Anhänge.

Theil I behandelt: Die Anatomie des gesammten Körpers im Allgemeinen und der Geschlechtstheile im Besonderen.

Theil II (in drei Abschnitten): Die Physiologie von Schwangerschaft, Geburt und Wochenbett.

Theil III: Die unregelmässigen Kindeslagen.

Theil IV: Die unregelmässige Haltung des Kindes.

Theil V: Die mehrfache Geburt.

Theil VI bis IX: Die Pathologie der Schwangerschaft, des Eies, der Geburt, des Wochenbettes.

Theil X beschäftigt sich mit den Erkrankungen der Neugeborenen.

Ein erster Anhang enthält die Beschreibung einiger Hülfeleistungen wie Katheterisiren, Ausspülungen, Klystirsetzen u. a., ein zweiter die Instruction und die die Hebammen interessirenden Verordnungen.

Als Antisepticum ist durchgehends nur Carbolsäure auf Grund der erstatteten Gutachten angeführt. Andere Antiseptica, z. B. das vielseitig warm gerade für Hebammen empfohlene Lysol, sind daher ausgeschlossen. — Selbstverständlich finden derartige Bestimmungen, die aber in Anbetracht der eigenartigen Stellung und Ausbildung der Hebammen nicht zu umgehen sind, bei manchen Aerzten Widerspruch.

Ebenso hat die Vorschrift, nur bei Fluor albus der Mutter die prophylaktischen Credé'schen Augeneinträufelungen bei Neugeborenen vorzunehmen, eine zweiseitige Kritik gefunden. Ph. Stephan (Frankfurt a. M.), der seinem Missfallen hierüber in einem scharfen Aufsatze der

Deutschen Med.-Ztg., 1893, Nr. 103 (Das preussische Hebammenlehrbuch (1892) und die Blenorrhoea neonatorum) Ausdruck verleiht, übersieht aber völlig, dass das durch das Hebammenbuch vorgeschriebene Verfahren in vielen geburtshülflichen Anstalten mit gutem Erfolge geübt und nur nach Anhörung von namhaften Geburtshelfern wie Ophthalmologen Aufnahme gefunden hat.

Einen Leitfaden für die Nachprüfungen der Hebammen in Katechismusform schrieb Carl Waibel in Günzburg (Wiesbaden 1893), in dem er sich hauptsächlich an das Schultz'sche Lehrbuch für Hebammen anlehnte. Freilich dürften auch die besten derartigen Bücher die Zweckmässigkeit der Fortbildungscurse für Hebammen, wie sie besonders in West-Deutschland in dankenswerther Weise von Kreisverwaltungen u. dergl. ermöglicht worden sind, nicht ersetzen.

Zur Reform des Hebammenwesens in Oesterreich empfahl Eckstein in Teplitz (Klin. Zeit- und Streitfragen VII, 7, Wien 1893) neben besserer Auswahl des Hebammenmateriales, ferner bei Vermehrung der Hebammenschulen, eine Einschränkung der Schülerinnenzahl der einzelnen Anstalten, eingehenderen Unterricht derselben in der Antisepsis in einer der Praxis entsprechenden Weise, die Einführung aseptischer Instrumentarien, unentgeltliche Verabfolgung von Desinfectionsmitteln etc. an arme Hebammen, ferner Organisation von Districtshebammen und Gründung grösserer Hebammenvereine.

Ueber das Kindbettfieber und die Hebammenfrage schrieb Maisch (Berlin und Neuwied 1893). Er betont darin, dass die Desinfection nicht nur für die Hebammen, sondern auch für den Arzt obligatorisch sein müsse. Bei der Geburt sei die innere Untersuchung auf das Nöthigste zu beschränken, Ausspülungen seien ohne Anordnung des Arztes nur bei Blutungen während oder nach der Geburt vorzunehmen. Ferner wünscht er, damit der Hebammenstand in der erforderlichen Weise gehoben werden könne, eine bessere Auswahl der Schülerinnen, Wiederholungscurse für die Hebammen selbst, Fortbildung durch Hebammenvereine, andererseits Sicherung ihrer materiellen Existenz durch bessere Bezahlung, durch Gründung von Altersversorgungscassen u. dergl.

So richtig diese allgemeine Forderungen sind, so wenig wird in verschiedenen Einzelheiten, z. B. bei Behandlung der Dammrisse und Vergeudung der Stopftücher, den etwas selbstbewussten und zu bestimmt gehaltenen Forderungen von Maisch immer beigepflichtet werden können.

Geschlechtskrankheiten.

Krefting (Annales de Dermatologie 1893, Août) fand bei Untersuchung der Ränder eines Ulcus molle eine grosse Zahl Ducrey'scher Bacillen von weichem Schanker, wie er sie mit dem letztgenannten Autor schon früher nachgewiesen hatte. Auch Nicolle und Venot (La médecine moderne 1893, Juillet 29) bestätigten diesen Befund beim Ulcus molle; doch fanden sie gleichzeitig mit den Ducrey'schen Bacillen auch den Staphylococcus pyogenes albus und einen saprophytischen Spaltpilz.

H. Laser (Gonococcenbefund bei 600 Prostituirten, D. med. Wochenschrift 1893, Nr. 37) untersuchte 197 Prostituirte auf Gonococcen und fertigte 600 Präparate an. Von den aus dem Cervixschleim hergestellten zeigten 31·3 Proc. ein unzweifelhaft positives Ergebniss. Dagegen fanden sich Gonococcen nur in sieben von 180 aus Vaginalschleim gewonnenen Präparaten und in fünf von den betreffenden Fällen war auch eiterige Secretion aus der Urethra, und ein gonococcenhaltiger Schleim im Cervix vorhanden. Unter 353 Präparaten von Urethralschleim gaben 112 oder 31·7 Proc. positiven Gonococcenbefund. Nur in 21 Fällen von diesen 112 konnte makroskopisch ein eiteriger Ausfluss aus der Urethra festgestellt werden. In acht Fällen von 241, in denen keine Gonococcen gefunden wurden, entleerte sich aus der Urethra dicker Eiter, in 23 ein mehr schleimiges Secret. — Nach diesem Befunde ist Laser der Meinung, dass eine eiterige Schleimhauterkrankung auch noch durch andere Mikrobien als Gonococcen erzeugt werden kann. Möglich sei es allerdings, dass in diesen Fällen noch Gonococcen vorhanden waren, aber der mikroskopischen Untersuchung entgingen. Ob Wertheim's Anschauung, dass es sich in diesen Fällen um degenerirte Gonococcen handelt, richtig ist, wagt er nicht zu entscheiden. Vielleicht waren die Gonococcen nur in so geringer Menge vorhanden, dass sie nicht aufgefunden werden konnten.

Neisser (D. med. Wochenschrift 1893, Nr. 29) betont den hohen Werth der Untersuchung auf Gonococcen, namentlich, wenn es sich um Eingehen einer Ehe oder um Verhütung der Weiterverbreitung der Gonorrhoe durch Prostituirte handelt. Ausserdem ermögliche der frühzeitige Nachweis der Gonococcen eine rationale Therapie, damit aber eine Verhinderung des Entstehens zahlreicher chronischer Fälle, sei also auch prophylaktisch von hoher Bedeutung.

Bröse (D. med. Wochenschrift 1893, Nr. 16) ist durch eigene Untersuchungen zu der Ueberzeugung gelangt, dass Gonorrhoe vom Manne auf die Frau und von dieser auf den Mann mitunter auch dann erfolgt, wenn im Secrete absolut keine Gonococcen nachweisbar sind. Die letzteren können unter Umständen Involutionsformen annehmen, die aber noch Virulenz besitzen; oder sie befinden sich ab und zu tief in der Mucosa und gehen deshalb nur gelegentlich, unter günstigen Bedingungen, in das Genitalsecret über. Ausserdem inficirt eine menstruirende Person leichter, weil die Gonococcen sich bei den meisten Frauen in dem Cervix befinden. Der Autor hält die weibliche Gonorrhoe für ernster als die männliche, was der bisherigen Anschauung widerspricht. Die beste Prophylaxe des Leidens liegt nach ihm in der gründlichen Behandlung des Mannes; von häufigerer Untersuchung der Prostituirten auf Gonococcen erwartet er weniger.

Touton (Berl. klin. Wochenschrift 1892, Nr. 51 und Archiv f. Dermatol. 1893) sucht den Beweis zu erbringen, dass die Gonococcen auch in geschichtetes Plattenepithel eindringen können, dass sie auf und zwischen den Epithelzellen liegen und dass sie, in präputialen Krypten wuchernd, noch mehrere Jahre nach Heilung der Urethralgonorrhoe zu inficiren vermögen.

288   Infectionskrankheiten.   Geschlechtskrankheiten.

Hogge (Annales des maladies des organes génito-urinaires 1893, Avril) empfiehlt zum Nachweise der Gonorrhoe, besonders der subacuten und chronischen, die Beobachtung der Wirkung von Einspritzungen von Arg. nitr. ($^1/_{1000}$) oder Sublimat ($^1/_{10000}$), nach denen gewöhnliche Urethritis fast sofort heilt, ferner die Gram'sche Methode und endlich das Cultiviren auf Blutserumagar.

Nach Fournier (La France médicale 1893, Nr. 15) können Kinder nach der Geburt syphilitisch inficirt werden
1. beim Stillen,
2. durch intimen Verkehr mit syphilitischen Erwachsenen und Kindern (Küsse, Spielzeug, Trinkgeschirr),
3. durch Stupration,
4. durch Hebammen, Wärterinnen und selbst durch den Arzt (ärztliche Instrumente, Katheter, Laryngoskop, Vaccination mit humanisirter Lymphe, Circumcision nach jüdischem Ritus).

Auf der Versammlung deutscher Naturforscher zu Nürnberg besprach E. Lang die Prophylaxis der Syphilis und stellte dabei folgende Sätze auf:
1. Trotz anerkannter Schwierigkeiten, welche sich den prophylaktischen Maassnahmen entgegenstellen, sind die Behörden verpflichtet, der Weiterverbreitung luetischer Krankheiten nach Möglichkeit entgegen zu treten.
2. Für Arme und Minderbemittelte ist unentgeltliche Behandlung und kostenfreier Bezug von Medicamenten, sei es in der Behausung, sei es in Ambulatorien oder Krankenanstalten, anzustreben.
3. Luetisch Kranke müssen auf ihren Wunsch bedingungslose Aufnahme in öffentlichen Heilanstalten finden.
4. Es sind demnach die bestehenden Abtheilungen zu erweitern, bezw. neue Abtheilungen zu gründen.
5. Für Kranke aus der Beamtenwelt und dem Mittelstande sind in den Krankenhäusern passende Zahlabtheilungen zu errichten, die bestehenden zu erweitern und allgemein zugänglich zu machen.
6. Errichtung von Krankenanstalten mit ausschliesslicher Bestimmung für luetisch Kranke sind nicht zu empfehlen.
7. Solche Kranke dürfen weder Zurücksetzung im Dienste, noch materielle Schädigung bei Vereinen etc. erfahren.
8. Verbreitung einer gemeinverständlichen Darstellung über die gesammte Hygiene, welche auch über die Gefahren der Infection mit luetischen Krankheiten belehren soll, ist empfehlenswerth.
9. Gewerbebehörden haben im Verein mit ärztlichen Functionären auf Verhütung von Luesinfection bei gewissen Berufsarten hinzuarbeiten.
10. Das Ammenverhältniss ist sanitätsbehördlich zu überwachen und der Gesundheitszustand der Amme und ihrer Familie (zum mindesten ihres Kindes), sowie des Säuglings und seiner Eltern den beiden interessirenden Parteien bekannt zu geben.
11. Für die Verbreitung der luetischen Krankheiten giebt die sogenannte geheime Prostitution wegen Unmöglichkeit einer sanitären Controle die gefährlichste Quelle ab.

Infectionskrankheiten. Geschlechtskrankheiten. Prostitution. 289

12. Nicht registrirte Prostituirte, die nachweislich luetische Infectionen beigebracht, sind einer obligatorischen Behandlung im Sinne der Thesen 16 und 17 zuzuführen.

13. Männer, von denen nachweislich venerische Infectionen ausgingen, sind anzuhalten, ihre Krankheit regelrecht behandeln zu lassen, und sind überdies gerichtlich zu verfolgen, wenn sie sich ihrer Krankheit bewusst waren.

14. Die sanitäre Controle ist nur bei behördlich registrirten Prostituirten möglich.

15. Oertliche Verhältnisse sollen dafür bestimmend sein, ob für die registrirte Prostitution die Creirung geschlossener Etablissements zu gestatten ist.

16. Prostituirte, die venerisch-krank befunden wurden, sind sofort in eine öffentliche Heilanstalt abzugeben.

17. Eine nothwendige Ergänzung der hygienischen Maassnahmen bilden unter Controle befindliche Reconvalescentenhäuser, in welchen die aus der öffentlichen Krankenanstalt als „geheilt" entlassenen Puellae durch einige Wochen oder Monate die Consolidirung ihrer Gesundheit abzuwarten haben,

Die „Wiener dermatologische Gesellschaft" kam nach einer Discussion über die Regelung der Prostitution (in Wien) zu folgenden Sätzen: (Wiener med. Presse 1893, Nr. 20).

1. Von den beiden Gruppen der öffentlichen und geheimen Prostitution ist letztere stets die Hauptquelle der Verbreitung der venerischen Krankheiten gewesen.

2. Die Ueberwachung und strenge Controlirung der öffentlichen Prostitution bedingt stets eine Abnahme, Nachlassen in dieser Controle eine wesentliche Vermehrung der venerischen Krankheiten unter der Bevölkerung.

3. Das beste System der Ueberwachung der öffentlichen Prostituirten ist deren zwangsweise Casernirung.

4. Eine sachgemässe und sachverständige Untersuchung der Prostituirten ist nur durch specialistisch gebildete Aerzte möglich, weshalb bei Anstellung der Untersuchungs- und Controlärzte dem Nachweise ausreichender specialistischer Schulung grössere Bedeutung als bisher zu schenken ist.

5. Die Honorirung der Untersuchungsärzte hat nicht durch die Prostituirte, sondern von Amtswegen zu geschehen.

6. Jene Prostituirten, die mangels krankhafter Symptome kein Gegenstand der Spitalbehandlung sind, aus hygienischen Gründen aber temporär zur Ausübung ihres Gewerbes nicht zugelassen werden können, sind in eigens zu errichtenden Asylen unterzubringen.

7. Es ist für Wien die Vermehrung der Bettenzahl, respective die Errichtung neuer Syphilisabtheilungen anzustreben; kranke Prostituirte sind auf eigenen geschlossenen Zimmern der Syphilisabtheilungen unterzubringen.

8. Die geheime Prostitution ist thunlichst einzuschränken, venerisch Kranke, erwerbslose geheime Prostituirte zwangsweise zu registriren, die Centren geheimer Prostitution (Kneipen, Schenken etc.) polizeilich genau zu überwachen.

9. Von den übrigen Factoren des bürgerlichen Lebens, die zur Verbreitung der Syphilis und venerischer Krankheiten wesentlich beitragen, ist besondere Aufmerksamkeit zuzuwenden a) dem Ammendienst — Errichtung behördlicher Ammeninstitute; b) der Impfung; c) besonderen gewerblichen und industriellen Unternehmungen.

10. Die Behandlung venerischer Krankheiten bei Unbemittelten ist thunlichst zu erleichtern.

11. Das Fach der Syphilis und venerischen Krankheiten ist als obligater Lehr- und Prüfungsgegenstand einzuführen.

Blaschko (Syphilis und Prostitution vom Standpunkte der öffentlichen Gesundheitspflege, Berlin 1893) erörtert in einer sehr lesenswerthen Schrift die Pathologie und Therapie der geschlechtlichen Krankheiten, die Art der Uebertragung des Virus, die Bedingungen dieser Uebertragung, das Prostitutionswesen und seine Controle, die geheime Prostitution und ihre Gefahren, die Prophylaxe der geschlechtlichen Krankheiten. Er fordert Belehrung des Publicums und gründliche Reform der Krankenhaus-Behandlung, in Bezug auf letztbezeichneten Punkt aber erstens, dass alle Krankenhäuser Venerische aufnehmen, zweitens dieselben unentgeltlich behandeln, die Zahl der Betten für Venerische erhöhen und Geschlechtskranke in jeder Beziehung den sonstigen Kranken gleichstellen sollen, wünscht aber auch, dass Ambulatorien eingerichtet werden, damit in ihnen leichte Fälle behandelt, entlassene Patienten nachbehandelt werden, und spricht sich dahin aus, dass die sanitäre Ueberwachung der gewerbsmässigen Prostitution unerlässlich sei. Er tadelt die Casernirung der Dirnen, hält es für das Beste, wenn dieselben erst auf Grund eines richterlichen Erkenntnisses eingeschrieben und dass sie, statt polizeilich, rein ärztlich überwacht, aber sehr häufig untersucht werden.

Epizootieen.

Allgemeines. Eine grosse Reihe von Mittheilungen über das Vorkommen von Viehseuchen innerhalb und ausserhalb Deutschlands bringen nach wie vor die „Veröffentlichungen des Kaiserl. Deutschen Gesundheitsamtes." Als inhaltsreiche Quellen nennt Uffelmann ferner den alsbald zu besprechenden „Jahresbericht über die Verbreitung der Thierseuchen in Deutschland für das Jahr 1892" und folgende Berichte:

Bull, über die ansteckenden Krankheiten der Hausthiere (in der Schweiz), 1893.
Annual report of the veterinary department of England for 1892.
Verslag an den Koning van den bevindingen en handelingen van het veeartsenijkundig staatstoezigt in het jaar 1892. (Holland).
Röll: Veterinärbericht über Oesterreich für das Jahr 1892.
Jahresbericht über das Veterinärwesen in Ungarn von Dr. Hutyca. III. Jahrgang 1892. Ofen-Pest 1893.
Bulletin du comité consultatif de Belgique pour les affaires relatives aux épizooties . . . pro 1892.
Bolletino sullo stato sanitario del bestiame nel regno d'Italia pro 1892.
Buletinul directiunei generale a serviciulei sanitar. 1892 (Rumänien).

Der „siebente Jahresbericht über die Verbreitung der Thierseuchen im Deutschen Reiche" giebt eine Uebersicht über die Frequenz der Thierseuchen während des Jahres 1892 und bringt eine Zusammenstellung von Gesetzen und Verordnungen über Veterinärwesen, sowie Anlagen, welche auf die Ausbreitung von Thierseuchen sich beziehen. Aus dem reichen Inhalte sei Folgendes mitgetheilt:

Im Jahre 1892 wurde 93 Mal Milzbrand auf Menschen übertragen (1891 wurden nur 68 angesteckt); von ihnen starben zwölf (ebensoviel 1891). Zu den Erkrankten gehörten zwölf Fleischer, acht auf Abdeckereien beschäftigte Personen, drei Schäfer, je ein Kreisthierarzt und ein Fleischbeschauer.

Mit Rotz wurde nur ein Gutsinspector im Kreise Gleiwitz inficirt, der der Krankheit erlag.

Maul- und Klauenseuche wurde häufig, besonders im Osten Preussens, hauptsächlich nach dem Genuss roher oder ungenügend gekochter Milch und der Butter von kranken Thieren, bisweilen auch beim Melken übertragen. Ein Hirtenknabe, der barfuss die kranken Thiere getrieben hatte, erkrankte an den Zehen.

Pferderäude wurde in vereinzelten Fällen in einigen ostpreussischen und schlesischen Orten übertragen.

Von ansteckenden Krankheiten bei den Thieren wurden 1892 zur Anzeige gebracht:

3 697 Erkrankungen an Milzbrand,
   823   „   „ Rotz und Wurm,
   500   „   „ Tollwuth,
4 153 539   „   „ Maul- und Klauenseuche,
  1 182   „   „ Lungenseuche. — Ausserdem in Baden:
  6 339   „   „ Schweinerothlauf.

Weiter wurde dem Deutschen Reichstage eine Novelle zum Reichsgesetze, betreffend die Abänderung des Gesetzes über die Abwehr und Unterdrückung von Viehseuchen vorgelegt. Der Entwurf hatte vier Artikel: Art. 1 bezieht sich auf die Aenderungen der §§ 4 und 17 des Gesetzes vom 23. Juni 1880. Hiernach liegt dem Reichskanzler ob, die Ausführung des Gesetzes und der erlassenen Anordnungen zu überwachen, die Regierungen der betreffenden Bundesstaaten zur Anordnung und einheitlichen Durchführung der gesetzlichen Abwehrmaassregeln gegenüber dem verseuchten Auslande zu veranlassen, ferner für den Fall einer im Inlande ausgebrochenen Viehseuche für Herstellung und Erhaltung der Einheit in den Seitens der Landesbehörden zu treffenden oder getroffenen Maassregeln selbst oder durch einen Reichscommissar zu sorgen, zu dem Zwecke die erforderlichen Anordnungen zu treffen, nöthigenfalls auch die Behörden der betheiligten Bundesstaaten unmittelbar mit Weisungen zu versehen. Alle Vieh- und Pferdemärkte sollen (§ 17) durch Beamte und Thierärzte beaufsichtigt werden. Dieselbe Maassregel kann auch auf Viehbestände in öffentlichen und privaten Räumen, auf öffentlich aufgestellte Zuchtthiere, auf Thierschauen, auf die durch Behörden veranlassten Zusammenziehungen von Vieh und Pferden, auf Gastställe, Schlachthäuser, Ställe von Viehhändlern ausgedehnt werden. Der Thierarzt ist zu sofortiger Anzeige aller irgendwie verdächtigen Erscheinungen bei der Polizei verpflichtet; ist Gefahr im Verzuge, dann ist der Thierarzt schon vor polizeilichem Einschreiten zur Anordnung einer Absonderung und Bewachung der erkrankten oder verdächtigen Thiere befugt. Sodann werden im Artikel 3 die Aenderungen angegeben, welche sich auf die Absonderung, Bewachung oder polizeiliche Beobachtung der erkrankten oder verdächtigen Thiere, auf die Anordnung der Stall- oder Ortssperre beziehen. Diese Sperre kann erst nach Feststellung der Seuche durch das Gutachten des beamteten Thierarztes verfügt werden, und zwar nur dann, wenn die Seuche eine grössere Ausdehnung erlangt hat und eine allgemeine Gefahr in sich schliesst. Es kann auch eine Sperre auf einzelne Ortstheile verfügt werden. Durch den Sperrerlass wird der Besitzer zur Anordnung derjenigen Einrichtungen verpflichtet, welche für die Durchführung der Sperre erforderlich sind. Hierzu gehören vor Allem energische Desinfectionsmaassregeln, wie solche § 27 vorschreibt. Der neu eingeschaltete § 44a, die Maul- und Klauenseuche betreffend, lautet wie folgt:

„Ist der Ausbruch der Maul- und Klauenseuche in einem Stalle oder auf der Weide festgestellt, so kann die Impfung aller der Seuchengefahr ausgesetzten Thiere, welche sich in demselben Stalle oder Gehöft oder auf derselben Weide befinden, polizeilich angeordnet werden. Die Ausführung der Impfung bedarf nicht der Aufsicht eines beamteten Thierarztes, muss jedoch polizeilich überwacht werden.

Das Weggeben von Milch aus einem Seuchengehöfte oder einer der Sperre unterworfenen Ortschaft oder Feldmark kann verboten oder an die Bedingung geknüpft werden, dass die Milch vorher abgekocht wird.

Das Weggeben ungekochter Milch aus Sammelmolkereien kann in Zeiten der Seuchengefahr und für die Dauer derselben verboten werden. Ist einer der betheiligten Viehbestände unter Sperre gestellt, so darf die Milch nur nach erfolgter Abkochung weggegeben werden.

In England und Schottland (Annual Report of the Veterinary Departm. for the Year 1892) wurden bei Thieren im Jahre 1892 bekannt:

 664 Fälle von Milzbrand,
  40   „   „ Wuthkrankheit,
3001   „   „ Rotz und Wurm,
5267   „   „ Maul- und Klauenseuche,
 134   „   „ Lungenseuche,
13957 „   „ Schweinefieber.

(Die Gesammtzahl der Hausthiere belief sich im Juni 1892 auf fast 38 Millionen.)

In Holland wurden im Jahre 1891 bekannt:

 215 Fälle von Milzbrand,
  26   „   „ Rotz,
2732   „   „ Schweinerothlauf,
  14   „   „ Tollwuth bei Hunden,
1284   „   „ Maul- und Klauenseuche,
   5   „   „ Trichinose bei geschlachteten Schweinen.

Milzbrand.

J. von Maximowitsch und W. Grigoriew (Berl. klin. Wochenschrift 1893, Nr. 16) beschrieben zwei zur Section gelangte Fälle von Milzbrandinfection nebst Beobachtungen über die Virulenz der Milzbrandbacillen, die sie bei einem Gefreiten und dem Oberstabsarzt eines Sappeurbataillons beobachtet hatten. In beiden Fällen wurden neben Milzbrandbacillen Streptococcen, in dem einen auch Staphylococcen gefunden. Die Züchtung der Milzbrandbacillen und das Thierexperiment gelangen nicht. Auf Grund weiterer in Folge dessen angestellter Versuche äusserten sich die Beobachter dahin: „Die Fähigkeit der Milzbrandbacillen, Culturen zu bilden und ihre Virulenz gehen nicht immer Hand in Hand."

Im Königreich Sachsen (24. Jahresbericht des Landes-Medicinal-Collegiums, S. 84) erkrankten im Jahre 1892, soweit bekannt wurde, 434 Thiere an Milzbrand.

Durch Verletzungen beim Abhäuten oder Nothschlachten wurden 21 Menschen milzbrandig inficirt und von ihnen drei dahingerafft. Einige Personen erkrankten an Milzbrand auch durch Beschäftigung mit Thierhaaren, so in Plauen ein Seiler, der mit Auszupfen von Kälberhaaren, und fünf Arbeiter, die in Rosshaarspinnereien thätig gewesen waren. Von derselben Krankheit wurde endlich auch ein Arbeiter auf dem Güterbahnhofe in Leipzig befallen.

Wuthkrankheit.

Nach dem 7. Jahresberichte über die Verbreitung von Thierseuchen in Deutschland wurden 1892 als an Tollwuth erkrankt gemeldet: 387 Hunde (gegen 445 im Jahre 1891), 69 Rinder, 27 Schweine, 8 Pferde, 2 Katzen, 7 Schafe.

Die meisten Fälle kamen in den Regierungsbezirken Posen, Gumbinnen, Königsberg, Oppeln, Liegnitz, Breslau und Marienwerder vor. Wiederholt liess sich der Import aus dem Auslande feststellen. Die Zeit des Ausbruchs nach dem Bisse schwankte bei den Hunden von 9 bis 70 Tagen, bei den Rindern von 28 bis 85 Tagen, bei den Schweinen von 14 bis 37 Tagen, bei den Pferden von 31 bis 61 Tagen. In demselben Jahre starben im Deutschen Reiche drei Personen an Wuthkrankheit, eine im Kreise Tilsit, zwei im Kreise Kattowitz, obgleich sie sofort in ärztliche Behandlung kamen. Hierzu bemerkt Uffelmann: Wann wird bei uns Gelegenheit zur Schutzimpfung der von wuthkranken Thieren gebissenen Personen geschaffen? Man darf diese Frage aufwerfen, obwohl die Zahl der durch Tollwuth bei uns Versterbenden glücklicherweise sehr gering ist. Die so schreckliche Krankheit lässt sich doch, wie wir nach den Ergebnissen der antirabischen Institute anzunehmen berechtigt sind, verhüten!

Gross ist noch immer die Zahl der Hundswuthfälle in Frankreich. Hierüber erschienen Arbeiten von Reuss („La rage à Paris", Ann. d'hyg. publ. Juli 1892 und Allg. Ztschr. f. Psych., Bd. 49, H. 6, S. 229) und von

Nocard („Prophylaxie de la rage", Rev. d'hyg. publ. 1893, Nr. 7, S. 641). Nach diesen Arbeiten, sowie nach einer Notiz in den Veröffentlichungen des Kaiserl. Gesundheitsamtes (1893, Nr. 12, S. 191) gab Chauveau die Zahl der wüthenden Hunde und Katzen für 1888 auf 2567 an; nach Dujardin-Beaumetz erlagen im Jahrzehnt 1881/91 nur im Seine-Departement 101 Personen der Hundswuth; gebissen wurden 1890: 61, und 1891: 148 Menschen.

Tizzoni und Centanni (D. med. Wochenschrift 1893, S. 702) zeigten, dass ausgebrochene Rabies heilbar ist. Sie injicirten den in Wasser wieder gelösten Alkoholniederschlag aus dem Blutserum immunisirter Thiere, doch nicht vor dem achten Tage nach der Infection der Versuchsthiere, und erreichten damit, dass die letzteren am Leben blieben, während die Controlthiere 18 bis 20 Tage nach der Infection zu Grunde gingen. (Der Alkoholniederschlag wurde während fünf bis sechs Tagen injicirt.)

Im antirabischen Institute zu Odessa (unter Bardach) wurden im Jahre 1892 im Ganzen 644 Personen geimpft, von denen 633 von wuthkranken Thieren gebissen und elf in Folge der Pflege wuthkranker Menschen und Thiere infectionsverdächtig waren. Der Biss erfolgte bei 593 Individuen durch Hunde, bei sechs durch Wölfe.

Es starben von allen Geimpften nur vier, aber diese hatten noch nicht die ganze Cur durchgemacht. Von denen, welche sie ganz absolvirten, ging Niemand zu Grunde; gewiss ein glänzendes Resultat!

Im Institut Pasteur zu Paris wurden im Jahre 1892 1793 gebissene Personen geimpft, von denen 7 = 0·39 Proc. starben. Rechnet man hiervon drei Personen ab, bei denen die Wuth schon vor der Impfung ausgebrochen war, so ergiebt sich nur 0·22 Proc. Am grössten war die Sterblichkeit mit 1·48 Proc. bei Kopfbissen. (Allg. Wiener med. Zeitung 1893, Nr. 24; D. med. Ztg. 1893, Nr. 62, S. 696.)

Tizzoni (D. med. Wochenschrift 1893, S. 702), welcher den Beweis erbracht hatte, dass das Blutserum, hochgradig gegen Wuthkrankheit immunisirter Kaninchen, diese Krankheit auch zu heilen vermag, hat neue Versuche dieser Art unternommen, indem er das Blutserum mit absolutem Alkohol behandelte, das Präcipitat trocknete, in Wasser löste und injicirte. Es ergab sich, dass die inficirten und nicht vor dem achten Tage nach der Infection geimpften Kaninchen am Leben blieben, während die nicht geeimpften Controlthiere 18 bis 20 Tage nach der Infection starben.

In der antirabischen Station des pathologischen Instituts zu Bukarest wurden im Jahre 1892 in Summa 370 Personen geimpft, von denen 317 durch Hunde, 31 durch Wölfe gebissen worden waren. Es starben acht der Geimpften während der Cur, sieben nach derselben.

In dem antirabischen Institute zu Jassy wurden im Jahre 1892 in Summa 133 Personen geimpft, von denen 107 durch Hunde, 14 durch Wölfe gebissen worden waren. Nur zwei der Geimpften starben, und zwar während der Zeit der Cur.

Weitere Beiträge zur Kenntniss der Wuthkrankheit stellte Walter Berger für die letzten Jahre in Schmidt's Jahrbüchern 1893, Band 239, Nr. 1, S. 57 zusammen, und Band 239, Heft 2, S. 170.

Von neueren Präventivmaassregeln gegen Tollwuth seien erwähnt die Rabies Order 1892 (Verordnung des Board of Agriculture vom 14. October 1892; Veröffentlichungen des Kaiserl. Gesundheitsamtes 1893, Nr. 14, S. 218). Sie dehnt die früheren Verordnungen auf alle von tollwüthigen Thieren gebissenen Thiere aus und ebenso die Befugniss zu deren Wegfangen. — Der Ausbruch der Seuche bei Thieren ist von deren Besitzern polizeilich zu melden. — Tolle und der Tollwuth verdächtige Thiere sollen auf näher bestimmte behördliche Anordnungen getödtet werden etc.

Für Paris bestimmte eine Ordonnance vom 31. Mai 1892, dass die Hunde entweder an der Leine geführt oder einen Maulkorb tragen müssten.

Rotz.

Nach dem siebenten „Jahresberichte über die Verbreitung von Thierseuchen im Deutschen Reiche" wurden im Jahre 1892 als an Rotz erkrankt gemeldet 823 Pferde. Es fielen an Rotz 50, und 1026 Pferde wurden wegen Rotz getödtet.

Von den auf polizeiliche Anordnung getödteten Pferden erwiesen sich bei der Section 29·1 Proc. als nicht rotzkrank.

Am meisten heimgesucht waren die östlichen Theile des Reiches, wie früher. Mehrfach konnte Einschleppung der Krankheit aus dem Auslande nachgewiesen werden, so aus Russland, Oesterreich, Frankreich und Belgien. Die Feststellung der Diagnose erfolgte nicht selten durch Controle auf Pferdemärkten, verschiedentlich auch durch Verimpfung von Malleïn.

Ueber die Resultate der im Königreich Sachsen vorgenommenen Malleïnimpfungen berichtete Johne (D. Ztschr. f. Thier-Med., Bd. 19, H. 2 u. 3).

Untersuchungen über die Wirkung der Einimpfung des Rotzes in die Nervencentra stellte Tedeschi-Jena (Beitr. z. path. Anat. und allg. Path. 1893, 2) an Hunden, Katzen, Kaninchen, Meerschweinchen und Ratten an, indem er ihnen Reinculturen hauptsächlich von Glycerinagar durch Trepanöffnungen subdural einführte. Hierbei trat der Tod erheblich rascher ein, als bei Einspritzung unter die Haut oder in das Blut. Auch erlagen diesen Impfungen noch Thiere, die gegen Einspritzungen unter die Haut, in die Bauchhöhle, oder hinter den Bulbus immun geblieben waren. Im Weiteren wird das Ergebniss der Sectionen bei den betreffenden Thieren näher angegeben.

Von Präventivmaassnahmen gegen Rotz sei in erster Linie die neue Glander's or Farcy Order 1892 (26. September) hervorgehoben (Veröff. des Kaiserl. Ges.-A. 1892, S. 974), ferner Polizeiverordnungen der Regierungspräsidenten zu Cöslin (vom 7. October 1892; Veröff. des

Kaiserl. Ges.-A. 1893, S. 38) und zu Potsdam (vom 9. December 1892, ebenda S. 288). In ihnen wurden bestimmte Desinfectionen und Reinigungen für die Stallung der Gast- und Schankwirthschaften wie der Pferde- und Viehhändler vorgeschrieben.

Maul- und Klauenseuche.

Hier sei als bemerkenswerth zunächst hervorgehoben, wie durch Erlass des Preuss. Landwirthschaftsministers vom 4. August 1893 ein Preisausschreiben eines grösseren Molkereiverbandes veröffentlicht wurde, in welchem als Aufgabe nicht allein die Ermittelung und Isolirung des fraglichen Krankheitserregers, sondern auch der Beweis seiner Wirksamkeit durch entscheidende Thierversuche aufgestellt werden sollte. Näheres über das Ergebniss dieses Ausschreibens ist noch nicht bekannt.

Inzwischen haben sich besonders zwei Forscher mit dieser Frage befasst:

Robert Behla bezeichnet in einem Aufsatze über die Erreger der Klauen- und Maulseuche nebst Bemerkungen über die acuten Exantheme beim Menschen (Centralbl. f. Bact.- u. Paras.-K. 1893, Bd. 13, Nr. 2) als erstere die von ihm gefundenen Epithelsamöben. Dies sind in den Blasen der Rinder, im Maule und in ihrem Blute, zum Theil in den Blutkörperchen gesehene, rundliche, den Malariaplasmodien ähnliche, mit einem Protoplasmahofe umgebene, amöbenartige Gebilde verschiedener Form, die mehrfach Geisseln trugen.

Dagegen sprach Schottelius in einer Arbeit über den bacteriologischen Befund bei Maul- und Klauenseuche (Centralbl. für Bacteriol. XI, 75) die von ihm gefundenen Streptococcen als Seuchenerreger an. — Ihm schloss sich, unter Bekämpfung von Behla's Ansicht, Kurth an.

Kurth (Arb. aus dem K. Gesundheitsamte VIII, Heft 3) hatte Gelegenheit, aus fünf Herden von Maul- und Klauenseuche infectionsverdächtiges Material, nämlich Blut, Bläscheninhalt, Speichel, Belag des Bläschengrundes maul- und klauenseuchiger Rinder und Schafe, sowie gleiches Material künstlich inficirter Thiere zu untersuchen. Er fand im Blute keine Mikrobien; im Bläscheninhalte (vom Euter) neben sechs nicht constanten einen constant vorkommenden Streptococcus und im Maulspeichel denselben Spaltpilz, wenn die Bläschen geplatzt waren. Er bezeichnet ihn als Streptoc. involutus und als Erkennungszeichen der Krankheit. Infectionsversuche mit frischen Reinculturen schlugen fehl. Kurth will aber hieraus nicht schliessen, dass der Streptococcus keine Beziehungen zu der Maul- und Klauenseuche habe, da er in der Reincultur die Virulenz eingebüsst haben konnte. Im Gegentheil glaubt er, das constante Vorkommen dieses Mikroben bei der Krankheit, wie sein constantes Fehlen im Maule gesunder Thiere spreche sehr für die Annahme, dass er der specifische Erreger der Seuche sei. Doch muss man diese Annahme so lange für gewagt erklären, wie es nicht gelingt, durch Verimpfung der Reinculturen die Krankheit zu erzeugen.

Ein Sammelreferat über die bezüglich des pathogenen Mikroorganismus der Maul- und Klauenseuche bisher veröffentlichten Arbeiten etc. brachte Johne (D. Ztschr. f. Thier-Med. und vergl. Path., Bd. 19, H. 4 u. 5).

Von sonstigen Einzelbeobachtungen, welche besonders den Uebergang dieser wohl gegenwärtig verbreitetsten aller Thierseuchen auf den Menschen zum Gegenstande hatten, sei Folgendes erwähnt:

Lorenz (Kempen) stellte eine Uebertragung der Aphthenseuche auf den Menschen durch den Genuss von Süssrahmbutter (Zeitschr. f. Fleisch- und Milch-Hyg., 3. Jahrg., H. 9) fest.

Siegel beschrieb in einem im Berliner Verein für innere Medicin gehaltenen Vortrage (D. Med.-Ztg. 1893, Nr. 50, S. 556), wie er nicht nur die bekannten Entzündungen der Mundschleimhaut und Furunculose, sondern auch in einzelnen schwereren Fällen noch nach vier bis fünf Wochen Schwindelanfälle, Leber- und Magenschmerzen, anhaltende Obstipation, ja sogar Prostration beobachtet habe.

Alle Autoren fordern, dass Milch aphthöser Kühe nur gekocht oder sterilisirt abgegeben werden solle.

M. Reuter (Deutsche Landwirthschaftliche Presse 1894, Nr. 103) fand durch eigene eingehende Versuche, „dass das Lysol von allen bisher bekannten Arzneistoffen das wirksamste, gefahrloseste, dabei am leichtesten zu handhabende und im Preise am niedrigsten stehende Heilmittel ist, das gegen die Maul- und Klauenseuche besonders in Anwendung kommen kann". Das Lysol kann nach ihm ohne die mindeste Gefahr für das Leben der Thiere und für die Geniessbarkeit des Fleisches hervorzurufen, an den Klauen, wie in der Maulhöhle, am Euter und allen übrigen Körpertheilen zur Anwendung kommen. Auch kleinere Thiere, wie Schweine, Schafe, Ziegen können mit dem gleichen Erfolge damit behandelt werden. Die Anwendung ist sehr einfacher Natur; nachdem der Klauenspalt mit lauwarmem Seifenwasser gründlich ausgereinigt war, wurde mit einer Salbe, bestehend aus 3 bis 5 Thln. Lysol, 10 Thln. Carbo Tilae und 100 Thln. rohem Vaselin täglich zwei- bis dreimal gehörig eingerieben, wobei die Thiere trocken gehalten und mit guter Einstreu versehen wurden. Beim Aphthenausschlag der Maulhöhle wurden zunächst die erkrankten Partien der Maulschleimhaut, besonders jene der Ober- und Unterlippen, wo die Geschwüre am häufigsten auftreten, mittelst eines mit 5 proc. wässeriger Lysollösung getränkten Lappens so intensiv gerieben, dass vorhandene Blasen zum Bersten gebracht, die croupösen Membranen abgestreift und der Grund der Geschwüre vollkommen freigelegt wurde. Erst nachdem dies geschehen war, wurde auf die afficirten Schleimhautstellen die erwähnte Salbe, und zwar in 3 bis 5 proc. Verhältniss zu Lysol, theils mit der Hand, theils mittelst eines wollenen Läppchens täglich mehrere Male aufgestrichen, wobei einige Zeit darauf selbstverständlich das Tränken der Thiere vermieden wurde. Bei sehr intensiven Geschwüren der Maulhöhle und besonders des

Klauenspaltes wurden der erwähnten Salbe noch 5 bis 10 Thle. pulverisirten Alauns zugesetzt, um gleichzeitig adstringirend einzuwirken. Gleichzeitig mit dieser Behandlung wurde eine sorgsame Desinfection aller übrigen Thiere, welche noch keinerlei krankhafte Erscheinungen erkennen liessen, eingeleitet und täglich fortgesetzt. Dieses geschah in der Weise, dass die Thiere täglich ein- bis zweimal an den Klauen mittelst 5 proc. Lysolwassers gründlich gereinigt wurden, während die Maulhöhle durch einen mit der gleichen Lösung getränkten und mit Werg umwickelten Spatel oder einem grösseren Pinsel ausgewischt wurde.

Ferner wurden der Stallfussboden, die Krippen, Raufen und Wände mit 3 proc. Lysollösung gewaschen, ausserdem der Dünger mit Chlorkalk oder Eisenvitriol bestreut und die Wände hernach mit Kalkmilch bestrichen. Auf solche Weise konnte eine Verbreitung der Seuche durch Zwischenträger mit ziemlicher Sicherheit verhütet werden. Dieses mit Lysol eingeschlagene Behandlungs- und Schutzverfahren würde darnach bei der so leicht und billig zu bewerkstelligenden Ausführung eine möglichst sichere Gewähr für eine rasche und nachhaltige Bekämpfung der Maul- und Klauenseuche darbieten.

Hygiene des Kindes.

Kindersterblichkeit. Nach dem D. Reichsanzeiger 1893, Nr. 242, starben im Jahre 1891 in Berlin 12924 Säuglinge, unter ihnen 2774 uneheliche (21·5 Proc.).

Von den verstorbenen Säuglingen waren ernährt

nur natürlich	1501
natürlich und mit Kuhmilch	319
nur mit Thiermilch	8609
nur mit Milchsurrogaten	762
unbekannt, auf welche Weise	1733

An Darmkatarrhen gingen zu Grunde 5056 Säuglinge; von den Brustkindern aber starben an Darmkatarrh nur 18·5 Proc., von den mit Thiermilch ernährten 46·6 Proc., von den mit Surrogaten ernährten 50·1 Proc.

J. Eröss studirte die Mortalität der Kinder während der ersten vier Lebenswochen (Jahrb. f. Kinderheilkunde 1893, XXXV, 9). Zu dem Zwecke stellte er die Zahl der Lebendgeborenen und der innerhalb der ersten vier Wochen Gestorbenen in 16 grösseren europäischen Städten zusammen. Es wurden

Hygiene des Kindes. Kindersterblichkeit.

in	Zeitraum	lebend-geboren	starben bis zu 4 Wochen	Proc.
Paris	1872—1874	166 485	8 757	5·26
Palermo	1865—1874	68 038	4 148	6·09
Stockholm	1864—1873	45 738	3 269	7·01
St. Petersburg	1866—1872	135 048	10 138	7·2
Breslau	1874—1875	18 618	1 408	7·5
Neapel	1865—1875	171 863	13 891	8·08
Budapest	1874—1885	164 309	13 339	8·11
Triest	1865—1874	52 668	4 344	8·24
Rom	1871—1874	28 227	2 675	9·3
Venedig	1865—1874	42 437	3 966	9·34
Mailand	1870—1874	32 881	3 381	10·2
Turin	1865—1873	53 261	5 951	11·17
Moskau	1868—1872	89 313	10 310	11·5
Wien	1865—1874	256 159	29 424	11·5
Prag	1865—1874	66 095	9 399	14·2
München	1868—1874	47 871	7 210	15·6
Zusammen		1 439 056	130 610	9·5

Diese Ziffern lehren, dass die Sterblichkeit der lebendgeborenen Kinder innerhalb der ersten vier Lebenswochen auch nach einzelnen Städten zwar beträchtlich, im Verhältniss zur Zahl der Geburten zwischen 5·26 bis 15·6 Proc., schwankt, aber sehr bedeutend ist. Denn von den in den angeführten 16 Städten lebendgeborenen 1 439 056 Kindern erreichten 130 610, d. h. 9·5 Proc., das Alter von vier Wochen nicht.

Die Sterblichkeit ist nun am grössten am ersten Lebenstage und nimmt von da an von Tag zu Tag, von Woche zu Woche ab.

Um dieses Verhältniss zu beleuchten, führt Eröss an, dass in Budapest von den in den Jahren 1874 und 1875 lebendgeborenen 26 623 Kindern bis zum Alter von vier Wochen insgesammt 2450 starben, und zwar

am 1. Lebenstage 346 = 1·30 Proc.,
„ 2. „ 144 = 0·57 „
„ 3. „ 93 = 0·35 „
„ 4. „ 85 = 0·32 „
„ 5. „ 91 = 0·34 „
„ 6. „ 82 = 0·31 „
„ 7. „ 69 = 0·26 „

zusammen in der 1. Woche 910 = 3·42 Proc.,
„ „ „ 2. „ 702 = 2·63 „
„ „ „ 3. „ 455 = 1·71 „
„ „ „ 4. „ 383 = 1·41 „

Stirbt nun während der verhältnissmässig verschwindend kurzen Zeit, die die ersten vier Wochen im menschlichen Durchschnittsalter ausmachen, eine solche grosse Anzahl neugeborener Kinder, so steht auch schon a priori zu erwarten, dass die Zahl der innerhalb der vier Wochen gestorbenen Kinder auch in den allgemeinen Sterblichkeitsziffern eine sehr bedeutende

Hygiene des Kindes. Kindersterblichkeit.

Rolle einnehme. Dieses Verhältniss wird durch folgende Daten beleuchtet, die bezüglich 15 grösserer europäischer Städte darlegen, in welcher Beziehung die Zahl der unter vier Wochen gestorbenen Kinder zur gesammten Sterbeziffer steht.

Es betrug die Ziffer der in den ersten 4 Lebenswochen gestorbenen Kinder

in Petersburg ca. 18 Proc. der Gesammtsterblichkeit,
„ Palermo „ 14 „ „ „
„ Paris „ 23 „ „
„ Neapel „ 17 „ „
„ Stockholm „ 17 „ „
„ Rom „ 19 „ „
„ Budapest „ 17·5 „ „
„ Triest „ 18 „ „
„ Venedig „ 35 „ „
„ Moskau „ 23·5 „ „
„ Breslau „ 20 „ „
„ Turin „ 20·5 „ „
„ Prag „ 38 „ „
„ Wien „ 32 „ „
„ München „ 31 „ „ „

An angeborener Lebensschwäche gingen in den ersten vier Wochen zu Grunde 0·95 bis 10·7 Proc., durchschnittlich 4·61 der Lebendgeborenen und durchschnittlich 54·24 Proc. oder nach berichtigter Statistik 45 bis 46 Proc. der in jener Periode überhaupt verstorbenen Säuglinge. Von den an angeborener Lebensschwäche gestorbenen Säuglingen wurden ca. 80 Proc. in den ersten vier Wochen, nur 20 Proc. später dahingerafft.

Wenn aber an Stelle der gewöhnlichen statistischen Angaben aus den grösseren Städten die Angaben der klinischen Institute zu Grunde gelegt werden, so erhält man ein anderes Resultat. Es zeigt sich, dass der überwiegende Theil der in den ersten vier Wochen zu Grunde gehenden Kinder nicht der angeborenen Lebensschwäche, sondern wirklichen Krankheiten erliegt. Den Beweis hierfür in Ziffern zu bringen, hat der Verfasser unterlassen. Er hat auch nicht bedacht, dass die Krankheiten, an denen die Kinder in den ersten Lebenswochen zu Grunde gehen, ungemein häufig auf Lebensschwäche als das wesentlichste ursächliche Moment zurückzuführen sind.

In Berlin starben im Jahre 1891 12 924 Säuglinge; von ihnen waren 1501 nur an der Mutterbrust oder mit Ammenmilch, 319 ausser mit Mutter- oder Ammenmilch noch mit Thiermilch, 8609 nur mit Thiermilch, 762 mit Milchsurrogaten ernährt worden. Von über 1733 fehlten Angaben bezüglich der Ernährung.

An Durchfall und Brechdurchfall starben . 3904
„ Magen- und Magendarmkatarrh starben . 1157
„ Krämpfen starben 1329
„ Lebensschwäche starben 2030
„ Zehrung starben 981
„ Syphilis „ 45

Hygiene des Kindes. Kindersterblichkeit. 301

An Keuchhusten starben	267
„ Pneumonie „	833
„ Laryngitis und Bronchitis starben	564

In Stuttgart war im Jahre 1892 die Säuglingssterblichkeit 22·70 Proc., d. i. ebenso viel, wie im Jahre 1890 und 1891.

Sie betrug 1873 bis 1882 25·7 Proc. und 1883 bis 1889 22·6 Proc.

Auf die drei ersten Lebensmonate entfielen im Jahre 1892 nicht weniger als 58·7 Proc. aller im ersten Jahre verstorbenen Kinder.

In den Parcellen von Stuttgart (Heslach, Berg, Gablenberg) war während desselben Jahres die Säuglingssterblichkeit viel höher, nämlich 35·1 Proc.

In Danzig war nach Liévin (Danziger Zeitung Nr. 19405, 1892) die Sterblichkeit der Säuglinge, wie in folgender Tabelle angegeben ist:

	Mortalität der ehelichen	Mortalität der unehelichen
1884	22·07 Proc.,	37·06 Proc.,
1885	27·13 „	37·18 „
1886	26·56	39·53
1887	22·13	38·30
1888	22·83	39·06
1889	24·41	40·21
1890	25·66	38·41
1891	22·65 „	39·75 „

d. h. also: Es starben von 100 unehelich Geborenen 17 mehr vor Ablauf des ersten Lebensjahres, als von 100 ehelich Geborenen und blieben von ihnen nur etwa 60 bis zu diesem Termin am Leben.

Nach Roth (6. Generalbericht, S. 64) starben im Regierungsbezirk Cöslin von 100 ehelichen Säuglingen

	in den Städten	auf dem Lande
im Jahre 1889	17·4	13·9
„ „ 1890	17·4	14·1
„ „ 1891	19·1	13·7

von 100 unehelichen Säuglingen

im Jahre 1889	33·5	19·6
„ „ 1890	38·1	21·0
„ „ 1891	31·2	22·6

Die städtischen Säuglinge waren also viel mehr gefährdet, als die ländlichen, die unehelichen viel mehr, als die ehelichen.

Physiologie des Kindes.

Camerer's Stoffwechselversuche an einem 14 Monate alten Mädchen haben Folgendes ergeben (Zeitschr. f. Biologie, Bd. 29, S. 227): Das Kind erhielt in seiner aus Kuhmilch mit Zwiebacksmehl und täglich einem Ei bestehenden Nahrung, die im Mittel pro die 31 g Eiweiss, 21 g Fett und 126 g

Kohlehydrate, sowie 1200 g Wasser und 839 Cal. oder 80 Cal. pro 1 kg, 1400 Cal. pro 1 qm Oberfläche darbot. Es entleerte in den vier Versuchstagen täglich 755 g Urin, in welchem 7·28 g Harnstoff und 0·168 g Harnsäure, insgesammt aber 3·77 g N sich befanden, entleerte ferner täglich mit den Fäces 0·8 g N. Die Gesammtmenge des ausgeschiedenen N war also 4·57 g; dieselbe entspricht 28·6 g Eiweiss. Ausgenutzt wurde die Nahrung nicht besonders gut; denn in den Fäces wurden 10 Proc. des eingenommenen Fettes und 16 Proc. des eingenommenen Eiweisses als unverdaut ausgeschieden.

Hornef (Klinische Rundschau 1893, Nr. 34) betont mit Recht, dass bei der Heubner-Hofmann'schen Säuglingsernährung das Kind zu viel Milchzucker, zu wenig Fett erhält, und berechnet jenes Plus auf 5 kg, dieses Minus auf 2 kg während der ersten sechs Lebensmonate. Er empfiehlt deshalb dringend den Zusatz der Pflanzenmilch Lahmann's zur Kuhmilch und weist zugleich auf den grossen Vorzug dieser Pflanzenmilch hin, dass sie, mit Kuhmilch gemischt, im Magen des Säuglings in ähnlich feinen Flöckchen gerinnt, wie Frauenmilch.

Pflege der Kinder.

Von Biedert's bekanntem Buche „Die Kinderernährung im Säuglingsalter und die Pflege von Mutter und Kind" ist (Stuttgart 1893) die zweite Auflage erschienen, welche den neueren Theorieen, wie den Behandlungsmethoden entsprechend Rechnung trägt. Biedert erörtert darin die Gründe der hohen Säuglingssterblichkeit, wie der sie bedingenden allgemeinen Missstände, die physiologische und künstliche Ernährung der Säuglinge und das Verhalten der Stillenden.

Ueber Kinderernährung und Diätetik äusserte L. Unger-Wien (Wien. med. Presse 1803, Nr. 24) sich dahin, dass die Frauenmilch als beste Säuglingsnahrung in den früheren Lactationsperioden reicher an Eiweiss und Fett sei, wie in den späteren. Auch werde die Güte der Milch durch Ernährung, Constitution und Alter der Stillenden beeinflusst. Anämische und chronisch leidende Frauen hätten eine wässerige Milch, die Milch hysterischer nach einem Anfalle könne beim Säugling Krämpfe auslösen. Unger lässt die Säuglinge gleich in den ersten Stunden nach der Geburt, übrigens anfänglich zwei-, später dreistündlich, ältere Säuglinge in der Nacht gar nicht, anlegen.

Das Ammenwesen in Hamburg bespricht G. Schmalfuss (Vierteljahrsschr. f. öff. Gesundheitspfl., Bd. 25, Heft 1, S. 93). Hiernach besteht bereits seit 1822 in Hamburg nach bestimmtem Schema eine amtsärztliche Ammenuntersuchung, auf Grund deren den betreffenden Personen eine Bescheinigung ausgestellt wird. Die hierfür, wie die bei den Untersuchungen auszufüllenden ausführlichen Formulare und die Gründe einer vorläufigen und definitiven Zurückweisung werden angegeben. Die Zweckmässigkeit dieser Einrichtung einerseits, sowie die trotzdem vorhandenen Lücken, werden an einigen schlagenden Beispielen näher dargethan.

Erkrankungen der Kinder.

Diarrhoe der Kinder. A. Epstein (Prager med. Wochenschrift 1893, Sonderabdruck) berichtet über den Befund von Monocercomonas und Amöba coli bei Diarrhoen der Kinder. Er fand Monocercomonas in 26 Fällen und in 5 derselben gleichzeitig auch Amoeba coli. Um diese aufzufinden, hält er die Methode der directen Gewinnung des Kothes aus dem Darme mittelst der Sonde, die auch für andere Zwecke ihre besonderen Vortheile hat, für geradezu unentbehrlich. Da es sich hier um Kinder handelte, welche an Diarrhoe erkrankt waren, so wurde der nach Einführung der Sonde durch dieselbe gewöhnlich abfliessende Darminhalt in einem Gläschen aufgefangen und sofort frisch untersucht. Bei breiiger oder fester Beschaffenheit des Stuhles wurde von dem im Sondenfenster verbliebenen Kothe ein Präparat hergestellt.

Die 26 Fälle betrafen 15 Knaben und 11 Mädchen.

Bezüglich des Alters ist es höchst bemerkenswerth, dass Epstein bei Diarrhoen der Säuglinge bisher niemals Protozoen beobachtete. Nicht allein Kinder, welche ausschliesslich an der Brust genährt wurden, sondern auch solche, welche neben der Brust auch Beikost bekamen, waren stets frei von Parasiten. Wo diese bei einem jungen Kinde vorkamen, war dasselbe seit längerer Zeit entwöhnt und künstlich ernährt.

1 Kind war genau 1 Jahr alt,
7 Kinder standen im Alter von 1 bis 2 Jahren,
11 „ „ „ „ „ 2 „ 3 „
2 „ „ „ „ „ 3 „ 4 „
1 „ „. „ „ „ 4 „ 5 „
4 „ „ „ „ „ 5 „ 6 „

Aeltere Kinder und Erwachsene mit Diarrhoen wurden nicht untersucht.

Der Verlauf der Diarrhoe war entweder acut oder chronisch Dem entsprechend liessen sich die Parasiten nur wenige Tage oder längere Zeit in den Entleerungen nachweisen.

Daran, dass die Diarrhoe mit dem Vorkommen von Cercomonas in irgend einer ätiologischen Beziehung stehen, glaubt Epstein nicht zweifeln zu dürfen. Der Parasit fehlt in festen Stühlen und wird nur während oder beim Ablauf von Diarrhoe gefunden. Aber nicht bei jeder Diarrhoe lässt er sich nachweisen.

Nach den Beobachtungen des Autors besteht der Verdacht, dass Cercomonas durch Trinkwasser übertragen wird. Doch konnte er in demselben noch nicht constatirt werden.

Die bei fünf jener Patienten im Stuhle aufgefundene Amoeba coli war die zuerst von Loesch beschriebene. Doch unterschied sich die Diarrhoe bei diesen Patienten nicht von derjenigen bei den anderen, war insbesondere keine sanguinolente und keine schwer verlaufende.

Tuberculose im Kindesalter.

In seinem Aufsatze: Ueber die Bronchialdrüsentuberculose und ihre Beziehungen zur Tuberculose im Kindesalter (D. med. Wochenschr. 1893, Nr. 9 bis 17) kommt H. Neumann auf Grund eigener Forschungen zu folgenden Sätzen:

„Die tuberculöse Infection im Kindesalter localisirt sich gewöhnlich zuerst in den bronchialen Lymphdrüsen. Sie tritt sehr häufig schon in den ersten Lebensjahren ein und erfolgt hier auf dem Wege der Inhalation. Dieser Infectionsweg lässt sich durch geeignete hygienische Maassregeln sperren; mag dies in privaten Verhältnissen oft schwierig sein, so ist es in öffentlichen Anstalten nachweisbar möglich und darum unbedingt zu verlangen. Von den Bronchialdrüsen breitet sich die Infection auf anatomisch gut bekannten Wegen entweder schnell aus, oder sie bleibt hier verschieden lange Zeit symptomlos localisirt, um erst auf äussere Veranlassungen hin, welche die Bronchialdrüsen secundär zu betheiligen pflegen (Katarrhe und Entzündungen der Luftwege aus den verschiedensten Ursachen), weitere Fortschritte zu machen. Unter Umständen bleibt sie aber überhaupt dauernd latent oder heilt wieder aus (Verkreidung)."

Der Autor tritt sehr bestimmt für die ätiologische Identität der scrophulösen und tuberculösen Processe in die Schranken und spricht sich ebenso bestimmt dahin aus, dass bei Ausschluss der Contagion die Heredität, d. h. die Abstammung von tuberculösen Eltern, nicht für die Erzeugung von Tuberculose ausreicht.

Auch Spengler (Zeitschr. f. Hygiene XIII, 3) beschäftigte sich mit der Bronchialdrüsentuberculose der Kinder. Er untersuchte die Bronchial-, Cervical- und Mesenterialdrüsen von sechs Kindern, die an Diphtherie, Peritonitis und Sepsis gestorben waren, auch während des Lebens keinerlei Symptome von Tuberculose dargeboten hatten, und fand in den Brochialdrüsen aller dieser Leichen Tuberkelbacillen, in einem Falle auch Tuberkeln in den Lungen. Es erscheint ihm deshalb das Richtigste, anzunehmen, dass bei Kindern die Tuberkelbacillen mit der Athmungsluft aufgenommen werden und durch die Alveolen der Lungen mittelst der Lymphbahnen in die Bronchialdrüsen gelangen. Ja, er glaubt, dass sie der Regel nach erst von diesen aus Lungentuberculose erzeugen, geht hierin aber doch wohl etwas zu weit.

Pflegekinder.

„Den Schutz der unehelichen Kinder in Leipzig" behandelt eine kleine Schrift Taube's (Leipzig 1893). Die „Ziehkinder-Anstalt" daselbst besteht nicht in einem besonderen Hause, sondern in Familienpflege (15 Mk. für den Monat) durch besondere Ziehmütter, welche an einem bestimmten Wochentage nach Uebernahme ihre Kinder dem Ziehkinderarzte (Verf.) in das Stadthaus zur Untersuchung bringen müssen. In den folgenden Tagen besucht dieser das Kind, um schlecht genährte dem

Krankenhause zu überweisen. In einem Asyl werden schlecht verpflegte Kinder zeitweilig untergebracht. 1891 wurden 985 Kinder angemeldet, 560 abgemeldet. Schliesslich tadelt Verfasser im Anschluss an seine Ausführungen den Endabsatz vom § 1572 des neu entworfenen bürgerlichen Gesetzbuches bezw. die Exceptio plurium, da hierdurch besonders das Kind und in letzter Reihe der Staat selbst gestraft werde.

Schulgesundheitspflege.

Statistisches und Allgemeines. Nach einer kürzlich publicirten Statistik waren im Jahre 1891 in Preussen 4 916 476 Volksschulkinder in 82 476 Classen untergebracht, so dass jede der letzteren im Durchschnitt 60 Schulkinder hatten. Für diese 82 476 Schulclassen gab es nur 70 950 Unterrichtszimmer. Es mussten also 11 525 Zimmer von mehr als einer Classe benutzt werden. Auch standen für die 82 476 Classen nur 70 856 Lehrpersonen zur Verfügung.

Von den 4 916 476 Volksschulkindern sassen nicht weniger als 1 661 182 in überfüllten Räumen von mehr als 70 resp. 80 Kindern. Ja, in Räumen mit 81 bis 100 resp. 71 bis 90 Schülern sassen 1 309 175 Kinder, in solchen mit 101 bis 150, resp. 91 bis 120 Schülern sassen 324 821 Kinder und in solchen mit mehr als 150 resp. 120 Schülern sassen 27 186 Kinder. (Aus Berl. Tageblatt 1893, Nr. 121).

In einer Arbeit „Zur Gesundheitspflege in den Schulen" bespricht Antonio Carini (Palermo) in der Zeitschr. f. Schulgesundheitspflege (1893, S. 65) zuerst die Anforderungen, die man an Länge und Breite eines Classenzimmers zu stellen habe. Im Anschluss an die Preussischen Bestimmungen wünscht er, dass ein solches nicht über 11 bis 12 m lang und mindestens 4 bis 5 m hoch sei. Im Einzelnen fordert er Folgendes:

Länge eines Classenzimmers.

Platz für das Katheder des Lehrers und die Tafel . .	3·00 m
Sieben Bänke, parallel gestellt	5·60 „
Raum zwischen der letzten Bank und der Mauer . .	0·80 „
Summa	9·40 m

Tiefe des Classenzimmers.

Raum zwischen den Bänken und der Aussenmauer . .	1·00 m
Drei zweisitzige Bänke, jede 1·20 m lang	3·60 „
Zwei Durchgänge zwischen den Bänken, jeder von 0·60 m	1·20 „
Raum zwischen den Bänken und der Innenmauer . .	0·80 „
Summa	6·60 m

Auf diese Weise erhält man 62·04 qm Grundfläche, d. h. 1·48 qm für jeden Schüler. Wenn man ausserdem 4·5 m als beste Höhe festsetze, so würde der Classenraum 279 qm betragen, so dass bei 42 Schülern 6·64 cbm auf jeden entfallen.

Rechtsseitige Fenster, auch in Verbindung mit linksseitigen, seien den Augen höchst nachtheilig. Nur letztere seien zuzulassen. — Ebenso dürfe nicht directes Sonnenlicht einfallen, müsse event. vielmehr durch Läden oder Vorhänge gemildert werden; bei grosser Hitze empfiehlt er Besprengung des Fussbodens.

Im Weiteren bespricht Carini die Schulen von Palermo. Sie seien, wenn auch besser wie früher, doch vielfach sehr mangelhaft, z. B. lägen viele Elementarschulen inmitten geräuschvoller Strassen in feuchten Erdgeschossen.

Die Zahl der Analphabeten in Italien hat abgenommen. Denn 1872 kamen auf 100 Erwachsene noch 66 Analphabeten, 1873 64, 1875 65, 1876 63, 1877 62, 1878 und 1879 je 59, 1880 56, 1881 59, 1882 und 1883 je 57, 1884 56, 1885 55. In Sicilien sei diese Zahl von 85 Proc. auf 76 Proc. gesunken, doch biete Palermo selbst günstigere Verhältnisse.

Ferner wird die Wichtigkeit des Turnunterrichts besprochen und dabei der unhygienischen Turnhalle in Palermo gedacht. Zur Ueberbürdungsfrage stellt Carini die Forderung, die Aufmerksamkeit der Schüler nicht zu lange hinter einander anzustrengen. „Für diejenigen Knaben, welche nicht wenigstens das Alter von 9 Jahren erreicht haben, sehe ich es als schädlich an, sie länger als 20 Minuten zur Aufmerksamkeit zu zwingen, und auch für die Schüler vom 9. bis 14. Jahre würde ich empfehlen, nicht über $1/_2$ Stunde mit den einzelnen Lectionen bei ihnen hinauszugehen. Vom 14. bis zum 18. Jahre dagegen könnte sich die Unterrichtsdauer für die verschiedenen Disciplinen bis zu einer vollen Stunde ausdehnen, doch thut man gut daran, zwischen jede Stunde eine Pause zu legen. Denn um die Lectionen fruchtbar zu machen, dürfen sie nicht unmittelbar auf einander folgen, sondern der Schüler muss Zeit zur Assimilirung und Verarbeitung des vorgetragenen Stoffes erhalten."

Schliesslich hebt er unter Hinweis auf gelegentlich bei nicht bestandenen Prüfungen vorgekommene Schülerselbstmorde auf die Unzweckmässigkeit der Schulprüfungen überhaupt hin. „Man würde besser thun, sie aufzuheben und sich mit einem Zeugniss des Lehrers zu begnügen, dass der Schüler anstatt auswendig gelernter Stoffe ein gesundes Urtheil und gehörige Denkfähigkeit besitzt." — Im Sinne seiner vorstehenden Ausführung fordert Carini eine Reform des italienischen Schulwesens.

Treffliche Gesundheitsregeln für die Schuljugend sind kürzlich im Auftrage des holländischen Unterrichtsministeriums von den Aerzten M. J. Bouvin, C. J. L. Feith, J. H. M. Gerards und J. G. J. van Oppenraay verfasst und an die Leiter der städtischen Schulen im Haag versandt. Von den in der Zeitschrift für Schulgesundheitspflege (1893, S. 567 ff.) abgedruckten Regeln behandeln 5 die Pflege der Ohren, 3 die der Nase, 8 die der Athmungsorgane, 8 die der Augen; 9 Regeln sind darüber gegeben, wie man zu Hause beim Arbeiten sitzen soll, und 11 betreffen die allgemeine Körperpflege, u. a. Waschungen, Bäder, Kleidung, Diät, Nachtruhe.

Untersuchung von Schulkindern.

Ueber die gesundheitlichen Verhältnisse der Volksschulen und Schulkinder des Kreises Isenhagen schrieb Max Langerhans (jetzt in Celle) (Zeitschr. für Medicin.-Beamte S. 30, 61, 81, 109, 129, 157). Derselbe beschreibt zunächst die Schulen und Schulgebäude unter Beibringung von kleinen Grundrissen, giebt Uebersichten über die Grösse und den auf jedes Kind entfallenden Platz, über Heizung, Ventilation, Nebenräume u. dergl. Hieraus zeigt sich, dass die ländlichen Volksschulgebäude eine sehr grosse Zahl, z. Th. recht bedeutender hygienischer Mängel besitzen.

Die Schulbauten seines Kreises lehnten sich meist an die Form des niedersächsischen Bauernhauses an, indem von der durch ein grosses Thor zu betretenden, mit Lehmschlag versehenen „Diele", dem Mittelpunkt des Hauses, wo gedroschen, Vieh gefüttert, auch gekocht wird, rechts ein Eingang ins Wohnzimmer des Lehrers mit der zum Schlafen dienenden „Butze", einer ausgemauerten tiefen Wandnische, links ein Eingang in die meist dunklen Schulzimmer führt. — Da auch die Viehställe, besonders die Schweineställe mit ihrem starken Jaucheabfluss unter dem gleichen Dache liegen, so' erwachsen hieraus nicht selten schwere sanitäre Nachtheile für die Schulräume. Gleichwohl hält Langerhans unter Berücksichtigung der Zähigkeit des Lüneburger Heidebewohners es für möglich, auch bei Beibehaltung dieser Hausform hygienische Schulgebäude zu errichten.

Im Weiteren bringt er in einer grossen Zahl tabellarischer Uebersichten die Ergebnisse seiner Messungen und Wägungen, wie sonstigen Untersuchungen an Schulkindern, auf die hier leider trotz der in ihnen enthaltenen vielfachen werthvollen Einzelheiten nicht näher eingegangen werden kann. Mit Recht betont er schliesslich, dass eine ärztliche Schulaufsicht nur dann zum Segen gereichen kann, wenn die Aerzte und Medicinalbeamten mit den Schulbeamten und Lehrern in zielbewusster Arbeit Hand in Hand gehen.

Die ländlichen Volksschulen des Kreises Franzburg in hygienischer Beziehung untersuchte Dieckmann daselbst (Vierteljahrsschr. f. öff. Gesundhtspflg. XXV, 4, S. 677, 1893) in ähnlicher Weise, wie vor ihm Gleitsmann und M. Langerhans die Verhältnisse der Kreise Zauche-Belzig und Isenhagen untersucht hatten. Das Ergebniss seiner, in 67 Schulgemeinden angestellten Untersuchungen, über welches zahlreiche statistische Uebersichten beigefügt sind, ähnelt am meisten den Gleitsmann'schen Resultaten, nur waren die Räumlichkeiten und Lichtverhältnisse vielfach noch schlechter.

Nach einer Mittheilung der Zeitschrift für Schulgesundheitspflege (1893, S. 153) wurden Untersuchungen der Wirbelsäule von 2124 Schulkindern in München durch Hofrath Brunner, Universitätsprofessor Klaussner, Stabsarzt und Privatdocent Seydel in sechs Schulen mit 44 Classen vorgenommen, und zwar in 10 ersten Knabenclassen mit 500 Schülern, in 12 zweiten Knabenclassen mit 581 Schülern, in 11 ersten Mädchenclassen mit 552 Schülerinnen und in 11 zweiten Mädchenclassen mit 491 Schülerinnen. In der Münchener med. Wochenschrift berichtet Brunner darüber Nachstehendes: In den 10 ersten Knabenclassen fanden sich bei 36·6 Proc. englische Krankheit (Rhachitis), bei 10 Proc. flache

Rücken, bei 1 Proc. seitliche Rückgratsverkrümmung (Skoliose), bei 0·4 Proc. hintere Rückgratsverkrümmung (Kyphose), bei 5·8 Proc. Biegung der Lendenwirbelsäule nach links oder rechts; in den 11 ersten Mädchenclassen bei 30·6 Proc. Rhachitis, bei 11·8 Proc. flache Rücken, bei 1·6 Proc. Skoliose, bei 1 Proc. Kyphose, bei 4·5 Proc. Biegungen der Lendenwirbelsäule nach links oder rechts; in den 12 zweiten Knabenclassen 30·4 Proc. Rhachitis, 10 Proc. flache Rücken, 0·8 Proc. Skoliose, 0·2 Proc. Kyphose, 6 Proc. Biegungen der Lendenwirbelsäule nach links oder rechts; in den 11 zweiten Mädchenclassen 25·4 Proc. Rhachitis, 10 Proc. flache Rücken, 2·4 Proc. Skoliose, 0·2 Proc. Kyphose, 3 Proc. Biegungen der Lendenwirbelsäule nach links oder rechts. Als Gesammtergebniss der Untersuchung der Wirbelsäule der 2124 Kinder, Knaben und Mädchen, wurde gefunden: 30·7 Proc. Rhachitis, 10 Proc. flache Rücken, 1·4 Proc. Skoliose, 0·4 Proc. Kyphose, 5 Proc. Biegungen der Lendenwirbelsäule nach links oder rechts. Bei der Gruppirung der Knaben und Mädchen für sich ergeben sich folgende Zahlen: 1081 Knaben: 33·5 Proc. Rhachitis, 0·9 Proc. flache Rücken, 0·3 Proc. Skoliose, 0·3 Proc. Kyphose, 5·9 Proc. Biegungen der Lendenwirbelsäule nach links oder rechts; 1043 Mädchen: 28 Proc. Rhachitis, 10·9 Proc. flache Rücken, 2·0 Proc. Skoliose, 0·6 Proc. Kyphose, 3·8 Proc. Biegungen der Lendenwirbelsäule nach links oder rechts. Im Ganzen und Grossen ergab sich durch die Untersuchung in den zwei ersten Schulclassen eine sehr grosse Zahl von Kindern, welche noch Zeichen von früherer rhachitischer Erkrankung ihres Knochenbaues, namentlich Verschiebungen und Eindrücke des Brustkorbes, an sich haben, bei den Knaben ein Drittheil (33·5 Proc.) der Gesammtzahl, ja bei den Knaben der ersten Classe noch darüber (36·6 Proc.); auffallend weniger Rhachitis boten die Mädchen der ersten Classen (30·6 Proc.) und noch viel weniger die der zweiten Classen (25·4 Proc.). Der flache Rücken kam in ziemlich constanten Zahlen bei Knaben und Mädchen der ersten und zweiten Classen bei $1/_{10}$ der Gesammtheit zur Beobachtung. Was die Skoliose betrifft, so zeigte sich, dass sie schon in den ersten Schulclassen gefunden wird, also in die Schule mitgebracht wird, dass sie bei den Mädchen in erheblich grösserer Anzahl (2 Proc.) zur Beobachtung kommt, als bei den Knaben (0·9 Proc.). Alle die wahrgenommenen Fälle von Skoliose liessen aber erkennen, dass sie auf rhachitischer Basis beruhen, da immer auch noch Zeichen von Rhachitis an Brust und langen Röhrenknochen vorhanden waren. Die Schule selbst hat also an dem Zustandekommen dieser Verkrümmungen der Wirbelsäule keinen Antheil.

Ueber die körperliche Entwickelung der Knaben in den Mittelschulen Moskau's stellte der dortige Kinderarzt N. Sack zahlreiche Untersuchungen durch Messungen der Körperlänge an, deren Ergebniss in verschiedenen Tabellen niedergelegt ist (Zeitschr. f. Schulgesundheitspflege 1893, S. 649 ff.). Er fand hierbei u. A., dass die Gymnasialschüler ihre Altersgenossen in den niederen Schulen und besonders die jugendlichen Fabrikarbeiter und Bauernkinder an Körperlänge weit übertreffen; dass die Söhne der vermögenden Familien grösser sind und sich schneller entwickeln als diejenigen armer Eltern, überhaupt, dass der Schulbesuch das Längenwachsthum des Körpers beschleunigt. Der Brustumfang der Moskauer Gymnasiasten war absolut grösser, als der der jugendlichen Fabrikarbeiter, besonders im Alter von 13 bis 18 Jahren; dabei beginnt im Allgemeinen im Alter von 13 bis 14 eine vier bis fünf Jahre anhaltende Periode stärkerer Brustkorbausbildung. Uebrigens entsprach besseren Lebensverhältnissen auch grössere Brustkorbausbildung. Endlich gelang es Nager nachzuweisen, dass es unter den Schülern in jedem Lebensalter mehr solcher giebt, deren Körperhöhe die Norm übertrifft, als solcher, deren Körperhöhe sich unter der Norm befindet, und umgekehrt, dass es bedeutend weniger Kinder giebt, deren Brustumfang die Norm übertrifft, als solcher, deren Brustumfang hinter derselben zurückbleibt. — Ueberhaupt sind die Lebensbedingungen der Schüler dem verstärkten Wuchs in die Höhe günstig, der Entwickelung von Brustkorb und Lungen aber ungünstig.

Gehörprüfungen von Schulkindern in Luzern nahm G. Nager 1892/93 vor. Er prüfte mit Flüstersprache (zweistellige Zahlen) 1386 Schulkinder und nahm als normalhörend alle diejenigen Kinder an, die diese wenigstens 16 m weit hörten; 8 bis 16 m weit hörten 40 bis 41 Proc. der Kinder beiderlei Geschlechts in der Primar- und Secundarschule zusammen. Von Mädchen allein gehörten 38 bis 39 Proc. in diese Classe. — 30 Kinder = 3 Proc. hörten einseitig weniger weit als 1 m, 28 Kinder hörten beiderseits nur 2 m, 33 Kinder (22 Knaben und 11 Mädchen) waren sehr schwerhörig, unter 60 cm.

Von den mit Ohrenspiegel untersuchten schwerhörigen Kindern hatten 16 Otorrhöe, 117 Folgezustände derselben, Narben am Trommelfell u. dergl. 16 bis 17 Proc. Ohrschmalzpfröpfe und Fremdkörper.

Als Ursachen der ausserhalb der Schule liegenden Gründe der Schwerhörigkeit bezeichnet Nager klimatische Einflüsse und Einathmen verunreinigter, rauch- und staubhaltiger Luft, z. B. bei Kindern von Gastwirthen. Bäckern, ferner die Infectionskrankheiten aller Art. — Schädlichkeiten innerhalb der Schule sind Staub, überhitzte Luft. (Zeitschr. f. Schulgesundheitspflege 1893, S. 627 ff.).

Schulkrankheiten.

In einem Aufsatze über die Frage „Sollen die Geschwister von Masernkranken, welche die Krankheit früher schon überstanden haben, vom Schulbesuche ausgeschlossen werden?" äussert sich Fr. Dornblüth (Rostock) (Zeitschr. f. Schulgesundheitspflege 1893, S. 139 ff.) folgendermaassen: „Es ist gerathen, Kinder vom zweiten bis fünften Lebensjahre nach Möglichkeit zu schützen, sodann aber der immerhin meistens vergeblichen, wenn nicht gar durch Hinausschieben der Krankheit auf ein späteres Alter unzweckmässigen Sperre sich zu enthalten, wofern nicht persönliche Anlage solche Sperre wünschenswerth macht. — Man wird daher von jenen Kindern in Kindergärten, Kinderbewahranstalten u. dergl. nicht nur die Masernkranken und Masernverdächtigen, sondern auch deren Geschwister, überhaupt alle Personen fern zu halten haben, die mit Masernkranken in enger Berührung gewesen sind." — Bei diesen Anstalten sei das Fernhalten der Kinder sogar berechtigt, wenn nur ein Masernfall vorgekommen sei.

Aus der eigentlichen Schule hält es Dornblüth aber nicht für erforderlich, die durchgemaserten Geschwister und andere Wohnungsgenossen der Masernkranken auszuschliessen, weil die Schüler, die noch keine Masern gehabt haben, sie früher oder später doch bekommen.

Wie L. Burgerstein in einem Aufsatze „Schulhygienisches aus den Vereinigten Staaten" (Zeitschr. f. Schulgesundheitspflege 1893, S. 75) berichtet, wurde in Memphis, Tennessee, eine Untersuchung der Augen von 681 Schulkindern vorgenommen. Unter diesen hatten 588 volle Sehschärfe, 90 anomale, davon 60 aus allgemeinen Ursachen, 30 in Folge von Ueberanstrengung. Die Zahl der Kurzsichtigen stieg zu einem kaum nennenswerthen Procentsatz bis 15 Proc. in der obersten Classe. Die Kinder gehörten zweierlei Schulen an, einer schlecht gebauten alten und einer gut gebauten neuen; die Augenuntersuchung ergab für die correspondirenden Classen gewaltige Unterschiede in der Häufigkeit der Kurzsichtigen zu Gunsten der neuen Schule.

H. P. Allen, Columbus, Ohio, untersuchte 1886 bis 1887 4700 Kinder in 120 Schulen der Stadt an den Augen. Die Untersuchung geschah während der Schulstunden. Es wurde der Brechzustand und die Sehschärfe notirt und, wo nöthig, die passende Brille bestimmt. Die Resultate waren folgende: Unter den 4700 Schulkindern hatten 1175 oder 25 Proc. ein oder zwei fehlerhafte Augen. Beide Augen waren fehlerhaft bei 936 oder 20 Proc. Die Zahl der Kurzsichtigen stieg von 0 Proc. bei den Sechsjährigen bis auf 11·3 Proc. bei den Siebzehnjährigen. Der ungefähr gleichbleibende Procentsatz der übrigen Augenleiden zeigt deren Unabhängigkeit vom Alter und der Arbeitsleistung der Kinder. Die guten Augen verminderten sich von 80 Proc. bis auf 66·6 Proc. in der „senior class" der „high school".

Aehnliche Augenprüfungen wurden in den öffentlichen Schulen von Kansas city und Nevada, Missouri, sowie in den Staatslehrerbildungsanstalten zu Warrensburg und Kirksville, Missouri, und in den Staatsuniversitäten von Missouri und Kansas durch Flavel B. Tiffany von Kansas city angestellt. Von dem Genannten wird besonders auf den Werth rechtzeitiger Beachtung und wenn möglich, Correction der Brechungsfehler hingewiesen. Unter den 2040 Untersuchten waren mit irgend einer Refractionsanomalie behaftet:

            von den 1422 Amerikanern   . . . 300 oder 21·1 Proc.
             „   „   129 Deutschen   . . .   32 „   24·8 „
             „   „   36 Franzosen   . . .   5 „   19·2 „
             „   „   15 Schotten   . . .   3 „   20·0 „
             „   „   67 Irländern   . . .   20 „   27·8 „
             „   „   47 Engländern   . . .   8 „   17·0 „
             „   „   11 Schweden   . . .   3 „   27·2 „
             „   „   93 Mischlingen . . .   22 „   23·6 „

Von den 1162 Mädchen hatten 290 oder 24·9 Proc. einen Brechungsfehler, von den 878 Knaben 168 oder 19·1 Proc. Im Ganzen litten 13 oder 0·6 Proc. an Schielen, 94 oder 4·6 Proc. waren myopisch, 202 oder 9·9 Proc. hypermetropisch, 42 oder 2·06 Proc. astigmatisch; 99 oder 4·8 Proc. hatten Accommodationskrampf und 63 oder 3·1 Proc. latente

Hypermetropie. Es fand sich also, dass die Hypermetropie überwog. Wenn man die latenten Hypermetropen und die mit Accommodationskrampf — um von den Astigmatikern nicht zu reden, deren Majorität hypermetropisch war —, hinzuzählt, so ergaben sich 364 Hypermetropen gegen 94 Myopen, d. h. fast viermal mehr Hypermetropen als Myopen, oder über zweimal soviel, als alle übrigen an Brechungsfehlern Leidenden zusammengenommen. Es waren Schulen aller Grade vertreten, aber, ausgenommen die Kansas state university, ist nirgends ein allmähliches Anwachsen der Myopie oder anderer Augenleiden bemerkt worden. In sämmtlichen Lehranstalten war ein grösserer Procentsatz der Leiden in den ersten Jahren, dann eine ausgesprochene Verminderung, darauf wieder ein deutliches Ansteigen festzustellen. Wahrscheinlich treten viele von denen, die nach kurzem Schulbesuche eine Augenstörung erfahren, aus. Daraus würde sich die angegebene Bewegung des Procentsatzes erklären. Eine ärztliche Untersuchung der Schüler zu Beginn jedes Schuljahres dürfte die Anomalien allmählich vermindern.

Die Myopiefrage mit besonderer Rücksicht auf die Schule erörterte J. Stilling-Strassburg in allgemeinverständlicher Weise in der Zeitschrift für Schulgesundheitspflege (1893, S. 377 ff.), indem er sein von ihm construirtes Gesetz, zu dem er auf Grund zahlreicher Schädelmessungen von sich wie anderen Autoren (zusammen 10000 bis 12000) gelangt ist, zu vertheidigen sucht.

Nach Stilling entsteht diejenige Form der Myopie, die man als Schulkurzsichtigkeit bezeichnet, durch Wachsthumseinflüsse unter Muskeldruck ist nicht als krankhafte Alteration, sondern als eine Formveränderung unter abnormen Verhältnissen aufzufassen. Ihre Entstehung ist nach ihm nicht bedingt durch die ungünstigen Verhältnisse, unter denen in unseren Schulen Naharbeit geleistet wird, sondern durch die Naharbeit an und für sich bei Präexistenz einer besonderen Anlage zur Kurzsichtigkeit. Diese beruhe in der Chamaekonchie, dem niedrigen Baue der Augenhöhle. — Dagegen komme Emmetropie zusammen mit hohem Bau der Augenhöhle vor.

Als Beweis hierfür sucht er neben eigenen Untersuchungen die anderer neuerer Forscher für seine Zwecke zu verwenden, was im Einzelnen ausgeführt ist. — Die nähere Darlegung über die Entstehung der Kurzsichtigkeit durch die verschiedenartige Einwirkung der einzelnen Augenmuskeln wird sodann im Original entwickelt.

Neben der Schulkurzsichtigkeit nimmt Stilling eine andere, die deletäre Myopie an, die auf einer pathologischen Dehnung des Auges beruhe. Nur diese Form, nicht die Schulmyopie führe zu den schweren Folgen der Kurzsichtigkeit, wie Netzhautablösung, Retinitis pigmentosa, Erblindung. Diese Form sei eine Folge der Inzucht, von Verwandtenehen, wie dies z. B. in abgelegenen Gebirgsthälern vorkomme, — Beispiele werden angeführt — und sei mit Cretinismus, Taubstummheit u. dergl. auf eine Stufe zu stellen. — Ihre Bekämpfung sei wohl Sache der Volks-, aber nicht der Schulhygiene.

Uebrigens kämen wohl Mischformen beider Arten, aber keine Uebergangsformen vor.

Dass die Stilling'sche weittragende Theorie vielseitig bekämpft wird, u. A. besonders von H. Cohn und Schmidt-Rimpler, ist bekannt. Letzterer trat dem vorstehenden Aufsatze ebenfalls in der Zeitschrift für Schulgesundheitspflege (1893, S. 457) „Zur Myopiefrage" entgegen, indem er u. A. die von ihm zum Beweis herangezogenen neueren Beobachtungen anderer Autoren einer eingehenden Kritik unterzog.

Einem von Axel Oehrn auf dem IV. livländischen Aerztetage in Wenden gehaltenen Vortrage „zur Trachomstatistik in Livland" sei aus einem Referat des „Centralblattes für Augenheilkunde" Folgendes entnommen (Zeitschr. f. Schulgesundheitspflege 1893, S. 408): Es wurden 190 Schulen in 35 Kirchspielen und zwei Städten, Fellin und Pernau, mit 11 310 Schülern im Alter von 8 bis 18 Jahren untersucht. Die meisten Kinder, nämlich 2303, entfallen auf den Walk'schen Kreis, weiter folgen Dorpat mit 2160, Wenden mit 1738, Werro mit 1447, Wolmar mit 1285, Fellin mit 951, Riga mit 812 und Pernau mit 614 Kindern. Von diesen wurde bei 1996, also 17·6 Proc., egyptische Augenkrankheit (Trachom) constatirt.

Fasst man die Vertheilung dieser Zahlen auf die einzelnen Kreise ins Auge, so weist der Riga'sche Kreis den geringsten Procentsatz auf, nämlich nur 3·6. Daran schliesst sich Pernau mit 5·0 Proc., Wolmar mit 8·7 Proc., Wenden mit 16·2 Proc., Walk mit 19·5 Proc., Werro mit 23·0 Proc., Dorpat mit 23·6 Proc. und Fellin mit 25·7 Proc. Oesel ist nicht berücksichtigt, weil es dort keinen einzigen Landarzt giebt.

Nach Ausführung einiger Correcturen, die Oehrn motivirt, erhält man nachstehende Reihe für die Häufigkeit des Trachoms in den livländischen Dorfschulen: Riga 3·6 Proc., Wenden 6·09 Proc., Wolmar 8·7 Proc., Walk 19·5 Proc., Werro 23·0 Proc., Dorpat 23·6 Proc., Fellin 25·7 Proc.

Entsprechend früheren Erfahrungen zeigt sich ein deutlicher Unterschied zwischen dem südlichen lettischen und dem nördlichen esthnischen Theile Livlands. In ersterem erwiesen sich 11·4 Proc. der untersuchten Schulkinder trachomkrank, in letzterem 23·8 Proc., also mehr als doppelt soviel. Die Verbreitung des Trachoms nimmt von Süden nach Norden gleichmässig zu, nur der Walk'sche Kreis zeigt gegenüber dem Wolmar'schen einen starken Sprung von 8·7 Proc. auf 19·5 Proc.

Dieser Unterschied zwischen dem esthnischen und dem lettischen Livland findet bis zu einem gewissen Grade in cultureller und socialökonomischen Differenzen seine Erklärung.

Der weit über die Grenzen seines engeren Vaterlandes wohlbekannte Ohrenarzt Victor Lange zu Kopenhagen bespricht in einer populär gehaltenen Abhandlung den Einfluss behinderter Nasenathmung auf die körperliche und geistige Entwickelung der Kinder (Zeitschr. f. Schulgesundheitspflege 1893, S. 313). Die treffliche, durch vier Photogramme besonders instructiv wirkende Arbeit hebt die schweren Gefahren der adenoïden Vegetationen im Nasenrachenraume, auf die Lange's Lehrer und früherer Chef Wilhelm Meyer in Kopenhagen zuerst aufmerksam machte, hervor. Da diese, einschliesslich der von Kafemann-Danzig hervorgerufenen Bedeutung für Stotterer, den Aerzten jetzt wohlbekannt

Schulgesundheitspflege. Adenoïde Vegetationen, Erbgrind, Zähne. 313

sind, erübrigt hier ein weiteres Eingehen auf die wesentlich für Lehrer bestimmte Arbeit. Voll und ganz kann V. Lange vom Herausgeber aber nur beigepflichtet werden, wenn er seine Arbeit mit der Bemerkung schliesst, „dass mangelhafte Respiration durch die Nase, unklare, klanglose Aussprache, schlechtes, häufig wechselndes Gehör und die Unfähigkeit, längere Zeit aufmerksam zu sein, oft von adenoïden Vegetationen im Nasenrachenraume herrühren".

Bezüglich der Bedeutung adenoïder Vegetationen im Nasenrachenraume von Kindern sei einer Arbeit von T. H. Halsted im „Med. Record" entnommen, dass von in Asylen befindlichen 114 schwachbegabten Kindern und 154 Waisen, von ersteren 20·1 Proc., von letzteren 26·0 Proc. adenoïde Vegetationen im Nasenrachenraume hatten. Unter der Gesammtzahl kamen solche Vegetationen ohne Complicationen vor bei 63, Vegetationen in Gemeinschaft mit vergrösserten Mandeln bei 32, in Verbindung mit irgend einer Verstopfung der Nase bei 29. (Zeitschr. f. Schulgesundheitspflege 1893, S. 428.)

Ueber die Abnahme des Erbgrindes unter den französischen Rekruten und Schülern machte Feulard in der französischen Academie der Medicin nähere Mittheilungen (Zeitschr. f. Schulgesundheitspflege 1893, S. 84). Er führt an, dass Bergeron im Jahre 1841 bis 1849 1000 bis 1100 Rekruten gefunden hatte, welche wegen Favus zurückgestellt wurden. Von 1850 bis 1860 gab es deren nur noch 800. In den Jahren 1873 bis 1885 aber sah Feulard die Zahl auf 300 fallen und von 1887 bis 1891 ist dieselbe sogar auf 192 gesunken. Nach Ansicht des Letzteren könne man diese Krankheit des behaarten Kopfes vollständig in Frankreich ausrotten, wenn die Militärpflichtigen wegen derselben nicht mehr vom Dienste befreit, sondern ausgehoben und in den Lazarethen geheilt, sowie hierauf in das Heer eingestellt würden.

Um auch in den Schulen, wo bereits ebenfalls eine Abnahme stattfindet, noch weiter bessernd zu wirken, würden ärztliche Controlen nicht nur in den Stadt-, sondern auch in den Landschulen vorgenommen werden und die kranken Kinder behandelt werden müssen.

In einem im zahnärztlichen Verein für Niedersachsen gehaltenen Vortrage über die zahnärztliche Hygiene in der Schule stellte Brunsmann (Zeitschr. f. Schulgesundheitspflege 1893, S. 288) folgende Forderungen:

1. Die Pflege der Zähne, d. h. vorerst das Reinigen derselben, muss schon im dritten Lebensjahre beginnen. — 2. Die Milchzähne müssen ebensogut wie die bleibenden, wenn sie hohl werden, gefüllt werden, wenn auch nicht mit so dauerhaftem Material. — 3. Eine regelmässige Revision durch einen Schularzt ist vom vierten Jahre an vorzunehmen, denn — 4. jede intensive Störung im Kauacte durch schmerzende Zähne hat auf den kindlichen Organismus einen schädlicheren Einfluss, als auf den des Erwachsenen. — 5. Der sechsjährige Mahlzahn ist möglichst bis zum elften Jahre zu erhalten. — 6. Von da an ist es besser, ihn auszuziehen, wenn er hohl wird. — 7. Bei schmalem Kiefer ist er, auch wenn er gesund ist, bald möglichst zu entfernen. — 8. Das Hohl- oder Cariöswerden der Zähne kann

durch tägliches sorgfältiges Reinigen, wenn auch nicht ganz verhütet, so doch erheblich verlangsamt werden. — 9. Der Zahnfrass besteht darin, dass zunächst durch Säurebildung im Munde der Schmelz, von aussen anfangend, entkalkt wird, dann Mikroorganismen in ihn eindringen und ihn und das darunterliegende Zahnbein zum Zerfall bringen, bis schliesslich die Pulpa zu Grunde geht. — 10. Darum bediene man sich bei der Zahnpflege ausser der Zahnbürste und des Zahnstochers nur solcher Mittel, welche die Säuren neutralisiren und unschädlich machen. — 11. Alle Geheimmittel sind zu verwerfen, wie auch alle scharfen Mittel. — 12. Je eher ein hohlgewordener Zahn in Behandlung kommt, d. h. gefüllt wird, desto mehr Aussicht auf dauernde Erhaltung ist vorhanden. — 13. Die Erhaltung der Zähne hat nicht nur ästhetischen Werth, sondern ist auch für die Sprache und vor allem für die Verdauung von grösster Wichtigkeit. — 14. Bei eingetretenem Zahnmangel warte man nicht zu lange mit dem Ersatz. — 15. Diese und ähnliche Thesen sind soviel wie möglich zu verbreiten und den Kindern in den Schulen schon beizubringen, damit dem verderblichen Zahnfrass nach Kräften entgegengearbeitet wird — zum grösseren Wohlbefinden des Einzelnen, zum Besten der Familie und der Nachkommenschaft, zur Stärkung des ganzen Menschengeschlechts. (Referat nach der deutschen Monatsschr. f. Zahnheilkunde.)

Acute psychische Epidemieen in Mädchenschulen sind — 1892 — mehrfach beobachtet. So von Palmer (Zeitschr. f. Schulgesundheitspflege 1892, S. 556), von Hirt (ebenda 1893, S. 225) und von Rembold (ebenda 1893, S. 561 und Berl. klin. Wochenschr.). Die von Hirt beobachteten Erkrankungen betrafen die Schule zu Gross-Tinz bei Liegnitz, wo zuerst ein 10jähriges Mädchen, in vier Wochen weitere 19 von 38 Mädchen unter Anfällen heftigen Zitterns erkrankten; später entwickelten sich Convulsionen der ganzen Körpermuskulatur, bei denen die Kinder unter die Bank stürzten. Im Höhepunkte der Erkrankung verloren acht während der Krämpfe das Bewusstsein. — Die in der gleichen Classe sitzenden Knaben blieben verschont. — Eine Ursache für das Entstehen der später durch Nachahmung weiter verbreiteten Erkrankung war nicht festzustellen, die Schulclasse war geräumig und gut ventilirt. — Die eintretenden Sommerferien machten der Epidemie dann ein Ende; zwei nach deren Schluss kranke Kinder wurden von Hirt durch Suggestion, nachdem er sie in leichte Hypnose (Charme) versetzt hatte, geheilt. Bei den übrigen Kindern hatte Brom, verbunden mit Suggestion, geholfen.

Im Rembold'schen Falle handelte es sich in Stuttgart um ein plötzliches Auftreten von Massenohnmachten an einem Morgen, nachdem ein Kind, vielleicht angegriffen vom vorangegangenen Kirchenbesuche, damit den Anfang gemacht hatte. Die Kinder boten den Anblick von Hypnotisirten, zwei waren sogar steif. Es gelang Rembold verhältnissmässig leicht, durch Oeffnen der Fenster, Anspritzen mit Wasser und vernünftiges Zureden die Kinder zur Norm zurückzubringen. — Rembold sieht diese acute Massenerkrankung als Folge von Autosuggestion bei den einzelnen Kindern an und erinnert an das oft beobachtete gleichzeitige Ohnmächtigwerden mehrerer Revaccinanden bei Impfterminen.

Fr. Aemmer beschreibt in seiner Inauguraldissertation (Basel 1893) ebenfalls eine Schulepidemie von Tremor hystericus und erörtert dabei auch die Ursache dieser Epidemie. Sie wurde nach seiner Ansicht wesentlich durch Nachahmung erzeugt, und er schliesst dies

1. aus der concentrischen Ausbreitung der Epidemie;

2. aus der Verschleppung der Krankheit von der zuerst befallenen Classe in andere Classen;

3. aus der Abnahme während der Ferien und dem Wiederaufblühen nach denselben;

4) aus dem Seltenerwerden oder gänzlichen Ausbleiben der Anfälle, sobald die Kinder zu Hause behalten wurden, und den Recidiven, wenn sie in die Schule wieder eintraten;

5) aus der Thatsache, dass die Krankheit häufig bei bis dahin gesunden Kindern auftrat, wenn erkrankte in ihrer unmittelbaren Nähe Anfälle hatten, und dass sofort, wenn ein Kind einen Anfall bekam, derselbe auch bei anderen Kindern auftrat.

Die individuelle Therapie war illusorisch, bis sie durch Anordnungen unterstützt wurde, welche sich auf alle Erkrankten bezogen. Dies waren folgende:

1. dass jedes Kind, das in der Schule einen Anfall bekam, sofort nach Hause geschickt wurde, und ihm der Schulbesuch erst wieder gestattet wurde, wenn es zu Hause längere Zeit keine Anfälle mehr gehabt hatte;

2. dass geheilte Kinder in den ersten drei Wochen nach dem Wiedereintritt in die Schule vom Turnen, Schreiben und von den Handarbeiten dispensirt und überhaupt mit der grösstmöglichen Schonung behandelt wurden;

3. dass die Eltern in einem Rundschreiben ersucht wurden, den Kindern auch zu Hause eine möglichst schonende Behandlung angedeihen zu lassen und ihnen soviel wie möglich jede Aufregung und Anstrengung zu ersparen;

4. dass Kinder aus ärmeren Verhältnissen auf Schulkosten ernährt wurden;

5. dass diese Speisung der Kranken über die Ferien ausgedehnt wurde und mit Spaziergängen und Spielen im Freien verbunden wurde.

Erst nachdem alle diese Anordnungen längere Zeit consequent durchgeführt worden waren, konnte eine Abnahme der Epidemie constatirt werden.

Schulhaus.

Bei ihrer Wichtigkeit seien die Beschlüsse des mexikanischen pädagogischen Congresses in Betreff der hygienischen Anforderungen an Schulräume hier vollständig angeführt:

1. Das Schulgebäude soll speciell dem Charakter der Anstalt, welche man errichten will, angepasst werden.

2. Der Bauplatz muss von jedem ungesunden und gefährlichen Orte, insbesondere von Kirchhöfen, Abfuhrplätzen oder übelriechenden Gewässern, weit entfernt liegen.

3. Das Terrain sei von Natur oder künstlich trocken. Die Baumaterialien sollen dauerhaft, gegen Feuchtigkeit und atmosphärische Einflüsse widerstandfähig sein.

4. Für die Schule sind wenigstens 10 qm Oberfläche pro Schüler zu rechnen.

5. Das Dach ist am besten flach; im Falle man dasselbe dennoch geneigt erbaut, sind Ziegel oder Schiefer dem Metall vorzuziehen.

6. Die Fussböden der Classen müssen stets aus Holz hergestellt werden.

7. Alle Ecken, welche durch die Wände, den Fussboden oder die Decke gebildet werden, sollen eine concave Rundung mit einem Radius von 10 cm besitzen.

8. Die Thüren der verschiedenen Räume sind so einzurichten, dass dieselben nach zwei Seiten geöffnet werden können; sie sollen mindestens 2·20 m hoch und 1 m breit sein.

9. Die Räume im unteren Theile des Gebäudes müssen in genügender Höhe über dem Erdboden liegen.

10. Man trachte danach, dass sich vor den Fenstern der Classe hinreichend unbebauter Raum befindet, um dem Lichte freien Zutritt zu gewähren; die Entfernung, in welcher Mauern der Schule gegenüber liegen dürfen, muss mindestens 8 m betragen.

11. Jede Schule soll eine Wasserleitung besitzen in der Weise, dass in sämmtlichen Räumen ein Hahn vorhanden ist. Wenn sich dies nicht ausführen lässt, so soll man Behälter aufstellen, damit die Kinder Wasser von hygienisch bester Beschaffenheit erhalten.

12. Die Treppen sind geradlinig und nicht gewunden anzulegen. Die einzelnen Abschnitte derselben müssen 13 bis 15 Stufen haben und durch einen Absatz getrennt sein; die Stufen sollen 28 bis 30 cm Breite und 15 cm Höhe besitzen und abgerundet werden. Das Geländer ist mit je 40 cm von einander entfernten Knöpfen zu versehen, um die Kinder am Herabrutschen zu verhindern; die Entfernung der Geländerstäbe darf nicht mehr als 13 cm betragen. Wenn die Zahl der Schüler 200 übersteigt, so sind zwei Treppen anzulegen.

13. Bei der Lage der Schulen werde darauf geachtet, dass dieselben nicht heftigen Winden ausgesetzt sind, trotzdem aber genügend Luft, Licht und Wärme erhalten. Auch hat man zu vermeiden, dass die Sonne, besonders während der ersten Abendstunden, längere Zeit in die Classen scheinen kann.

14. Für die Ventilation sind 20 cbm Luft pro Schüler und Stunde zu rechnen. Um eine so kräftige Lüftung zu erzielen, müssen, abgesehen von den Fenstern, obere und untere Ventilatoren eingerichtet werden; für je vier Schüler ist ein Ventilator anzulegen. Die Klappen der letzteren sollen einen Durchmesser von 12 cm haben.

15. Damit auch durch die Fenster frische Luft eintreten könne, sei jeder Fensterflügel in zwei Theile getheilt, einen unteren, der sich in gewöhnlicher Weise öffnet, und einen oberen, der sich um eine horizontale Axe dreht und geneigt werden kann.

16. Das Licht von zwei Seiten ist vorzuziehen; dasselbe soll jedoch auf der linken Seite stärker sein, als auf der rechten und auf letzterer daher durch mattes Glas abgedämpft werden.

17. Einseitiges Licht darf man anwenden, wenn man es unter nachstehenden Bedingungen erhalten kann:
1. dass das Licht genügend stark ist;
2. dass die Fenster mindestens zwei Drittel so hoch sind, als die Classe breit;
3. dass man an der den Fenstern gegenüber liegenden Seite Ventilationsöffnungen anbringt; diese Oeffnungen müssen 1 bis 2 m weit sein. Sie sollen nicht nur zur Lüftung, sondern auch dazu dienen, die Sonne für einige Stunden des Tages ins Zimmer zu lassen.

18. Das Licht darf nicht von vorn auf die Schüler oder den Lehrer fallen.

19. Die Fenster müssen rechtwinklig sein und, im Falle man einseitiges Licht anwendet, eine Höhe von zwei Drittel der Breite besitzen.

20. Das Fensterbrett sei nach zwei Seiten oder nach dem Zimmer zu geneigt und liege in einer Höhe von 1·20 m über dem Boden.

21. Da die Menge des Lichtes nicht immer von der Grösse der Fenster abhängt, sondern davon, dass man es direct empfängt, so soll vor denselben ein freier Raum bleiben.

22. Fenstervorhänge müssen sich von unten nach oben aufziehen lassen.

23. Das Licht von einer Seite soll keine Anwendung finden, wenn die Classe mehr als 6·20 m breit ist.

24. Als künstliche Beleuchtung dürfen Stearinkerzen, Oellampen oder elektrisches Licht mit matten Glaskugeln benutzt werden.

25. Die Schulzimmer der Knaben, Mädchen und kleineren Kinder seien vollständig getrennt.

26. Bei der Vertheilung der Schulzimmer ist auch die Wohnung des Directors in Betracht zu ziehen.

27. Die Maximalzahl der Plätze in einer Classe beträgt 50, wenn keine Parallelclassen bestehen; sind solche vorhanden, so ist 40 das Maximum.

28. Bei der Aufstellung der Schultische ist dafür Sorge zu tragen, dass die nöthigen Gänge frei bleiben; dieselben dürfen zwischen der Wand und den Tischen nicht schmäler als 60 cm sein und zwischen den Subsellien nicht enger als 50 cm.

29. Der Saal für den Handfertigkeitsunterricht, d. h. für Tischler-, Carton- und Flechtarbeiten, soll jedem Schüler 2·50 qm Raum gewähren und für 40 Schüler 10 bis 11 m lang, 5 bis 6 m breit und 4 bis 5 m hoch sein; derselbe muss vorzüglich ventilirt und erleuchtet werden.

30. Für die Turnhalle ist eine Grundfläche von 69 m pro Schüler und eine genügende Höhe erforderlich; auch sie muss gute Beleuchtung und Lüftung haben. Neben derselben darf ein Aus- und Ankleidezimmer nicht fehlen.

31. Die Aborte sollen aus kleinen, durch Wände getrennten Räumen bestehen und in jedem der letzteren soll nur ein Sitz sich befinden; sie müssen automatische Wasserspülung besitzen und so beschaffen sein, dass die Schüler nicht darauf stehen können. Ausserdem ist ein Pissoir erforderlich. Die Thür des Abortes sei oben und unten offen, so dass man die Kniee und die Brust des Schülers sehen kann; die Farbe der Thüren muss so gewählt werden, dass sich nicht darauf schreiben oder zeichnen lässt.

318   Schulgesundheitspflege. Schulbauten. Luft. Heizung.

32. Im Falle Heizungsvorrichtungen zur Anwendung kommen, sind folgende Vorsichtsmaassregeln zu beobachten:
1. Ihre Einrichtung sei derartig, dass sie zu allen Jahreszeiten eine constante Temperatur erzeugen;
2. sie müssen auch während der Nacht arbeiten und wenn die Angestellten abwesend sind;
3. sie dürfen keine Verbrennungsproducte ins Zimmer lassen;
4. sie dürfen den Feuchtigkeitsgehalt der Luft in keiner Weise verändern;
5. sie sollen nicht zu viel Feuerungsmaterial verbrauchen und jede Gefahr eines Brandes ausschliessen.

(Zeitschrift für Schulgesundheitspflege 1893, S. 30.)

Luftprüfungen auf Kohlensäure in Berliner Gemeindeschulen nahm der dortige städtische Lehrer E. Gillert vor und legte sie in einer fleissigen und mit zwei Curventafeln ausgestatteten Arbeit in der Zeitschrift für Schulgesundheitspflege (1893, S. 185) nieder. Aus seinen Untersuchungen zieht er als Schlussfolgerung den Rath, dass nach jeder Unterrichtsstunde im Sommer und Winter alle Classenzimmer durch Oeffnung sämmtlicher Fenster und der Thür etwa zehn Minuten lang geöffnet werden. Die Kinder gehen während dieser Zeit auf den Hof oder Corridor, kommen dadurch in Bewegung und bringen in ihren Kleidern bessere Luft mit herein. Während der Unterrichtsstunden sollten die Corridorfenster offen stehen, in den Pausen während der Lüftung der Lehrzimmer aber geschlossen werden. Dringend nothwendig ist es, dass eine längere derartige Lüftung zwischen Vor- und Nachmittagsunterricht erfolgt; gewöhnlich unterbleibt dieselbe in der kalten Jahreszeit ganz.

In eingehender Weise erörtert E. Voit (München) die hygienischen Anforderungen an Heizanlagen in Schulhäusern (Zeitschrift für Schulgesundheitspflege 1893, S. 1). Zuerst werden die allgemeinen Bedingungen aufgestellt, welchen jede Heizung eines Schulhauses in hygienischer Beziehung entsprechen solle, nämlich richtige Temperaturhöhe, gute Temperaturvertheilung, zweckmässiger Feuchtigkeitsgehalt der Luft, Verhinderung der Luftverunreinigung durch Staub, Athemausdünstungs- und Verbrennungsproducte. Dies wird im Einzelnen näher besprochen, bestimmte ziffernmässige Forderungen aufgestellt und die verschiedenen Gefahren erörtert oder, z. B. die übertriebene Gefahr eines Austrittes von CO oder CO_2 durch glühende eiserne Oefen, auf ihren richtigen Werth zurückgeführt.

Im Weiteren beschäftigt sich Voit mit den verschiedenen Heizarten, Einzel- und Sammelheizungen mit oder ohne gleichzeitige Lüftungsanlagen. Als zweckmässig bei Metallöfen werden Füllherde bezeichnet, dabei aber auf die Gefahr einer Ueberheizung bezw. Verschwendung von Heizmaterial hingewiesen. — Wenn bei Sammelheizungen besonders oft geklagt werde, so liege dies daran, dass eine Störung meist alle Schulzimmer gleichzeitig betreffe und dass dann die Lehrer sich gegenseitig in ihren Klagen unterstützten. — Bei Feuerluftheizungen träte unter dem Einfluss der herrschenden Winde bei nicht ganz aufmerksamer Bedienung leicht eine Ueberhitzung oder zu geringe Erwärmung der Räume ein. Dies sei völlig nur dann zu

Schulgesundheitspflege. Heizung. Beleuchtung. 319

vermeiden, wenn man die durch Temperaturdifferenz erzeugte Luftbewegung mit Hülfe eines ausreichenden Motors, z. B. eines Ventilators, unterstütze. — Warmwasserheizungen würden wegen der grossen Kosten, und auch Hochdruckheizungen kaum mehr hergestellt. Dagegen hätten **Mitteldruckwasserheizungen** eine hohe praktische Bedeutung. Ihre Rohre müssten aber so angelegt werden, dass sie nicht verstauben und leicht gereinigt werden könnten, um den brenzeligen Geruch des verbrennenden Staubes zu vermeiden. Bei der besonderen vom Heizer zu verwendenden Aufmerksamkeit habe diese Heizungsart aber auch ihre Bedenken, empfehle sich daher nicht bei Neubauten, wohl aber, wenn in vorhandenen Bauten eine Sammelheizung neu eingerichtet werden solle. — Weiter werden die Dampfheizungen, besonders Niederdruckheizung und combinirte Heizsysteme besprochen, z. B. die Dampfniederdruckwasserheizung, die Heisswasser- und Dampfniederdruckluftheizung. — Für eine dieser letzteren würde man, ihre gute Ausführung vorausgesetzt, sich besonders zu entscheiden haben, wenn die Kostenfrage dies zuliesse. Andernfalls würde von ihr die Wahl der Heizart wesentlich abhängen.

Schliesslich wird die Bedeutung und Thätigkeit des Heizers besprochen. „Er muss sich daran gewöhnen, dass die Anlage ebenso blank gehalten wird, wie ein Wohnzimmer; er wird dann bald die Bedienung mit grösserem Eifer ausführen und rasch auf etwaige Mängel derselben aufmerksam werden." Bei einer grossen Anzahl von Schulhäusern, z. B. einer bedeutenderen Stadt, empfiehlt Voit, einen erfahrenen Techniker mit der sorgfältigen Unterhaltung aller Heizanlagen und Ueberwachung der Heizer zu betrauen. Im Sommer würde er bei Neueinrichtungen und Reparaturen sich zu betheiligen, im Winter neue Projecte zu begutachten und die Heizer zu überwachen haben.

Schulheizung, ihre Mängel und deren Beseitigung behandelt eine Monographie des Baurathes E. Haesecke (Berlin 1893, W. Ernst). Die mit 32 Abbildungen versehene Schrift behandelt eine Reihe von Schulheizungsanlagen grösserer Städte, wie Berlin, Hamburg, Leipzig, Frankfurt a. M., Kopenhagen, unter Hervorhebung auch der hierbei gemachten ungünstigen Erfahrungen. Als besonders unzweckmässig bezeichnet er die Verwendung von heisser Luft, die auf 60°C. und mehr erhitzt ist, wünscht vielmehr nur eine Vorwärmung auf etwa 30°C. — Bei eingehender Besprechung der einzelnen Heizungsarten mit Heizflächen, Heizkörpern etc. empfiehlt er besonders sachgemässe Gasheizungen, die auch neben anderen ungenügend functionirenden Centralheizungen, z. B. Luftheizungen, angelegt werden könnten. — Dass manche Ansichten des Verfassers etwas weit gehen, z. B. seine Unterschätzung der Zimmerventilirung durch Oeffnen der Fenster in den Zwischenpausen, mag nebenbei erwähnt werden.

Friedrich Pelzer führt uns in seiner Inauguraldissertation (Halle 1893) seine „Studien über indirecte Beleuchtung" vor. Als Vortheile dieser Beleuchtung nennt er folgende:

1. die Unmöglichkeit, direct in die Flammen zu sehen;
2. das Fehlen von störenden Schatten auf den einzelnen Plätzen;

3. das Fehlen von Reflexen an den Wandtafeln;

4. die Beseitigung der strahlenden Wärme, welche bei directer Beleuchtung mit Regenerativbrennern den unmittelbar unter den Lampen Sitzenden vielfach sehr lästig geworden war;

5. die ausserordentlich gleichmässige Vertheilung des Lichtes.

Es lag ihm nun daran, zu studiren, ob nicht bei der Herstellung der indirecten Beleuchtung der Verlust an Helligkeit gegenüber der directen Beleuchtung etwa durch Aenderungen in der Höhe der Beleuchtungskörper herabgemindert werden könne. Die hierauf sich beziehenden Untersuchungen stellte er im Hörsale des hygienischen Institutes in Halle an, und zwar in der Weise, dass Anfangs die Lampen in mittlerer Höhe, darauf um 0·5 m tiefer und endlich um 0.3 m höher gehalten und die mittleren Helligkeiten bestimmt wurden. Er fand dabei Folgendes:

Für die directe Beleuchtung ergab sich durch das Höherstellen der Brenner eine Verschlechterung der mittleren Helligkeit, aber eine bessere Vertheilung des Lichtes; auch wurden durch den Hochstand der Lampen die Lichtverluste im Schatten deutlich herabgemindert. Bei der Verwendung von Glasschirmen lagen die Verhältnisse ganz ähnlich, nur waren die gefundenen Werthe durchschnittlich kleiner, weil bei dieser Beleuchtungsart schon mehr indirecte Strahlen wirksam sind. Jedenfalls zeigten die Versuche, dass sie der directen näher steht, als der rein indirecten. Diese letztere dagegen, hergestellt mittelst Metallreflectoren, zeigte im Ganzen ein umgekehrtes Verhalten: Zunahme der erreichten Helligkeitsmenge durch Lampenhochstand, daneben eine, wenn auch in verschwindendem Maasse, ungleichmässigere Vertheilung des Lichtes und ganz geringe Erhöhung der Lichtverluste im Schatten.

Erismann (Archiv f. Hygiene XVII, 205) studirte die Bedeutung des Raumwinkels zur Beurtheilung der Helligkeit in Schulzimmern. Er fand, wie auch Andere, dass Raumwinkel und Helligkeit mit der Entfernung vom Fenster rasch abnehmen, constatirte aber zugleich, dass mit grosser Beständigkeit der Raumwinkel rascher abnimmt, als die Helligkeit, und dass der Unterschied in der Helligkeit der Fenster- und der Fernplätze stets bedeutend geringer ist, als derjenige ihrer Raumwinkel. Er stellte des Weiteren (wie Cohn) fest, dass die Lichtintensität eines und desselben Quadratgrades je nach der Tageszeit sehr verschieden sein kann, und dass sich dies besonders an den Fernplätzen geltend macht, constatirte, dass unter Umständen auch bei einem Raumwinkel von nur 10 bis 20 Quadratgraden die mittlere Papierhelligkeit das geforderte Minimum noch um das Drei- bis Vierfache übertraf, und dass sogar die geringste bei diesem Raumwinkel beobachtete Helligkeit noch als genügend zu betrachten war. Die Norm von 50 Quadratgraden als Minimum bedarf deshalb nach Erismann einer wesentlichen Correction und kann für sich eine absolute Bedeutung nicht in Anspruch nehmen[1]). Die Forderungen an den Raumwinkel sind

---

[1]) Erismann vertritt sogar die Ansicht, dass unter Umständen die betr. Plätze gar kein Himmelslicht, vielmehr nur indirectes zerstreutes Licht zu empfangen brauchen, geht hierin aber entschieden zu weit. (Uffelmann.)

um so höher zu stellen, je ungünstiger die Beleuchtungsverhältnisse des betr. Gebäudes sind, d. h. je enger die Strasse ist, je höher die gegenüberliegenden Häuser sind, je weniger Licht von den gegenüberliegenden Zimmerwänden reflectirt wird. Jedenfalls aber muss man neben der Raumwinkelmessung auch photometrische Bestimmungen machen, eine Forderung, welche man wohl als berechtigt ansehen darf.

S. Boubnoff (Archiv f. Hygiene XVII, 49) fand durch photometrische Messungen, dass die Helligkeit eines Mittelplatzes in einem Schulbezw. Vorlesungssaale keine constante Grösse ist, dass der Helligkeitswechsel eines solchen Platzes während des Tages sprungweise, bald sich steigernd, bald sich abschwächend, hervortritt, und dass er sowohl bei heiterem Wetter, als bei bewölktem Himmel, in Südwestzimmern relativ grösser, als in Nordostzimmern sich geltend macht. Er schliesst ferner aus seinen Messungen, dass ein Zimmer mit Fenstern nach Südwest während des Tages stärker beleuchtet wird, als ein solches mit Fenstern nach Nordost, dass mit zunehmendem Abstande des Platzes von der Fenstermauer und der Entfernung desselben in die Tiefe des Zimmers die Beleuchtungsstärke ziemlich scharf abnimmt, und dass die Abschwächung der letzteren mit zunehmender Entfernung vom Fenster fast gleichgradig in dem Südwest- und Nordostzimmer sich zeigt. Er fand auch, dass mit zunehmender Entfernung des Beobachtungspunktes von der Fenstermauer die Beleuchtungsstärke der vor den Fenstern befindlichen Plätze allmählich abnimmt, dass dies dagegen an den entsprechenden Plätzen vor dem Mittelpfeiler nicht immer zu beobachten ist, und dass die Beleuchtungsstärke in der Mitte jedes Beobachtungsraumes mehr oder minder in Zusammenhange steht mit der Abnahme der unverdeckten Glasfläche der Fenster. Schliesslich zeigt er an der Hand des Ergebnisses seiner Messungen, dass die Forderung des Verhältnisses der Glasfläche zur Fussbodenfläche, wie 1:5 oder 1:6, eine einseitige ist, und dass sehr wohl in einem gegebenen Falle ein solches Verhältniss als unzweckmässig sich erweisen kann, giebt jedoch zu, dass weitere Untersuchungen nach dieser Richtung anzustellen sind.

Ueber die künstliche Beleuchtung von Hörsälen hat F. Renk in Halle werthvolle Untersuchungen vorgenommen, deren Ergebniss er einmal den Besuchern der Naturforscherversammlung in Halle (Herbst 1892) vorführte, sodann aber in einer Beilage zum Preisverkündigungsprogramm der Universität niederlegte. — Im ersten Theile der Arbeit weist Verf. auf die vielen Nachtheile der gewöhnlichen Beleuchtungsmethoden, die einerseits vielfach stark blendeten, andererseits durch starke Schattenbildungen lästig würden, hin. — Im zweiten Theile hebt er unter Hinweis auf die bekannten Annehmlichkeiten des diffusen Tageslichtes — gegenüber z. B. dem grellen Sonnenlichte — die Annehmlichkeit der von ihm angewandten durchsichtigen Reflectoren von Papier oder überfangenem Glase hervor, durch die das Licht der nahe der Decke befindlichen Lampen von der weiss gestrichenen Zimmerdecke ähnlich dem diffusen Tageslichte reflectirt wird. — Schatten sind fast gar nicht vorhanden, der Helligkeitsverlust ist sehr gering. (Der Herausgeber kann auch aus eigener Erfahrung dem vorstehenden günstigen Gutachten — u. A. im Hinblick auf die vielfach die Augen besonders der

Ueber künstliche Beleuchtung, insbesondere für Zeichen- und Hörsäle sprach H. Cohn in der Hygienesection der schlesischen Gesellschaft für vaterländische Cultur. Nach einem Referate der „Schles. Ztg." forderte er von einem künstlichen Lichte: 1. es solle nicht erhitzen, 2. nicht zucken, 3. nicht unzureichend sein, und 4. nicht blenden. — Hiernach wurden die verschiedenen Lichtarten und ihre Nachtheile, die bisherigen neueren Lampen und ihre Glocken, besprochen, schliesslich auf die Annehmlichkeit eines diffusen reflectirten Lichtes eingegangen und nach Erörterung von Renk's Versuchen als zweckmässige neue Errungenschaften in dieser Beziehung Hrabowski's Oberlichtreflector und Seitenlichtreflector besprochen.

Der Oberlichtreflector (Preis 100 bis 120 Mk., Patentinhaber Siemens u. Halske-Berlin) beruht darauf, dass über eine sehr grosse weissgestrichene concave Decke, die fest mit einer elektrischen Bogenlampe verbunden ist, ein mit weissem Stoff überzogenes Drahtgestell gesetzt wird. An jener Decke hängt um die Flamme ein verstellbarer prismatischer Glasring und unter ihr eine Blende aus Opalglas. Die von oben bis zu 25° Neigung kommenden Lichtstrahlen werden unmittelbar von dem konischen Reflector aufgefangen und nach unten geworfen. Die Lichtstrahlen von 25 bis 45° durchlaufen den Glasring, werden auf den weissen Stoffmantel reflectirt und dann hinabgeworfen. Strahlen von 45 bis 70° gehen durch die sie abmildernde Opalglasblende. Hierdurch werde angeblich ein sehr angenehmes diffuses Licht erzielt.

Der Seitenreflector (Preis 200 bis 250 Mk., Patent der Allgemeinen Elektricitätsgesellschaft) besteht aus zwei schräg an der Wand und excentrisch zu einander angeordneten Reflectoren. Der Hauptreflector hat etwa die Grösse eines Atelierfensters, der kleinere, in dessen Mitte sich der Brennpunkt befindet, besteht aus verschiedenem transparenten Material. — Dabei geht das Licht z. Th. nach einmaliger Reflexion vom hinteren Reflector auf die zu beleuchtenden Objecte, z. Th. durch den kleinen vorderen Reflector hindurch zu diesen, z. Th. erst von hier zum grossen hinteren. Dabei kann durch Einlegung transparenter Scheiben in den vorderen Reflector die Helligkeit verschieden abgeändert werden.

Die Lehrer Ramminger und Stetter in Tauberbischofsheim haben eine Schulbank (Columbusbank) construirt, welche anstell- und verschiebbare Einzelsitze hat. Diese sind zweitheilig, schieben sich beim Aufstehen der Kinder dachförmig zurück und kehren beim Niedersetzen in die horizontale Lage zurück. Dadurch wird ein Raum von 13 cm gewonnen, der das Stehen in der Bank bequem ermöglicht. Eine weitere Beschreibung und mehrere Zeichnungen dieser Schulbank, die sich angeblich sehr bewähren soll, findet der Leser in der Leipziger Illustr. Zeit. 1893, Nr. 2621, S. 362.

·Die gleiche Schulbank empfiehlt auch Stöcker in einem Beitrage zur Lösung der Schulbankfrage. (Münchener med. Wochenschr. XL, 7, S. 125.)

Einen neuen Ersatz für die bisherigen Geradhalter beschreibt der Baseler Augenarzt Fr. Hosch (Zeitschr. f. Schulgesundheitspfl., S. 473). Die Einrichtung besteht in einer Art — sit venia verbo — „Scheuklappe", aus Aluminium, undurchsichtigem Celluloid u. dgl., die an einem Brillengestell getragen wird. Bei richtiger Kopfhaltung lehnt diese Klappe sich an das Gestell und die Stirn. Biegt der Schüler den Kopf zu stark herab, d. h. sitzt er krumm, so fällt die Scheuklappe vor die Augen, zwingt ihn also, gerade zu sitzen. (Die Rechnung dürfte ohne die — Schuljugend gemacht sein, die sicher Mittel finden dürfte, den unbequemen Mechanismus ausser Thätigkeit zu setzen, selbst wenn darauf gehalten werden könnte, ihn zu tragen. — Bemerkenswerth ist auch, dass keinerlei praktische Beobachtungen beigefügt sind.).

Der Bau und Einrichtung einer neuen Elementarschule in Rom werden von Prof. R. Blasius folgendermaassen beschrieben.

In der Nähe des Colosseums ist eine neue Elementarschule erbaut, welche für 1200 Knaben und Mädchen Raum bietet. Die Schule ist zweistöckig, und zwar sind die unteren Räume für die kleineren, die oberen für die grösseren Kinder bestimmt. Man hat auch hier Luftheizung. Die Fenster sind recht gross, doch besitzen die Wände der Schulzimmer nach unseren Begriffen eine zu dunkle Farbe. Jede Classe ist nur für 40 Kinder bestimmt. Die Schulbänke sind in vier Abstufungen vorhanden, zweisitzig mit geneigtem Tisch, bequemen Sitzen, guten Rückenlehnen und haben Nulldistanz. Mützen u. s. w. werden im Vorraum abgelegt. Es sind zwei Treppen vorhanden, die eine zum Hinauf-, die andere zum Hinabgehen; dieselben haben so breite Stufen, dass man zwei Schritte für jede Stufe nehmen muss. In dem Schulgebäude befinden sich, wie bei uns, Bäder und Douchen. Schulgeld wird nicht gezahlt. Nahe bei der Schule befindet sich — eine Seltenheit in Italien — auch eine Turnhalle. Der Turnraum ist ähnlich construirt, wie im Braunschweigischen die Scheunen auf dem Lande, d. h. an den Seiten offen; die Uebungen finden also eigentlich im Freien statt. (Zeitschr. f. Schulgesundheitspfl. 1893, S. 45.)

Schulunterricht.

Der von einer ad hoc ernannten Commission in Zürich an die Stadtschulpflege erstattete und von Ritzmann und Schulthess redigirte Bericht „Untersuchungen über den Einfluss der Heftlage und der Schriftrichtung auf die Körperhaltung der Schüler" (Zürich 1893) theilt das Ergebniss von Untersuchungen mit, welche an 628 Schülern (250 steil- und 378 schrägschreibenden) angestellt wurden. Dasselbe ist folgendes:

1. Die Steilschrift veranlasst bei dem jetzigen Schulbankmaterial die Schüler in bedeutend geringerem Grade zu Seitwärtsbewegungen und Drehungen des Kopfes und Rumpfes als die Schrägschrift, welche sowohl bei Rechtslage als bei schiefer Mittellage des Heftes zu asymmetrischer Haltung des Körpers führt.
2. Die Steilschrift vermindert die Tendenz der Schüler zum Vornüberbeugen des Kopfes gar nicht, zum Vornüberbeugen des Rumpfes in

kaum bemerkbarem Grade, so dass in Bezug auf die Distanz der Augen vom Hefte bei der Steilschrift sich kein günstigeres Resultat zeigt, als bei der Schrägschrift im Allgemeinen, sogar ein ungünstigeres, als bei Schrägschrift in gerader Rechtslage. Bei Schrägschrift in schräger Mittellage ist die Distanz etwas geringer, als bei Steilschrift.

3. In Bezug auf aufrechte Körperhaltung und gehörige Entfernung der Augen vom Hefte übt die Disciplin einen wesentlichen Einfluss aus.

4. Unser Bankmaterial erschwert wegen zu geringer Höhe des Pultes in hohem Grade die Innehaltung einer genügenden Distanz der Augen vom Hefte. Jede Schrift in Mittellage des Heftes, ganz besonders aber die Steilschrift, erfordert eine Schulbank mit verhältnissmässig hoch gestelltem Pulte.

5. Die Steilschrift kann nur bei gerader Medianlage des Heftes geschrieben werden; bei Schrägschrift dagegen kann die Heftlage eine verschiedene sein.

6. Ein einheitliches System der Schreibdisciplin in Bezug auf Heftlage, Schriftrichtung, Schriftgrösse und Liniatur ist dringend wünschenswerth.

7. Angesichts der hygienischen Vorzüge der Steilschrift spricht sich die Commission für diese Schriftmethode aus. Jedoch hält sie für eine unerlässliche Bedingung die Umgestaltung unserer Subsellien im Sinne der Vermehrung der verticalen Entfernung zwischen Pult und Bank.

8. Die Schulpflege wird ersucht, bei den zuständigen Instanzen den Wunsch auszusprechen, es möchte in allen cantonalen Lehrerbildungsanstalten der Unterricht in Schulhygiene obligatorisch eingeführt werden.

Der von Seggel verfasste „Bericht der vom ärztlichen Bezirksverein München zur Prüfung des Einflusses der Steil- und Schrägschrift (Schiefschrift) gewählten Commission" bringt sehr ausführliche Tabellen über die von Seggel angestellten Messungen. Dabei wird angegeben, dass Körper- und Kopfhaltung bei der Schrägschrift schlechter waren, auch von den Schülern dichter aufgesehen wurde. Doch trat auch bei Steilschrift nach längerer Zeit schlechte Körperhaltung ein, weshalb vor zu langem Fortsetzen des Schreibens gewarnt wird. (Münch. med. Wochenschr. XL, 13 bis 15.)

Auch John Jackson tritt in einer kleinen, gewandt geschriebenen Streitschrift „Upright versus sloping writing" (London 1891, Sampson Low, Marston, Searle & Rivington) warm für die Steilschrift ein, von der er u. A. behauptet, dass sie sich — wegen der kürzeren Striche — schneller schreiben lasse, als die Schrägschrift. Auch spare sie Raum, denn den gleichen Raum wie 100 Schiefschriftbuchstaben könnten 144 der Steilschrift einnehmen. Sein Urtheil fasst er in die scharfen Worte zusammen:

„Wir glauben und wissen, dass die Schiefschrift falsch ist, gründlich falsch, ganz und gar falsch, dass sie schädlich ist für den Schreiber und für den Leser, dass wenig oder Nichts zu ihrer Empfehlung und Vieles, wenn nicht Alles zu ihrer Verurtheilung angeführt werden kann, dass dagegen die aufrechte oder senkrechte Schreibweise die denkbar beste ist und in jeder Hinsicht der schiefen überlegen erscheint." (Zeitschr. f. Schulgesundheitspfl. 1893, S. 56 f.)

Eine Steilschriftfibel des Schreiblehrers Director Emanuel Bayr in Wien wurde 1892 als erster Theil von Kummer, Branky und Hofbauer's Lehrbuch für österr. allgem. Volksschulen (Wien 1892, k. k. Schulbücherverlag) herausgegeben, um da, wo Steilschrift gelehrt werden soll, bereits dem ersten Unterrichte zu Grunde gelegt zu werden. Auch in anderer Beziehung, z. B. durch frühes Hineinziehen der grossen Buchstaben, wie durch die Art und Auswahl der Bilder ist diese Fibel bemerkenswerth.

Laser (Z. f. Schulgesundheitspflege VII, 2) stellte Untersuchungen über die geistige Ermüdung beim Schulunterricht an, indem er in zwei correspondirenden Classen einer Knaben- und Mädchenschule Rechenaufgaben ausführen liess. Burgerstein hatte gefunden, dass die Kinder in der dritten Viertelstunde die geringste Zahl von Rechnungen mit den meisten Fehlern ausführten, dass aber in der vierten Viertelstunde nach der voraufgegangenen Abspannung wieder eine Erhöhung der Leistungsfähigkeit eintrat. Laser ermittelte nun durch seine Studie Folgendes:

1. Die Zahl der gerechneten Ziffern, also die Leistungsfähigkeit, ist in der ersten Stunde am niedrigsten.
2. Die Leistungsfähigkeit nimmt bis zur dritten, resp. vierten Stunde zu und lässt in der vierten, resp. fünften Stunde wieder nach.
3. Die Fehlerzahl steigt bis zur vierten Stunde, fällt in der fünften.
4. Die Correcturenzahl wächst bis zur fünften Stunde.
5. Die Knaben haben weniger Ziffern gerechnet, als die Mädchen.
6. Die Knaben haben mehr Correcturen gemacht, als die Mädchen.
7. Die Anzahl der Fehler ist beinahe gleich gross bei Knaben und Mädchen.
8. Die Anzahl derer, welche fehlerfrei gerechnet haben, nimmt von der ersten bis zur fünften Stunde ab.

Als Forderungen der Schulgesundheitspflege an die Unterrichtspausen bezeichnete der städtische Lehrer F. E. Stützer in einem Vortrage im Münchener Turnverein (Zeitschr. f. Schulgesundspfl. 1893, S. 616) folgende:

1. In allen Classen ist nach jeder ersten Stunde des Vor- und Nachmittagsunterrichts eine Pause von 5 Minuten, nach jeder zweiten und dritten Stunde eine solche von 15 Minuten zu halten.

2. In den Pausen verlassen die Schüler das Zimmer; vom Standpunkte der Schulgesundheitspflege ist es dringend wünschenswerth, dass dieselben, wenn die örtlichen und zeitlichen Verhältnisse, sowie die Witterung es gestatten, ins Freie gehen.

3. Im Freien sollen die Thätigkeiten möglichst das Gepräge der Freiheit und Freiwilligkeit tragen. Die Schulgesundheitspflege empfiehlt angemessene körperliche Bewegung, wie Gehen im Um- und Gegenzuge, von Schülern selbstgewählte Spiele.

326 Schulgesundheitspflege. Schulranzen. Jugendspiele.

4. Die Pausen müssen zu gründlicher Lüftung der Schulsäle benutzt werden, soweit nicht durch neueste Heizungs- und Lüftungseinrichtungen andauernd gute Luft geschaffen ist.

Eine Lanze für den alten Schulranzen legte der Lehrer G. Kynast (Breslau) ein. (Zeitschr. f. Schulgesundheitspfl. 1893, S. 26.) Er hob zunächst die Häufigkeit der habituellen Rückgratsverkrümmung und ihre Beförderung durch das Tragen der Schulbücher immer mit derselben Hand hervor, in Handmappen, Bücherträgern, Musikmappen u. dergl. Nach seinen Ermittelungen trugen die Schülerinnen höherer Mädchenschulen in der

I.   Classe im Durchschnitt $5^3/_4$ Pfd., höchstens $6^1/_2$ Pfd.,
II.   „   „   „ $6^1/_3$ „   „   8 „
III. „   „   „   7 „   „ $8^3/_4$ „
IV.   „   „   „ $6^3/_4$ „   „ $7^1/_4$ „
V.   „   „   „   4 „   „ $4^1/_2$ „
VI.   „   „   „ $2^3/_4$ „   „ $3^1/_2$ „

an Büchern und Schreibmaterialien mit sich. Im Hinblick auf die hiermit verbundenen schweren Nachtheile sei die Rückkehr zum alten Ranzen, der Rückentasche, die mit Riemen über beide Schultern geschnallt werde, erforderlich.

Ueber Turnunterricht und Jugendspiele an den höheren Schulen Preussens veröffentlicht der „Reichsanzeiger" (Zeitschr. f. Schulgesundheitspfl. 1896, S. 422) nach Erhebungen der Unterrichtsverwaltung u. A. Folgendes:

Die 522 höheren Lehranstalten, die unter der Aufsicht der 12 Provinzialschulcollegien stehen, wurden zur Zeit der Umfrage mit Ausschluss der Vorschulclassen von insgesammt 140 285 Schülern besucht. Von diesen waren 9070, also nicht ganz 6·5 Proc., vom Turnunterricht überhaupt befreit, und zwar 6891 auf Grund eines ärztlichen Zeugnisses, 2188 aus anderen Gründen, während 1612, also 1·1 Proc., an einzelnen Uebungsarten nicht theilnahmen. In den einzelnen Provinzen stellt sich der Procentsatz der vom Turnen überhaupt befreiten Schüler folgendermaassen: Hannover 3·6, Hessen-Nassau 4·7, Schleswig-Holstein 5, Ostpreussen 5·3, Schlesien 6, Posen 6·2, Brandenburg 6·7, Rheinprovinz 6·9, Pommern 7·1, Sachsen 7·2, Westfalen 8·5, Westpreussen 9·7. Der Procentsatz der an einzelnen Uebungsarten nicht theilnehmenden Schüler bleibt in fünf Provinzen unter 1 und steht in den sieben anderen zwischen 1 und 1·5. Im Ganzen zeigt dies Ergebniss gegenüber den in den Jahren 1882 und 1890 ermittelten Zahlen einen nicht geringen Fortschritt; dass aber im Einzelnen in dieser Beziehung noch manches zu wünschen übrig bleibt, wird durch die Thatsache erwiesen, dass an einer Reihe von höheren Lehranstalten, besonders in den grossen Städten, die Zahlen der nicht turnenden Schüler noch immer zu hoch sind und zu denen anderer Schulen, sogar an demselben Orte, in keinem richtigen Verhältnisse stehen; so gehen sie neben verschwindend kleinen Zahlen in Sachsen in einer Anstalt bis zu 21·8 Proc., in der Rheinprovinz bis zu 22·7 Proc., in Westpreussen bis zu 26·5 Proc., in Berlin bis

Schulgesundheitspflege. Gymnastik. Schwimmen.

zu 30 Proc., in Westfalen bis zu 32·4 Proc. Allerdings sind hierbei örtliche Verhältnisse, z. B. das Wohnen zahlreicher Schüler in entfernten Vororten, zu berücksichtigen. — Für den Turnunterricht sind bei 289 Anstalten Turnplätze, zur Hälfte dicht beim Schulhause, vorhanden. Nur bei 5 Proc. der Anstalten ist noch keine Möglichkeit vorhanden, den Turnunterricht im Freien zu ertheilen. — Bei 472 höheren Lehranstalten kann in einer Turnhalle, bei 309 davon in eigener Turnhalle geturnt werden, die 282 mal in nächster Nähe des Schulhauses liegt.

Ueber die Gymnastik als Hülfsmittel der physischen Erziehung hat N. Hagmann einen Vortrag in der physiko-medicinischen Gesellschaft zu Moskau gehalten. (Zeitschr. f. Schulgesundhpfl. 1893, S. 249.) Er bespricht die historische Entwickelung der Turnkunst, für die (neben Guts-Muths und Vieth) besonders Jahn in Deutschland, Amauros in Frankreich, Clias in der Schweiz und Italien, Nachtigall in Dänemark wichtig waren. — Hierauf geht er auf die andersartig entwickelte Gymnastik in Schweden durch Lingg, später durch Neumann ein; sein Verfahren verbreitete in Frankreich besonders Lagrange und in Russland Leshaft in den Schulen. Im Weiteren werden die verschiedenen gegen die schwedische Gymnastik als Schulturnen erhobenen Einwände kritisirt, worauf Hagmann schliesslich folgende Leitsätze aufstellt:

1. Regelrechtes Turnen nach der schwedischen Methode mit richtiger Anwendung von Geräthschaften ist ein gutes Hülfsmittel der physischen Erziehung; in Schulen ist es allen anderen Systemen vorzuziehen.

2. Für körperliche Uebungen und Turnen müssen besondere Stunden inmitten der Lehrstunden festgesetzt werden, und zwar, abgesehen von den gewöhnlichen Pausen, mindestens sechs Stunden wöchentlich.

3. Für Turnzwecke stehe ein grosser, gut ventilirbarer Saal zur Verfügung; im Nothfalle kann der sogenannte Actussaal (die Aula) dazu benutzt werden.

4. Zur Ausübung regelrechter Gymnastik ist ein dem Alter, der Kraft und dem Wuchse der Schüler entsprechendes Programm erforderlich.

5. Für die sachkundige Leitung des Turnunterrichtes sind Lehrer mit specieller Vorbildung anzustellen, deren Mühewaltung angemessen honorirt werden muss.

6. Der Turnunterricht, sowie die Auswahl der Schüler für die einzelnen Uebungen muss unter beständiger Controle eines Schularztes oder eines Arztes stehen, der zu diesem Zwecke für alle Schulen berufen wird.

7. Die Stadt- und Gemeindeverwaltungen sollten durch den Bau von Squares und besonderen Spielplätzen, sowie von Turnhallen der physischen Erziehung der Jugend Vorschub leisten.

Ueber Bäder und Schwimmen in den Gemeindevolksschulen in Paris schrieb der dortige ärztliche Schulinspector Mangenot eine kleine Broschüre (Paris 1892, G. Masson). Er führt darin aus, dass in Paris drei Badebassins beständen, in denen an Volksschüler 1890 18000 und 1891 20000 Bäder verabreicht seien. — Die Bassins sind aus Cement hergestellt, am Boden gerifft und je nach der verschiedenen Tiefe durch Stricke in drei Theile für Freischwimmer, grössere und kleinere für Nichtschwimmer getheilt. Die Entkleidungsräume bestehen aus unverschliessbaren, durch drei Etagen auf Gallerien zugängigen Cabinen, so dass während der 20 Minuten Badezeit in einer Etage die Badegruppe, in einer anderen die folgende Gruppe sich entkleiden und in der dritten die vorhergehende sich wieder anziehen kann. So können von 9 bis 11 Uhr bequem 300 Kinder baden. — Mangenot hebt indessen hervor, dass diese Bäder als Reinigungsmittel wenig leistungsfähig seien, auch nicht sehr tonisirend wirkten, wenn die Wassertemperatur einmal über 20° betrage. Der Reinigung werde nach seiner Ansicht mehr gedient, wenn die Kinder, nachdem sie sich entkleidet, in einer feuchten Badestube mit 35 bis 37°C. eintreten, hier sich mit halbflüssiger Seife (1 Pfd. auf 30 Zöglinge) abreiben und dann eine warme Douche nehmen müssten.

Von anderer Seite wurde vorgeschlagen, in den 400 Waschanstalten der Stadt und in sämmtlichen 372 Schulen Douchebäder einzurichten. (Nach dem Ref. in der Zeitschr. f. Schulgesundheitspfl. 1893, S. 175.)

Weiter ist von Interesse eine **Badeordnung für die Benutzung der Schulbäder in Zürich-Unterstrass**, welche, von Näf entworfen, in den „Schweizer Bl. f. Ges.-Pfl." abgedruckt ist. — Die sehr eingehende Ordnung für **Brausebäder** zerfällt in vier Theile mit zusammen 22 Nummern; im ersten Theile sind allgemeine Vorschriften gegeben, z. B. dass zu den — übrigens freiwilligen — Bädern die Kinder alle zwei bis drei Wochen heranzuziehen, dass kranke und fallsüchtige Kinder auszuschliessen seien, am Vormittag gebadet werden solle u. dergl. Der zweite Theil behandelt die Reihenfolge des Badens für die Knaben und Mädchen, für die Gruppen derselben und die Beaufsichtigung durch die Lehrer. Im dritten Theile wird die Art des Badens (35 bis 37°C.), die Handhabung der Brause durch den Wärter, Einseifen, Aus- und Ankleiden u. A. besprochen. Der vierte Theil handelt von den speciellen Pflichten des Wärters, Reinigung des Bades, Temperirung, Badewäsche. Letztere wird ebenso wie die Seife von der Schule geliefert.

Vgl. übrigens auch S. 332.

Aerztliche Schulaufsicht.

In einem lesenswerthen Aufsatze (D. Vierteljahrsschr. f. öff. Gesundheitspflege XXV, 222) bespricht A. Spiess die hygienische Schulaufsicht durch Schulärzte in Städten, begründet die Nothwendigkeit ihrer Anstellung, erklärt es für wichtig, die Aufsicht sachverständigen Aerzten, gleichviel, ob sie beamtet sind oder nicht, anzuvertrauen, betont aber, dass ihre Ueberwachung Nichts sei, wenn sie nicht in noch höherem Grade und viel anhaltender durch die Lehrer geübt werde. Das stärkere Heranziehen von Aerzten zur Schulaufsicht lässt sich nach dem Autor in folgender Weise erreichen:

1. In jeder Regierung hat in der Abtheilung für Schulwesen ein Arzt Sitz und Stimme, der seine ganze Thätigkeit ausschliesslich dem Schulwesen widmet und der die Schulen seines Bezirkes in derselben Weise regelmässigen Inspectionen unterzieht, wie dies jetzt seitens des Regierungsschulrathes geschieht. Dieser Arzt hätte den Titel

Regierungsschularzt und müsste pecuniär so gestellt sein, dass ihm Privatpraxis verboten würde.
2. Der Regierungsschularzt muss das Physicatsexamen und eine specielle Prüfung in Schulhygiene bestanden haben, oder muss sonstwie seine Vertrautheit mit diesem Capitel der Hygiene nachgewiesen haben.
3. Der Regierungsschularzt ist Mitglied der Abtheilung für Schulwesen bei der Regierung, betheiligt sich an all deren Berathungen und hat speciell die sanitären Fragen zu bearbeiten.
4. Der Regierungsschularzt hat keinerlei executive Gewalt, sondern berichtet stets über seine Wahrnehmungen an die Regierungsschulbehörde, die die Ausführung veranlasst.
5. Den Inspectionen des Regierungsschularztes sind nicht unterstellt die öffentlichen städtischen Schulen derjenigen grösseren Gemeinden, die einen eigenen Ortsschularzt haben, nachdem dieser Schularzt seitens der Regierung anerkannt worden ist.
6. Der Ortsschularzt braucht kein beamteter Arzt zu sein, er muss aber in der Regierung genügend erscheinender Weise sein Vertrautsein mit Schulhygiene nachweisen.
7. Dieser Ortsschularzt muss in der Ortsschulcommission Sitz und Stimme haben, an den sämmtlichen Berathungen der Schulcommission Theil nehmen und in ihr die sanitären Fragen bearbeiten, also namentlich mitwirken bei der Wahl des Platzes für eine neu zu erbauende Schule, bei dem Bau und der ganzen Einrichtung derselben, speciell bei der Grösse und Beleuchtung der Classenzimmer, bei Auswahl und Aufstellung richtiger Subsellien, bei den Heiz- und Lüftungsanlagen, bei der Herstellung der Aborte, der Turnhallen, der Sicherung guten Trinkwassers, genügender Gelegenheit zur Bewegung im Freien etc., ferner bei Erlass von Vorschriften, betreffend Heizung, Lüftung, Reinhaltung der Schulräume, bei der Anschaffung der Lehrmittel etc.
8. Der Schularzt hat ausserdem zeitweise Inspectionen der einzelnen Schulen seines Bezirkes vorzunehmen, die Durchführung aller sanitären Vorschriften zu überwachen, hygienische Missstände zur Kenntniss der Schulbehörde oder der Schuldirectoren zu bringen und deren Beseitigung zu beantragen, bei epidemischen Erkrankungen unter den Schülern die erforderlichen Maassregeln zu veranlassen und überhaupt in allen sanitären Fragen den Directoren und Lehrern als Rathgeber zur Seite zu stehen.
9. Der Schularzt wird in einer seiner Thätigkeit entsprechenden Weise honorirt.
10. Für grössere Gemeinwesen empfiehlt es sich, dem Schularzte auch die zahlreichen anderen bei der städtischen Verwaltung vorkommenden hygienischen Arbeiten zu übertragen und so statt seiner einen Stadtarzt anzustellen.

Schliesslich schildert Spiess noch seine eigene Thätigkeit als Stadtarzt, insbesondere diejenige als Schulaufsichtsarzt und hebt hervor, dass die Erfolge sehr segensreich gewesen sind, dass die neuen Frankfurter Schulen bis ins Kleinste den hygienischen Anforderungen entsprechen, die älteren durch bauliche Aenderungen thunlichst verbessert, dass vor Allem aber die Lehrer durch den Verkehr mit dem Stadtarzte für die Hygiene erwärmt wurden.

Auf der XIV. Versammlung skandinavischer Naturforscher und Aerzte zu Kopenhagen äusserte sich Palmberg (Helsingfors) über die geeignetste Handhabung der Schulhygiene, d. h. über die Schularztfrage dahin (Zeitschr. f. Schulgesundheitspfl. 1893, S. 28), dass er die Aerzte für die naturgemässen Inspectoren bezüglich der hygienischen Schulverhältnisse erklärte. Doch seien specielle Schulärzte nicht erforderlich, da durch ihre Anstellung die praktische Lösung der Frage viel kostspieliger und schwieriger werde; die gewöhnlichen Aerzte müssten die Verrichtungen der Schulärzte übernehmen.

Er verlangt sodann, dass die tägliche Beaufsichtigung der Beleuchtung und Reinhaltung der Locale, sowie der richtigen Benutzung der Subsellien durch die Schulvorsteher und Lehrer bewirkt werde, die Kenntniss der Schulhygiene besitzen müssten. Sie hätten auch die einfachen Untersuchungen des Auges und des Gehörs vorzunehmen, vorgefundene Abnormitäten dem Arzte zu überweisen. Die Stundenpläne seien von den pädagogischen in Verbindung mit den medicinischen Autoritäten auszuarbeiten.

Die specielle Schulhygiene, d. h. die Sorge für den einzelnen Schüler, könne im Allgemeinen nicht Sache der Schule sein; sie müsse von der Familie, von Wohlthätigkeitsvereinen oder der Armenpflege übernommen werden.

In der Discussion hob Axel Hertel (Kopenhagen) hervor, dass ärztliche Schulinspectionen in Dänemark nicht beständen, aber sowohl von den Aerzten wie von der 1884 thätig gewesenen schulhygienischen Commission als nöthig bezeichnet seien. Uebrigens spricht er sich im Gegensatze zu Palmberg sehr für das Institut specieller Schulärzte aus.

Ueber den Arzt in der Schule handelt eine in Volkmann's Sammlung klinischer Vorträge (N. F. 76, 1893) erschienene, zusammenfassende Arbeit des Charlottenburger Augenarztes W. Feilchenfeld, welche den Stand der Schularztfrage in den wichtigsten Culturländern darlegt. Wenn die Darstellung auch von gelegentlicher Ungenauigkeit nicht ganz frei ist, so bietet sie doch einen werthvollen Ueberblick über die einschlägigen Verhältnisse und schliesst mit folgenden Anforderungen:
1. Einsetzung von Revisionscommissionen, bestehend aus Architekten, Aerzten und dem Leiter der in Frage kommenden Schule.
2. Nachweis einiger Kenntnisse in schulhygienischen Fragen für alle Diejenigen, welche ein Lehramt bekleiden wollen.
3. Einführung regelmässiger Vorlesungen über Schulhygiene für Mediciner und Philologen an allen Universitäten und Seminarien.
4. Anstellungen von Schulärzten, welche die Schulen zuweilen zu revidiren haben und genaue Fragebogen ausgefüllt an die vorgesetzte Behörde mit eingehendem Berichte halbjährlich einsenden sollen.

5. Im Ministerium des Inneren, Abtheilung für Unterrichtsangelegenheiten, muss für die schulhygienischen Fragen ein Reichs- und Ministerialschularzt ernannt werden.
6. In jeder Schulbehörde . . . muss . . . ein Arzt, event. der Schularzt, Sitz und Stimme haben.

Hierbei sei bezügl. 5 bemerkt, dass in Preussen wenigstens demselben Fachminister das Unterrichtswesen untersteht, wie die Medicinalangelegenheiten, und dass hier in Schulhygienefragen ebenso ein ärztlicher Sachverständiger mitwirkt, wie der Regierungs- und Medicinalrath bei den einzelnen Regierungen. Aehnlich steht es in den übrigen deutschen Bundesstaaten.

Schulspiele.

Ueber die Entwickelung des Jugendspiels in Deutschland hielt K. Koch auf der Nürnberger Versammlung deutscher Naturforscher 1893 einen lehrreichen Vortrag. Derselbe erörterte aber auch die Frage, wie viel Zeit diesen Spielen einzuräumen und welches ihr Nutzen ist. Als Leitsätze führte der Vortragende folgende auf:

1. Durch Einrichtung von Schulspielen soll der Jugend Anweisung und Anregung zu kräftiger Leibesbewegung im Freien gegeben werden.
2. Es soll der Jugend Zeit und Möglichkeit verschafft werden, möglichst täglich Spiele in freier Luft zu treiben.
3. Den Stadtgemeinden liegt es ob, ausreichend geeignete Plätze für die Spiele in Stand zu setzen und zu unterhalten.
4. Es ist zu erstreben, dass neben der Jugend auch die Erwachsenen ihre Erholung wieder im Freien zu suchen sich gewöhnen.

Im Auftrage des Centralausschusses zur Förderung der Jugend- und Volksspiele in Deutschland veröffentlichten der Abgeordnete E. v. Schenkendorff und das Ausschussmitglied der Deutschen Turnerschaft, Dr. med. F. A. Schmidt, unter dem Titel „Ueber Jugend- und Volksspiele" (Hannover-Linden 1892) eine Reihe einschlägiger Aufsätze, die durch allgemeine theoretische Betrachtungen eingeleitet waren. In diesen wurde die sittliche und physiologische Bedeutung der Jugendspiele abgehandelt, am Schluss auch ein 92 Nummern enthaltendes Literaturverzeichniss von Schriften über Bewegungs- und Kindergartenspiele, Turnlehrbücher u. dergl. beigegeben. Aus den sonstigen Aufsätzen, auf die hier im Einzelnen nicht näher eingegangen werden kann, sei erwähnt ein solcher über die deutschen Städte und das Jugendspiel, ein Bericht über die Frage der Körperbildung durch die Jugendspiele, eine praktische Anleitung Eitner's über die für Einführung der Jugendspiele in den Schulen maassgebenden Grundsätze und die Entwickelung der Jugendspiele in Görlitz, Hannover, Freiburg i. B., über Mädchenspiele, Wanderfahrten u. A.

Weiter wird von den Gymnasiastenvereinigungen für die Pflege der Leibesübungen und den Görlitzer Cursen zur Ausbildung von Lehrern in den Jugend- und Volksspielen gesprochen. Derartige Curse waren bis 1892 vier für 120 Lehrer gehalten, an denen 20 aus Oesterreich und 13 aus Wien theilgenommen hatten. Im Anschluss hieran werden über Bezugsquellen und Preise von Spielgeräthen von Eitner praktisch wichtige Mittheilungen gemacht.

Endlich wird das Programm für die nächste Zeit in einer Reihe lesenswerther Aufsätze entwickelt und die Bildung und Organisation des Centralausschusses und dessen Aufruf zur Förderung der Jugend- und Volksspiele in Deutschland dargestellt.

Zu Ende des Jahres 1893 bildete sich in Berlin ein **Verein für die gesundheitsgemässe Erziehung unserer Schuljugend**. Er will nicht nur mit Beseitigung hygienischer Missstände in der Schule, sondern auch im Hause sich befassen. Dabei sollen Kinderhorte, Feriencolonieen, Jugendspiele, Schwimmen, überhaupt alle auf gesundheitsgemässe Erziehung gerichteten Bestrebungen berücksichtigt werden.

Im November 1892 wurde in Berlin ein „**Centralverein für Schulschwimmen**" [1]) begründet. Als seine Aufgaben fasste derselbe zunächst ins Auge:

1. Staat und Städte zu bitten, das Schwimmen, wenn auch vorläufig nur versuchsweise und facultativ, in den Schulen einzuführen.

2. Durch Vorträge Belehrung zu verbreiten, und über die Vorzüge und den Nutzen des Schwimmens, wie der Hautpflege überhaupt, für die Gesunderhaltung des Körpers.

3. Eine Centralstelle für Geschenke und Vermächtnisse zur Erbauung von Schwimmanstalten, sowie für alle Bestrebungen zur Förderung des Schwimmens zu bilden. Der Centralverein für Schwimmen soll die Verwendung und Verwaltung von Zuwendungen für Schwimmzwecke übernehmen. (Zeitschr. f. Schulgesundheitspfl. 1893, S. 152.)

Auf der 7. Hauptversammlung des **Deutschen Vereines für Knabenhandarbeit** am 26. Mai 1893 zu Leipzig besprach Professor Marshall „**Die Entwickelung der Hand in ihrem Einfluss auf den menschlichen Geist**", wobei er unter Vorlegung von Zeichnungen und Präparaten darauf hinwies, wie die Hand das wichtigste instrumentelle Organ des Menschen sei, das ihn über die anderen Geschöpfe erhebt und dessen Ausbildung mit dem geistigen Fortschritte der Menschheit eng zusammenhänge. Diese Entwickelung der Hand werde durch die Bestrebungen der Knabenhandarbeit in hervorragendem Maasse gefördert, so dass letztere also einen bedeutenden culturellen Werth habe.

Lehrer Hertel (Zwickau) besprach die Frage „**Inwieweit kann der Handfertigkeitsunterricht zur Geschmacksbildung der deutschen Jugend beitragen.**"

Handfertigkeitsunterricht in Russland. Auch in Russland macht der Handfertigkeitsunterricht immer weitere Fortschritte. Nach der „Deutschen Schulzeit." (Referat: Zeitschr. f. Schulgesundheitspfl. 1893, S. 101) ist das „Petersburger Institut für Lehrer dieses Faches" Mittelpunkt dieser Bestrebungen. Von der Regierung sind demselben 3000 Rubel zur Verfügung gestellt worden. Ausserdem wurden an verschiedenen Orten während der Ferienzeit 11 periodische Lehrercurse abgehalten. Das

---

[1]) Vergl. übrigens S. 327 f. über Schulbäder.

Schulgesundheitspflege. Handfertigkeit. Feriencolonieen.

russische Kriegsministerium hat beschlossen, den Arbeitsunterricht in allen Cadettenanstalten einzuführen. Zu diesem Zwecke wurde bereits im Sommer 1891 ein Unterrichtscursus für Officiere, welche an Cadettencorps commandirt sind, veranstaltet. Im Ganzen ertheilen bis jetzt 116 Anstalten Handarbeitsunterricht, nämlich 4 Lehrerinstitute für Handfertigkeit, 14 Lehrerseminare, 4 Mittelschulen, 16 Cadettencorps, 44 höhere Bürgerschulen und 34 Elementarschulen.

Feriencolonieen.

Die Centralstelle der viel verbreiteten Vereinigungen für Sommerpflege (Feriencolonieen, Kinderheilstätten u. s. w.) in Deutschland hat ihren Bericht über das Jahr 1892 erstattet. Danach bestehen innerhalb Deutschlands 124 Vereinigungen in 94 Orten. Als neue Zugänge sind im Vergleich zur vorjährigen Statistik aufgenommen die Nachrichten vom Zweigverein für Kinderheilstätten an den deutschen Seeküsten in Braunschweig, vom Bürgerverein der Nicolaivorstadt in Breslau, vom Verein zur Gesundheitspflege schwacher israelitischer Kinder in Hamburg, von der Hospitalverwaltung in Köln a. Rh. und von der katholischen Section der Feriencolonieen in Strassburg i. E. Die Zahl der im Jahre 1892 in Sommerpflege gewesenen Kinder betrug 28 760, also 695 mehr als im Vorjahre. Davon waren in:

	1892		1891
geschlossenen Feriencolonieen	8155	gegen	7803
Familien	2683	„	2840
Stadtcolonieen	9091	„	8681
Kinderheilstätten			
a) der Soolbäder	6882	„	6744
b) der Seebäder	1949	„	1997
Zusammen	28760	gegen	28065

Im Seehospiz „Kaiserin Friedrich auf Norderney" wurden im Jahre 1892 aufgenommen 665 Pfleglinge, davon

geheilt	41·5 Proc.,
erheblich gebessert	43·1 „
gebessert	11·3 „
nicht geheilt	1·9 „
gestorben	0·5 „ (3 Pfleglinge)
blieben als Bestand	1·7 „

Von den 282 anämischen und chlorotischen Kindern wurden 160 geheilt, 92 erheblich gebessert, von den 224 scrophulösen 50 geheilt, 131 erheblich gebessert.

An der Wintercur nahmen 89 Pfleglinge Theil; von ihnen wurden

35 geheilt,
38 erheblich gebessert,
9 gebessert,
4 nicht gebessert, während
2 verstarben.

Im Seehospiz **Wyk auf Föhr** wurden von den dort aufgenommenen 163 Kindern 65 Proc. sehr gebessert, 35 Proc. gebessert. Im Seehospiz **Gr. Müritz** war bei den dort aufgenommenen 222 Kindern das Resultat in 5 Fällen 0, in 53 ziemlich gut, sonst gut oder sehr gut. Im Seehospiz **Zoppot** wurden von den 69 Pfleglingen 52 geheilt, 30 gebessert und 1 nicht gebessert. (Aus dem 13. Jahresber. des Vereins f. Kinderheilstätten.)

Ueber spanische Feriencolonieen giebt Bertha Wilhelmi de Davila in Granada einen kurzen Bericht. (Zeitschr. f. Schulgesundhpfl. 1893, S. 271). — Veranlasst durch die günstigen Erfolge der vom Director des pädagogischen Museums in Madrid, Señor Cossio, ins Leben gerufenen Feriencolonie zu San Vicente de la Barquera am Golf von Biscaya wusste sie die „Sociedad Econòmica de Amigos del Pais" zur Errichtung einer Feriencolonie für die neun Knaben- und Mädchenschulen Granadas (zuerst 18 Kinder) in der Küstenstadt Almuñécar zu bewegen. Die Einrichtung und die sehr günstigen, durch eine tabellarische Uebersicht dargestellten Ergebnisse der Feriencolonie sind in dem lesenswerthen Aufsatze näher dargelegt.

In der Section für Kinderheilkunde der Versammlung deutscher Naturforscher zu Nürnberg berichtete Schmid-Monnard über die körperliche Entwickelung der Feriencolonisten auf Grund der Untersuchung an 1000 Kindern, welche während der letzten 10 Jahre von Halle a. S. in Feriencolonieen entsandt worden waren und die man auf Aussehen, Gewicht, Länge, Brustumfang, inspiratorische Erweiterung des Brustkorbes vor wie nach den Ferien geprüft hatte. Der Autor zog dabei das Ergebniss der Untersuchung von 1300 Kindern, welche aus pecuniären Rücksichten nicht mit entsandt worden waren, und das Ergebniss der Untersuchung 1400 Hallensischer Kinder von 0 bis 9 Jahren mit heran. Das Resultat seiner Studien war folgendes:

Die Feriencolonisten stehen dem Durchschnitt der an und für sich schon schwachen Volksschüler etwa um ein Jahr körperlicher Entwickelung nach.

Für die Beurtheilung der körperlichen Entwickelung ist es von grösstem Belang, festzustellen, ob Länge, Gewicht und Brustumfang in einem günstigen Verhältniss zu einander stehen. Letzteres besteht dann, wenn der Brustumfang grösser als die Mittelzahl, die Länge kleiner als die Mittelzahl bei gleichem Körpergewichte ist.

Das siebente Lebensjahr ist charakteristisch durch ein besonders schwaches Wachsthum. Dies zeigt sich bei den Feriencolonisten als Wachsthumshemmung. Es sind 8jährige Mädchen leichter als 7jährige, und erreichen erst im 9. Jahre das Gewicht der letzteren. Die Ursache der Wachsthumshemmung liegt vorzugsweise in dem ungünstigen Einflusse, welchen die Schule auf die Kinder ausübt.

Der Erfolg der Feriencolonieen dieser Hemmung des Wachsthums gegenüber ist der, dass die in ihnen verpflegten Kinder nach Ablauf der Ferien an Gewicht und Athmungsgrösse so viel gewinnen, wie sie dem Durchschnitt ihrer Altersgenossen nachstanden, und dass dieser Gewinn ein bleibender ist.

Gewerbehygiene.

Allgemeines. Werthvolles Material für die Beurtheilung des auf dem Gebiete der Gewerbehygiene Geleisteten liefern, wie in früheren Jahren, die Berichte der Regierungs- und Gewerberäthe bezw. der Fabrik- und Gewerbeinspectoren der deutschen Einzelstaaten, Oesterreichs, der Schweiz und Englands. Von diesen Berichten sind diejenigen der deutschen Fabrikinspectoren pro 1892 zusammengefasst in den „Amtlichen Mittheilungen aus den Berichten der Inspectoren." Sie werden weiter unten vielfach — zum Theil unter wörtlicher Wiedergabe der einzelnen Ausführungen — erwähnt und mit der Bezeichnung „A. M. 1892" citirt werden.

Sonst liefern werthvolles Material die Verhandlungen der „Société de médecine publique et d'hygiène professionelle" (in den Annales d'hygiène publique XXVII und XXVIII), die Verhandlungen des siebenten internationalen hygienischen Congresses zu London, die Zeitschriften: Gesundheitsingenieur, L'ingegneria sanitaria, Dingler's polyt. Journal, die Revue d'hygiène et de police sanitaire de Paris und diejenige von Bordeaux, der Sanitary Record und die Berichte der verschiedenen Krankencassenvereine.

Brémond's „Précis d'hygiène industrielle" (Paris 1893), das Werk eines Fabrikinspectors, erläutert auf 400 Seiten an der Hand von mehr als 200 Figuren das Wichtigste der Gewerbehygiene. Besprochen werden die Werkstätten, Fabrikräume, die Luft in ihnen, die Gase, der Staub, die Temperatur, die Feuchtigkeit, die reizenden Substanzen, die giftigen und infectiösen, die verschiedenen Motoren, die Gefahren bei Anwendung derselben und der Schutz gegen diese Gefahren, die erste Hülfeleistung, die auf gewerbliche Hygiene sich beziehenden gesetzlichen Vorschriften (Gesetz vom 2. November 1892.)

Im Jahre 1891 gab es in Deutschland 21 498 Krankencassen, welche der reichsgesetzlichen Versicherung dienen; von ihnen waren

    8145 Gemeindecassen,
    4219 Ortskrankencassen,
    6244 Betriebscassen,
    132 Baucassen,
    467 Innungscassen,
   1841 eingeschriebene Cassen,
    450 landesrechtliche Hülfscassen.

Versichert waren Ende 1891 6 530 513 Personen, einschliesslich der in Knappschaftscassen versicherten Personen: 7 012 123 Personen, oder 14·1 Proc. der Bewohner Deutschlands.

Durch die Krankenversicherung wurde im Jahre 1891 Unterstützung in 2 397 826 Fällen von Erkrankung gewährt und für 40 798 620 Krankheitstage Krankengeld gezahlt.

Es kamen auf 1000 Versicherte 349 Erkrankungsfälle und 5930 Krankheitstage.

Die Durchschnittsdauer einer Erkrankung war 17 Tage, bei den Männern 16·8 und bei den Frauen 18·2 Tage.

Die Krankheitskosten betrugen für je einen Versicherten 12·96 Mk. Von 100 Mk. Krankheitskosten aber kamen

  46·94 auf Krankengeld,
  20·03 „ ärztliche Behandlung,
  16·70 „ Arzneien,
  11·30 „ Pflege in Spitälern,
  3·71 „ Sterbegeld,
  1·32 „ Unterstützung an Wöchnerinnen.

Nach den amtlichen Nachrichten des Reichs-Versicherungsamtes 1893, Nr. 19 gab es innerhalb des Deutschen Reiches im Jahre 1891 im Land- und Forstbetriebe 12508001 Versicherte. Bei ihnen kamen 19918 Unfälle vor, und zwar 2236 oder 11·23 Proc. tödtlich verlaufende, 685 oder 3·44 Proc. mit dauernder völliger Erwerbsunfähigkeit verlaufende, 9108 oder 45·75 Proc. mit dauernder theilweiser Erwerbsunfähigkeit verlaufende.

Von den Unfällen waren

  19545 durch Verwundung,
   75 „ Verbrennung,
   41 „ Ersticken,
   48 „ Ertrinken,
   73 „ Blitzschlag,
   65 „ Hitzschlag,
   71 „ Frost

entstanden. — Durch Verschulden der

  Arbeitgeber kamen . . . . 18·20 Proc.,
  Arbeiter kamen . . . . 24·43 „
  Arbeitgeber und Arbeiter kamen . . 20·11 „

der Unfälle zu Stande.

Vermeidbar waren überhaupt etwa zwei Drittel aller Unfälle.

Gegen Unfall waren 1891 in Deutschland überhaupt versichert 1801528 Personen. Es wurden Unfälle angezeigt 225337. Die Gesammtsumme der Entschädigungen belief sich auf 26426377 Mk.

Die Unfälle wurden verursacht durch

  Motoren etc. . . . . in 17·4 Proc.,
  Zusammenbruch, Einsturz . . . . „ 15·3 „
  Fall von Leitern, Treppen . . . . „ 18·0 „
  Auf- und Abladen, Tragen . . . . „ 10·5 „
  Fuhrwerk . . . . „ 11·1 „
  Thiere . . . . „ 5·9 „
  Handwerkszeug, Geräthe . . . . „ 6·2 „

aller Fälle.

Altersrenten wurden im Jahre 1891 an 130774 und Invalidenrenten an 27 Personen gezahlt.

Die Zahl der gegen Krankheit versicherten Personen betrug 1891 6530513 Personen.

Im Jahre 1891 betrug die Zahl der

Krankencassen	21498
Erkrankungsfälle	2357826
Krankheitstage	40800000

Im Jahre 1891 kamen auf ein männliches Mitglied

der Corsetfabrikation	2·3	Krankheitstage,
„ Spitzenfabrikation	2·8	„
„ Strickerei, Weberei	3·7	„
„ Wäschefabrikation	3·4	„
„ Posamentenarbeit	3·8	„
„ Tabakarbeit	3·9	„
„ Bürstenfabrikation	4·2	„
„ Uhrenfabrikation	4·2	„
„ Fabrikation von Explosivstoffen	8·0	„
„ Silber-, Blei-, Kupfergewinnung	8·0	„
„ Eisen-, Stahl-, Drahtfabrikation	8·2	„
des Schiffsbaues und Werftenbetriebes	8·4	„
„ Schiffsbaues und der Maschinenfabrikation	8·6	„
der Gewehrfabrikation	8·7	„
„ Gasbereitung	8·9	„
„ Wagenbauanstalten	9·5	„

Bezüglich der Fürsorge für Arbeiter ist von grösstem Interesse der 1893 erschienene, von H. Albrecht bearbeitete II. Band von J. Post's „Musterstätten persönlicher Fürsorge von Arbeitgebern für ihre Geschäftsangehörigen". Dieser II. Band bespricht die Fürsorge für die erwachsenen Arbeiter, und zwar die Arbeiterausschüsse, die Arbeitsordnungen, die Lohnform, die Arbeitsstätten, die Wohnungen, die Ernährung und Beschaffung von Lebensmitteln und Gebrauchsgegenständen, das Sparwesen, das Unterstützungswesen und die Erholung. Der Leser findet, wie in dem I. Bande, welcher sich mit der Fürsorge für Kinder und jugendliche Arbeiter beschäftigt, so auch in dem II. eine grosse Zahl von Mustereinrichtungen beschrieben und wird besonders deshalb das Werk mit grösstem Interesse lesen. Für Alle, welchen das Wohl der arbeitenden Classen am Herzen liegt, dürfte es unentbehrlich sein.

Arbeiterwohnhäuser.

Von Arbeiten hierüber seien erwähnt: Wallquist, Die Wohnungsverhältnisse der Wenigbemittelten in Göteborg (vergl. Hyg. Rundschau 1893, 10); sodann ein Aufsatz der Pester med. Wochenschr. 1893, Nr. 2. Ferner: L. Vintras, Les maisons ouvrières en Angleterre (Rev. d'hyg. publ., Bd. 14, Nr. 2, S. 161 ff.).

Eine sehr eingehende Uebersicht über das bisher Geleistete giebt auch Marx (Erwitte): In welcher Weise ist den heutigen gesundheitlichen Missständen der üblichen Arbeiterwohnungen auf dem Lande, in Ackerbau treibenden und gewerbereichen Gegenden erfolgreich entgegenzutreten? Der Arbeit sei folgende Zusammenstellung entnommen:

In England trat 1841 mit dem Prince consort an der Spitze die Association for improving of the dwellings of the Industrious Classes ins Leben und stellte in Kurzem 124 Wohnungen in London fertig, für die sich bald 400 Miether meldeten.

Nach ihrem Beispiel bildeten sich in den meisten englischen Grossstädten ähnliche Benefit building Societies, deren es über 200 giebt. (Vgl. das Referat über den Londoner internationalen Congress 1890. Vjschr. f. öff. Ges.-Pfl., 24. Bd., H. 2, S. 203.)

Die grossartige Stiftung Peabody ferner überwies der Stadt London 1869 12$^1/_2$ Millionen Francs zur Schaffung gesunder und billiger Armenquartiere. Hieraus sind bisher 4551 Wohnungen für etwa 18000 Personen errichtet.

1884 suchte Miss Octavia Hill den Bewohnern der Londoner Slums gute und billige Quartiere zu schaffen und durch persönlichen Einfluss und regelmässige Eincassirung der Miethen sie weiter zur Ordnung zu erziehen.

Ferner bestehen in England eine grosse Zahl Baugenossenschaften (1871 etwa 2000 mit etwa 800000 Mitgliedern), deren Zweck die Erwerbung von Arbeiterhäusern für je eine Familie durch Zahlung eines Wochenbeitrages ist; nach 14 bis 15 Jahren erwerben sie so das Haus als Eigenthum.

In Paris wurde in Folge der Typhusepidemie von 1882 ein Service special d'inspection zur Controle der Wohnungen eingerichtet, konnte aber leider beim fortwährenden Steigen der Miethpreise und dem Ersatz billiger Miethshäuser durch elegante Paläste nicht recht für billige Arbeiterwohnungen in der Stadt sorgen. Erst die Weltausstellung 1889 mit ihren Modellen von Arbeiterhäusern brachte diese Frage in regeren Fluss.

Uebrigens finden sich auch in Frankreich vielfach auf Veranlassung wohlthätiger Gesesellschaften, Grossindustrieller u. dgl. errichtete Arbeiterhäuser.

Kleine Einzelhäuser mit Gärtchen, die später in den Besitz des Miethers übergehen, finden sich in Havre, Orleans, Amiens, Oullins, Auteuil und Marseille. Grössere, nach dem Beispiel der von den englischen und amerikanischen Building societies gebaute hygienische Massenwohnungen sind in Paris, Marseille (errichtet durch die Gesellschaft „Pierre du foyer"), Oullins und Lyon vorhanden.

Von besonderer Bedeutung ist hier die „Société française des habitations à bon marché", die überall Zweigvereine zu gründen und Gemeinden u. dergl. durch ihren Rath und ihre Erfahrungen zu unterstützen sucht.

In Belgien haben sich seit dem grossen Streik im Borinage 1886 sieben gemeinnützige, von der Regierung unterstützte Baugesellschaften gebildet.

Auch in Holland und Dänemark, wie in Italien und Spanien interessirt man sich in erfreulicher Weise für diese Sache.

In Deutschland versuchte zuerst Wilhelm Schwab in gleicher Weise wie Octavia Hill zu wirken, indem er ein altes Miethshaus für

8000 Mk. in Darmstadt kaufte, für 2700 Mk. in Stand setzen liess und an Arbeiter in ähnlicher Weise vermiethete.

Besonders vortheilhaft sind die Arbeiterwohnhäuser in den **staatlichen Saarbrücker Kohlenrevieren** und auf den **Krupp'schen Werken in Essen**.

Auch die Staatsbehörden haben, was die ländlichen Arbeiter betrifft, hier fördernd eingegriffen durch Erlass der Gesetze vom 27. Juni 1890 und 7. Juli 1891, betreffend die Beförderung der **Errichtung von Rentengütern**.

Weiter hat eine Reihe gemeinnütziger Baugesellschaften auch in Deutschland sich mit dieser Angelegenheit beschäftigt.

Die von einer solchen **Baugenossenschaft in Bremen** errichteten 300 Häuser haben mit Grund und Boden durchschnittlich 3700 Mk. gekostet. Dieselben haben zwei Zimmer mit Küche, Keller, Speicher mit Mansarden, dazu einen kleinen Garten mit Stall.

In **Hamburg** giebt die gemeinnützige Baugesellschaft ihre Häuser mit Vorgärtchen und Hintergarten, einschliesslich Grund und Boden, für 3500 Mk. ab.

Die Häuser der **Colonieen in Mülhausen**, Elsass, kosten 2400 bis 3600 Mk.

Die **Baugesellschaft in M.-Gladbach** legt für Häuser 3900 Mk., die von Barmen 4200 Mk. an, wobei Bauplatz, Garten und Stall eingerechnet sind.

Die **Berliner Baugenossenschaft** baut zweistöckige Häuser zu 6000 und 7000 Mk. mit Grund und Boden.

Die Gesellschaft „**Eigenhaus**" in Berlin stellt ein Haus her mit Küche und Zimmern im Erdgeschoss, darüber Kammer nebst Bodenraum, dazu Hof und Garten für 2800 Mk.; eine Wohnung aus fünf Räumen für 3750 Mk., von sechs Räumen für 5200 Mk., von sieben Räumen für 6500 Mk. Die Genossenschaft in dem Dörfchen Frankenstein in der Rhön verschafft für 1160 Mk. ein Haus und 6 a Land dazu. Allerdings helfen dann die Nachbarn durch unentgeltliches Brechen und Anfahren der Bausteine.

Die Baukosten der **Bergmannshäuser im Saarreviere** betragen 2500 bis 3500 Mk.

Die Firma **Villeroy und Boch** erbaute in Merzig, Wollerfangen und Mettlach 67 Arbeiterhäuser, davon einfache für 2000 bis 3150 Mk. Die Häuser von 2000 Mk. haben ausser der Küche nur einen Raum, Speicher, Keller und Stall.

Die **Baugenossenschaft in Malstatt-Burbach** wandte 3800 bis 4400 Mk. ohne Bauplatz an.

Die **Burbacher Hütte** liefert ihren Arbeitern, Grund und Boden eingerechnet, Häuser mit drei Räumen, zwei Mansarden, Speicher, Keller, Stall, Vorgärtchen und Hintergärtchen für 4200 Mk.

In **Neuenkirchen** erfordert die Errichtung eines Arbeitshauses 3200 Mk.

Schliesslich beantwortet **Marx** die eingangs gestellte Frage folgendermaassen:

340 Gewerbehygiene. Arbeiterwohnhäuser.

1. Eine Arbeiterwohnungsfrage besteht nicht nur in der Stadt, sondern auch in dringlicher Weise auf dem Lande.
2. Die sanitären Uebelstände der Wohnungen landwirthschaftlicher Arbeiter sind in zahlreichen Fällen sehr starke, besonders in den Massenquartieren der Arbeiter, die aus den östlichen Provinzen während der landwirthschaftlichen Arbeitsperiode nach dem Westen kommen.
3. Den hier bestehenden Missständen müssen, behufs Abstellung, die Ortspolizeibehörden (event. der zuständige Gewerbeinspector) ihr Augenmerk zuwenden.
4. Für die kleineren Ziegeleien ist eine gewisse Mindestforderung bezüglich der Beschaffenheit der Arbeiterwohnungen aufzustellen, die sich auf den Luftraum, die Grösse und Zahl der Lagerstellen, sowie auf die nothwendigste Reinlichkeit erstreckt.
5. Die Anfertigung von Cigarren ist auf dem Lande in vielen Gegenden eine verbreitete Hausindustrie. Dieselbe hat mannigfache gesundheitliche Uebelstände für die damit beschäftigten Familien im Gefolge bei den jetzigen Wohnungsverhältnissen. Durch einen vernünftigen Zwang in Bezug auf Absonderung des Arbeitsraumes von den Wohn- und Schlafräumen, sowie durch Belehrung über Staubverhütung, Reinlichkeit und Beseitigung des Auswurfes Hustender ist Abhülfe zu schaffen.
6. Das Loos des ländlichen Arbeiters ist durch Schaffung eines eigenen Heims am geeignetsten zu verbessern. Die Gesetze vom 27. Juni 1890 über Rentengüter und vom 7. Juli 1891, betreffend die Beförderung der Errichtung von Rentengütern, zeigen die Wege zur Erreichung dieses Zieles.

Ferner sei über Arbeiterwohnungen aus den vielfachen Mittheilungen in den Amtlichen Berichten der Fabrikinspectoren Folgendes hier angeführt (A. M. 1892, S. 299):

Die Firma S. Huldschinsky u. Söhne in Gleiwitz (Reg.-Bez. Oppeln) hat die Errichtung einer im grossen Stile angelegten Arbeitercolonie, für welche das Zweifamilienhaus gewählt worden ist, auf einem unmittelbar an den Gleiwitzer Stadtwald grenzenden, etwa 15 Minuten von der Fabrik entfernt belegenen Gelände, in Angriff genommen. Es sollen hier 88 Arbeiterhäuser errichtet werden, von welchen zur Zeit der Berichterstattung 28 fertig gestellt und theilweise bewohnt waren. Jedes Arbeiterhaus enthält zwei vollständig getrennte Wohnungen mit besonderen Eingängen, aus einem Vorflur, einer Küche von $2·9 \times 2·6$ m, einem Wohnzimmer von $4·40 \times 4·25$ m und einem Schlafzimmer von $3·6 \times 3·0$ m bestehend; Boden- und Kellerräume sind in ausreichendstem Maasse geschaffen; Stallung ist vorhanden. Die Wohnungen sind mit feuerfesten Decken gewölbt, und die Heizung erfolgt durch einen grossen, als Kachelofen ausgebildeten Kochherd, der mit seiner Hinterwand in das Wohnzimmer hineinragt. Der Zug des Ofens geht durch eine einfache Umstellung entweder direct von der Kochplatte in den Schornstein oder in die Züge des Kachelofen-Aufbaues, so dass dadurch dem Heizbedürfniss der Wohnräume jederzeit entsprochen werden kann. Die Anordnung hat den Vortheil, dass sowohl an

Platz wie an Brennmaterial gespart wird, und alle Gefahren vermieden werden, die durch Aufstellung eiserner Oefen für die Kinder der Arbeiter entstehen. Der Garten für jede einzelne Wohnung ist vollständig eingezäunt und mit je zwei Apfel-, Birnen- und Kirschbäumen, sowie Obststrauchwerk bepflanzt. Ein Gebäude ist für die Errichtung eines Bade- und Schlafhauses in Aussicht genommen, während ein anderes vollständig zur Einrichtung einer Kleinkinderschule ausgebaut ist, deren Leitung zwei Borromäerinnen übernehmen werden. Für diese wird ein Haus als Wohnung eingerichtet. Die Kosten der Anlage werden sich ausschliesslich der Schul- und Badeeinrichtung für jedes Haus mit Garten und Strasse auf etwa 5200 Mk., also für jede Wohnung auf 2600 Mk. stellen. Der Miethpreis ist auf 8 Mk. für den Monat festgesetzt, beträgt also nur die Hälfte des wahren Miethpreises.

Weitere Einzelwohnhäuser für Arbeiter wurden u. A. errichtet: von der Rechberg'schen Tuchfabrik in Hersfeld (Cassel A. M. S. 300); von den Farbwerken, vorm. Meister, Lucius & Brüning in Höchst a. M.; von einer Farbenfabrik in Aachen (ebenda S. 301); vom Hüttenwerk „Rothe Erde" (ebenda S. 301); von der Kammgarnspinnerei von Sternickel & Gülchar in Eupenhütte (ebenda); von der Barmer Baugesellschaft von Villeroy & Boch in der Saargegend. Ihre sogenannten Minimalhäuser haben zwei Räume nebst Keller, Stall und Schuppen und kosten 1000 Mk. Gegen wöchentliche Zahlung von 1 Mk. kann der Bewohner in 23 Jahren das Häuschen zu seinem freien Eigenthum machen. Der Erbauer des Minimalwohnhauses bemerkt ausdrücklich, dass es sich hier darum handelt, einen Ersatz für die oft elenden Wohnungen der ärmsten Volksclassen auf dem Lande zu schaffen, und dass vor der Hand im Kreise Merzig hiermit nur ein Versuch gemacht werden soll (ebenda S. 302). Anderwärts wurden in grösseren Arbeiterwohnhäusern den Arbeitern entsprechende Wohnungen miethweise zur Verfügung gestellt, anerkennenswerthe Veranstaltungen, die freilich mehr in das Gebiet der allgemeinen Wohlfahrt, wie in das speciellere der Hygiene gehören. Eine weitere Anführung erübrigt daher an dieser Stelle.

Auch bezüglich der in den amtlichen Mittheilungen der Fabrikinspectoren (1892, S. 325 f.) ausführlicher geschilderten Wohlfahrtseinrichtungen der Actiengesellschaft für Porzellan- und Steingutfabrikation von Ludwig Wessel im Reg.-Bez. Köln, der Actienbrauerei zum Löwenbräu in München, der Lederfabriken der Firma Cornelius Heyl in Worms muss auf das Original verwiesen werden.

Bezüglich der Hygiene der einzelnen Gewerbearbeiten seien bei alphabetischer Einreihung derselben folgende Veröffentlichungen hier angeführt:

Abdeckerei.

Ueber Abdeckereiwesen schrieb der Herausgeber dieses Brichtes (R. Wehmer). Lief. 2 des Th. Weyl'schen Handbuchs der Hygiene. (Mit 6 Abbild. Jena 1893, Gustav Fischer.)

Die Arbeit ist eine, die neuere Gesetzgebung und Rechtsprechung in Deutschland wie Oesterreich-Ungarn berücksichtigende Umarbeitung seines früheren Aufsatzes: „Ueber Abdecker und Abdeckereien" (Vierteljahrsschr. f. öffentl. Gesundhtspfl. XIX, 2, S. 197, 1887). Die zunehmende Schwierigkeit, Schlachthausabgänge in angemessener Weise rasch und sicher zu beseitigen und die zunehmende Zahl der öffentlichen Schlachthäuser hat der Technik wichtige Anregungen zur besseren Ausgestaltung entsprechender Vorrichtungen für Abdeckereien gegeben. Als solche sind unter Beifügung von Abbildungen besprochen: Der R. Henneberg'sche Kafill-Desinfector, der A. v. Podewils'sche rotirende Apparat, die beide eine ausgiebige Verwerthung der in ihnen hergestellten Stoffe zu Düngzwecken u. dergl. zulassen, und der Kori'sche Verbrennungsofen, bei dem dies nur in beschränkterem Maasse möglich ist. Weiter werden die praktischen Schwierigkeiten betont, die sich bei jeder Art der Cadaverbeseitigung (sowohl bei Selbstabdeckung durch Viehbesitzer, wie bei Abdeckerei durch angestellte Abdecker mit mehr oder weniger vollkommenen entsprechenden Einrichtungen) vom hygienischen, wie wirthschaftlichen Standpunkte ergeben.

Andererseits sind die zur Zeit an das Abdeckereigewerbe von der Hygiene zu stellenden Anforderungen im Einzelnen präcisirt und die betreffenden Beschlüsse des deutschen Veterinärrathes (1878), des deutschen Landwirthschaftsrathes (1881) und des Vereins für öffentliche Gesundheitspflege (1893) ausführlich angegeben.

Als ganz besonders bedeutungsvoll für das Abdeckereiwesen seien auch die sehr umfangreichen Königl. belgischen Verordnungen vom 14. März 1890 und 23. Mai 1893 (Mon. belge S. 1743, Veröff. d. Kais. Gesundheitsamtes 1893, S. 593 f.) angeführt. (S. auch S. 3 dieses Berichtes.)

Ueber den Betrieb von Abdeckereien sei erwähnt, dass (A. M. 1892, S. 271) einer Abdeckerei im Fabrik-Aufsichtsbezirk Frankfurt a. O.-Potsdam durch Erkenntniss des Ober-Verwaltungsgerichts „die Benutzung eines Trockenschuppens für Thierfelle und Knochen untersagt und die über die Genehmigungsbedingungen weit hinausgehende Fettkocherei wesentlich eingeschränkt wurde, so dass nunmehr keine Belästigungen mehr stattfinden können".

Im Aufsichtsbezirk Chemnitz belästigte eine mit Abdeckerei verbundene Knochenmehlfabrik „die Umgebung durch die von ihr zeitweilig ausgehenden üblen Gerüche in ganz erheblichem Maasse. Es war daher einestheils der Umbau des Kocher- und Dämpferraumes, sowie der Knochen-Niederlage anzuordnen, und anderentheils für die bisher in einem Schuppen betriebene Abdeckerei die Errichtung eines zweckmässigen Schlachthauses zu verlangen. Diesen Forderungen wurde Folge geleistet, und es sind weitere Klagen über Belästigungen nicht mehr vernommen worden".

Die Verbreitung übler Gerüche in Folge des Betriebes einer grösseren Knochenkocherei im Aufsichtsbezirk Frankfurt a. O.-Potsdam hatte die vorübergehende Schliessung des gedachten Betriebes bis zur Beseitigung der Uebelstände zur Folge. In einem Dorfe im Aufsichtsbezirk Aachen „beschwerten sich die Bauern über Belästigungen durch Gerüche und Fliegen, welche aus einer in der ursprünglichsten Form betriebenen Knochenkocherei des Dorfes kamen. Da die Anlage seit ihrer vor 50 Jahren unter Widerspruch der Umwohner erfolgten Genehmigung das Knochenlager bedeutend erweitert hatte, und dies Lager als ein integrirender Bestandtheil der Fabrik angesehen wurde, konnte die Behörde den berechtigten Beschwerden dadurch gerecht werden, dass dem Besitzer aufgegeben wurde, auf Grund des § 25 der Gewerbeordnung, um eine neue Genehmigung einzukommen. Die Bedingungen, welche hierfür von der Gewerbe-Inspection in Vorschlag gebracht wurden, werden die Belästigungen durch üble Gerüche auf ein erträgliches Maass beschränken lassen".

Dem Besitzer einer Trockenanstalt für ungegerbte Thierfelle musste in Folge berechtigter Beschwerden der Nachbarn die Aufbewahrung von Abfällen der Felle untersagt und ihm aufgegeben werden, die „Decken jagdbarer Thiere unmittelbar unter dem Dache aufzuhängen, sowie endlich das Dach mit einem grösseren Dachreiter zu versehen. Seit Erfüllung dieser Bedingungen sind Beschwerden über Belästigungen nicht mehr eingegangen".

Beschäftigungsneurosen.

Zu früheren Mittheilungen über Beschäftigungsneurosen treten folgende neue hinzu:

Turner (Lancet 1893, April 29) berichtet über einen 29jährigen Musikus, welcher seit seinem zehnten Jahre Cornet blies, seit zwei Jahren aber bestimmte Töne nicht mehr zu blasen im Stande war, wenn er zusammen mit der Kapelle spielte.

Stephan (Weekbl. van het Nederl. Tijdschrift voor Geneeskunde 1893, I, Nr. 6) erwähnt eines Diamantschleifers, welcher zwei in Holzstäbe gezwängte Diamanten gegen einander in der Weise zu reiben hatte, dass er den linken Stab festhielt, den rechten aber beständig gegen diesen hin und her bewegte. Allmählich vermochte der rechte Arm gegen Ende der Woche die Bewegung nicht mehr so zu führen, dass der Diamant getroffen wurde. Dabei trat Ermüdungsgefühl im rechten, etwas auch im linken Arme ein. Später zeigte sich die Neurose an jedem Abend, zuletzt sogar schon am Tage nach nicht langer Arbeit.

Bijouteriefabriken.

In Baden wird jetzt in den Bijouteriefabriken (A. M. S. 234) eine genügende Lufterneuerung in den Arbeitsräumen dadurch gewährleistet, dass entsprechend der Anordnung des Grossherzoglichen Ministeriums des Inneren entweder die Arbeitsräume nur mit einer Person auf mindestens 10 cbm Luftraum besetzt werden, was in der Mehrzahl der Fälle geschieht, oder dass besondere Einrichtungen für die Erneuerung der Luft hergestellt werden, welchen Weg nur eine relativ kleine Zahl der Anlagen gewählt hat. Im letzteren Falle wird entweder die Luft mittelst des Fayod'schen Wasserstrahlgebläses eingepresst, was seitens der Fabrikinspection als eine durchaus genügende Erfüllung der Auflage angesehen wird, oder es werden die in den Cigarrenfabriken durchweg eingeführten einfacheren und deswegen amtlich empfohlenen Einrichtungen ausgeführt. Wo dies in richtiger Weise geschehen ist, hat die Einrichtung die auf sie gesetzte Erwartung erfüllt, und es wird dann auch ihre Zweckmässigkeit und Wirksamkeit von den Arbeitgebern anerkannt. Besonders zweckmässig ist diese Einrichtung in der Fabrik von Koch u. Hischmann unter Anpassung derselben an eine Dampfheizung hergestellt worden. Hier mündet die Luftzuleitung innerhalb eines bis auf den Boden reichenden hohlen Rippenheizkörpers (von Körting in Hannover), wodurch erreicht wird, dass die Arbeiter die auffallender Weise vielfach gewünschte directe Wärmestrahlung erhalten, und dass doch erwärmte Luft ununterbrochen in den Arbeitsraum eintritt. In ganz vorzüglich wirkender Weise wurde u. a. die Einrichtung zur Erneuerung der Luft auch in der neuerbauten Bijouteriefabrik von Stockert & Kern hergestellt. In ähnlicher Weise, wie es in der vorher genannten Anlage geschehen ist, wird Luft vom Freien unter Rippenheizkörper geführt, und es wird die Wirkung der ganzen Einrichtung noch dadurch verstärkt, dass die Luftabzugscanäle mit einem mechanisch getriebenen Exhaustor in Verbindung gesetzt wurden. Die Beschaffenheit der Luft ist hier die denkbar beste. Einmal fand sich auch, dass das Contor mit einer guten Ventilationseinrichtung (System Fayod) versehen war, während die Nothwendigkeit der gleichen Verbesserung für die Arbeitsräume bestritten wurde. Die Ventilationseinrichtungen mittelst Wasserstrahlgebläse nach System Fayod werden übrigens, wie sich dies voraussehen liess, in sehr vielen Fällen nur wenig benutzt. Abgesehen von einigen rühmlichen Ausnahmen wurden sie meist stillstehend angetroffen.

Um die Wirkung der einfacheren Ventilationseinrichtungen genauer zu prüfen, wurden in sechs mit denselben versehenen Fabriken Messungen mit dem Anemometer vorgenommen. Das Resultat war ein durchaus befriedigendes. In fünf Fabriken wurden lediglich durch die genannte Einrichtung in der Stunde eingeführt 193, 179, 288, 230 und 366 cbm. Es bedeutet dies für jede Stunde eine 0·52, 0·5, 1·44, 0·81 und 1·3 malige Erneuerung der Luft oder eine Zuführung für die Stunde und den Arbeiter von 4, 3, 14, 11 und 19 cbm. Selbst das ungünstigste Ergebniss von 3 cbm für die Stunde und den Arbeiter bedeutet immer noch eine beträchtliche Verbesserung. Da z. B. in diesem Raume jedem Arbeiter nur 6 cbm Luftraum zur Verfügung standen, so wurden dazu in einem Vor- oder Nachmittag noch vier- oder fünfmal drei, also 12 bis 15 cbm Luft weiter zugeführt. Immerhin ist in diesem Falle die Verbesserung eine relative. In der sechsten Fabrik ergaben die Messungen bei dem ungenügenden Querschnitte des Luftzuführungscanals ungünstige Ergebnisse. Die Art der Verbesserung ist in diesem Falle eine bestimmt gegebene.

Bleiweissfabriken.

In Bezug auf die Bleiweissfabriken sei den Amtlichen Berichten (1892, S. 253) Folgendes entnommen: In der Bleihütte zu Binsfeldkammer bei Stolberg traten häufig Erkrankungen der oben an der Gicht der Hochöfen beschäftigten Arbeiter ein in Folge der beim Beschicken der Gicht in grossen Mengen entweichenden Bleidämpfe. Die Krankheitserscheinungen haben aufgehört, seitdem die Esse, welche die Bleidämpfe von den Hochöfen, Röstöfen und anderen Apparaten absaugt, um 20 m erhöht worden ist. Die saugende Wirkung ist jetzt als eine befriedigende zu bezeichnen. Es kommen nur noch unbedeutende Mengen von Bleidämpfen beim Oeffnen des Gichtabflusses heraus, deren schnelle Fortführung dadurch befördert wird, dass über der Gicht an der der herrschenden Windrichtung entgegengesetzten Seite die Gebäudewand theilweise entfernt wurde. Auf das Reinigen der Condensationskammern, in denen sich die Bleidämpfe zum Theil niederschlagen, waren nur einige wenige leichte Erkrankungen zurückzuführen. Die in der Zeit zwischen Weihnachten und Neujahr erfolgte Reinigung des grossen Condensationssystems auf der Bleihütte zu Münsterbusch bei Stolberg, die jährlich nur einmal geschieht, gab den Aufsichtsbeamten Gelegenheit, die Canäle zu befahren, um sich von den zur Verhütung von Bleivergiftungen getroffenen Maassnahmen zu überzeugen. Vor dem Oeffnen der Niederschlagskammern wird der Bleistaub abgebrannt, wobei der aus den Hochöfen in die Kammern mit übergerissene, sehr fein vertheilte Kohlenstaub als Brennmaterial dient. In Folge des Abbrennens backt der ganze Inhalt der Kammern zu einer festen, steinartigen, weisslichen Masse zusammen, deren Aufbrechen mit der Hacke und Einschaufeln in Karren nur eine verhältnissmässig geringe Staubentwickelung zur Folge hat. Ueberdies waren sämmtliche mit dem Aufbrechen beschäftigten Arbeiter mit Schutzmitteln vor dem Munde (theils Respiratoren, theils Tüchern, theils nassen Schwämmen) versehen. Auf Befragen theilte ein Arbeiter mit, dass er bereits seit über 30 Jahren sich an jeder Reinigung der Canäle betheiligt und noch nie hiervon körperliche Beschwerden gehabt habe. Es scheint, als ob der beim Aufbrechen der zusammengebackenen Masse aufgewirbelte Staub mehr Kohlenaschetheilchen als Blei enthält; jedenfalls sind seine Einwirkungen auf den menschlichen Organismus ausweislich der Krankenlisten bei weitem nicht so gesundheitsschädlich wie diejenigen der Bleidämpfe. — Zur Fernhaltung neuer Erkrankungen wird in einzelnen Fabriken den Arbeitern täglich zweimal je $1/2$ Liter rohe Milch gereicht (Cassel). Der Mechernicher Bergwerks-Actienverein verabfolgt, wie berichtet wird, den 380 Arbeitern seiner Bleischmelze an Arbeitstagen Vor- und Nachmittags je $1/4$ Pfund Speck oder fette Mettwurst. Die kostspielige Maassregel soll sich durch die in der Knappschaftskrankencasse gemachten Ersparnisse als eine rentable Einrichtung herausgestellt haben (Aachen).

Düngemittelfabriken.

Zur Beseitigung der hierbei mehrfach vorhandenen Gefahren schaffte ein Fabrikbesitzer in Wurzen (A. M. 1892, S. 245) für die Arbeiter, welche das Aufschliessen der gemahlenen Knochen mittelst Schwefelsäure besorgen, Respirationshauben an, die das Gesicht vollständig bedecken und in welche eine Luftpumpe frische Luft einführt. Der Austritt der im Ueberschusse zugeführten Luft, einschliesslich der ausgeathmeten Luft, erfolgt durch die mit einem Drahtgewebe versehenen Oeffnungen für die Augen. Infolge des im Inneren der Haube herrschenden Ueberdruckes ist ein Eindringen von Staub, Dämpfen oder Gasen in dieselbe ausgeschlossen und ein gefahrloser Aufenthalt in einer gesundheitsschädlichen Atmosphäre ermöglicht. Die Respirationshauben werden von den Arbeitern gern benutzt.

Eisenbahnbedienstete.

Wie der officielle Bericht über die Ergebnisse des Betriebes der Preussischen Staatseisenbahnen im Betriebsjahre 1893/94 (Berlin, Möser's Hofbuchdruckerei) angiebt (S. 14), ist die im Publicum meist recht wenig beliebte sogenannte Perronsperre im hygienischen Interesse der Zugschaffner am 1. October 1893 eingeführt. Letztere konnten während des Aufenthaltes der Züge auf den Stationen nicht immer genügende Zeit zur Ausübung der Fahrkartenprüfung finden und waren daher genöthigt, diese während der Fahrt auf den Trittbrettern der Wagen entlang kletternd zu bewirken. Hierbei verunglückten sie oft durch Abstürzen. So starben vom 1. Januar 1885 bis 30. September 1893 39 Schaffner und 195 wurden verletzt, jährlich also 4·5 getödtet und 22·3 verletzt. — Dadurch, dass die Fahrkartenprüfung jetzt am Ein- und Ausgange des abgesperrten Perrons geschieht, ist diese Gefahr beseitigt. (Trotzdem wird noch oft genug jetzt auf den Trittbrettern herumgeklettert und controlirt! Herausgeber.)

Fabriklüftungen.

Nach dem Jahresberichte für den Bezirk Frankfurt a. O.-Potsdam (A. M. über 1892, S. 233) wurden Lüftungseinrichtungen in älteren Fabrikräumen in einfacher Weise hergestellt, worüber Folgendes berichtet wird. Man brachte auf beiden Frontseiten unterhalb der Decke der Arbeitsräume Oeffnungen in der Grösse eines „halben Steines" in Abständen von etwa 1 m an. „Je nach der Windrichtung tritt durch diese Oeffnungen auf der einen Seite die frische Luft ein und drängt die Luft des Arbeitssaales aus den gegenüberliegenden Oeffnungen hinaus. Nach den Versicherungen der Arbeiter haben sich diese Einrichtungen gut bewährt. Eine belästigende Zugwirkung war nur im Winter bei scharfem, kaltem Winde zu spüren, was indess durch Schliessung einiger Oeffnungen schnell zu mildern war."

Für neu zu errichtende Arbeitsräume in mehrstöckigen Gebäuden kann nach dem nämlichen Jahresbericht folgende einfache Lüftungseinrichtung empfohlen werden. „In jedem Fensterpfeiler werden, getrennt für die einzelnen Stockwerke, Abzugsröhren in der Mindestgrösse russischer Rohre, unterhalb der Decke beginnend, bis unter das Hauptgesims des Daches hochgeführt. Die Abzugsröhren werden unterhalb der Decken mit den Arbeitsräumen und am Hauptgesims mit der äusseren Luft in Verbindung gebracht. Diese Einrichtung saugt selbstthätig wie Schornsteinröhren die Luft aus den Arbeitsräumen ab. Die frische Luft wird durch eine oder mehrere Oeffnungen dicht über dem Fussboden der Arbeitsräume nach den Heizvorrichtungen (Oefen etc.) geleitet, woselbst sie vorgewärmt wird, um nicht durch ihre Kühle belästigend auf die Arbeiter zu wirken. Die Grösse des Querschnitts der Luftzuführungsrohre ist gleich dem Gesammtquerschnitt der Abzugsröhren zu wählen. Diese einfache Lüftungseinrichtung hat sich in Arbeitsräumen von Tuchfabriken, in welchen keine verhältnissmässig erhebliche Arbeiterzahl beschäftigt ist, gut bewährt."

Holzbearbeitung.

Hier wurde (Amtl. Mittheilungen 1892, S. 243) eine ganz vorzügliche Einrichtung zur Beseitigung des massenhaften Holzstaubes, der sich in den stark mit Holzbearbeitungsmaschinen besetzten Arbeitssälen verbreitete, durch die Fassfabrik von Bodenheim & Cie. in Cassel getroffen. Im Kesselhause sind zwei massive Spänethürme errichtet, welche mit einem Canalsystem in Verbindung stehen, das unter dem Fussboden durch alle Arbeitsräume führt und von jeder Maschine Staub und Späne absaugt. Die Luft ist vollkommen staubfrei, die Plätze um die Maschinen sind schnell von Spänen befreit, weil diese nur in die daneben liegende Canalöffnung gekehrt zu werden brauchen. Ihr Transport nach dem Kesselhause wird auf die bequemste Weise bewerkstelligt. Diese Einrichtung wird voraussichtlich auch bald in einer grossen Fabrik für Cigarrenkisten im Kreise Hanau nachgeahmt werden.

Kartoffel-Stärkesyrup-Fabriken.

Nach den Amtl. Mitth. (über 1892, S. 273) verursachte eine derartige Fabrik in Frankfurt a. O. durch die aus ihren sechs Kochfässern entweichenden übelriechenden Dünste eine erhebliche Belästigung der Einwohner. Behufs Verminderung dieser Belästigungen wurden in der Fabrik seit Jahren vielfache vergebliche Versuche angestellt. Endlich führten sie zu dem Ergebniss, dass eine Verbreitung der übelriechenden Dünste durch ausreichende Condensation der Wrasen sich am besten verhindern liesse. Die aus den Sicherheitsventilen der Kochfässer mit einer Spannung von etwa $1/_3$ Atmosphäre Ueberdruck ausströmenden Wrasen wurden deshalb in hölzerne, 50/50 cm weite Schlote geleitet und letztere vermittelst eingesetzter Roste 1·5 m hoch mit Reisig angefüllt. Ueber das Reisig wurde aus einer kreisförmigen Rohrbrause von 6 cm Durchmesser kaltes Wasser übergeleitet, so dass der durch das Reisig fein vertheilte Wasserstrom die entgegensteigenden Wrasen kräftig condensirte. Die Condensationsschlote mussten aus Holz verfertigt werden, weil Metall durch den Säuregehalt der Wrasen bald zerfressen wurde. Der scharfe, widerliche Geruch des aus den Schloten austretenden Condensationswassers war ein Beweis für die durch das Wasser bewirkte Aufsaugung der übelriechenden Dünste. Vollständig haben sich die Belästigungen allerdings noch nicht beseitigen lassen, weil die beim Oeffnen und Beschicken der Kochfässer, beim Entleeren des Schlammes aus den Filterpressen, sowie durch Undichtheiten entweichenden Wrasen niemals vollkommen aufgefangen werden können. Immerhin ist durch die bisher getroffenen Einrichtungen eine wesentliche Verminderung der Belästigungen erreicht worden.

Kohlenstiftarbeiter.

Lancereaux (Bullet. de l'académie de médecine 1893, Novembre) besprach die Lungenanthracose bei den Kohlenstiftarbeitern auf Grund eigener Beobachtung. Der Patient, über den er berichtete, litt an schwarzem Auswurf, hatte häufige Anfälle von Athemnoth und die ausgehusteten Schleimmassen enthielten Kohlenpartikelchen. Späterhin fanden sich in dem Sputum auch Tuberkelbacillen. Der Kranke magerte ab und starb. Bei der Section fand man Cavernen und Anthracose in den Lungen. Lancereaux forderte, dass der Staat die Kohlenstiftarbeiter schütze, indem er Bestimmungen treffe über hinreichend weite und hohe Fabrikräume, sowie über ausgiebige Ventilation, damit möglichst wenig von dem feinen Kohlenstaube eingeathmet werde.

Lumpenhandel. Fellhandel.

Für Berlin erschien am 21. October 1893 eine Polizei-Verordnung über Schutzmaassnahmen gegen die Gefahr ansteckender Krankheiten bei dem Gewerbebetriebe der mit Lumpen, Knochen und Fellen handelnden Personen. Diese Verordnung bestimmt, dass von Lumpen-, Knochen- und Fellsammlern Nasch- und Esswaaren, sowie Sachen, welche von Kindern mit dem Munde berührt werden, nicht mitgeführt, geschweige denn abgegeben werden dürfen, während sie ihr Gewerbe betreiben, und dass in den Räumen derjenigen, welche in stehendem Gewerbebetriebe mit Lumpen, Knochen oder Fellen handeln, zum Verkaufe, Tausch oder Geschenk bestimmte Nasch- und Esswaaren oder andere eben bezeichnete Sachen nicht mit Lumpen, Knochen und rohen Fellen zusammen aufbewahrt werden dürfen. — Ein preussischer Ministerialerlass fordert die Präsidenten sämmtlicher Regierungsbezirke zum Erlass ähnlicher Bestimmungen auf.

In einem Falle, in welchem die Polizeiverwaltung einem Kaufmann untersagt hatte, frische Felle auf Trockenböden in der Stadt zu trocknen oder trockene Felle daselbst aufzubewahren, entschied das Oberverwaltungsgericht endgültig dahin, dass ein solches Untersagen statthaft sei. „Wenn die freie Luft häufig so verunreinigt wird, dass man gezwungen ist, sich dagegen abzuschliessen, kann es keinem Zweifel unterliegen, dass es sich nicht mehr um eine einfache Belästigung, sondern geradezu um eine Beschädigung der Gesundheit handelt." (Veröff. des K. Gesundheitsamtes 1893, S. 889 und 890.)

Pinsel- und Bürstenfabrikation.

S. Merkel (Monatshefte f. prakt. Dermatologie XVII, 386) ermittelte durch Versuche, dass die zur Pinselindustrie verwendeten Borsten und Haare durch 12 stündige Einwirkung von 2 pro Mille Kalipermanganatlösung, Auswaschen und nachherige zweistündige Behandlung mit 3 proc. schwefliger Säure nicht genügt, um sie zu desinficiren. Wirksamer dagegen ist dies Verfahren, wenn statt des Abwaschens vor, wie nach der Behandlung mit schwefliger Säure eine kräftige Abspülung und Durchschüttelung in Wasser vorgenommen wird. — Goldschmidt (Monatshefte f. prakt. Dermatologie XVII, 385) berichtet, dass in Nürnberg bei den Arbeitern der Pinselfabrikation während der Jahre 1888 bis 1892 im Ganzen 30 Fälle von Milzbrand vorkamen und dass drei derselben mit dem Tode endigten. Doch fügt er hinzu, dass es noch nicht gelungen ist, aus dem Rohmaterial echte Milzbrandbacillen zu züchten.

Porzellanarbeiter.

Th. Sommerfeld's Aufsatz: Die Berufskrankheiten der Porzellanarbeiter (Vierteljahrsschr. f. öff. Gesundheitspfl., Bd. 25, H. 2) ist eine beachtenswerthe Arbeit aus dem wichtigen Gebiete der gewerblichen Hygiene. Der Verfasser bespricht
1. die Rohstoffe für die Porzellanwaaren,
2. die Zerkleinerung und Mischung der Rohmaterialien,
3. die Verwandlung derselben in eine bildsame Masse,
4. die Formgebung,
5. das Glasiren,
6. das Brennen,
7. das Bemalen,

mit besonderer Berücksichtigung Alles dessen, was hygienisch von Belang ist.

Das Zerkleinern, Mischen, Sieben und Abwägen der Rohmaterialien wird von Tagearbeitern vorgenommen, welche meist längere Zeit in Porzellanfabriken thätig sind und demnach auch längere Zeit unter den hierbei zu Tage tretenden Schädlichkeiten zu leiden haben. Neben der körperlichen Anstrengung kommt als specifische Schädlichkeit die Einathmung des bei der Arbeit sich entwickelnden Staubes in Betracht. Derselbe entsteht bei den erwähnten Verrichtungen in sehr reichlichen Mengen beim offenen Sieben der gepulverten Porzellanscherben, ziemlich reichlich beim Aufschaufeln des feuerfesten Thons in der Thonstube und beim Mahlen des Thons in der Thonmühle; weniger Staub, aber immer noch von unangenehmer Wirkung, wird bei der gröberen Zerkleinerung des Feldspaths und der Porzellanscherben im offenen Kollergange erzeugt.

Die Dreher und Former arbeiten zwar viel mit feuchtem Material, müssen aber vorgefundene Unebenheiten der geformten Gegenstände entfernen, wobei sich ziemlich reichliche Staubmengen entwickeln. Eine völlig staubfreie Luft lässt sich auch in den zweckmässigst eingerichteten Drehersälen nicht erzielen, und so lagert sich regelmässig etwas Staub auf den in den Sälen vorhandenen Gegenständen und auf der Kleidung der Arbeiter ab.

Für die Dreher und Former kommt noch als schädigend hinzu die sitzende Lebensweise und die vornüber gebeugte Haltung des Oberkörpers.

Grosse Anforderungen an die Thätigkeit der Lungen stellt das in einigen Fabriken übliche Abblasen der Gypsform.

Das Glasiren geht meistens ohne Staubentwickelung vor sich; dagegen erzeugt das Abstäuben des verglühten Geschirrs reichlich Staub, der besonders bedenklich auf die vielfach zu dieser Arbeit verwendeten Kinder einwirkt.

Das Schleifen — eine Entfernung des Sandes, auf welchem die in die Chamottekapseln eingesetzten Waaren gestanden haben — erfolgt auf trockenem Wege durch Abreiben mit Sandstein; das Abschleifen von Porzellanmasse dagegen mit angefeuchtetem Sand.

Das durchschnittliche Lebensalter der Porzellanarbeiter ist von Hirt auf 42·5 Jahre, von Popper auf 41 Jahre festgesetzt, das der Porzellandreher von G. Lewin auf 42·5, von Hirt auf 38 Jahre.

Nach der „Ameise" sind in den Jahren 1874 bis 1888 von den Mitgliedern der Krankencasse der Porzellan-, Glas- und verwandten Arbeiter 323 gestorben, welche ein Gesammtalter von 13 227 Jahren erreichten, demnach ein Durchschnittsalter von 41 Jahren, wie wir es bei Popper finden; das Durchschnittsalter

	von 48 Todten aus dem Jahre	1889 betrug	40·5 Jahre,
„	34 „ „ „ „	1890 „	40·0 „
„	40 „ „ „ „	1891 „	42·7 „

Ziehen wir auch diese drei Jahrgänge noch in Betracht, so verbleibt dasselbe Durchschnittsalter von 41 Jahren.

Die höchste Sterblichkeitsziffer wird zwischen dem 30. und 40. Lebensjahre beobachtet; die Sterblichkeit im nächsten Decennium ist nur um ein Weniges geringer.

Altersstufe	Zahl der Sterbefälle	Gesammt- alter	Durch- schnittsalter
15 bis 20	2	37	18
20 „ 30	48	1 228	27
30 „ 40	116	4 179	36
40 „ 50	104	4 681	45
50 „ 60	39	2 128	54
60 „ 70	12	769	64
70 „ 74	2	145	72
	323	13 227	41

Diese Berechnung des Durchschnittsalters auf 41 Jahre hält Sommerfeld für zu hoch.

Die während der Jahre 1879 bis 1892 in Berlin verstorbenen 693 Porzellandreher und Former erreichten nur ein Durchschnittsalter von 38 Jahren 1¼ Monaten, die Porzellanmaler ein solches von 37 Jahren 8 Monaten.

Es starben im Alter von	Dreher	Maler
14 bis 20 Jahren	3 = 0·49 Proc.	12 = 5·19 Proc.
20 „ 30 „	92 = 14·90 „	99 = 42·85 „
30 „ 40 „	139 = 22·66 „	38 = 16·44 „
40 „ 50 „	210 = 34·30 „	43 = 18·61 „
50 „ 60 „	130 = 21·20 „	15 = 6·51 „
60 „ 70 „	30 = 4·88 „	14 = 6·06 „
70 „ 80 „	9 = 1·47 „	10 = 4·34 „
Summa	613 = 100·00 Proc.	231 = 100·00 Proc.

Hieraus ergiebt sich, dass, während bei den Porzellandrehern die grösste Sterblichkeit erst im Alter von 40 bis 50 Jahren auftritt, diese bei den Malern bereits in dem jugendlichen Alter von 20 bis 30 Jahren zur Erscheinung kam.

Gewerbehygiene. Porzellanarbeiter.

Was die Todesursachen der Porzellanarbeiter anbelangt, so nimmt unter den 323 erwähnten Fällen die Lungentuberculose die erste Stelle ein, und zwar mit 191 Fällen = 60 Proc.; die Sterblichkeit an Krankheiten der Athmungsorgane insgesammt betrug 239 = 74·3 Proc., an Erkrankungen des Centralnervensystems (besonders Apoplexie und Tabes) 18 = 5·6 Proc., an Krankheiten der Verdauungsorgane 13 = 4 Proc., an Nieren- und Blasenkrankheiten 7 = 2·2 Proc., an Herzkrankheiten 5 = 1·6 Proc., an Leberkrankheiten 1 = 0·3 Proc., an anderen Leiden 40 = 13·4 Proc.

Todesursache	15 bis 20 Jahre	20 bis 30 Jahre	30 bis 40 Jahre	40 bis 50 Jahre	50 bis 60 Jahre	60 bis 70 Jahre	70 bis 74 Jahre	Procentsatz	Summa
Lungenkrankheiten	2	34	86	83	26	7	1	74·0	239
[Lungentuberculose	—	32	70	68	18	3	—	59·1	191]
Centralnervensystem	—	3	5	4	4	2	—	5·57	18
Verdauungswege	—	—	4	4	4	1	—	4·02	13
Nieren und Blase	—	—	2	4	1	—	—	2·16	7
Herz	—	1	2	·1	1	—	—	1·55	5
Leber	—	—	1	—	—	—	—	0·31	1
Andere Krankheiten	—	10	16	8	3	2	1	12·4	40
Summa	2	48	116	104	39	12	2	—	323

Die Morbidität ergiebt sich aus folgender Tabelle:

Jahre = 1878 bis 1881.

Beruf	I. Mitgliederzahl	II. Morbidität	III. Mortalität	IV. Mortalität durch Tuberculose	V. Mortalität durch Lungenkrankheiten
Dreher und Former	1865	682	48	39	30
Maler	628	149	10	6	5
Brenner	149	55	5	4	—
Schlämmer	50	13	1	—	—
Schleifer	22	8	—	—	—
Glasirer	8	4	—	—	—
	2622	911	64	43	35

Von 82 in der K. Porzellanmanufactur zu Berlin beschäftigten und ärztlich untersuchten Drehern litten an

Lungentuberculose . . . . 16 Proc.
Luftröhrenkatarrh . . . . 12·2 „
Lungenemphysem . . . . 3·7 „
Blutarmuth . . . . 14·6 „

Von 48 ebenfalls in der K. Porzellanmanufactur zu Berlin beschäftigten und untersuchten Malern litten an

Tuberculose . . . . 15 Proc.
Luftröhrenkatarrh . . . . 16·6 „
Blutarmuth . . . . 18·7 „

Von 39 eben dort beschäftigten und untersuchten Ofenarbeitern litten an

Tuberculose . . . . 20·5 Proc.
Luftröhrenkatarrh . . . . 7·7 „
Lungenemphysem . . . . 5·1 „
Pleuritis . . . . 2·5 „

Von 12 dort beschäftigten und untersuchten Schleifern litten an

Tuberculose . . . . 25 Proc.
Luftröhrenkatarrh . . . . 16·7 „
Asthma . . . . 16·7 „

Am meisten litten an Krankheiten der Athmungswege die Schleifer, dann folgten die Glasirer, darauf die Schlämmer, die Ofenarbeiter, die Thontreter, endlich die Dreher und Maler.

Die Sterblichkeitsziffer in der K. Porzellanmanufactur zu Berlin war in den Jahren 1885 bis 1892 = 1·03 Proc., das Durchschnittsalter der Verstorbenen = 43·13 Jahre.

Die Hauptschuld an den ungünstigen hygienischen Verhältnissen trägt unbedingt die Einathmung der verschiedenen Arten mineralischen Staubes in der Porzellanfabrikation, ausserdem die schlechte Körperhaltung, welche manche Kategorieen der Porzellanarbeiter in Folge der Eigenart ihrer Beschäftigung einnehmen müssen, und in vielen Fällen eine unzweckmässige Lebensweise.

Die Maassnahmen, welche wir zur Aufbesserung der Lage der Porzellanarbeiter zu ergreifen haben, müssen sich demnach erstrecken:

1. auf die Verhütung oder Verminderung der Einathmung der bei der Porzellanfabrikation sich entwickelnden Staubarten;

2. auf die Aenderung in der Körperhaltung der Arbeiter;

3. auf Belehrung der Arbeiter in Wort und Schrift über eine zweckmässige Lebensführung.

Die Entwickelung des Staubes bei der Herstellung der Porzellanwaaren lässt sich nicht wohl vermeiden. Aber an der Ansammlung desselben in den Arbeitsräumen ist viel weniger die Arbeit als die schlechte Beschaffenheit der Arbeitsräume Schuld, ihre mangelhafte Ventilation, ihre ungenügende Reinhaltung. Dieselben sollten 5 m hoch, mit Zuluft- und Abluftcanälen versehen sein und regelmässig gereinigt werden.

Da aber selbst die beste Ventilation und peinlichste Sauberkeit nicht im Stande sind, die Einathmung von Staub ganz fernzuhalten, so bedarf es noch anderweitiger Vorkehrungen. Es sind verdeckte Behälter zur Zerkleinerung der Scherben, des Feldspathes, zum Sieben, und Respiratoren anzuwenden.

Von letzteren empfiehlt Sommerfeld besonders denjenigen von B. Loeb jun. in Berlin. (D. Med. Zeitung 1892, 14. Juli.)

Zur Herabminderung der Schädigung, welche aus schlechter Körperhaltung erwächst, würde es sich empfehlen, wenn bei den Drehern die Thätigkeit des Fusses bei dem Herumschnellen des horizontalen Rades der Drehscheibe durch Maschinenkraft ersetzt würde, was in grösseren Fabriken mit Maschinenbetrieb wohl ausführbar ist, und wenn andererseits die Maler in allen geeigneten Fällen ihre Arbeitsstücke eventuell durch Unterlagen so hoch lagern wollten, dass sie, auch ohne sich nach vorn zu beugen, scharf sehen können.

Der Autor hält es ferner für wünschenswerth, dass der Bundesrath von der Befugniss Gebrauch mache, die ihm durch § 120e, Abs. 3, des Arbeiterschutzgesetzes vom 1. Juni 1891 zuertheilt ist. Diese Bestimmung lautet: „Durch Beschluss des Bundesrathes können für solche Gewerbe, in welchen durch übermässige Dauer der täglichen Arbeitszeit die Gesundheit der Arbeiter gefährdet wird, Dauer, Beginn und Ende der zulässigen täglichen Arbeitszeit und der zu gewährenden Pausen vorgeschrieben und die zur Durchführung dieser Vorschriften erforderlichen Anordnungen erlassen werden".

Endlich fordert er, dass der Eintritt eines Lehrlings in den für seine Gesundheit gefährlichen Beruf von einer ärztlichen Untersuchung abhängig gemacht und vor Zurücklegung des 16. Lebensjahres nicht gestattet werde, eine Forderung, welche in Australien, dem in socialpolitischer Hinsicht allerdings besonders weit vorgeschrittenen Lande, bereits gesetzlich durchgeführt ist.

Schmirgelwerke.

Die Beseitigung des gefährlichen Staubes dieser Betriebe wurde in beispielgebender Weise in dem Schmirgelwerke von S. Oppenheim u. Co. in Hainholz bei Hannover versucht (A. M. 1892, S. 237). Hier wird Naxosschmirgel, Flintstein, Glas und anderes Material zu einer möglichst feinen Korngrösse zerkleinert. Dabei entwickeln sich grosse Mengen scharfkantigen und daher in hohem Grade gesundheitsgefährlichen Staubes. Den fortgesetzten Bemühungen der Fabrikleitung ist es gelungen, durch eine energische Lüftung die Absaugung des Staubes in dem Maasse zu bewirken, dass bei vorschriftsmässiger Bedienung der Maschinen eine Belästigung der Arbeiter nicht mehr stattfindet. Jede Arbeitsmaschine ist möglichst dicht umkleidet. Von dieser Umkleidung führt ein schräg aufsteigendes Blechrohr zu einer hölzernen Absaugeleitung, deren Querschnitt der Summe der Querschnitte der in sie mündenden kleinen Absaugerohre angepasst ist. Die horizontalen Theile dieser Sammelleitung sind mit einer Vorrichtung (Schnecke) versehen, welche selbstthätig den schweren sich ablagernden Staub aus der Leitung entfernt. Das Absaugen der Luft aus den hölzernen Sammelleitungen erfolgt durch am Ende der letzteren angebrachte Exhaustoren, deren Wirkung so gross sein muss, dass in jeder der angeschlossenen Arbeitsmaschinen eine geringe Luftverdünnung entsteht, so dass in allen Theilen der Maschine die Luft nach Innen gesaugt wird. Eine genügende Leistung der Exhaustoren ist die Bedingung für die Wirksamkeit der ganzen Anlage. Zum Transport und zur Zuführung des Rohmaterials zu den Zerkleinerungs- und Sichtmaschinen sind Einrichtungen vorhanden, welche zur Verhütung von Staubentwickelung auf mechanischem Wege durch Becherwerke, Elevatoren und Schnecken diese Arbeit verrichten, und ebenfalls der Luftsaugeleitung angeschlossen sind. Wo die Eigenart der Maschinen eine vollständige Umkleidung nicht gestattet, wie bei den Drehbänken zum Abdrehen der Schmirgelscheiben und bei den Schmelzgefässen zur Herstellung der Metall-Legirungen, wird auf andere Weise eine möglichst vollkommene Entfernung des Staubes und der Gase bewirkt. Bei den Drehbänken befindet sich unter der eigentlichen Arbeitsstelle eine mit einem feinen Drahtgitter überdeckte Oeffnung, welche durch ein Rohr mit der Absaugeleitung verbunden ist, so dass ein kräftiger Luftstrom abwärts von der Arbeitsstelle durch die Oeffnung gesaugt wird. Beim Metallschmelzen werden die Gase durch ein über dem Schmelztiegel angebrachtes, unten kaminartig erweitertes Rohr abgeführt. Die Einrichtung in ihrer gegenwärtigen Ausführung erfüllt ihre Aufgabe in jeder Beziehung. Zur unschädlichen Beseitigung des aus den Arbeitsräumen abgesaugten Staubes sind zwei verschiedene Vorrichtungen im Betrieb. In der einen ist vor dem Exhaustor in der Absaugeleitung ein Luftfilter eingeschaltet, in der anderen wird die staubhaltige Luft in einen Raum geblasen, in dem der Staub sich niederschlägt. Das angewendete Luftfilter ist ein sogenanntes Saugfilter mit mechanischer Selbstreinigung, nach dem Patent Beth in Lübeck. Dasselbe arbeitet recht gut, die filtrirte Luft ist staubfrei, und die Menge des wiedergewonnenen Staubes beträgt in jeder Woche etwa 10 000 kg bei einem verarbeiteten Rohmaterial von etwa 45 000 kg wöchentlich. Die andere Einrichtung, welche den Staub in einem hinter dem Exhaustor belegenen Raume sammelt, hat am Boden des Sammelraumes einen flachen mit Wasser gefüllten Behälter. Durch Scheidewände, die bis auf die Oberfläche des Wassers reichen, wird der grösste Theil des Staubes dem Wasser zugeführt und in diesem Behälter gesammelt. Der Rest wird durch in dem Raume verstäubtes Wasser niedergeschlagen. Da die erste Einrichtung mit dem Beth'schen Luftfilter sich als die wirksamere erwiesen hat, soll sie für die Folge allgemein durchgeführt werden.

Rosshaarspinnereien.

Zur Verhütung von Milzbranderkrankungen in Rosshaarspinnereien wurden in Baden (A. M. 1892, S. 258) allen derartigen Fabriken folgende Auflagen gemacht: 1. Sämmtliche aus Russland und den Balkanstaaten stammenden Rosshaare sind mindestens während einer Zeit von 15 bis 20 Minuten strömendem Wasserdampf von 105° C. auszusetzen. 2. Das Gefäss, in welchem die Dämpfung vorgenommen wird, muss so construirt sein, dass es einem Dampfdruck von einer Atmosphäre Ueberdruck Widerstand leisten kann. Der Dampfeintritt in dasselbe ist so anzuordnen, dass in allen seinen Theilen die Haare von Dampf durchströmt werden. 3. An dem Gefässe ist ein Manometer anzubringen, an welchem die der Temperatur von 105° entsprechende Dampfspannung von 0·2 Atmosphären Ueberdruck deutlich bezeichnet ist. Ausserdem ist ein Sicherheitsventil anzubringen, welches bei 0·3 Atmosphären Ueberdruck abbläst.

Spiegelbelag.

Nach Woller's Angaben (Münch. med. Wochenschrift 1892, Nr. 30) gestalteten sich die Gesundheitsverhältnisse in den Fürther Spiegelbelegereien neuerdings sehr günstig.

Er liefert darüber folgende Daten:

Vergleichende Uebersicht über die von den Quecksilberbeleg-Arbeitern in Fürth bei der Gemeindekrankencasse in Fürth angemeldeten Arbeitstage.

	\multicolumn{7}{c}{Anzahl}							
	der durchschnittlich pro Woche beschäftigten Arbeiter	der Arbeitstage pro Jahr à Person 300 abzüglich Krankentage	a. der angemeldeten Krankentage	b. wegen Mercurialismus	c. wegen sonstiger Krankh.	\multicolumn{3}{c}{der Krankentage auf 100 Arbeitstage}
				hiervon		a.	b.	c.
1885	160	40 413	7581	5461	2120	18·77	13·52	5·25
1886	182	48 984	5616	3990	1626	11·46	8·14	3·32
1887	176	50 025	2775	1947	828	5·54	3·89	1·65
1888	186	51 931	3869	2127	1742	7·45	4·09	3·36
1889	136	38 212	2588	1429	1159	6·74	3·74	3·00
1890	77	22 354	746	148	598	3·33	0·66	2·67
1891	56	16 163	637	—	637	3·94	—	3·94

Im ganzen Jahre 1891 erkrankte also kein Arbeiter an Mercurialismus. Auch in der zweiten Hälfte des Jahres 1890 war, wie der Autor in der Münchener med. Wochenschrift 1892, Nr. 15, mittheilte, kein Fall dieser Krankheit vorgekommen. Er führt die Besserung zurück 1. auf geringere Arbeitszeit; 2. auf bessere Bezahlung; 3. auf Zunahme der Verwendung von Silber zur Herstellung der Spiegel an Stelle des Belegens mit Quecksilber.

Sulfitstofffabrikation.

Bei diesem Gewerbe stellte K. B. Lehmann (Archiv f. Hygiene XVIII, S. 180) Untersuchungen über die Giftigkeit der schwefligen Säure an, und zwar in einer Sulfit-Cellulosefabrik zu Aschaffenburg, in welcher die schweflige Säure durch Rösten von Pyriten erzeugt wird. Diese Untersuchungen fanden lediglich im Kocherraume statt, einmal am 5. und später am 21. Januar 1893. Die schweflige Säure wurde folgendermaassen bestimmt: Durch eine Péligot'sche Röhre mit 15 ccm $^1/_{40}$-Normaljodlösung und hierauf zur Bindung etwa mitgerissenen Jodes durch 5 ccm $^1/_{40}$-Natriumthiosulfatlösung wurden sechs bis zwölf Liter Luft geleitet, der Inhalt der beiden Péligot'schen Röhren zusammengegossen und nun mit $^1/_{40}$-Natriumthiosulfatlösung titrirt. Wenn a ccm Thiosulfat zur Entfärbung der Jodstärke nöthig sind, so waren $(10-a) \cdot 0.8$ mg $= (10-a) \cdot 0.8 \cdot 0.349$ ccm SO_2 in der untersuchten Luft vorhanden. Das Volum wurde dann noch auf Temperatur und Barometerstand des Versuchsraumes umgerechnet.

Am 5. Januar war die

 Aussentemperatur . . . . — 4°
 Temperatur der oberen Etage . . . + 3 bis 4°
 Temperatur der mittleren Etage . . + 25 „ 29°
 Temperatur der unteren Etage . . . + 8 „ 9°

Die Ventile in der oberen Etage waren ziemlich defect, es fand hier ein anhaltendes Ausströmen von SO_2 statt, im unteren Raume war Morgens kein besonderes Ausströmen von SO_2 zu bemerken, Abends dagegen entwichen aus einem etwas defect gewordenen Kessel ziemliche Mengen SO_2.

Es enthielt die Luft

a) in der unteren Etage
 um 3 Uhr . . . 0·0115 pro Mille Volumpromille SO_2
 um 6 Uhr . . . 0·0142 „ „ „ „

b) in der oberen Etage
 um 3 Uhr . . . 0·0304 pro Mille Volumpromille SO_2
 um 6 Uhr . . . 0·0367 „ „ „ „

Am 21. Januar war die

 Aussentemperatur . . . . 0°
 Temperatur der oberen Etage . . . + 7 bis 8°
 Temperatur der mittleren Etage . . + 25 „ 28°
 Temperatur der unteren Etage . . . + 13 „ 14°

Es fand nur ein unbedeutendes Entweichen von SO_2 statt.

Die Luft enthielt in der unteren Etage um

 11 Uhr Vormittags . . . 0·0315 pro Mille SO_2
 4 Uhr Nachmittags . . . 0·0147 „ „ „
 6 Uhr Nachmittags . . . 0·0063 „ „ „

in der oberen Etage um

 11 Uhr Vormittags . . . 0·022 pro Mille SO_2
 4 Uhr Nachmittags . . . 0·0147 „ „ „
 6 Uhr Nachmittags . . . 0·0065 „ „ „

Nach dem Befinden Lehmann's, seines Assistenten und des Dieners, die alle bis dahin mit gasförmiger SO_2 wenig zu thun gehabt hatten, erklärt er einen Gehalt von 0·0065—0·0115 pro Mille für wenig lästig, einen Gehalt von 0·014—0·0147 pro Mille für merklich unangenehm, doch selbst bei $^1/_2$ stündiger Wirkung keine Beschwerden erzeugend, einen Gehalt von 0·022 pro Mille für stark unangenehm, einen Gehalt von 0·0304 pro Mille heftigen Nasenreiz, starkes Niesen, leichten Hustenreiz erzeugend, einen Gehalt von 0·0367 pro Mille nicht wesentlich stärker als der von 0·0304 pro Mille wirkend.

„Ein Gehalt von 0·02 pro Mille SO_2 ist selbst für den Ungewohnten noch leidlich erträglich, Dosen von 0·03—0·04 pro Mille sind dagegen dem Ungewohnten so unangenehm, dass die Arbeit dabei wesentlich gestört wird und dass ein längerer Aufenthalt nicht unbedenklich erscheint. Auffallend war uns, dass gar keine Reizsymptome von Seiten der Augen auftreten — dieselben fehlen auch bei der Salzsäure — sind dagegen bei Chlor, Brom,

Ammoniak und Schwefelwasserstoff sehr quälend. Nie beobachteten wir an uns nach dem Verlassen der Räume irgend welche Nachwirkung, Katarrhe oder dergleichen, so widerwärtig uns auch der Aufenthalt im Kocherraume gewesen sein mochte."

Aus einer Untersuchung der Arbeiter in der Sulfit-Cellulosefabrik gewann der Autor ferner die Ueberzeugung, dass, abgesehen von Unglücksfällen (Verbrennungen, Verätzungen der Augen, Pneumonie oder schwerer Bronchitis nach Einathmen eines Stroms schwefliger Säure, wie er aus einem Leck entweicht), eine Gesundheitsschädigung der Arbeiter im Gesammtbetrieb der Sulfit-Cellulosefabrikation durch schweflige Säure nicht vorkommt.

Nichts war zu constatiren von den Magenleiden, die nach Hirt die ersten Symptome einer chronischen Gesundheitsschädigung durch SO_2 darstellen, nichts von chronischen Augen-, Lungen-, oder Zahnleiden, die man etwa hätte aus theoretischen Gründen erwarten dürfen.

Auf Grund dieser Studien, wie weiterer Untersuchungen, insbesondere der Fabrikabwässer, erstattete K. B. Lehmann dann nach der „Papier-Zeitung" (1893, Nr. 64—71) ein Gutachten über Luft- und Wasserverunreinigung durch die Sulfit-Cellulosefabrik Aschaffenburg. Hieraus sei angeführt, dass nach den Analysen der Abwässer 1 Liter Kocherlauge in maximo

        3·8 g freie SO_2,
        3·1 „ gebundene SO_2,
        1·6 „ Schwefelsäure (als Gyps),
        9·2 „ Gesammtschwefel,
  90—120 „ Rückstand

enthielt, und dass in 1 Liter Waschwasser ohne Kocherlauge in maximo 64 mg Zellstoff, 1400 mg Rückstand, davon 650 mg organische Substanz und 16 mg SO_2 sich fanden.

Das Wasser der Aschaff oberhalb der Fabrik hatte in 1 Liter einen

    Rückstand von . . . . 134 mg
    davon organische Substanz . . . . . 70 „

unterhalb der Fabrik

    Cellulose . . . . 6 „
    Rückstand. . . . . 449 „
    davon organische Substanz . . . . . 329 „
    SO_2 . . . . 41·6 „
    Acidität . . . . 0·5 „

Die Anlage einer zweiten Sulfit-Cellulosefabrik ebendort würde nach des Autors Auffassung unter folgenden Bedingungen keine erheblichen hygienischen Bedenken haben:

1. Durch sorgfältige Dichtung aller Apparate, welche schweflige Säure enthalten, Oefen, Kocher, Thürme, wird wie bisher thunlichst das Entweichen der Säure in die Luft verhindert.

2. Die Kocherräume werden ventilirt.

3. Die Abwässer werden getrennt in
    a) Kocherlauge,
    b) Waschwasser.

Gewerbehygiene. Sulfitstofffabriken.

4. Die Kocherlaugen beider Fabriken, über deren Acidität Buch geführt wird, gehen durch ein Thonrohr in den städtischen Canal und von dort mindestens fünffach verdünnt in den Main. Gelingt es der Fabrik, nachzuweisen, dass Betoncanäle von der drei- bis fünffach verdünnten Kocherlauge nicht angegriffen werden, so wird auf ein Neutralisiren der Kocherlaugen verzichtet — vorausgesetzt, dass sie die Beschaffenheit behalten wie jetzt.

5. Die Waschwässer werden in einem Apparat von Zellstoff bis auf kleinste Spuren befreit und gehen dann direct in die Aschaff.

Beachtenswerth ist endlich in dem Gutachten der Bericht Lehmann's über Versuche bezüglich der Wirkung des mit Kocherlauge versetzten Wassers auf Fische. Da hier nur sehr sparsame Versuche gleicher Art angestellt sind, so sei der Bericht hier ausführlich wiedergegeben:

Es wurden drei junge Barsche und vier verschiedene Weissfische (Döbel und Rothauge) in einem Holzzuber in 20 Liter Würzburger Leitungswasser gebracht und diesem Wasser wechselnde Mengen Kocherlauge zugesetzt, wobei Sorge getragen wurde, stets einen Luftstrom durch das Wasser zu leiten.

Die Lauge enthielt in 10 ccm 29·2 freie und 57 mg Gesammt-SO_2, nebst 730 mg organischen Substanzen.

Datum		Laugengehalt	Versuchsdauer	Wirkung	Organische Substanz	In 1 l des Fischwassers waren Gesammt-SO_2	freie SO_2
17. Febr. 1893	20 l Wasser + 20 ccm Lauge	$\frac{1}{1000}$	18 St.	0	73	5·7	2·9
18. Febr. 1893	20 l „ + 60 „ „	$\frac{3}{1000}$	6 „	0	219	17·1	8·7
18.—20. Febr.	20 l „ +140 „ „	$\frac{7}{1000}$	42 „	0	511	39·9	20·3
20. Februar	20 l „ +200 „ „	$\frac{1}{100}$	7 „	0	730	57	29·2
21. Februar	20 l „ +300 „ „	$\frac{1·5}{100}$	2 „	1 Barsch stirbt 21. Febr.	1095	85·5	43·6
22.—25. Febr.	20 l „ +200 „ „	$\frac{1}{100}$	3 Tage	1 Barsch stirbt 25. Febr.	730	57	29·2
25.—28. Febr.	20 l „ +200 „ „	$\frac{1}{100}$	3 „	1 Barsch stirbt 28. Febr.	730	57	29·2
28. Febr. bis 2. März	20 l „ +200 „ „	$\frac{1}{100}$	2 „	Weissfische sehr wohl	730	57	29·2

Lehmann schliesst hieraus, dass jungen Barschen ein **vorübergehender** Aufenthalt in hundertfach verdünnter Kocherlauge nicht schadet und dass Weissfische solches Wasser auch dauernd gut vertragen. — In einer tausendfach verdünnten Kocherlauge hielten sich eine Barbe, ein Karpfen, ein Barsch, eine Schleie und ein Weissfisch elf Tage lang sehr gut; ein anderer Barsch und eine andere Schleie starben dagegen am fünften Tage.

Tapeten.

J. Forster (Archiv f. Hygiene, Bd. XVII) untersuchte ein neues Tapetenpapier (Gesundheitstapeten) auf Abwaschbarkeit und Staub- und Bacteriendichtigkeit. Es ergab sich, dass dasselbe in der That alle Keime zurückhielt, wenn Luft hindurchgeleitet wurde. Weiterhin wurde festgestellt, dass es leicht und bei Anwendung einiger Vorsicht ohne Schaden wiederholt gewaschen, oder mit Lösungen von Desinfectionsmitteln gereinigt werden kann. Forster glaubt deshalb, dass das bezeichnete Papier sich in hohem Grade zur Bekleidung von Wänden in Kranken-, Schlaf- und Kinderzimmern eignet, zumal, wenn es der glatten Mauerwand direct anliegt. (In Holland pflegt man zwischen Mauer und Tapete einen Hohlraum zu lassen, welcher etwa 2 bis 3 cm weit ist.)

Textilindustrie.

Aus der Textilindustrie sei der Vorkehrungen gedacht, welche (A. M. 1892, S. 240) die Bielefelder Actiengesellschaft für mechanische Weberei in jüngster Zeit zur Entstäubung der Arbeitsräume getroffen hat:

1. Entstäubungsvorrichtung für den Windemaschinensaal. Länge des Saales 50 m, Breite 10 m, Höhe 4·75 m. An 30 Windemaschinen werden 60 Arbeiterinnen beschäftigt. Ein von unten angetriebener Ventilator (Durchmesser 800 mm, Umlaufszahl 400) saugt die staubhaltige Luft durch ein Filtertuch. Der Staub bleibt oben auf dem Tuche liegen, und die entstaubte Luft wird durch den Ventilator im Sommer ins Freie geblasen, während sie im Winter durch ein Luftrohr wieder in den Saal zurückgetrieben wird. Dadurch wird nicht allein an Heizungskosten gespart, sondern es wird auch die Unannehmlichkeit des starken Nachströmens kalter Luft von aussen nach innen vermieden. Das Filtertuch wird aus einem in einen Rahmen gefassten, weitmaschigen Drahtgewebe gebildet, welches ein grobes Sacktuchgewebe trägt. Auf diesem sind Heedeabfälle ausgebreitet, welche täglich zweimal erneuert werden, um neuem, reinem und durchlässigem Material Platz zu machen.

2. Entstäubungsvorrichtung für die Garnwalke, die beiden Gewebescheermaschinen und eine Bürstenmaschine. Der Raum für diese Maschinen ist durch Holzwände von dem übrigen Saale abgesperrt. Die Holzwand an der Längsseite dieses Raumes hört etwa 2 m über dem Fussboden auf. Gerade unter dieser Wand stehen die drei genannten Maschinen, während die bedienenden Arbeiter draussen vor der Holzwand stehen. In der Ecke des abgesperrten Raumes steht ein Ventilator, welcher die Luft aus dem Webesaal mit grosser Geschwindigkeit durch den verengten Querschnitt unter der Holzwand hindurchsaugt. Der in den vier Maschinen entwickelte Staub folgt diesem Luftstrom, ohne die ausserhalb stehenden Arbeiter irgendwie zu belästigen.

Unfallverletzungen.

Eine umfangreiche Literatur über die Unfallverletzungen beginnt sich jetzt aufzubauen, eine junge Wissenschaft, deren weittragende Bedeutung mehr und mehr erkannt und gewürdigt wird, wenngleich sie schliesslich mehr in das Gebiet des Civilrechts, bezw. der privaten Hygiene eingreift, als dass sie allgemeine öffentliche Interessen berührte. Von den in der Berichtzeit erschienenen Lehrbüchern verdienen besonders die von Kaufmann und Golebiewski nähere Erwähnung.

C. Kaufmann (Handbuch der Unfallverletzungen mit Berücksichtigung der deutschen, österreichischen und schweizerischen Unfallpraxis, Stuttgart 1893) bespricht zunächst die für die ärztliche Thätigkeit in Betracht kommenden gesetzlichen Bestimmungen in den einzelnen Staaten und die daraus resultirenden allgemeinen Gesichtspunkte für die Untersuchung und Begutachtung der Unfallverletzungen. Hierbei weist er mit Recht darauf hin, wie die in Deutschland übliche Gewährung von Renten, die von Zeit zu Zeit neu zu bestimmen seien, den Vorzug verdiene, vor der in der Schweiz vorgeschriebenen einmaligen Capitalentschädigung. — In der zweiten Hälfte des Buches werden die einzelnen Unfallverletzungen mit besonderer Berücksichtigung ihrer Heilungsdauer und ihrer Folgen für die Erwerbsfähigkeit durchgegangen. Hierbei wird auch der traumatischen Neurose Oppenheim's im Sinne dieses Autors ein Capitel gewidmet. Simulation wird nach Kaufmann vielfach zu Unrecht von den Aerzten angenommen.

Golebiewski, der bereits früher über Licht- und Schattenseiten des Unfallgesetzes eine interessante Studie veröffentlicht hat, schrieb einen ärztlichen Commentar zum Unfallversicherungsgesetz vom 6. Juli 1884 (Berlin 1893). Er giebt hierbei den gesammten Wortlaut des Gesetzes mit Anmerkungen über Bedeutung, Auslegung und ergänzende Entscheidungen des Reichsversicherungsamtes im kleinen Druck, hebt auch die Mangelhaftigkeit einzelner Bestimmungen, z. B. des § 51, dabei hervor. Weitere Abschnitte befassen sich mit „Unfall- und Betriebsunfall", „Heilverfahren, Erwerbsunfähigkeit, Bestimmung des Grades der Erwerbsunfähigkeit, Simulation, Anstellung von Untersuchungen, Abfassung von Gutachten".

Recht praktisch ist eine beiden Arbeiten beigegebene Zusammenstellung von Unfallentschädigungen nach Procenten der Erwerbsunfähigkeit, wie solche das Reichsversicherungsamt bei den verschiedenen Verletzungen und Beschädigungen ausgesprochen hat.

Etwa denselben Zweck, wenn auch in anderer Form, verfolgt eine Arbeit von H. Blasius, Unfallversicherungsgesetz und Arzt (Berlin 1892). Dieselbe bringt zunächst eine Reihe von Wünschen, betreffend Umgestaltung des heutigen Verfahrens bei Ausführung des Gesetzes. Blasius wünscht unter anderem eine frühzeitige Einforderung von Krankenhausattesten, die Uebernahme der Behandlung jedes Verletzten durch die

Berufsgenossenschaften, besondere, von diesen zu leitende Krankenhäuser, die aber nicht lediglich mit Simulanten belegt werden dürften.

Weiter bespricht er die Untersuchung und Gutachten, deren Zuverlässigkeit und Gründlichkeit bei vielen Aerzten bemängelt wird. Eine der Arbeit angehängte Abhandlung über Unterleibsbrüche hat wegen des zum Theil schroffen Standpunktes, den der Verfasser darin annimmt, mehrfachen Widerspruch, z. B. bei Golebiewski (siehe oben) und in einem Vortrage Grisar's auf dem preuss. Med.-Beamtenverein im Frühjahr 1893, auch gelegentliche Ablehnung durch die Kritik in der wissenschaftlichen Presse erfahren. Von letzterer ist auch mit Recht die zu einseitige Stellungnahme von Blasius für die Berufsgenossenschaften, seine Simulantenriecherei und seine abfällige Kritik der Aerzte gerügt worden.

C. Thiem machte in einem Aufsatze der Deutsch. Med.-Zeit. (Grosser, Berlin 1892) Bemerkungen zur Behandlung und Begutachtung der Unfallverletzungen. Auch er wünscht, dass möglichst von vornherein die Behandlung der Unfallverletzten in die Hand der Berufsgenossenschaften gelegt werde; er wünscht die Errichtung besonderer Krankenhäuser für chirurgische und mechanotherapeutische Behandlung, verwirft aber die Seeligmüller'schen sogenannten Simulantenhäuser, wie er überhaupt die Simulantennoth für übertrieben hält. Höchstens dürfte man 10 Proc. Simulanten annehmen. Er schliesst mit dem Wunsche, „dass sich die Aerzte der hohen verantwortlichen Stellung, die ihnen die Unfallgesetzgebung zuertheilt hat, würdig erweisen möchten zur Ehre ihres Standes und zum Wohle der Invaliden der Arbeit".

Endlich ist L. Becker's Anleitung zur Bestimmung der Arbeits- und Erwerbsunfähigkeit nach Verletzungen (Berlin 1892) in vierter Auflage erschienen. Das treffliche, 1888 zuerst herausgegebene Buch berücksichtigt in entsprechender Weise die seit der letzten Auflage erschienene neuere Literatur, die einschläglichen wichtigen Recursentscheidungen des Reichsversicherungsamtes und die Bestimmungen des Invaliditäts- und Altersversicherungsgesetzes vom 22. Juni 1889.

Vollständige Umarbeitung haben die Capitel über die „Verletzungen des Sehorganes" und über die „allgemeine Erschütterung des ganzen Körpers" erfahren. In letzterem werden bei der Besprechung der traumatischen Neurose Oppenheim's die erheblichen neueren Einwände der Gegner dieser Anschauungsweise aufgeführt und dem begutachtenden Arzte in jedem Falle die Erörterung aller Einzelheiten des Unfalles in seinem Gutachten dringend anempfohlen. — Besonders weist Becker auf die Verschiedenheit im Standpunkte des Neurologen und gerichtlich-medicinischen Gutachters hierbei hin.

Hygiene der Gefangenen.

Statistisches. Im Königl. Sächs. Männerzuchthause zu Waldheim war im Jahre 1892 der durchschnittliche Tagesbestand 1615 Züchtlinge mit 591282 Pflegetagen, der durchschnittliche Tageskrankenbestand 17·15 = 1·06 Proc. Von den Erkrankten starben 34, ausserdem noch 2; von den Verstorbenen litten

an croup. Pneumonie 7
„ Tuberculose 17
„ Krebs 2
„ Altersschwäche 2

Die häufigsten Krankheiten waren Influenza, Dyspepsie, Schwindsucht, Psychose, Gelenkrheumatismus, Magen- und Darmkatarrh, Pneumonie.

Im Weiberzuchthause zu Waldheim war im Jahre 1892 der durchschnittliche Tageskrankenbestand 5·80 = 2·16 Proc. Von den 112 ärztlich behandelten Weibern starben 5, und zwar 2 in Folge von Lungenschwindsucht, 1 in Folge von Bronchitis, 1 in Folge von Herzfehler, 1 in Folge von Ileus.

In der Schrift: Sibirische Briefe von O. O., eingeführt von P. von Kügelgen (Leipzig 1893/94), wird z. Th. bestätigt, was G. Kennan über die sibirischen Gefängnisse gesagt hatte. Von der Arrestanstalt zu Tomsk wird z. B. Folgendes gesagt: Die Wohnungen des Schlossgefängnisses können nicht mehr als 350 Arrestanten, die Krankenabtheilungen nicht mehr als 68 Patienten aufnehmen. Trotzdem betrug die Durchschnittszahl der Gefangenen daselbst im Jahre 1886 805, im Jahre 1887 691 und im Jahre 1888 750 Mann. An einzelnen Tagen stieg die Zahl der Inhaftirten auf mehr als 3000. Im Jahre 1886 starben 30 Proc., im Jahre 1887 nicht weniger als 45 Proc. aller im Tomsker Schlossgefängniss Inhaftirten an Flecktyphus. Selbst der Gouverneur von Tomsk giebt zu, dass die abnorm hohe Sterblichkeit in Folge von Flecktyphus ihre Ursache vorwiegend in dem höchst unbefriedigenden Zustande des Lazareths habe, welches für 150 Kranke Raum darbiete, aber mitunter fast das Dreifache dieser Zahl aufnehmen müsse. Dazu seien die Fussböden feucht, auch halb verfault, die Temperaturgrade selbst bei milder Witterung im Winter höchstens 7 bis 8° C.

Ueber Körperpflege und Desinfection in Strafanstalten schrieb A. Leppmann, der Arzt der Moabiter Strafanstalt in Berlin (Vierteljahrsschr. f. öff. Gesundheitspfl., Bd. 25, H. 1, S. 53). Nach Vorausschickung der Bestimmungen über Waschungen und Bäder in den wichtigsten deutschen Gefängnissordnungen schildert er die Wohlthat von Bädern 1. als Reinigungsmittel, 2. als Erfrischungs- wie Abhärtungsmittel, und 3. als Desinfectionsmittel.

Weiter beschreibt er die Badeeinrichtungen, Brause- und Wannenbäder in Moabit und deren Einrichtung, die es ermöglicht, an zwei Nachmittagen zu vier Stunden alle acht Tage die 500 Insassen der Anstalt zu baden. Im Folgenden wird die Desinfection der Sputa Tuberculöser beschrieben, auch die Einrichtung von Fragebogen besprochen, welche auf die Feststellung erblicher Momente bezüglich dieser Krankheit, wie bezüglich von Nerven- und Geisteskrankheiten Bezug haben. Zur Desinfection der Kleider wird ein von Krohne und Cornet angegebener, von Senking in Hildesheim hergestellter, einfacher und billiger Desinfectionsapparat benutzt.

Hygiene der Reisenden.

a) **Eisenbahnen.** Die Wichtigkeit einer angemessenen Ernährung für Reisende grosser Strecken hat seit einiger Zeit die Einstellung besonderer Speisewagen in Durchgangsschnellzügen zur Folge gehabt. Die bekanntesten in Mitteleuropa sind einmal die von Berlin nach Süddeutschland gehenden Schnellzüge, sodann die Orient-Expresszüge und die Durchgangszüge Ostende-Wien. Zu ihnen ist seit dem 1. Mai 1893 auch der Schnellzug Wien-Rom hinzugekommen. Bei dieser Gelegenheit sei auch auf die sogenannten Harmonikazüge hingewiesen, die es dem Reisenden ermöglichen, den Zug der ganzen Länge nach zu durchwandeln und sich hierdurch bei längerer Fahrt Bewegung zu verschaffen.

b) **Fussreisende (Touristen).** Aus den Veröffentlichungen der um das Wohlbefinden und um die Hygiene der Reisenden besonders bemühten alpinen Vereine seien folgende, auf letztere sich beziehende Arbeiten hervorgehoben:

Zur Verproviantirung unserer Schutzhütten veröffentlichte Prof. E. Pott in München einen Aufsatz in den Mitth. des Deutsch-Oesterr. Alpenvereins (1893, S. 59 und 71). Der Verfasser bespricht darin alle diejenigen Conserven, die sich zur Aufbewahrung in den hochgelegenen Schutzhütten der Alpen eignen. Er hebt als Nachtheil der gewöhnlichen Fleisch-(Braten-)Conserven hervor, dass die Büchsen meist zu viel Flüssigkeit bezw. Wasser enthielten, durch das beim längeren Lagern der feste Inhalt ausgelaugt und daher schlecht schmeckend werde. Viel zweckmässiger seien die amerikanischen Erzeugnisse, bei denen das Fleisch ohne Saucen und Bouillon in die Büchsen gepresst werde. Ganz besonders empfiehlt er, das Fleisch mit Gemüsen einzubüchsen, für welche er u. a. Sauerkraut und weisse Bohnen für geeigneter als breiige Gemüse hält. Weiter empfiehlt er die sogenannten „Pains", auf Brot kalt zu geniessende, durch Haarsiebe getriebene, wohl gewürzte Fleischbreie verschiedener Fleischsorten. Doch seien die englischen Pains meist zu scharf gewürzt und daher durstreizend. Weiter rühmt derselbe die französischen Oelsardinen in kleinen Büchsen, Gemüse, Suppenconserven und vom Kaffee wie Thee die Pressconserven. Von Spirituosen wünscht er flaschenreifen Cognac und Rum, flaschenreifen Rothwein und Schaumwein in Viertelfläschchen, Bier nur als pasteurisirtes Flaschenbier und als Mineralwasser künstliche Säuerlinge. Zum Transport erwiesen sich flache leichte Weidenkörbe — Gewicht mit Inhalt bis 38 kg — als praktischer, als die schwer zu transportirenden Kisten. Im Weiteren wird der Inhalt derartiger von verschiedenen Firmen zu beziehender Körbe, sowie von Getränkekisten näher angegeben und die Preise mitgetheilt.

Ueber Hüttenapotheken, deren allgemeine Einrichtung der Herausgeber dieses Jahresberichtes 1890 in einem Vortrage in Berlin als erforderlich bezeichnet hatte, und die jetzt in zahlreichen Clubhütten der Alpen sich befinden, schrieb O. Kölner in Innsbruck. Er wünscht von seinem ärztlichen Standpunkte, dass an Stelle der vielfach überflüssigen Luxusmedicamente Folgendes vorräthig sei:

1. Eine Anzahl von Verbandgegenständen, deren Anführung hier zu weit führen würde. Mit Recht verwirft er hierbei die Eisenchloridwatte und empfiehlt an deren Stelle kleine Päckchen mit 20 proc. Jodoformgaze. Zur Desinfection empfiehlt er nur Sublimatpastillen.

2. Von inneren Medicamenten empfiehlt er Opium, und zwar, da der Alkohol aus Opiumtincturen leicht verdunstet, Pulver mit je 0·01 Extractum Opii, denen eine Gebrauchsanweisung beiliegen muss; ausserdem Antifebrinpulver à 0·25, doppeltkohlensaures Natron und Carlsbadersalz, sowie einen Tiegel mit gelbem Vaselin. Dabei wünscht er, dass diese Mittel möglichst gleichmässig in allen Hütten vorhanden seien, und dass für den Gebrauch ein entsprechender Geldbetrag in gleicher Weise wie bei Benutzung der Proviantkisten in eine verschlossene Büchse gethan werde. (Mitth. d. deutsch. u. österr. Alpenvereins 1893, S. 124.)

Ueber das gleiche Thema, aber mehr vom praktisch-pharmaceutischen Standpunkte aus, äusserte sich Franz G. Hoffmann-Wien. (Ebendas. S. 163.)

Die für die Reisenden und deren Gesundheit überaus werthvollen Lehrcurse der Bergführer wurden, wie seit mehreren Jahren, auch 1893, und zwar in Wien, Bozen und Innsbruck abgehalten. Neben Unterricht zum Gebrauch von Karten, Compass, in Geographie, Forst- und Gesteinskunde u. dergl. erhielten die Führer auch praktische Anleitung und Unterricht für das Verhalten bei plötzlichen Erkrankungen und Unglücksfällen durch verschiedene hervorragende Aerzte und Docenten. Auch über die Gefahren des Bergsteigens und die Verhütung von Unglücksfällen wurden für sie geeignete Vorträge gehalten. (Ebend. S. 64, 91.)

Autorenregister.

Abbot 272.
Abel, R. 269.
Adametz 92.
Adickes 13, 217.
Aemmer, Fr. 315.
Agro 11.
Albrecht, H. 337.
Alessi 11.
Allen, H. P. 310.
Altuchow 42.
Anschütz 179.
Arata 11.
Ardouin 232.
Armaingaud 192.
Ascher 119.
Assmann 5.
Auerbach, N. 84.

Babes 263.
Bacelli 261.
Baeltz 109.
Baeyer 178.
Baginsky, A. 276.
Baines, J. A. 16.
Balland 96.
Bardach 294.
v. Bardeleben 12.
Bardy 99.
Bareila 10.
Barth, E. 221.
Baumann 92.
Baumeister 13, 127.
Baumert 6.
Baumgarten, P. 162, 187.
Bayer, Fr. 53.
Bayr, Emanuel 325.
Becker 8, 87.
Beckurts 63.
Behla, Rob. 296.
Behrendsen 175.
Behring 269, 274, 275, 276.
Berger 277.
Berger, Walter 295.
Bergeron 313.
Berkefeld 41.
Berlioz 183.
Bernabeo 11.

Bernheim, H. 149.
Bernheim (Nancy) 192.
Bernstein 88.
Bertin 10, 233.
Biedert 302.
Bignami 263.
Billings, J. S. 121.
Bitter 8.
v. Bitto, Bela 98.
Blaschko 290.
Blasius, H. 360.
Blasius, R. 5, 6, 323.
Blum, F. 184.
Bobrow 160.
Bockendahl 8.
Bohata 9.
Bohde 8.
Bollinger 189.
Bornträger 166.
Boseley 88.
Botkin 84.
Boubnoff, S. 321.
Braehmer 6.
Branky 325.
Brannan 205.
Brasche 45.
Brémond 335.
Bretonneau 299.
Brieger 163.
Bröse 287.
Brühl 206.
Brullé 92.
Brunner 276, 307.
Brunsmann 313.
Buchner, H. 32, 164, 220.
Buchstab 214.
Budenberg 154.
Büsing 5.
Bull 290.
Burgerstein, L. 6, 310, 325.
Burri 7.

Cadiot 192.
Cahnheim 167.
Camerer 301.
Canon 282.
Cantani 275.

Cantor 9.
Carini, A. 305.
Carlsen 22.
Carsten 86.
Centanni 294.
Chapmann, Cécil 149.
Chauveau 294.
Cheesman 205.
Cluss, A. 176.
Cohn 163, 312, 322.
Concetti, L. 272.
Conradini 44.
Croner 152.
Cunningham 209.
Custer, G. 85.

Dahmen 178.
Dapper 54.
Davids 39.
de Davila, L. W. 334.
Davis 124.
Dehio 13.
Delbet 268.
v. Deventer 44.
Dieckmann 307.
Dohrn 285.
Dornblüth 80, 309.
Droop 88.
Dubieff 206.
Dunbar 209.

Eberhardt, R. 130.
Eckstein 284, 286.
Edel, M. 110.
Egger 26.
Eigenbrodt 273.
Eijkman 28.
Eisenlohr 199.
Eitner 332.
Elsner 59.
Emmerich 6, 7, 215, 216.
Engel-Bey 193, 267.
Epstein 281, 303.
Erismann 62, 320.
Eröss, J. 298.
Escherich 271.

Autorenregister.

Eulenburg, A. 7.
Eversbusch 155.

Faber, R. 88.
Fabini 111.
Fahr 69.
Fasching 194.
Feer 272.
Feilchenfeld, W. 320.
Felix, J. 10.
Feroci 10.
Ferrati 68.
Ferraton 277.
Feulard 313.
Fielitz 230.
Filsinger 98.
Finkelnburg, C. 4, 7, 219.
Fischel, Fr. 189.
Flaack 88.
Flahaut 192.
Fleischl 27,
Flügge, C. 217.
Fodor, v. 5, 117.
Forster 188, 212, 359.
Fournier 288.
Fraenkel, C. 86, 270.
Frank, G. 138.
Franklin 273.
Freemann 88.
Fremlin 195.
Freudenreich 92.
Freyer 146, 231.
Freymuth 231.
Friedrich 11.
Friis 81.
Frosch 271.
Fürbringer 52.

Gabriel 54.
Gaertner, A. 189.
Gaffky, 14, 80.
Gattai 277.
Gautrelet 10.
Gawalowsky 98.
Gebek 137.
Gegner 184.
Geissler, A. 16.
Gendre, Le 117.
Gerdes 268.
Gernhardt 80.
Géronne 8.
Gerson, Georg H. 5.
Gheorghiu 263.
de Giaxa 11, 277.
Gilbert 192.
Gillert, E. 318.
Glaser, L. 40.
Glogner, M. 277.
Goldscheider 272.
Golebiewski 360.
Gosio, B. 105.
Gouget 206.
Grigoriew 293.
Griskey 272.
Grotenfold 93.
v. Gruber, Fr. 130.

Gruber, Max 130, 177, 180.
Guillaume 9.

Habermann 146.
Haesecke, E. 319.
Hagemann 279.
Hagmann, N. 327.
Halleur 74.
Halsted, T. H. 313.
Hamlet 104.
Hammerl 209.
Hansen, Armauer 267.
v. Haselberg, 8.
Hasterlik 67, 211, 221.
Hausburg 64.
Hauser 89.
Heider, A. 138, 209.
Heine 280.
Héricourt 192.
Herman 35.
Herstel, Axel 330.
Herstel (Zwickau) 333.
Hertwig 5.
Herz, J. 83.
Herzberg 146.
Hesse 88.
Heusinger 91.
Heyse 275.
Hildebrandt, H. 52.
Hintze 194.
Hirschfeld 50.
Hlava 206.
Hobrecht 125.
Hölker 8.
Hönck 204.
Hofbauer 325.
Hoffmann, Fr. G. 364.
Hogge 288.
Honigmann 74.
Hoppe-Seyler 47.
Hornef 302.
d'Hôtel 192.
Hueppe, E. 218.
Hueppe, F. 13, 157, 178, 218.
Hutyca 290.

Ivanoff 137.
Jackson, John 324.
Jakowski 189.
Janeway 16.
Janiszewski 196.
Jean, Jules 87.
Jeserich 71.
v. Jhering 44.
Johannson 116.
Johne 297.
Jordan, M. 282.
Juhol-Rénoy 72.
Jung, C. 283.

Kahnt 90.
Kalle 13.
Kanthack 214.
Kanzow 8.
Kartulis 265.

Katerbau 8.
Kaufmann, C. 360.
Kayser 49, 99.
Keiler, A. 180.
v. Kerschensteiner 9.
Kiesewetter, Fr. 156.
Kiessling 11, 103, 195, 209.
Kimpen 201.
Kirchner, M. 41.
Kitasato 275.
Kleczynski 15.
Klein 214.
Klemenciewiez 271.
Klemperer 216.
Klever, F. W. 178.
Knorr 276.
Knublauch 7, 140.
Koch (Nürnberg) 14, 331.
Koch, Robert 36, 42, 227.
Köhler, A. 12.
Köhler, E. 197.
Köhn, Th. 138.
Kölner, O. 363.
König, J. 59.
Köppe 27.
Kolsky, P. J. 278.
Kornstädt, F. 131.
Korotneff 268.
Kossel 274.
Kraft 6.
Kratschmer 5.
Krauss 51.
Krefting 286.
Krieger 9.
Krüger, L. 108.
Krug 50.
Kruse, W. 264.
Kügelgen, P. v. 362.
Kümmel 13, 167, 198.
Kuhn 53.
Kummer 325.
Kurth 11, 296.
Kynast, G. 326.

Laborde 156.
Lafar 91.
Lagneau 16.
Lahmann 89.
Lanccreaux 205, 347.
Lang 84.
Lange, Victor 312.
Langerhans, Max 306.
Laser 39, 287, 325.
Lavéran 266.
Léandre 97.
Legair 88.
Legay 192.
Lehmann, K. B. 7, 13, 35, 94, 97, 355, 357.
Leichtenstern 281.
Lenti 11.
Leppmann 5, 362.
Lesi 276.
Lewes 124.
Lickfett 231.
Liebermann 84.

Autorenregister.

Liebreich 111, 211.
Liévin 20, 301.
Lindemann 26.
Linroth 23.
Löhlein 283.
Loesch 264, 303.
Loewy, L. 200.
Lohmann, P. 97.
Longstaff 16.
Lorenz (Kempen) 291.
Ludwig Ferdinand, Prinz von Bayern 278.
Lüttig 81.
Lustig, A. 45.
Lydtin 13, 72.

Maassen 11.
Mackie 232.
Magnani 277.
Magnus-Levy 53, 54.
Maisch 284, 286.
Manfredi 11, 55, 142.
Mangenot, G. 327.
Mannaberg 262.
Marchiafava 263.
Marcus 91.
Marquez 274.
Marshall 332.
Marting 88, 92.
Marx 337.
v. Massenbach, Frhr. 18.
v. Maximowitsch, J. 293.
Megelssen 27.
Mendoza 224.
Menzen 59.
v. Mering 46, 50.
Merke 6, 169.
Merkel, G. 16.
Merkel, S. 348.
Metschnikoff 210.
Meyer, J. 205.
Montefusco 11, 194.
Mordret 15.
Morisset 205.
Moritz 11, 276.
Müller, J. A. 99.
Münch 268.
Munk, J. 5, 47, 48, 77.

Naef 328.
Nager, G. 309.
Nath 8.
Neisser 209, 287.
Netter 233.
Neumann, H. 6, 304.
Neumann, J. 267.
Nicolle 286.
Niebel 93.
Niemann 71.
Niedermayer 138.
Niederstadt 97, 232.
Nisius 83.
Nocard 192, 294.
Nördlinger 52, 177.
v. Noorden 49.

Nothwang 68.
Nourney 13.
Nussbaum, Chr. 6.
Nussbaum, E. 118.
Nutall 166.

Odling 124.
Oehrn, Axel 312.
Oertl 98.
Oesten 5.
Ohlmüller 11, 43.
O. O. 362.
Oreffice 11.
Osius 150.

Pagliani 15.
Palermo 11, 32.
Palmberg 330.
Palmer 314.
Panfili, G. 176.
Pannwitz 174.
Pasquale, Al. 264.
Passauer 8.
Pasteur 294.
Pauly 88.
Pawlowsky 214.
Péan 277.
Pelzer, Friedr. 313.
Perl, L. 281.
Peters 4.
Peterson, O. 60.
Petit, L. H. 192.
Petri 11, 221.
Petruschky 188.
v. Pettenkofer 7, 33, 56, 218, 221.
Pfeiffer, A. (Wiesbaden) 9.
Pfeiffer, L. 7, 191, 199.
Pfeiffer, R. (Berlin) 13, 213.
Pflüger, E. 47.
Pick, Alois 207.
Pierini 111.
Piltz 201.
Pippow 9.
Plagge 12, 69.
Plumert 15.
Podryssoski 221.
Podwyssozki 209.
Poels 71.
Poincarré 10.
Polanske 11.
Popp 87.
Post, J. 337.
Pott, E. 363.
Praussnitz 55, 95.
Preysz 11.
Prinz Ludwig Ferdinand von Bayern 278.
Prix 9.
Procacci, R. 31.
Procaccini 11.
Proust 233.
Pütz 65.

Quincke 13, 264.
Quittel 8.

Rahm 84.
Rake, Beavon 268.
Ramminger 322.
v. Ranke 276.
Rapmund 9, 14.
v. Raumer 79.
Reger 161.
Rembold 314.
Remy 194.
Renk, F. 225, 321.
Reuss 293.
Reuter, M. 297.
Richet 192.
Richter, E. 5.
Rietschel 35.
Rigler 184, 211.
Ringel, F. 74.
Ritter, A. 51.
Ritzmann 323.
Röder, J. 17.
Roewer 30.
Roger 192.
Rohrbeck 173.
Rolando, G. 142.
Roos 264.
Rosenheim 49.
Rosenthal 100.
Rosenthal, Oskar 280.
Rossi-Doria 11.
Roster 11, 45.
Roth, E. 6, 7, 8, 149, 202, 231.
Rotter, v. 276.
Rubner 39, 106, 111, 114, 209.
Rummo 162.
Rumpel, Th. 233.
Rumpf 14, 206.

Sack, N. 308.
Salkowski 94.
Salus 216.
Sanfelice 11, 12.
Schäffer 44.
Schäffer u. Walcker 154.
Schallong 5.
Schenck, J. 27, 141.
v. Schenkendorf, E. 331.
Scheurlen 180.
Schierbeck 103.
Schild 196.
Schinzinger 13.
Schläger 36.
Schmalfuss, G. 302.
Schmidt, F. 331.
Schmidt, Ingenieur 6.
Schmidt-Rimpler 312.
Schneider, J. 153.
Schneider, J. (Pernau) 267.
Schöfer 41.
Schöd 9.
Schöndorff 47.
Schornheim 213.
Schottelius 296.
Schrank, J. 160.

Schrauth 124.
Schück, R. 42.
Schulte 12.
Schulthess 323.
Schultze, E. 6.
Schultz-Schultzenstein 98.
Schulze, R. (Stettin) 231.
Schuppan 87, 90.
Schwartz·(Trier) 8.
Schwarz, O. (Cöln) 8, 72.
Schwer 69.
Seggel 324.
Seidel (München) 156.
Seifert, W. 99.
Seitz, E. 115.
Sell 11.
Sendtner 5.
Serafino 126.
Seydel (München) 307.
Siebel 160.
Siegel 297.
v. Siemens, W. 39.
Sigismund, O. 90.
Silbergleit 16.
Smreker 44.
Sommerfeld, Th. 348.
Soxhlet 28, 75, 85.
Spät, Fr. 200.
Späth, E. 79.
Spataro 44.
Spangler 304.
Spiess, A. 16, 328.
Stahl 183.
Stastay 58.
Stephan, Ph. 285, 343.
Stetter 322.
Stieda, H. 263.
Stift, A. 93.
Stilling, J. 311.
Stintzing 27.
Stockmeier 178.
Stöcker 322.
Strassmann 84.
Strümpell, v. 13, 103.

Stübben 6.
Stützer, E. F. 325.
Stutzer 5, 7, 140.
Sugg 194.
Székely 84.

Taube 304.
Tedeschi 295.
Teich 35, 38.
Terni 11.
Thibaut 10.
Thiele 12.
Thiem, C. 361.
Thoinot 233.
Thoma 27.
Thomas 212.
Thurnauer 178.
Tiberio 11.
Tiffany, Flavel B. 310.
Timpe, H. 78.
Tizzoni 275, 294.
Touton 287.
Trapp 12.
Trillat 183.
Trost 8.
Tsuboi 121, 215, 216.
Tschirch 104.

Uffelmann 74, 77, 104, 196, 222, 224.
Unger, L. 86, 302.

Vahle 182.
Vallet 194.
Vaubel 178.
Venot 286.
Ventzke 69.
Verneuil 192, 277.
Vincenzi, L. 262.
Vindret 10.
Vintras, L. 337.
v. Voit 47, 56.
Voit, E. 318.
Voller 141.

Wagner 26.
Wallquist 337.
Wangelin 133.
Wassermann 213.
Weber 6.
Wehmer, R. 5, 9, 19, 61, 148, 341, 363.
Weibell 97.
Weichselbaum 6.
Weigmann 92.
Weiske, H. 54.
Weiss (Cassel) 8.
Weiss, Chemiker 84.
Wenkow 212.
Wentscher 122.
Wernich 5, 9, 19, 61
Wernicke 274.
Wesener 264.
West 266.
Westbrook 214.
Weyl, Th. 4, 5, 6, 117, 126, 144, 146, 233, 341.
Wiebecke 8.
Wiessner, P. 104.
Will, H. 176.
William 222.
Winternitz 107.
Wolff (Breslau) 8.
Wolff (Merseburg) 8.
Wolffhügel 33.
Woll 78.
Woller 354.
Wollny 117.
Woltering 98.
Wolters 266..
Würzburg 16.

Zahoř 9.
Zambaco-Pascha 267.
Zeiss 27.
Zekeli 6.
v. Ziemssen 276.
Zimmermann, O. 45.
Zörkendorfer 93, 282.

Sachregister.

Abdeckereien 341.
Abdominaltyphus 194.
—, Epidemieen 198.
—, Prophylaxe 203.
Abfälle 131.
Abfuhr 131.
Abfuhrordnungen 133.
Abkühlung von Wohnräumen 122.
Abortgruben 132.
Absorptionsvermögen des Bodens 117.
Abwässer, gewerbliche 358.
Adenoïde Vegetationen 312.
Aerztliche Schulaufsicht 328.
Aetiologie der Infectionskrankheiten 157.
— der Cholera 206.
— der Diphtheritis 269.
— der Dysenterie 264.
— des Flecktyphus 205.
— der Influenza 194.
— der Malaria 261.
— der Maul- und Klauenseuche 296.
— des Milzbrandes 293.
— der Pleuritis 278.
— der Pneumonie 278.
— des Tetanus 275.
— der Tuberculose 187.
— des Typhus 194.
Albumosemilch 89.
Albumosen 52.
Algen, Einfluss auf die organische Substanz im Wasser 141.
Alkoholica 98, 103.
Alkoholmissbrauch 103.
Alpenverein 363.
Ammenwesen 302.
Ammoniakdämpfe 184.
Amöben 264, 303.
Amöbendysenterie 264.
Analphabeten in Italien 306.
Ansteckende Krankheiten und Schule 309.
Anthrakose 347.
Antikörper 163.
Antitoxine 163.
Anzeigepflicht 185.
Aphthen 296.
Apotheken für Reisende 363.
Arbeiter, ländliche 149.

Arbeiterschutz 149.
Arbeiterversicherung 335.
Arbeiterwohnungen 337.
Arbeitsunfähigkeit 361.
Arme Kranke 149.
Armenpflege 149.
Aschaff, ihre Verunreinigung 357.
Asparagin 54.
Assanirung der Städte 125.
Asyle für Obdachlose 151.
Augenkrankheiten Neugeborener 285.
Ausathmungsluft 318.
Ausstellungen 14.
Austrocknung von Häusern 118.

Bacterien als Krankheitsursache 160.
Bacteriengifte 160.
Bacteriologie 160.
Bacteriol. Untersuchung des Wassers 45.
Bacterium coli 195.
Badeanstalten 108, 155.
Badewasser, Bacterien 110.
Bäder 108, 327.
— für Gefangene 362.
Baugesellschaften 339.
Baumaterial 118.
Baupolizeiordnungen 127.
Bau von Spitälern 153.
Begräbnisswesen 147.
Behring's Schutzimpfung 273, 275.
Belehrung bei Cholera 257.
Beleuchtung 124, 146, 319, 321.
Bergführer 364.
Bergmannshäuser 339.
Bergsteigen 116, 364.
Beriberi 277.
Berichte über Sanitätswesen 8, 9.
Berkefeld's Filter 41.
Berlin, Assanirung 126.
Beschäftigungsneurosen 343.
Beseitigung von Fäcalien 133.
Beth's Luftfilter 354.
Beurtheilung der Luftbeschaffenheit 34.
Bevölkerungsstatistik 16.
Bier 99.
Bierdruckapparate 100.
Bijouteriefabriken 343.

Billige Wohnungen 337.
Binnenluft, Abkühlung 122.
Binnenschifffahrt 249.
Biologie der Cholerabacillen 160, 182, 208, 222.
— — Diphtheriebacillen 182.
— — Tuberkelbacillen 188.
— — verschiedener Bacterien 182.
Blattern 279.
Blatternepidemie 279.
Blaue Gelatine 197.
Bleiweissfabriken 345.
Blinde, Statistisches 25.
Blutserumtherapie 163, 273, 275.
Boden 117, 141.
Boden und Bacterien 142.
Bodenassanirung 142.
Bodenverunreinigung 141.
Bordelle 289.
Branntwein 100.
Brausebäder 328, 362.
Brillen für Schulkinder 323.
Bronchialdrüsentuberculose 304.
Brot 94.
Brullé's Butteruntersuchung 92.
Brunnen 38, 44, 45.
Büchsenconserven 107.
Bürstenfabriken 348.
Bürstenmaschinen 359.
Butter 90.
— als Krankheitsursache 297.
—, Untersuchung 91.

Cadetten 161.
Cairo, seine Assanirung 125.
Canalisation 137.
Canalluft 36.
Canalwasser, Desinfection 137.
Carcinom 268.
Caseïn 78.
Casernirung der Prostituirten 289.
Caviar 93.
Cellulose-Fabriken 355.
Cercomonas 303.
Cerealien 94.
Chamberland's Filter 41.
Chlorkalk 254.
Cholera asiatica 206.
Cholera auf Schiffen 236, 249.
Cholera in Altona 228.
— — Coeslin 231.
— — Deutschland 227.
— — europäischen Ländern 227.
— — Frankreich 227, 233.
— — Hamburg 218, 228.
— — Mekka 232.
— — Nantes 233.
— — Nietleben 229.
— — Preussen 226.
— — Russland 227.
— — Stettin 231.
Cholerabacillus 160, 208, 222.
Cholerabelehrung 257.
Choleracursus (Reichs-Ges.-A.) 221.
Choleradenkschriften 226.
Cholera-Diagnose 211, 221, 225.

Cholera, Eisenbahnen 240, 244, 247, 249.
—, Gift 213.
Cholerakranke, Isolirung 242.
Choleramaassnahmen in Deutschland 237.
Cholera nostras 303.
Cholera-Objecte, Untersuchung 260.
Choleraprophylaxis 217, 237.
Cholera, Rathschläge für Aerzte 259.
—, Versendung von Dejectionen 260.
Choleratheorien 215, 220.
Cholera und Nahrungsmittel 207.
— — Gepäck 246.
— — Trinkwasser 217, 253.
Cigarren 104.
Cisternen 44.
Clandestine Prostitution 288.
Conserven 69, 363.
Convalescent homes 155.
Creolin 178.
Cresole 176.
Cretinismus 25.

Desinfection 167.
— bei Cholera 247 ff, 254.
— — Diphtherie 274.
— der Eisenbahnwagen 247.
— in kleinen Orten 171.
— mit Chemikalien 176.
— — Cresolen 176.
— — Dampf 171, 173.
— — Formaldehyd 183.
— — Ichthyol 182.
— — Lysol 179.
— — Saprol 179, 180.
— — Solveol 182.
— — Sozojodol-Salzen 184.
— von Kleidern 171, 255.
— — Menschen 255.
— — Schiffen 172, 236.
— — Sputis 255, 362.
— — Viehställen 298.
— — Wohnungen 256.
Desinfectionsapparate 171, 173.
Destructoren 146.
Deutscher Verein f. öff. Gesundheitspfl. 13.
Diätetik 46, 302.
Diamantschleifer 343.
Diarrhoee der Kinder 303.
Diphtherie 269.
— -Bacillen 269.
— -Blutserum 271.
— -Diagnose 272.
— -Disposition 273.
— -Epidemieen 273.
— -Heilserum 273.
— -Immunität 271.
— -Prophylaxe 274.
Diplococcus exanthematicus 206.
Donau, Bacteriengehalt 140.
Dresdener Convention 234.
Drüsentuberculose 304.
Drüsentumoren 268.
Düngemittelfabriken 345.
Düngerexportgesellschaft 133.
Düngergruben 135.
Dulcin 98.

Sachregister. 371

Durchfuhrverbot 186, 235.
Dysenterie 264.
— -Amöben 264.

Eigenhaus 339.
Einfuhrverbote 186.
Eis und Bacterien 46.
Eisenbahnbedienstete 346.
Eisenbahnen bei Cholera 240, 244, 247, 249.
— -Hygiene 362.
Eiweissbedarf 49.
Eiweissmilch 89.
Eiweisszersetzung 51.
Eklampsie 268.
Elbe, Verunreinigung derselben, 139.
Elektrisches Licht 33.
Entstäubungsvorrichtungen 347, 359.
Entwässerung von Städten 138.
Epidemieen, psychische 314.
Epidemiologie, s. d. betr. Krankheiten.
Epizootieen 290.
Erdnussgrütze 52.
Erkältungskrankheiten 27.
Erlanger Augenklinik 155.
Ermüdung 325.
Ernährung 46.
— der Arbeiter 28, 55.
— der Kinder 302.
— in Krankenhäusern 55.
— — Neapel 55.
Erwerbsunfähigkeit 361.
Erythema vaccinosum 281.
Exhaustoren 354.

Fabrikarbeiter 149, 355.
Fabriklüftungen 346, 354.
Fabrikwässer 357.
Fäcalien 133.
Fälschung von Lebensmitteln 62.
Fellhandel 348.
Feriencolonieen 333.
Feuchtigkeit der Wände 118.
Feuerbestattung 147.
Fibel mit Steilschrift 325.
Filtration 253.
— von Luft 354.
Findelkinder 304.
Finkler-Prior'sche Bacillen 160.
Finnen 70.
Flecktyphus 205.
Fleisch 63.
Fleischbeschau 64.
Fleischconserven 67, 69.
Fleisch perlsüchtiger Thiere 67.
Fleischsterilisirung 69, 72.
Fleischverderbniss 68.
Fleischvergiftungen 71.
Fleischverkauf kranker Thiere 66, 72.
Fluor albus 285, 287.
Flussverunreinigung 138, 357.
Försteler Heimstätte 155.
Formaldehyd 183.
Formol 183.
Frauen-Armenpflege 150.
Frauenmilch 75.
Freibänke 72.

Friedhöfe 147.
Fürsorge für Arbeiter 337, 341.
Fuldaer Landkrankenhaus 153.
Fussreisende 363.

Garnwalken 359.
Gas 124, 146, 319, 321.
Gasofen 123.
Gas- und Müllfrage 146.
Gaswechsel respiratorischer 54.
Gebrauchsgegenstände 104.
Gefängnisse, Körperpflege 362.
Gefängnisse, Statistik der Morbidität, 362.
—, Tuberculose daselbst, 362.
Gefangene 361.
Gehörprüfungen von Schulkindern 309.
Geisteskrankheiten bei Schülern 314.
Generalberichte 8, 9.
Genickstarre 281.
Genitalcanal, Mikroben darin 286.
Genussmittel 97.
Geradehalter 323.
Geschlechtskrankheiten 286.
Geschwister kranker Schüler 309.
Gesetze, sanitäre 8.
Gesundheitslehre in der Schule 306.
Getreide 94.
Gewebescheermaschinen 359.
Gewerbehygiene 335.
Gleesberger Heimstätte 155.
Glycerin im Wein 99.
Gonorrhöe 287.
Greifswalder Kübelreinigung 131.
Grippe 193.
Grubenreinigung 132.
Grundstücksspeculationen 130.
Gymnastik 327.

Haemamoeba malariae 262.
Häuser 118.
Haltekinder 304.
Haltung der Kinder 323.
Handbücher der Hygiene 5, 117.
Handfertigkeitsunterricht 332.
Hautpflege 105.
Hebammen 284.
Hebammenbuch, preuss. 285.
Heilanstalten 152, 288.
Heilserum 163, 273, 275.
Heimstätten für Genesende 155.
Heizung 123, 318.
Helligkeit in Schulzimmern 320.
Hochgebirge 24.
Hörsäle, Beleuchtung 321.
Holzbearbeitung 347.
Hospitäler 152, 288.
Hülfeleistung, erste 156.
Hüttenapotheken 364.
Hundswuth 293.
Hygiene des Kindes 85, 298.
Hygiene-Museen 12.
Hygiene-Unterricht 12.
Hygienische Institute 13.

Ichthyol 182.
Immunität 162.

24*

Impfschädigung 280.
Impfung 279.
Incubation 159.
Infectionskrankheiten 157.
—, Aetiologie 157.
—, Bacteriologie 160.
—, Incubation 159.
—, Prophylaxis 185.
Influenza 193.
Ingenieur, seine Aufgaben 167.
Institute für Wuthschutzimpfung 294.
Internat. Sam.-Convention 235.
Intoxicationen 7, 71, 202, 296.
Irre, Statistik 25.
Isar, Verunreinigung 138.
Jugendspiele 327, 331.

Käse 92.
—, Reifung desselben 92.
Kaffee 97.
Kafill-Desinfector 342.
Kalk als Desinficiens 254.
Kartoffelstärkefabriken 347.
Kaviar 93.
Kehricht 145.
Kieselguhrfilter 41.
Kind, Hygiene des 85, 298.
Kindbettfieber 283.
Kinderernährung 302.
Kinderheilstätten 333.
Kinderkrankheiten 303.
Kindermilch 84.
Kindersterblichkeit 19, 299.
Kirchenheizung 123.
Klärung der Abwässer 137.
Klauenseuche 296.
Kleiderluft 115.
Kleidung 111.
Klima 26.
Knochenmehlfabriken 342.
Kocherlaugen 357.
Kochsalz bei der Verdauung 54.
Kohlensäure in der Luft 32, 318.
Kohlenstiftarbeiter 347.
Kommabacillen 208.
Kori's Verbrennungsofen 342.
Kostgänger 120.
Kostkinder 304.
Kostrationen 302.
Krankencassen 335.
Krankenernährung 302.
Krankenhäuser 152, 288.
Krankenpflege 152.
Krankentransport 162, 241.
Krankenversicherung 335.
Krankenwärter, Erkrankungen 282.
Krebs 268.
Kübelsystem 131.
Künstliche Ernährung 84, 302.
Kuhmilch 75 ff.
Kunstbutter 91.
Kupfer 104.
Kurzsichtigkeit 311.

Lampenschirme 321.
Latrinen, Desinfection 256.

Lebensmittel 59.
Lebensmitteluntersuchung 61.
Leberabscesse 264.
Leguminosenmehl 97.
Lehrbücher der Hygiene 5, 117.
Leichenschaugesetze 148.
Leichenverbrennung 147.
Lepra 267.
Leuchtgas 124, 146, 319, 321.
Licht, elektrisches 23.
—, künstliches 124, 146, 319, 321.
Lüftungen 121, 346.
Luft 33.
Luftfiltration 354.
Luftgehalt an Kohlensäure 35.
Luftuntersuchung 32, 318.
Luftzusammensetzung 32.
Lumpenhandel 348.
— und Krankheiten 348.
Lungenanthrakose 347.
Lungenentzündung 278.
Lysimeter 117.
Lysol 179.
Lyssa 293.

Malaria 30, 261.
Malariaplasmodien 262.
— tropische 263.
Malayen, Ernährung 28.
Malleïn 295.
Mantel-Circulir-Ofen 123.
Mappen der Schüler 326.
Marktmilch 75, 80.
Masern 309.
Mauern des Hauses 118.
Maul- und Klauenseuche 296.
Mechanische Weberei 359.
Mehl 94.
Meningitis cerebrospinalis 281.
Meteorologische Einflüsse 27.
— — und Krankheiten 27.
Metzgereien 64.
Milch 53, 74.
—, Bacterien derselben 79.
—, erhitzte 87.
—, Nährwerth 53.
— und Typhus 202.
Milchgesetze 81.
Milchinfection 202, 296.
Milchrevisionen 82.
Milchsäuregährung 78.
Milchschmutz 80.
Milchsterilisirung 84, 86, 87.
Milchtransport 88.
Milch und Krankheiten 202, 296.
Milchuntersuchung 83.
Milch, vegetabilische 89.
Milchzucker 76, 90.
Milzbrand 293.
—, Beziehung zu Gewerben 293.
—, Erreger im Boden 142.
— durch Bürsten 348.
Minimalhäuser 341.
Missbrauch des Alkohols 101.
Molkereien 87.
Mortalität 16.

Sachregister.

Mortalität der Kinder 19, 298.
— in Städten 19.
Müllbeseitigung 144.
Müllverbrennung 145.
Muskelpflege 116.
Musterstätten 337.
Muttermilch 75.
Myopie 311.

Nährstoffbedarf 48.
Nahrungsmittel 59.
Nahrungsmittelgesetze 61.
Nasenkrankheiten bei Schülern 312.
Neapel, seine Assanirung 126, 142.
Neubauten 118.
Neugeborene, Augenkrankheiten 285.
Neurose bei Arbeitern 343.
Nicotin 103.
Nitritvergiftung (Cholera) 215.

Obdachlose 151.
Oefen 123, 318.
Ofenarbeiter 352.
Oleogrammmeter 92.
Ophtalmia neonatorum 285.
Ozon 35.

Paraformaldehyd 183.
Pasteur's Wuthschutzimpfung 294.
Péligot'sche Röhren 355.
Pellagra 277.
Peptonwasserstoffverfahren (Cholera) 223.
Perlsucht 81, 193.
Pflanzenmilch 89.
Pflasterung 142.
Pferdefleisch 67.
Pferdemärkte 291.
Pflege der Kinder 302.
Pflegekinder 304.
Physiologie des Kindes 301.
Pinselfabrikation 348.
Plasmodium malariae 30, 261.
Pleuritis 278.
Pneumonie 278.
Pneumococcen 278, 282.
Pocken 279.
v. Podewils'scher Apparat 342.
Pökeln 68.
Porzellanarbeit 349.
Prophylaxe der Cholera 217, 237.
— der Geschlechtskrankheiten 288, 290.
— — Infectionskrankheiten 166.
— — Pellagra 277.
— des Puerperalfiebers 283.
Prostitution 288.
Proviantdepots (Alpen) 364.
Psychische Epidemieen 314.
Puerperalfieber 283.
Puerperalinfection 283, 268.

Quarantänen 235.
Quecksilberspiegelfabrikation 355.

Radfahrer 117.
Ranzen der Schüler 326.
Rationen an Nährstoffen 57.

Raumwinkel 320.
Reconvalescentenhäuser 155.
Reflectoren (Licht) 322.
Reichsgesundheitsamt bei Cholera 244.
Reichsseuchengesetz 185.
Reifung des Käses 92.
Reinigung der Abwässer 137, 358.
Reisende 363.
Rentengüter 339.
Respiratorischer Gaswechsel 54.
Rhein, sein Bacteriengehalt 141.
Rosshaarspinnereien 354.
— und Milzbrand 293.
Rotirender Apparat von v. Podewils 342.
Rotz 295.
Ruhr 264.

Säuglingsernährung 76, 85 ff.
Säuglingskrankheiten 303.
Säuglingspflege 46, 302.
Säuglingssterblichkeit 19, 299.
Samariterverein 156.
Sandfilter 37, 198, 253.
Sanitätsconventionen 234, 237.
Saprol 179, 180.
Schanker 286.
Scharlach s. Mortalität.
Scheermaschinen 359.
Schiffe 172, 236.
Schlafstellenwesen 120.
Schlachthäuser 64.
Schlachtvieh 63.
—, erkranktes 72.
Schlemmmethode 164.
Schmirgelwerke 353.
Schreibunterricht 324.
Schulärzte 328.
Schulbäder 327.
Schulbänke 322.
Schulbeleuchtung 319, 322.
Schulen in Frankreich 306.
— — Franzburg (Kreis) 307.
— — Iserhagen (Kreis) 307.
— — Italien 306, 323.
— — Luzern 309.
— — Moskau 308.
— — Vereinigten Staaten 310.
Schulepidemieen, psychische 314.
Schulfenster 305.
Schulfibel 325.
Schulgesundheitsregeln 306.
Schulhäuser 305, 307, 315.
Schulheizungen 318.
Schulhygiene 305.
Schulkrankheiten 309.
Schulluft, Prüfung 318.
Schulmappe 326.
Schulmyopie 311.
Schulranzen 326.
Schulschrift 324.
Schulschwimmen 332.
Schulspiele 326, 331.
Schulsubsellien 322.
Schulturnen 326.
Schulunterricht 323.
Schulvereine 332.

Schulzimmer 305, 315.
Schutzhütten 363.
Schutzimpfung 162, 273, 275, 279, 294, 295.
Schutz in Fabriken 335.
Schutzpockenimpfung 279.
Schwefelsäure zur Desinfection 137.
Schweflige Säure in Fabriken 355.
Schwimmen 327, 332.
Schwindsucht 187.
Seehospize 333.
Seeklima 26.
Seeverkehr 235.
Selbstreinigung der Flüsse 138.
Senf 97.
Seuchenboden, socialer 219.
Seuchengesetz 185.
Sibirische Briefe 362.
Ski 116.
Solveol 182.
Somatose 53.
Sommerpflege der Schüler 333.
Sonnenlicht 31.
— und Mikroben 32.
— — Schmutzwässer 3.
Soxhlet's Apparat 86.
Sozojodolsalze 184.
Speck 72.
Spiegelbelag 355.
Spinnereien 354.
Spitäler 152, 288.
Sport 116.
Spree, Bacteriengehalt 138.
Städtebau 127.
Stärkesyrupfabriken 347.
Stallprobe der Milch 79.
Staphylococcen 282, 286.
Statistik 16 ff., 152, 291, 298, 305, 335, 350.
— der Infectionskrankheiten 17.
Staub 347, 359.
Steilschrift 324.
Sterblichkeitsstatistik 16.
Sterilisator 175.
Sterilisirte Milch 86.
Sterblichkeit 16, 19, 298.
— in Dänemark 22.
— — Deutschland 16.
— — Italien 21.
— — Indien 24.
— — Niederlanden 21.
— — Nordamerika 22.
— — Norwegen 22.
— — Oesterreich 20.
— — Russland 23.
— — Schweden 22.
— — verschiedenen Städten 24.
Sterilisiren der Milch 86.
Stoffwechselversuche 54.
Strafanstalten 362.
Strassenkehricht 142.
Strassenpflaster 143.
Strassenreinigung 68, 143.
Strassenschmutz 142.
Streptococcen 282.
Strümpfe, Wirkung auf Wärmeabgabe 115.
Sulfitstofffabriken 355.

Surrogatkaffee 97.
Syphilis 286, 288.

Tabak 103.
Tafelsenf 97.
Tapeten 105, 359.
Taubstummheit 25.
Tetanus 275.
—, Arbeiten 277.
Tetanusbacillen 275.
Tetanusantitoxin 275.
—, Heilserum 275.
Textilindustrie 359.
Thee 98.
Thierfelle-Trockenanstalt 343.
Thierseuchen 290.
Tonnensystem 131, 153.
Torfmull 153.
Topographie, hygienische 26.
— von Cassel 26.
Touristen 363.
Toxine 163.
Trachom in Schulen 312.
Traumatische Neurose 361.
Treppen 120.
Tribromphenolwismuth 184.
Trichinöses Fleisch 70.
Trinkbranntwein 101.
Trinkwasser und Cercomonas 303.
— — Cholera 215, 217, 227.
— — Typhus 199, 201.
Tropenhygiene 26.
Tropenklima 27.
Tropische Leiden 30.
Trunksucht 101.
Tuberculin 187.
Tuberculose 187.
Tuberculosecongress 193.
Tuberculose congenitale 191.
Tuberculose der Kinder 304.
— der Thiere 189.
— durch Blut 189.
— — geschlechtlichen Verkehr 191.
— — Vererbung 191.
— — Wohnungen verbreitet 192.
—, Prophylaxis 193.
—, Vorkommen 189.
Tuberkelbacillen, Biologie derselben 188.
Tuberkelbacillen im Boden 192.
Turnen 326.
Turnhallen 323.
Typhus 194.
Typhusbacillen 160, 194, 282.
Typhusepidemieen 198.
Typhusverbreitung durch die Luft 196.
— — Nahrungsmittel 202, 207.
— — Wasser 199, 201.
Typhusvererbung 196.
Typhusverhütung 203.
Typhus exanth. 205.

Ueberarbeitung (Schulen) 325.
Unfälle 336.
Unfallgesetze 360.
Unfallverhütung 336.
Unfallverletzungen 360.

Sachregister.

Unfallversicherung 360.
Unglücksfälle, Hülfeleistung 156.
Unrathabfuhr 131.
Unterleibsbrüche 361.
Unterricht in Hygiene 12.
— in Schulen 323.
Unterrichtspausen 325.
Untersuchung des Bieres 99.
— der Butter 91.
— des Fleisches 63.
— der Milch 83.
— — Luft 33, 318.
— des Wassers 44.
— — Weines 99.
Untersuchungsstationen 62.

Vaccination 279.
Variola 279.
Vasogene 178.
Vegetationen, adenoide 312.
Velocipedfahrer 117.
Ventilation 121, 346.
Ventilatoren 121.
Verbrennung der Abfallstoffe 145.
Verbrennungsofen Kori's 342.
Verbrennungsöfen für Abfälle aller Art 146.
Verdauung von Nahrungsmitteln 46.
Vereine für Gesundheitspflege 14.
Vereine und Versammlungen 13.
Vererbung von Tuberculose 191.
Verfälschungen der Lebensmittel 59, 62, 83, 92, 93, 97, 99.
Verletzungen 361.
Vernix caseosa 111.
Versendung von Cholera-Objecten 260.
Verunreinigung der Flüsse 138.
— — Milch 80.
Verwerthung der Fäcalien 133.
Verwerthung von Kehricht 146.
Viehdünger 135.
Viehseuchen 290.
Viehseuchengesetz 291.
Viehseuchenstatistik 291.
Viehställe 134.
Volksschulen 306.

Volksernährung der Malayen 28.
— in Neapel 55.
Volksspiele 331.
Vorträge über Hygiene 13.

Wände, Desinfection der 256.
Waschkessel zur Desinfection 174.
Wasenmässige Thiere 73.
Wasenmeistereien 342.
Wasser 36.
— und Mikrobien 45.
— — Krankheiten 199, 201, 215, 217, 221.
—, Anforderungen an dasselbe 38.
Wasserfiltration 37, 40, 43, 253.
Wasserkochapparate 38, 39.
Wassersterilisirung 39.
Wasseruntersuchung 44.
Wasserversorgung 36, 42.
— in bestimmten Orten 42.
Weberei 359.
Wein 99.
Witterung 27.
Wochenbetterkrankungen 268, 283.
Wohlfahrtseinrichtungen für Arbeiter 341.
Wohnungen 118.
— der Arbeiter 337.
Wohnungspolizei 127.
Wundinfectionskrankheiten 282.
Wurstvergiftung 71.
Wurstwaaren 71.
Wuthkrankheit 293.
Wuthschutzimpfung 294.

Zahncaries 283, 313.
Zeichensäle 322.
Zeitschriften für Hygiene 8.
— — Gesundheitsstatistik 14.
Zersetzungsvorgänge im Boden 117, 141.
Ziehkinder 304.
Zirkonlicht 125.
Zoonosen 290.
Zusammensetzung der Kost der Malayen 29.
— — Krankenkost 302.
— — Luft 35.